序

　　本書收錄 106 年至 111 年專技高考藥師第(一)階段　　　　　　方便考生熟悉命題趨勢與走向，特別挑選出題率高且容易誤判的題目加以註釋，為了讓考生不用再額外花時間整理考古題，用最少的時間取得最高的分數。

　　藥理學與藥物化學是獨立的兩門科目，不過知識內容環環相扣，只要一個觀念沒弄清楚，對日後學習就產生更多的障礙。根基打穩並連結題目就能輕鬆學習、靈活運用，此書就顯得格外重要！

　　「藥學」是一門內容繁雜、常讓考生摸不透的科目，有了此書，你不必惶惶不安，專心刷題目即可融會貫通。考古題是一種有效率的複習方式，考題不盡相同，但解題的原則是一樣的。透過一次又一次的反覆練習，會發現有些結構與圖形一而再，再而三的出現，有助於檢視自己的不足與進步，藉由刷題，更能清楚了解其中的盲點。

　　我的教學一直在進化，傳遞的不只是知識，還有更多讀書與解題的技巧，從英文字進入結構、藥理，甚至每個科目，跟著腳步，學習是快樂的；期盼拿到此書的考生在踏實的練習之後，笑傲考場，開啟更多不一樣的彩色人生！

　　感謝高元補習班同仁多方校閱以及書本封面設計師，使這本書能順利問世。疏漏難免，期盼讀者不吝指正，以為改版時修正之用。

目　錄

高元 X 麒麟藥師 聯合出品 ── 為您解決收錄考古題的痛

科目：藥理學與藥物化學

( ) 1. 藥品在體內之排除常以清除率(clearance)來表示，其使用單為：
(A) mg/hr (B) mg/L
(C) L/hr (D) min/L

( ) 2. 腎臟功能不好的病人，最可能影響 vancomycin 的何種狀況？
(A) 排除(Elimination)
(B) 吸收(absorption)
(C) 分布體積(volume distribution)
(D) 代謝(metabolism)

( ) 3. 有關一般藥物和其特定受體之結合作用，下列敘述何者正確？
(A) K_D 值大即表示親和力(affinity)強
(B) 共價鍵結合
(C) 立體異構物(stereoisomer)皆有相等之親和力
(D) 多種微弱之結合力，如氫鍵、離子鍵或 Van der Waals 作用

( ) 4. 下列哪一種 Penicillins 可以與 Aminoglycoside 抗生素併用於治療
綠膿桿菌(*Pseudomonas aeruginosa*)之感染？
(A) Amoxicillin (B) Nafcillin
(C) Penicillin G (D) Piperacillin

( ) 5. 哪種藥物可抑制黴菌之 Squalene epoxidase，影響細胞膜麥角固醇
生合成，而達到殺菌作用？
(A) Amphotericin B (B) Itraconazole
(C) Micafungin (D) Terbinafine

( ) 6. 下列化學治療藥物，何者不是抑制 thymidylate synthase？
(A) Capecitabine (B) Pemetrexed
(C) 5-Fluorouracil (D) Cytarabine

( ) 7. 有關肺結核治療用藥與其主要副作用之配對，何者最為正確？
(A) Isoniazid–暈眩、失去平衡 (B) Ethambutol–肝毒性
(C) Rifampin–使尿液染成橙色 (D) Streptomycin–視神經炎

( ) 8. 下列抗生素之吸收何者較不受食物之影響？
(A) Ampicillin (B) Dicloxacillin
(C) Amoxicillin (D) Oxacillin

( ) 9. 下列有關 Itraconazole 抗黴菌藥物的敘述，何者錯誤？
(A) Cimetidine 會減低其吸收
(B) Rifamycins 類藥物會減低它的生體可用率
(C) 其吸收會被食物減低
(D) 其進入腦脊髓液的能力差

( ) 10. 抗凝血藥物 Fondaparinux 為抑制哪一個凝血因子？
(A) IIa   (B) VIIa
(C) IXa   (D) Xa

( ) 11. 有關 Heparin 引致血小板減少症(thrombocytopenia)時之處理方式，何者錯誤？
(A) 不能使用 Warfarin 治療   (B) 不可用 Fondaparinux 治療
(C) 可使用 Lepirudin 治療   (D) 停止使用 Heparin

( ) 12. 臨床上使用降血脂藥物，下列何者可能會降低葡萄糖耐受性？
(A) Ezetimibe   (B) Gemfibrozil
(C) Niacin   (D) Atorvastatin

( ) 13. progestin 合併 estrogen 主要降低 estrogen 所引起的何種副作用？
(A) 子宮內膜增生
(B) 中風(stroke)
(C) 心肌梗塞(myocardial infarction)
(D) 乳癌

( ) 14. 哪種糖尿病治療用藥是經由活化細胞內 Peroxisome proliferator-activated receptor-gamma(PPAR-γ)，進而改善病人胰島素抗性(insulin resistance)？
(A) Metformin   (B) Acarbose
(C) Glyburide   (D) Pioglitazone

( ) 15. 哪一種藥物具有競爭性阻斷蕈毒鹼受體(muscarinic receptor)而加速房室結的傳導？
(A) Nifedipine   (B) Disopyramide
(C) Lidocaine   (D) Nitroglycerin

( ) 16. 同時患有糖尿病及高血壓的病人，服用下列何種抗高血壓藥物最易造成咳嗽之副作用？
(A) Captopril   (B) Verapamil
(C) Propranolol   (D) Losartan

( ) 17. 下列何種藥物最常用於治療出血性中風？
(A) Hydralazine   (B) Nifedipine
(C) Isosorbide dinitrate   (D) Nimodipine

( ) 18. 何者用於緊急性高血壓(Hypertensive emergencies)及手術後高血壓
(postoperative hypertension)之藥物為 dopamine D_1 受體致效劑？
(A) diazoxide (B) fenoldopam
(C) minoxidil (D) nitroprusside

( ) 19. 下列何者不是 Loop diuretics(利尿劑)之臨床適應症？
(A) 急性腎衰竭(acute renal failure)
(B) 陰離子過量(anion overdose)
(C) 高血鉀症(hyperkalemia)
(D) 高尿酸血症(hyperuricemia)

( ) 20. 針對不穩定型心絞痛病人而言，下列哪一種治療不恰當？
(A) 以 Nifedipine 治療 (B) 投與 Nitroglycerin
(C) 投與 Atenolol (D) 以 Clopidogrel 治療

( ) 21. 哪一種藥物最不適合用來作為急性高血壓病人之初期治療藥物？
(A) Sodium Nitroprusside (B) Fenoldopam
(C) Diazoxide (D) Thiazide

( ) 22. 下列有關 Osmotic diuretics 之敘述，何者錯誤？
(A) 使心衰竭病人肺水腫更明顯
(B) 使血液鈉濃度降低，而引起頭疼、噁心等症狀
(C) 會使病人血糖降低
(D) Urea 為一種 Osmotic diuretic，對有肝臟疾病之患者不宜使用

( ) 23. 裝有心臟去顫器(Cardioverter-defibrillator)之病人併用何種藥物時，
會增加去顫器之 defibrillation threshold(即須增加電壓)？
(A) Amiodarone (B) Sotalol
(C) Dofetilide (D) Ibutilide

( ) 24. 有關 Thiazide 利尿劑與其他藥物交互作用之敘述，何者錯誤？
(A) 與 Quinidine 併用有增加 Torsade de Pointes 等心室心律過快
之危險
(B) 與 Corticosteroid 併用使血鉀降低作用增強
(C) 可增加鋰(Li^+)之排出而減少鋰鹽之毒性
(D) 會增加 Digoxin 毒性

( ) 25. 下列何種藥物具有支氣管擴張作用，可以有效降低慢性阻塞性
肺臟疾病發生率？
(A) Tiotropium (B) Methacholine
(C) Physostigmine (D) Atenolol

( ) 26. 下列何者為口服 propranolol 的禁忌？
(A) 青光眼 (B) 震顫
(C) 氣喘 (D) 高血壓

( ) 27. β₁ 選擇性致效劑較非選擇性 β 致效劑不易產生反射性心跳過速，原因為何？
(A) 非選擇性 β 致效劑能抑制迷走神經的傳導
(B) 非選擇性 β 致效劑能直接收縮血管
(C) β₁ 選擇性致效劑不作用在心肌
(D) β₁ 選擇性致效劑不活化舒張血管的 β₂ 受體

( ) 28. 下列消化性潰瘍治療藥物，何者長期服用會造成男性勃起功能障礙？
(A) Cimetidine
(B) Ranitidine
(C) Sucralfate
(D) Omeprazole

( ) 29. 有關 Adalimumab 之敘述，下列何者錯誤？
(A) 用於風濕性關節炎
(B) 為一 IgM 單株抗體
(C) 常以皮下給藥，其半衰期為 10 ~ 20 天
(D) 為 TNF-α 阻斷劑

( ) 30. 下列用於心律不整(arrhythmia)之治療藥物，何者能用於緩解糖尿病神經病變之疼痛(diabetic neuropathy pain)？
(A) amiodarone
(B) dofetilide
(C) mexiletine
(D) verapamil

( ) 31. 下列哪種安眠藥(Hypnotics)最不會影響人體正常睡眠狀態？
(A) Diazepam
(B) Phenobarbital
(C) Triazolam
(D) Zolpidem

( ) 32. 下列哪種藥物較適合用於治療焦慮症(Anxiety)？
(A) Alprazolam
(B) Ramelteon
(C) Flumazenil
(D) Bupropion

( ) 33. 有關臨床劑量之嗎啡作用的敘述，下列何者正確？
(A) 使血壓上升
(B) 使瞳孔放大
(C) 抑制呼吸
(D) 降低疼痛閾值(threshold)

( ) 34. Galantamine 最適宜治療下列何種疾病？
(A) 老年癡呆症
(B) 重症肌無力
(C) 廣角型青光眼
(D) 帕金森氏症

( ) 35. 下列何者並非使用嗎啡(Morphine)時常見的副作用？
(A) 瞳孔放大
(B) 呼吸抑制作用
(C) 便秘作用
(D) 抑制免疫活性

( ) 36. 下列何者並非嗎啡(Morphine)的藥理作用？

(A) 減少胃腸蠕動，治療下痢

(B) 增加黃體激素及濾泡激素的分泌作用

(C) 抑制水分與電解質蓄積於腸腔內

(D) 抑制咳嗽，止咳

( ) 37. 何者對於開發治療癲癇(Epilepsy)藥物的策略而言，是錯誤的？

(A) 阻斷麩胺酸(Glutamate)受體(Receptor)

(B) 抑制丘腦(Thalamic)的 T-型鈣離子管道(Ca^{2+} channel)

(C) 減少興奮性麩胺酸(Glutamate)的神經傳遞作用

(D) 增加 GABA 的代謝

( ) 38. 帕金森氏症的發生係哪兩種神經傳遞物質的平衡失調所造成的？

(A) Serotonin/Dopamine   (B) Glutamate/GABA

(C) Dopamine/Acetylcholine   (D) Norepinephrine/Epinephrine

( ) 39. 何者是治療轉移型結腸大腸癌的血管內皮生長因子(VEGF)單株抗體？

(A) Alemtuzumab   (B) Gemtuzumab

(C) Cetuximab   (D) Bevacizumab

( ) 40. 下列藥物何者可抑制 mTOR(molecular target of rapamycin)在細胞內訊息傳遞，且用於抑制器官移植排斥？

(A) Tacrolimus   (B) Sirolimus

(C) Cyclosporine   (D) Prednisone

( ) 41. 下圖化合物為何者的代謝物？

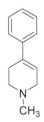

(A)   (B)   (C)   (D)

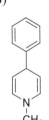

( ) 42. Met-enkephalin 是由幾個胺基酸組成？
    (A) 3   (B) 5
    (C) 8   (D) 10

( ) 43. 下列有關 fosphenytoin 相較於 phenytoin 的敘述，何者錯誤？
    (A) 水溶性較佳   (B) 口服給藥
    (C) 分子量較大   (D) 為前驅藥

( ) 44. 阿片類鎮痛藥 alfentanil 的結構為何？
    (A)

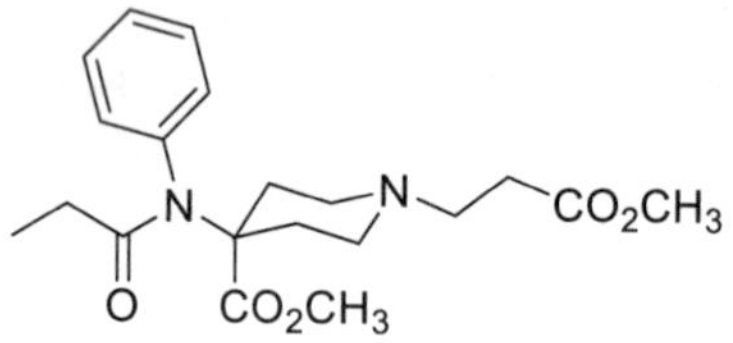

    (B)

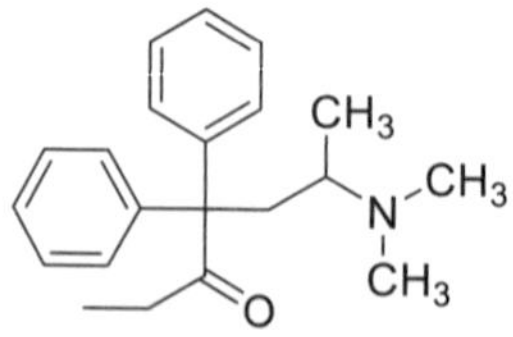

    (C)

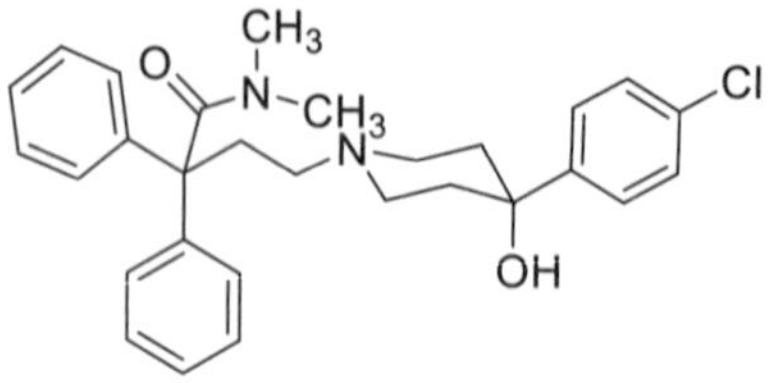

    (D)

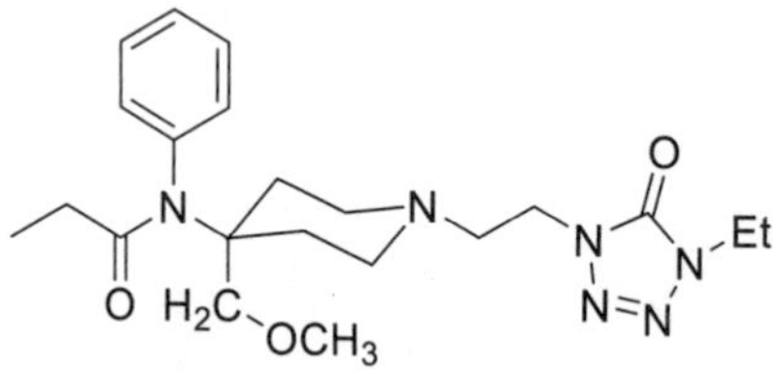

( ) 45. 下列何者為全身麻醉劑 isoflurane 的代謝物？
    (A) CH_3CH_2COOH (B) $CHCl_2COOH$
    (C) CF_3COOH (D) $HOCH_2COOH$

( ) 46. 下列何者為 ezetimibe 的結構？

(A)

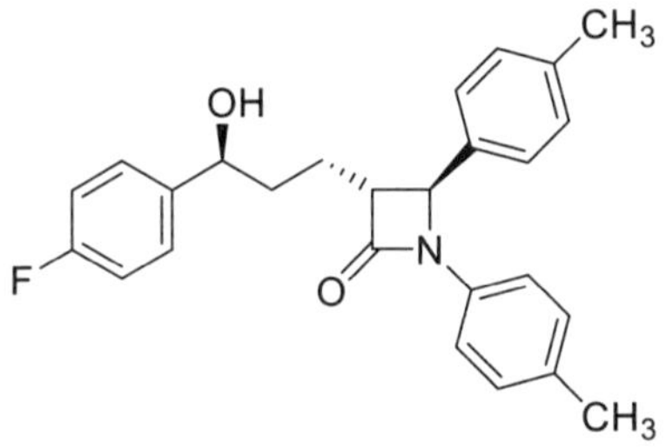

(B)

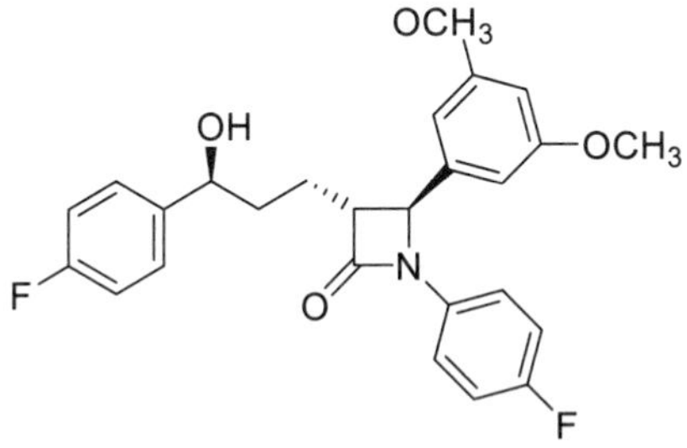

(C)

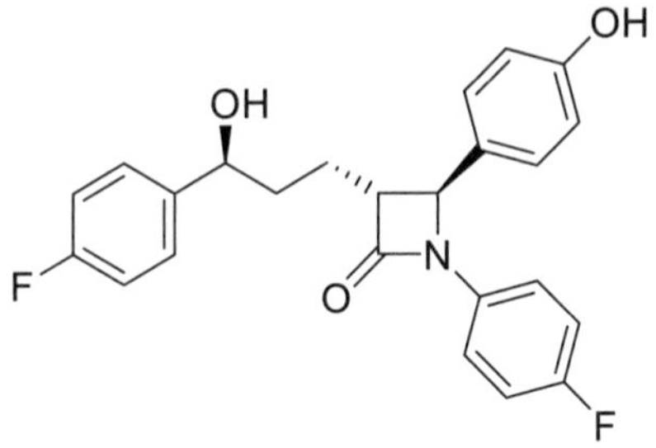

(D)

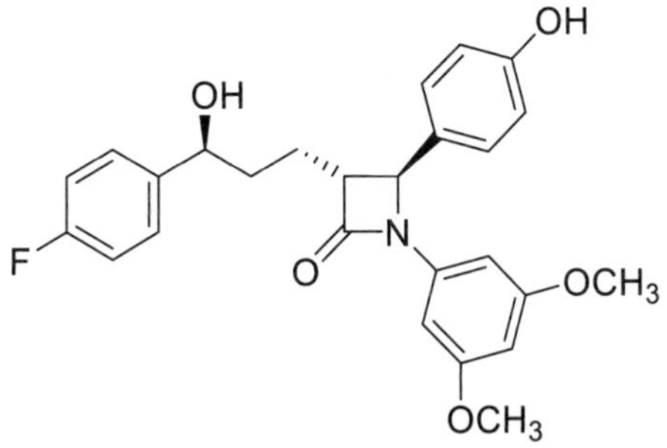

( ) 47. 下列何者具有最好的口服生體可用率？
(A) cimetidine (B) ranitidine
(C) nizatidine (D) famotidine

( ) 48. 下列何者是 piroxicam 的主要代謝物？

(A)

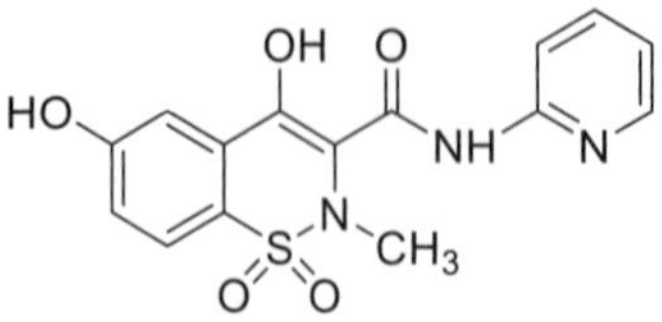

(B)

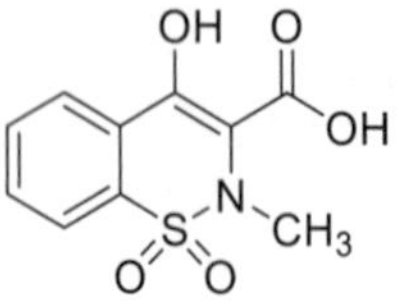

(C)

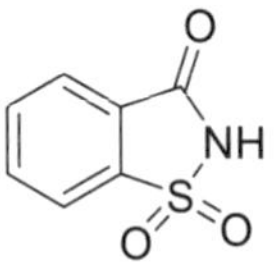

(D)

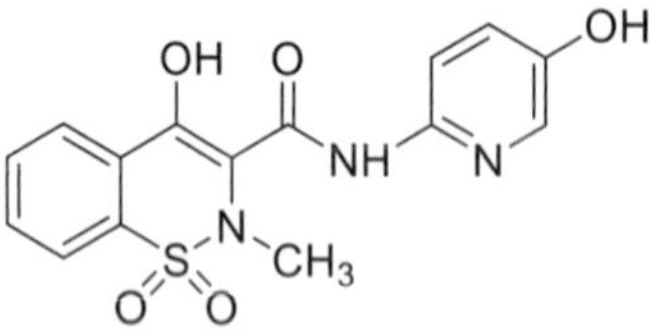

( ) 49. 有關抗結核病藥 fluoroquinolones 的構效關係敘述，何者錯誤？
(A) nonfluorinated quinolones 對 mycobacteria 仍具活性
(B) 在 N-1 位置的 cyclopropyl ring 是重要基團
(C) 在 C-6 和 C-8 位置上的 fluorine 是重要基團
(D) 在 C-7 位置上的 heterocyclic substituent 是重要基團

( ) 50. 下列何種抗黴菌藥物結構屬於環狀胜肽類？
(A) anidulafungin　　　　　　　　(B) ciclopirox
(C) nystatin　　　　　　　　　　(D) tolnaftate

( ) 51. 下列何種四環素之結構，在 C-9 具有 glycylamido 基團？
(A) doxycycline　　　　　　　　(B) minocycline
(C) oxytetracycline　　　　　　　(D) tigecycline

( ) 52. 下列青黴素(penicillins)中，何者對 penicillinase 穩定且可口服？
(A) ampicillin　　　　　　　　　(B) methicillin
(C) oxacillin　　　　　　　　　(D) carbenicillin

( ) 53. Mitoxantrone 在體內之代謝反應，不會經由下列何種途徑？
(A) *N*-dealkylation (B) oxidative deamination
(C) reduction (D) glucuronide conjugation

( ) 54. 抗癌藥物 procarbazine 是經由何種中間體抑制 DNA？
(A) methyl radical (B) aziridinium ion
(C) hydroxy radical (D) superoxide anion

( ) 55. 下列何者為微生物 ubiquinone reductase 的抑制劑？
(A) pentamidine (B) atovaquone
(C) diloxanide furoate (D) eflornithine

( ) 56. 下列生物技術產品與其藥物分類之配對，何者錯誤？
(A) teriparatide－parathyroid hormone
(B) pegvisomant－growth hormone
(C) erythropoietin－gonadotropin-releasing hormone
(D) abatacept－tumor necrosis factor

( ) 57. 造成蛋白質藥物光解(photodegradation)反應最主要的胺基酸為？
(A) alanine (B) glycine
(C) histidine (D) tryptophan

( ) 58. 一般蛋白質或胜肽藥物 half-life 不長，原因與下列何者無關？
(A) peptide bond hydrolysis
(B) sulfur-containing residue oxidation
(C) disulfide bridge reduction
(D) olefin epoxidation

( ) 59. Enflurane 造成的肝炎與下列哪個 CYP 酵素作用關係最大？
(A) 1A2 (B) 2E1
(C) 2D6 (D) 3A4

( ) 60. 下列有關藥物代謝的敘述，何者正確？
① CYP 酵素進行的催化反應，喜在缺電子的位置進行氧化
② CYP 酵素進行的催化反應，喜在多電子的位置進行氧化
③ CYP 酵素多含有鎂離子
④ Phase I 代謝通常造成藥物極性變大
(A) ①③ (B) ②④
(C) ①④ (D) ②③

( ) 61. 下列有關 esmolol 之敘述，何者錯誤？
(A) 結構之骨架為 aryloxypropanolamine
(B) 選擇性作用於 β₁ 受體
(C) 屬於長效性作用藥物
(D) 適用於上心室心搏過速(supraventricular tachycardia)之患者

( ) 62. 下列何者不是 cocaine 的水解產物？
    (A) benzoic acid   (B) ecgonine
    (C) methanol   (D) tropane

( ) 63. Laudanosine 為下列何種藥物經 Hofmann elimination 所產生的？
    (A) atracurium   (B) doxacurium
    (C) mivacurium   (D) pancuronium

( ) 64. 下列有關 pilocarpine 之敘述，何者錯誤？
    (A) 結構中含二個手性中心(chiral center)
    (B) 結構含 imidazole 環
    (C) 於酸性條件下進行差向異構化(epimerization)形成
        isopilocarpine
    (D) 可做成凝膠(gel)使用，但須貯於冷藏器(refrigerator)中

( ) 65. 下列藥物何者不會代謝成下圖化合物？

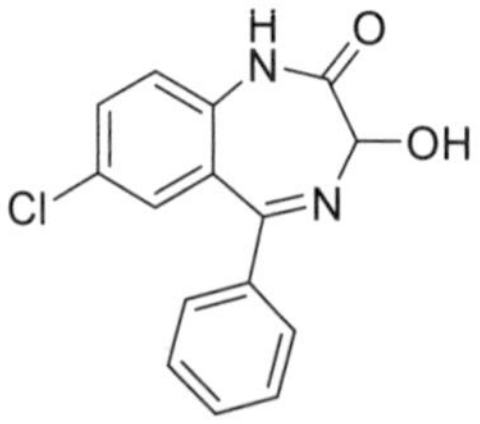

(A)

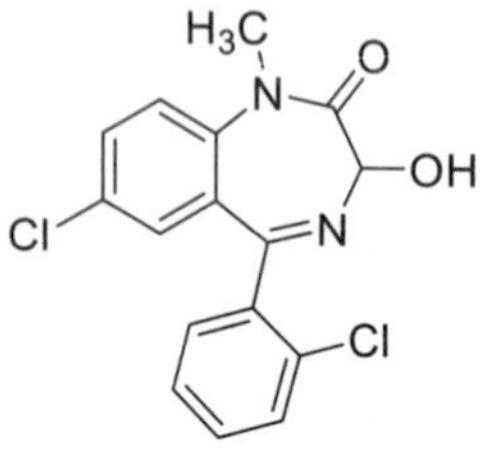

(B)

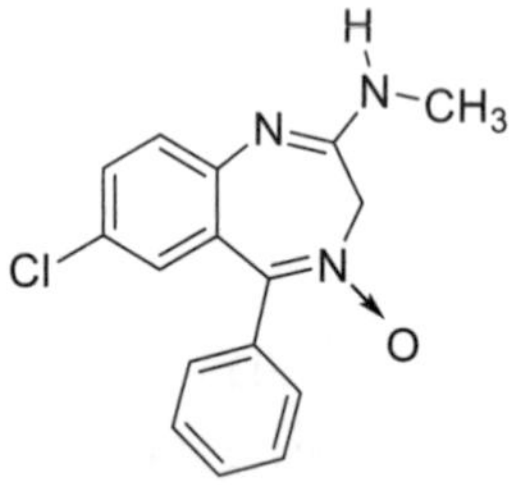

(C)

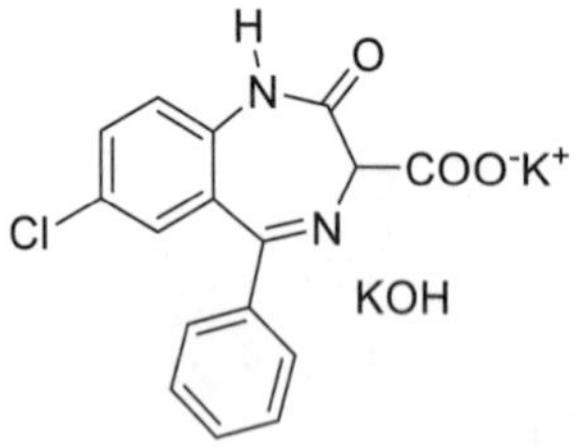

(D)

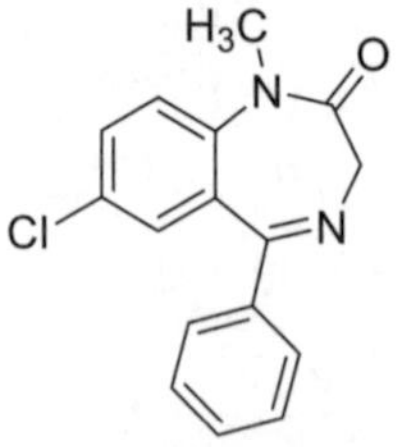

( ) 66. 為增加下圖化合物的抗精神病活性，第二位置處加入下列何種取代基最適合？

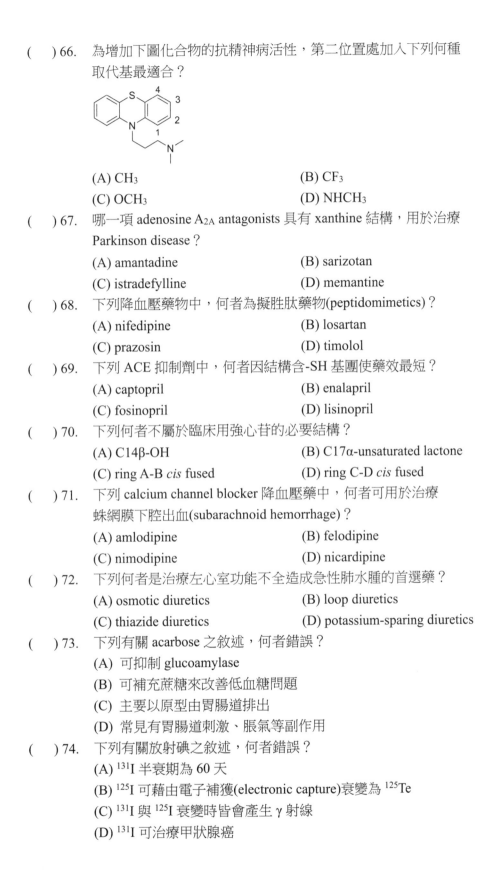

(A) CH$_3$ (B) CF$_3$

(C) OCH$_3$ (D) NHCH$_3$

( ) 67. 哪一項 adenosine A$_{2A}$ antagonists 具有 xanthine 結構，用於治療 Parkinson disease？

(A) amantadine   (B) sarizotan

(C) istradefylline   (D) memantine

( ) 68. 下列降血壓藥物中，何者為擬胜肽藥物(peptidomimetics)？

(A) nifedipine   (B) losartan

(C) prazosin   (D) timolol

( ) 69. 下列 ACE 抑制劑中，何者因結構含-SH 基團使藥效最短？

(A) captopril   (B) enalapril

(C) fosinopril   (D) lisinopril

( ) 70. 下列何者不屬於臨床用強心苷的必要結構？

(A) C14β-OH   (B) C17α-unsaturated lactone

(C) ring A-B *cis* fused   (D) ring C-D *cis* fused

( ) 71. 下列 calcium channel blocker 降血壓藥中，何者可用於治療蛛網膜下腔出血(subarachnoid hemorrhage)？

(A) amlodipine   (B) felodipine

(C) nimodipine   (D) nicardipine

( ) 72. 下列何者是治療左心室功能不全造成急性肺水腫的首選藥？

(A) osmotic diuretics   (B) loop diuretics

(C) thiazide diuretics   (D) potassium-sparing diuretics

( ) 73. 下列有關 acarbose 之敘述，何者錯誤？

(A) 可抑制 glucoamylase

(B) 可補充蔗糖來改善低血糖問題

(C) 主要以原型由胃腸道排出

(D) 常見有胃腸道刺激、脹氣等副作用

( ) 74. 下列有關放射碘之敘述，何者錯誤？

(A) ^{131}I 半衰期為 60 天

(B) ^{125}I 可藉由電子補獲(electronic capture)衰變為 ^{125}Te

(C) ^{131}I 與 ^{125}I 衰變時皆會產生 γ 射線

(D) ^{131}I 可治療甲狀腺癌

( ) 75. 下列類固醇型藥物中，何者具有 *N*,*N*-dimethylphenyl 基團？

(A) danazol
(B) eplerenone
(C) mifepristone
(D) finasteride

( ) 76. 下圖化合物屬於何類藥物？

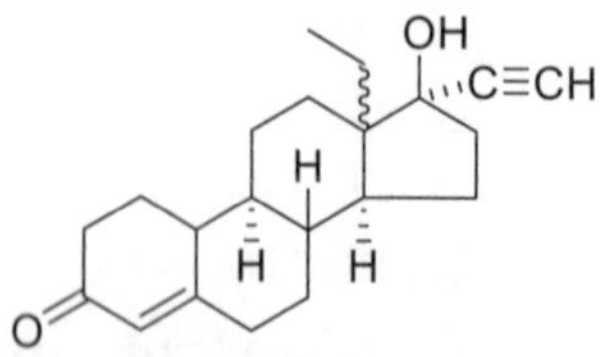

(A) androgenic agent
(B) anabolic agent
(C) estrogen
(D) progestin

( ) 77. Acetaminophen 在幼兒的尿液中，主要代謝物為何？

(A) glutathione conjugate
(B) sulfate
(C) glucuronide
(D) *N*-acetylimidoquinone

( ) 78. 下列肥大細胞脫粒抑制劑(mast cell degranulation inhibitors)，何者具有 tetrazole 之結構？

(A) cromolyn
(B) lodoxamide
(C) nedocromil
(D) pemirolast

( ) 79. 下列有關 daptomycin 的敘述，何者錯誤？

(A) 為發酵產物
(B) 具 cyclic lipopeptide 結構
(C) 抑制細胞壁生合成
(D) 具殺菌作用

( ) 80. 下列抗癌藥中，何者具有胺醣(amino sugar)結構？

(A) dactinomycin
(B) daunorubicin
(C) mitomycin
(D) mitoxantrone

高元補習班 106 年第二次專技高考藥師一階

科目：藥理學與藥物化學

(　) 1. 葡萄糖六磷酸鹽脫氫酶缺陷(glucose-6-phosphate dehydrogenase-deficient)的病人使用下列何種藥物並不會引起溶血性貧血(hemolytic anemia)之副作用？
(A) ampicillin　(B) chloramphenicol
(C) p-aminosalicylic acid　(D) primaquine

(　) 2. 藥物通過體內某一部分的擴散速率與下列何種因素成反比？
(A) 表面積　(B) 通透率係數
(C) 濃度差　(D) 通過部位的厚度

(　) 3. 下列有關 potency 與 efficacy 的敘述，何者最正確？
(A) 一藥物之 potency 比其 efficacy 重要
(B) potency 與藥物的 intrinsic activity 較有關
(C) efficacy 與藥物-受體間的親和力較有關
(D) efficacy 與藥物的 intrinsic activity 較有關

(　) 4. 有關 Tetracyclines 類抗生素之敘述，下列何者正確？
(A) 和細菌之 50S 核醣體結合而抑制其功能
(B) 屬於殺菌型抗生素
(C) 副作用少，適合用於治療孕婦或幼童之感染
(D) 是治療披衣菌(chlamydiae)及立克次體(rickettsiae)感染的首選藥物

(　) 5. 下列癌症化學治療藥物，何者不屬於抗代謝類(antimetabolites)？
(A) 6-Mercaptopurine　(B) 5-Fluorouracil
(C) Pemetrexed　(D) Darcarbazine

(　) 6. 下列抑制細胞壁合成的抗生素中，何者經由抑制 transpeptidase 所催化之 peptidoglycan 橫向連結(cross-linking)？
(A) Cycloserine　(B) Teicoplanin
(C) Aztreonam　(D) Bacitracin

(　) 7. 下列有關 etoposide 之敘述，何者錯誤？
(A) 是一種 podophyllotoxin
(B) 會引起禿頭的副作用但是可逆性
(C) 主要用於治療睪丸癌
(D) 其毒性與血液中的白蛋白的量大小無關

( ) 8. 下列有關 Pyrazinamide 的敘述，何者錯誤？

(A) 它對肺結核的活性，在 pH 值偏鹼性的環境下抑制作用較強

(B) 它本身是 Prodrug，其活性型是 Pyrazinoic acid

(C) 主要副作用是肝毒性

(D) 高尿酸症的病人可能會誘發急性痛風關節炎

( ) 9. 下列何者屬於第三代 Cephalosporin？

(A) Cefotaxime   (B) Cefadroxil

(C) Cefoxitin   (D) Cefotetan

( ) 10. 下列何種藥物之適應症包括急性/慢性骨髓性白血病以及鐮刀型貧血症？

(A) Hydroxyurea   (B) Methotrexate

(C) Daunorubicin   (D) Cytarabine

( ) 11. 下列有關 Aspirin 之敘述，何者錯誤？

(A) 不可逆地抑制血小板 cyclooxygenase-1 活性

(B) 抑制 cyclooxygenase 主要來自其水解產物 salicylate 之作用

(C) 抑制血小板凝集與抑制 thromboxane A_2 之形成有關

(D) 可用於預防心肌梗塞

( ) 12. 下列何者為 thioamides 減少甲狀腺素分泌的機轉？

(A) 抑制碘離子的吸收   (B) 抑制甲狀腺素的合成

(C) 抑制甲狀腺球蛋白的合成   (D) 抑制 T_3 的去碘化作用

( ) 13. 下列何者為 Dopamine D_2 受體致效劑，可用來治療高泌乳素血症 (Hyperprolactinemia)？

(A) Cabergoline   (B) Dobutamine

(C) Fenoldopam   (D) Haloperidol

( ) 14. 下列何者並非 Corticosterone 之作用？

(A) 產生精神異常

(B) 減少發炎之現象

(C) 抑制免疫作用

(D) 使腦下垂體釋放生長激素及甲狀腺促進激素

( ) 15. 下列抗高血壓藥物，何者較少產生直立性低血壓的副作用？

(A) Prazosin   (B) Hydrochlorothiazide

(C) Hydralazine   (D) Methyldopa

( ) 16. 下列何者是治療大腦水腫昏迷的病人之首選藥物？

(A) Mannitol   (B) Acetazolamide

(C) Amiloride   (D) Ethacrynic acid

( ) 17. 哪一種降壓藥物投與後會引起鎮靜或嗜睡之副作用？
(A) Clonidine   (B) Verapamil
(C) Guanethidine   (D) Prazosin

( ) 18. 哪一種用於 Supraventricular arrhythmia 治療藥物最有可能誘發 Atrial fibrillation 之副作用？
(A) Sotalol   (B) Propranolol
(C) Adenosine   (D) Verapamil

( ) 19. 若病人因血鈉濃度降低而有生命危險時，哪一種利尿劑最適合與高鈉溶液併用以為急救使用？
(A) Furosemide   (B) Mannitol
(C) Amiloride   (D) Acetazolamide

( ) 20. 哪一種利尿劑較不會增加腎血流量？
(A) Furosemide   (B) Trichlormethiazide
(C) Bumetanide   (D) Ethacrynic acid

( ) 21. 病人患有 Atrial flutter 等心房心律不整，哪一種藥物最不易使此不正常心律恢復為正常的竇房結心律(Sinus rhythm)？
(A) Quinidine   (B) Procainamide
(C) Sotalol   (D) Lidocaine

( ) 22. 下列哪種降血壓藥物會引起關節痛、肌肉酸痛、皮膚疹、發燒等類似紅斑性狼瘡之副作用？
(A) Hydralazine   (B) Clonidine
(C) Enalapril   (D) Losartan

( ) 23. 下列何種 α_1-blockers 在產生降壓作用時會引起最明顯的反射性心跳頻率增加？
(A) Terazosin   (B) Prazosin
(C) Doxazosin   (D) Phentolamine

( ) 24. 下列有關抗心律不整藥物的敘述何者錯誤？
(A) Lidocaine 可抑制鈉離子管道
(B) Sotalol 可抑制鉀離子管道
(C) Procainamide 可抑制鈣離子管道
(D) Flecainide 可抑制鈣離子管道

( ) 25. 臨床上以靜脈注射小劑量多巴胺增加腎臟的灌流，可改善少尿症，多巴胺最有可能透過哪一型受體產生腎血管的舒張作用？
(A) D_1 (B) D_3
(C) β_1 (D) α

( ) 26. 哪種藥物可作為有機磷中毒或 insecticide、nerve gases 中毒之解毒劑，其作用機轉是活化 phoshorylated acetylcholinesterase？
(A) Rivastigmine (B) Pravastatin
(C) Pralidoxime (D) Physostigmine

( ) 27. 下列藥物何者最易引起 metabolic alkalosis？
(A) Sodium bicarbonate (B) Misoprostol
(C) Magnesium hydroxide (D) Sorbitol

( ) 28. 下列何者不是 Proton pump 抑制劑的特性？
(A) 主要經由胃部吸收 (B) 大部分以 prodrug 型式使用
(C) 脂溶性高 (D) 屬弱鹼性藥物

( ) 29. 下列何者不是 Aspirin 的作用？
(A) 損害腎臟自我調控的功能 (B) 鎮痛解熱
(C) 減少出血 (D) 減少 prostaglandin 的合成

( ) 30. 用於治療高血壓之藥物 Aliskiren 是屬於下列何類作用之藥物？
(A) angiotensin receptor blocker (B) natriuretic peptide
(C) renin inhibitor (D) vasopeptidase inhibitor

( ) 31. 有關類風濕性關節炎(rheumatoid arthritis; RA)之用藥，何者錯誤？
(A) A77-1726 為 leflunomide 之活性代謝產物
(B) infliximab 與 rituximab 皆為 TNF-α 阻斷劑
(C) methotrexate 可用於治療 RA
(D) 6-thioguanine 為 azathioprine 之活性代謝產物

( ) 32. 下列何種藥物最適合用於癲癇重積症(status epileptics)？
(A) Carbamazepine (B) Lamotrigine
(C) Zopidem (D) Lorazepam

( ) 33. 下列腦區何者最有可能和濫用藥物的成癮相關？
(A) VTA(ventral tegmental area) (B) Hypothalamus
(C) Occipital cortex (D) Cerebellum

( ) 34. 下列有關帕金森氏症震顫(tremor)症狀之敘述，何者正確？
(A) 發生於休息靜止時，活化乙型交感神經受體會降低其發生
(B) 發生於休息靜止時，benztropine 具有減少其發生的作用
(C) 發生於意向性運動時，levodopa 會增加其發生的機率
(D) 發生於休息靜止時，bromocriptine 會增加其發生的機率

( ) 35. 下列哪一種鎮靜－安眠(sedative-hypnotic)藥物，通常以靜脈注射的方式投藥，用於外科手術麻醉前的誘導作用？
(A) Amobarbital (B) Thiopental
(C) Secobarbital (D) Pentobarbital

( ) 36. 下列哪一種維生素會增加週邊組織對於 Levodopa 的代謝作用？

(A) Vitamin B_6 (B) Vitamin B_{12}

(C) Vitamin D   (D) Vitamin E

( ) 37. 長期使用 phenytoin 時會產生軟骨症(Osteomalacia)，係由於哪一種維生素代謝異常所造成的？

(A) A   (B) B_6

(C) D   (D) E

( ) 38. Chlorpromazine 與 D_1，D_2，α_1 及 5-HT_{2A} 等 4 種受體結合的能力，若依由強至弱排序，其正確順序為何？

(A) $D_2 > D_1 > \alpha_1 > 5\text{-HT}_{2A}$ (B) $\alpha_1 = 5\text{-HT}_{2A} > D_2 > D_1$

(C) $D_1 > \alpha_1 > 5\text{-HT}_{2A} = D_2$ (D) $D_2 = D_1 = \alpha_1 > 5\text{-HT}_{2A}$

( ) 39. 下列何種藥物可用以治療懼曠症(agoraphobia)？

(A) Buspirone   (B) Alprazolam

(C) Zaleplon   (D) Propranolol

( ) 40. 何者可以口服用於多種重金屬，包括鉛、砷和汞中毒的治療？

(A) Deferoxamine   (B) Succimer

(C) Penicillamine   (D) Dimercaprol

( ) 41. Diazepam 結構如圖，經由 oxidation 與 N-demethylation 後，可生成下列何種活性代謝物？

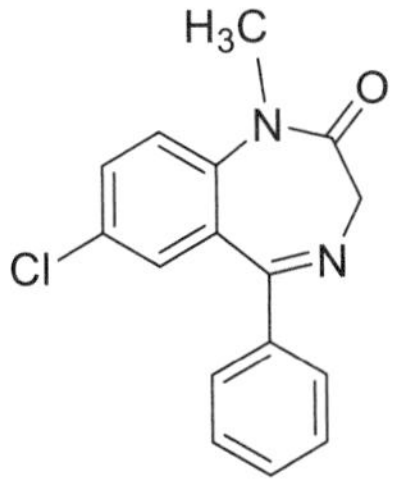

(A) flurazepam   (B) 3-hydroxydiazepam

(C) nimetazepam   (D) oxazepam

( ) 42. 下列 adrenergic agonists 中，何者最易受 COMT 代謝？

(A) albuterol   (B) formoterol

(C) isoetharine   (D) terbutaline

( ) 43. 下列有關 galantamine 之敘述，何者正確？

(A) 具有 quaternary ammonium 結構

(B) 具有 butyrylcholinesterase 抑制作用

(C) 屬於 irreversible acetylcholinesterase 抑制劑

(D) 可治療 Alzheimer's disease

( ) 44. 下列何者為 benzodiazepine(BZ)受體致效劑？

(A)

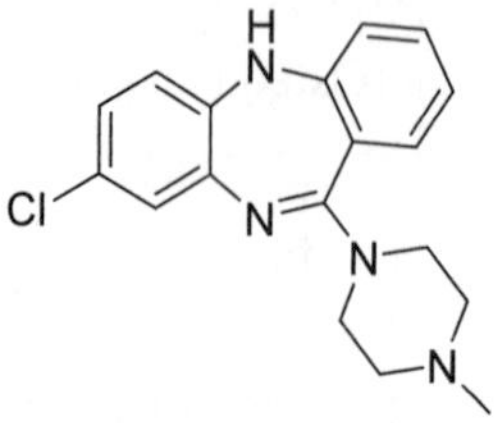

(B)

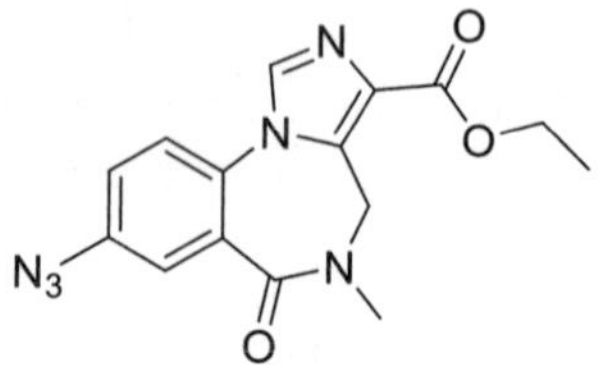

(C)

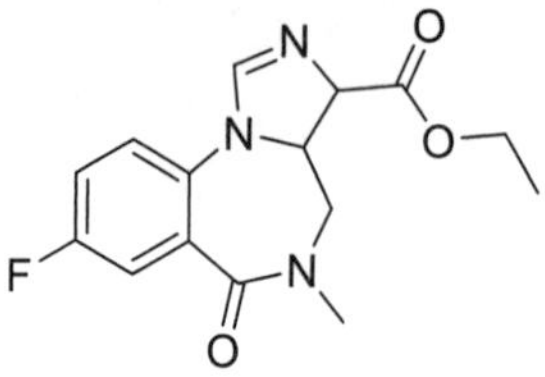

(D)

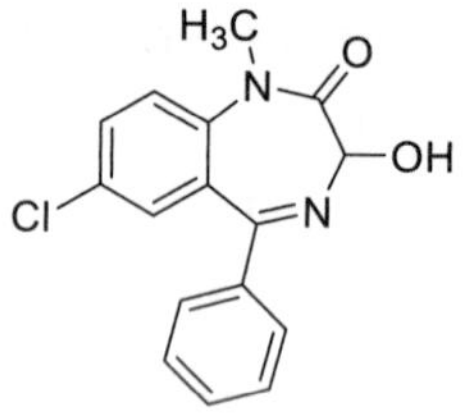

( ) 45. 下列何者含有 phosphinate 的結構？
(A) benazeprilat
(B) fosinoprilat
(C) quinaprilat
(D) ramiprilat

( ) 46. 下列何者為 warfarin 代謝成 7-hydroxywarfarin 的最主要酵素？
(A) CYP1A4
(B) CYP2C9
(C) CYP3A4
(D) CYP1A2

( ) 47. 下列降血脂藥物中，何者屬於 phenoxyisobutyric acid 衍生物？
(A) fenofibrate
(B) cholestyramine
(C) lovastatin
(D) colestipol

( ) 48. 何者不是 indomethacin 的代謝物？

(A)

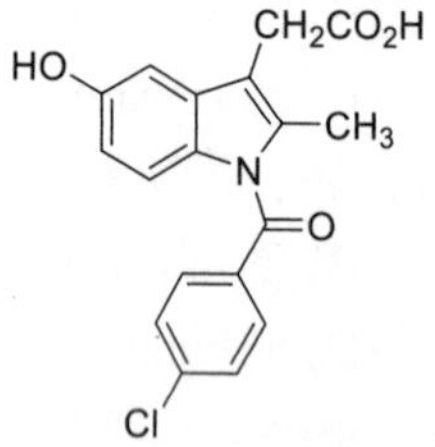

(B)

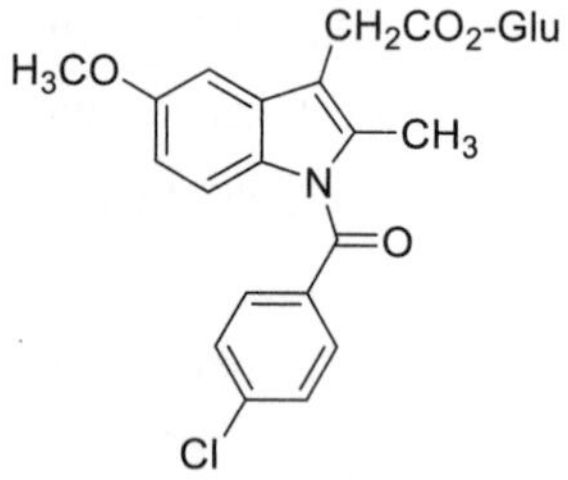

(C)

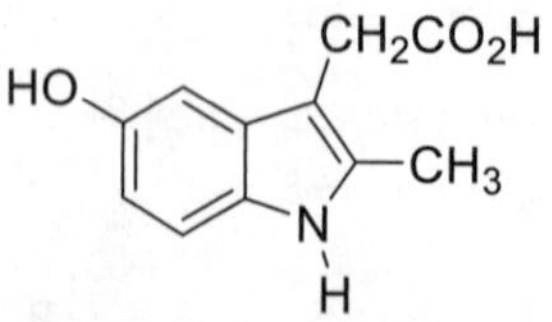

(D)

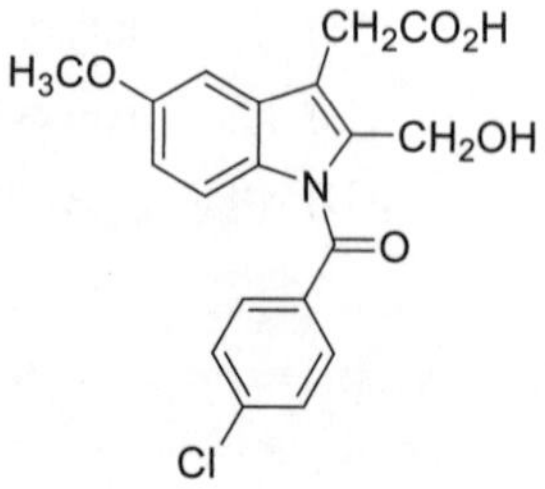

( ) 49. 下列有關 amantadine 的敘述，何者錯誤？

(A) 屬於非對稱(asymmetric)結構

(B) 含有初級胺(primary amine)

(C) 可用於帕金森氏症

(D) 可預防流感病毒感染

( ) 50. 圖中 R_1 與 R_2 為下列何種取代基時，即為 metronidazole 之結構？

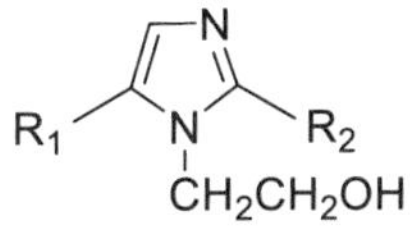

(A) $R_1=NO_2$，$R_2=CH_3$ (B) $R_1=CH_3$，$R_2=NH_2$

(C) $R_1=NH_2$，$R_2=NO_2$ (D) $R_1=NO_2$，$R_2=NH_2$

( ) 51. 下列何者為 penciclovir 之前驅藥？

(A) acyclovir   (B) valacyclovir

(C) famciclovir   (D) ganciclovir

( ) 52. Bleomycin 之抗癌作用機轉為何？

(A) DNA cross-linking   (B) DNA alkylation

(C) DNA binding and cleavage   (D) mitosis inhibition

( ) 53. 下列有關 idarubicin 之敘述，何者錯誤？

(A) 代謝產物 idarubicinol 之抗癌活性與原藥相當

(B) 為 daunorubicin 之 4-desmethoxy 類似物

(C) 結構中 anthracyclinone 部分可嵌入 DNA 中

(D) 在體內會進行 O-dealkylation

( ) 54. 下列何種藥物不屬於 GnRH superagonist？

(A) ganirelix   (B) leuprolide

(C) nafarelin   (D) triptorelin

( ) 55. 圖中 X＝H，為下列哪個藥物之結構？

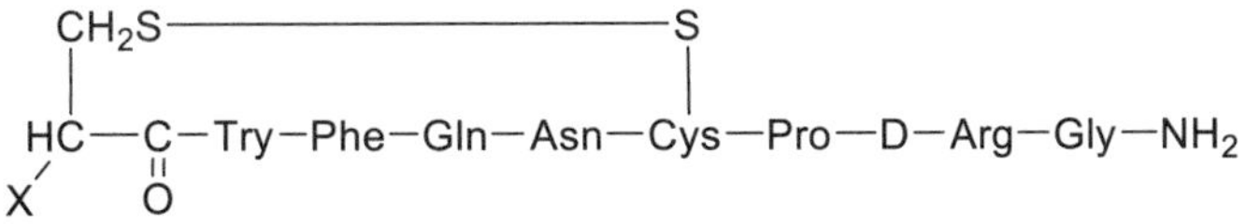

(A) cosyntropin   (B) desmopressin

(C) oxytocin   (D) vasopressin

( ) 56. 下列因素何者是酒精造成 acetaminophen 對肝毒性更高的原因？

(A) glutathione 存量下降   (B) 抑制 CYP2E1 的活性

(C) 抑制 CYP2D6 的活性   (D) 抑制 CYP3A4 的活性

( ) 57. 服用 felodipine 同時又飲用葡萄柚汁,下列哪些為可能的影響?
① felodipine 的血中濃度增加
② felodipine 的血中濃度減少
③ 葡萄柚汁會活化 CYP3A4 活性
④ 葡萄柚汁會抑制 CYP3A4 活性
(A) ①③   (B) ②④
(C) ①④   (D) ②③

( ) 58. Arylamine 轉變成 arylnitrenium ion 之致癌性物質,與下列哪個 Phase II 代謝反應比較無關?
(A) glucuronidation   (B) sulfonation
(C) acetylation   (D) methylation

( ) 59. Methyldopa 須活化為下列何種化合物,才具有降壓之作用?
(A) 1R,2R-α-methylnorepinephrine
(B) 1S,2S-α-methylnorepinephrine
(C) 1R,2S-α-methylnorepinephrine
(D) 1S,2R-α-methylnorepinephrine

( ) 60. 何種局部麻醉劑是由天然物 isogramine 經生物等價(bioisostere)之原理設計合成?
(A) benzocaine   (B) lidocaine
(C) proparacaine   (D) ropivacaine

( ) 61. 下列何者為 melatonin 生合成的起始物?
(A) L-tryptophan   (B) L-tyrosine
(C) D-tyrosine   (D) L-phenylalanine

( ) 62. 下列何者是第二代的抗精神病藥物?

(A)

(B)

(C)

(D)

( ) 63. 下列何者是第二代抗精神病藥物作用之主要標的?
(A) D_1 (B) D_2
(C) 5-HT$_{2A}$ (D) sodium channel

( ) 64. 下圖化合物最易被以下何種酵素代謝？

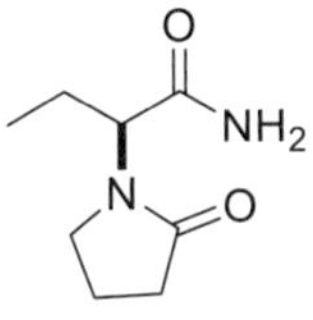

(A) CYP450　　　　　　　　　　(B) UGT

(C) epoxide hydrolase　　　　　　(D) esterase

( ) 65. 下列何者不是 methadone 的活性代謝物？

(A)

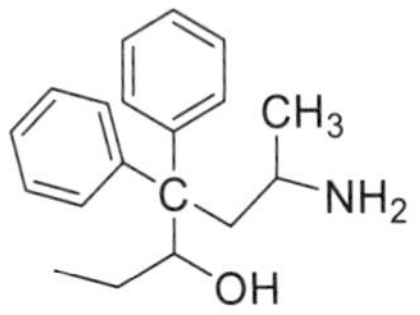

(B)

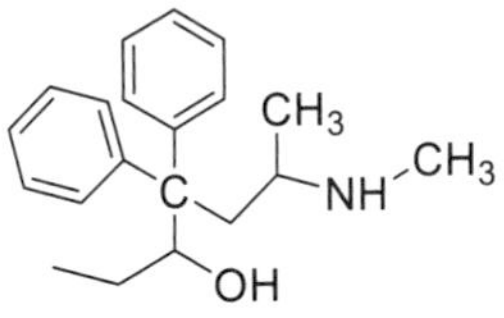

(C)

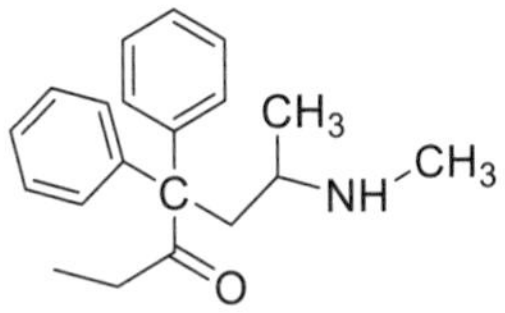

(D)

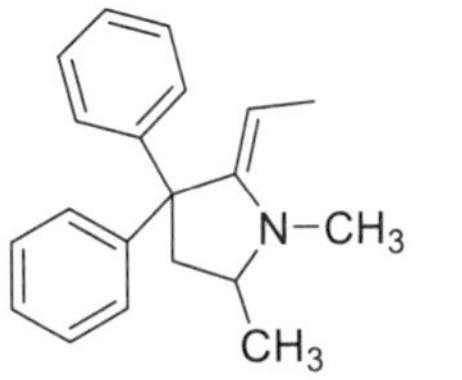

( ) 66. 下列何者為鴉片類止瀉劑？

(A)

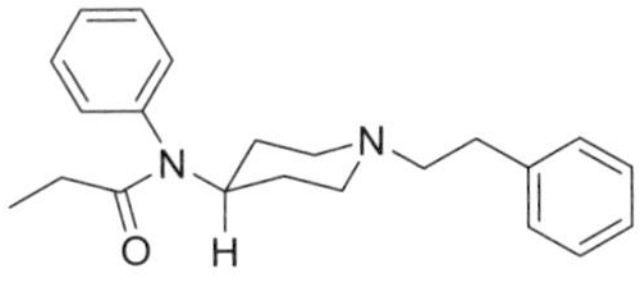

(B)

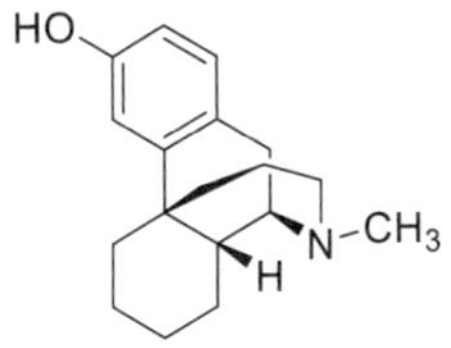

(C)

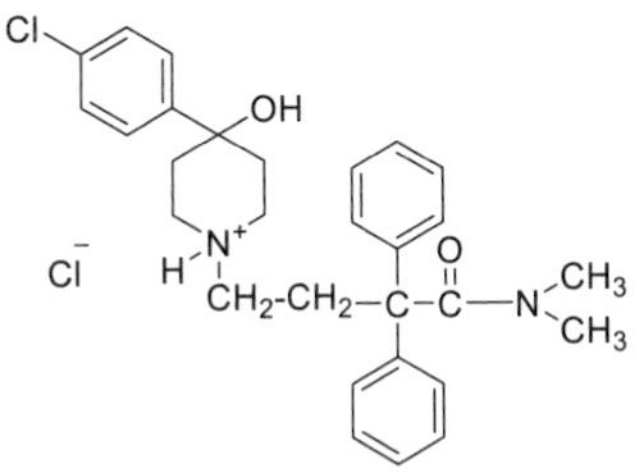

(D)

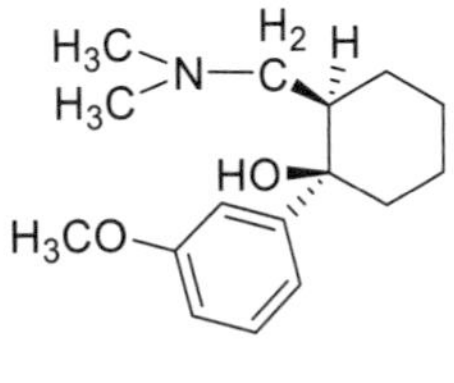

( ) 67. 何者為 hydantoin 衍生物，可抑制鈣離子通道，作為解痙藥？

(A) amlodipine　　　　　　　　　(B) baclofen

(C) dantrolene　　　　　　　　　(D) phenytoin

( ) 68. 下列有關 enalapril 之敘述,何者錯誤?
(A) 具有乙酯結構
(B) 於體內受酯酶活化
(C) 代謝為活性物 enalaprilat 後,logP 值上升
(D) 口服生體可用率約 60%

( ) 69. 下列有關 fondaparinux 及 heparin 的敘述,何者正確?
(A) fondaparinux 是 pentasaccharide,heparin 為 polysaccharide
(B) fondaparinux 是 pentapeptide,heparin 為 polypeptide
(C) fondaparinux 是 pentasaccharide,heparin 為 polypeptide
(D) fondaparinux 是 pentapeptide,heparin 為 polysaccharide

( ) 70. Rosuvastatin 具下列何種雜環結構?
(A) imidazole (B) pyrrole
(C) pyrazole (D) pyrimidine

( ) 71. 下列何者會影響 thyroxine(T_4)的去碘作用(deiodination)?
(A) acetazolamide (B) amiodarone
(C) carbutamide (D) warfarin

( ) 72. Raloxifene 是選擇性雌激素受體調節劑(SERM),其結構不包含下列何者?
(A) pyridine (B) piperidine
(C) benzene (D) benzothiophene

( ) 73. 下列有關 hydrocortisone 酯類衍生物之敘述,何者正確?
(A) hydrocortisone cypionate 為水溶性
(B) hydrocortisone sodium succinate 為水溶性
(C) hydrocortisone sodium phosphate 可口服
(D) hydrocortisone valerate 可靜脈注射

( ) 74. 下列有關 ethinyl estradiol 的敘述,何者錯誤?
(A) 可以口服
(B) 在 estradiol 結構導入 17β-C≡CH,阻礙 17α-hydroxyl group 氧化
(C) 將 C-3 的 hydroxyl group 修飾成 methyl ether,則得到 mestranol
(D) mestranol 為其前驅藥

( ) 75. Hydroxychloroquine 係 chloroquine 之衍生物,作類風濕關節炎治療藥,其優於 chloroquine 的理由為何?
(A) 可口服 (B) 副作用較少
(C) 藥效較強 (D) 不會進入 CNS

( ) 76. 何者為促進胃腸道蠕動的藥物(prokinetic drug)，且具有 indole 結構？

(A) desloratadine
(B) olopatadine
(C) prucatopride
(D) tegaserod

( ) 77. 下列有關 ebastine 的敘述，何者錯誤？

(A) 為選擇性 H_1 抗組織胺藥
(B) 具 piperidine 結構
(C) 其代謝物為 bilastine
(D) 其活性代謝物具較長半衰期

( ) 78. 下列治療肺結核的藥物，何者作用機轉為抑制 D-alanine racemase 與 D-alanine ligase？

(A) *p*-aminosalicylic acid
(B) cycloserine
(C) ethambutol
(D) pyrazinamide

( ) 79. 下列抗癌藥中，何者不屬於 DNA 甲基轉移酶抑制劑(DNA methyltransferase inhibitor)？

(A) azacitidine
(B) cladribine
(C) decitabine
(D) nelarabine

( ) 80. 下列有關 caspofungin 的敘述，何者錯誤？

(A) 半合成的 echinocandin
(B) 抑制 β-1,3-glucan synthase
(C) 可治療新生囊球菌(*Cryptococcus neoformans*)感染
(D) 靜脈注射給藥

科目：藥理學與藥物化學

( ) 1. 有一 60 公斤病人，其 theophylline 之廓清率為 0.2 L/kg/hr，其分布體積(volume of distribution)為 0.5 L/kg。若要馬上達到血中濃度為 15 mg/L，則其 loading dose 應該是：
(A) 450 mg
(B) 300 mg
(C) 180 mg
(D) 150 mg

( ) 2. 下列給藥方式中，何者的生體可用率(bioavailability)最高？
(A) 口服
(B) 肌肉注射法
(C) 靜脈注射法
(D) 吸入法

( ) 3. 下列何種藥物會與其作用之標的(target)產生共價結合？
(A) Phenoxybenzamine
(B) Phenylephrine
(C) Physostigmine
(D) Pilocarpine

( ) 4. 下列藥物何者不適用於治療腎臟癌？
(A) Bevacizumab
(B) Imatinib
(C) Sorafenib
(D) Sunitinib

( ) 5. 何種藥物可抑制人類免疫缺乏病毒(Human immunodeficiency virus)之反轉錄酶(Reverse transcriptase)，可作為愛滋病治療用藥？
(A) Acyclovir
(B) Amantadine
(C) Ganciclovir
(D) Zidovudine

( ) 6. 下列藥物何者不是治療慢性骨髓性白血病？
(A) Imatinib
(B) Dasatinib
(C) Gefitinib
(D) Nilotinib

( ) 7. 下列何種藥物不屬於 alkylating agents？
(A) Cyclophosphamide
(B) Carmustine
(C) Thiotepa
(D) Fluorouracil

( ) 8. Levamisole 常被用於治療惡性腫瘤，主要係由於何種性質？
(A) 副作用少
(B) 吸收快
(C) 不易引起抗藥性
(D) 具免疫調節作用

( ) 9. Azoles 類抗黴菌藥物中，何者的吸收良好且主要由腎臟排泄？
(A) Fluconazole
(B) Ketoconazole
(C) Itraconazole
(D) Voriconazole

( ) 10. 下列何者為作用於 factor Xa 之口服抗凝血藥物？
(A) Tirofiban
(B) Rivaroxaban
(C) Eptifibatide
(D) Phenindione

( ) 11. 有關降血脂藥物之敘述,下列何者正確?
(A) Ezetimibe:離子交換樹脂,與腸胃道內之膽酸結合降低其吸收
(B) Fenofibrate:過氧化體增生活化受體-alpha(PPAR-α)作用劑
(C) Cholestyramine:降低肝臟分泌 VLDL
(D) Niacin:抑制 HMG-CoA reductase

( ) 12. 重組之活化型凝血因子 VIIa(rFVIIa)用於對抗何者的使用過量而引致之流血?
(A) aspirin (B) heparin
(C) ticlopidine (D) warfarin

( ) 13. Fulvestrant 藥物其作用機轉為何?
(A) 雌性素(estrogen)受體拮抗劑
(B) 雄性素(androgen)受體拮抗劑
(C) 抑制芳香化酶(aromatase)
(D) 促性腺激素釋放激素(GnRH)致效劑

( ) 14. 下列藥物及其適應症配對,何者最不恰當?
(A) Prednisone-器官移植
(B) Dexamethasone-預防早產嬰兒呼吸窘迫症候群(respiratory distress syndrome)
(C) Hydrocortisone-潰瘍性結腸炎(ulcerative colitis)
(D) Aspirin-氣喘

( ) 15. 下列何種糖尿病治療用藥可以藉由關閉胰臟 β 細胞表面之 ATP-sensitive potassium channels,進而促使 insulin 釋放?
(A) Glipizide (B) Pramlintide
(C) Metformin (D) Pioglitazone

( ) 16. 何者為 Digoxin 用於治療心房纖維顫動的最主要藥理作用機轉?
(A) 減少心房的跳動速率 (B) 減少副交感神經的活性
(C) 增加心房的傳導時間 (D) 增加房室結的不反應期

( ) 17. 下列何者為使用 Quinidine 常見的副作用?
(A) 便秘 (B) 金雞納中毒
(C) 類紅斑性狼瘡 (D) 甲狀腺機能亢進

( ) 18. Digoxin 對於何種病因所造成的心臟衰竭具有最好的治療效果?
(A) 貧血 (B) 原發性高血壓
(C) 甲狀腺機能亢進 (D) 動脈瘤

( ) 19. 何者為競爭型 endothelin 抑制劑,用於治療肺高血壓(Pulmonary hypertension)?
(A) bosentan (B) carperitide
(C) dobutamine (D) levosimendan

( ) 20. 何者不是碳酸酐酶(carbonic anhydrase)抑制劑之臨床適應症？

    (A) 急性高山症(acute mountain sickness)

    (B) 青光眼(glaucoma)

    (C) 代謝性酸中毒(metabolic acidosis)

    (D) 尿液鹼化(urinary alkalinization)

( ) 21. 下列有關 Guanfacine 藥理作用的敘述，何者錯誤？

    (A) 會活化 Imidazoline receptor

    (B) 降壓作用受 Imipramine 抑制

    (C) 會使心跳減慢，減少心輸出量

    (D) 可減輕憂鬱症病人之病情

( ) 22. 哪一種開啟鉀離子管道之藥物會引起多毛症之副作用？

    (A) Nicorandil   (B) Diazoxide

    (C) Hydralazine   (D) Minoxidil

( ) 23. 何種抗心絞痛藥物最可能會使病人之心臟舒張期體積增加，並且使心臟血液射出之時間(ejection time)延長？

    (A) Atenolol   (B) Nifedipine

    (C) Nitroglycerin   (D) Amyl nitrite

( ) 24. 腎組織之水孔(Aquaporin)有 1、2、3、4 型，Vasopressin 作用劑 Desmopressin 主要是活化哪一型水孔，使水分在腎臟吸收量增加而用於尿崩症？

    (A) Aquaporin 1   (B) Aquaporin 2

    (C) Aquaporin 3   (D) Aquaporin 4

( ) 25. 若病人在手術期間突然有心跳過快之高血壓狀況出現時，下列哪種藥物是最佳選擇？

    (A) Acebutolol   (B) Esmolol

    (C) Penbutolol   (D) Pindolol

( ) 26. 下列擬副交感神經藥物，何者最不適用於治療尿液滯留？

    (A) Carbachol   (B) Bethanechol

    (C) Methacholine   (D) Demecarium

( ) 27. 有關副交感神經致效劑所產生之反應，下列何者錯誤？

    (A) 睫狀肌舒張作用   (B) 逼尿肌收縮作用

    (C) 唾液腺分泌增加   (D) 支氣管收縮作用

( ) 28. 一位病人的腎上腺腫瘤被診斷為嗜鉻母細胞(pheochromocytoma)且不能以開刀去除，何者是最適用的治療藥物？

    (A) Phenylephrine   (B) Phenoxybenzamine

    (C) Norepinephrine   (D) Epinephrine

( ) 29. 下列消化性潰瘍治療藥物，何者會引起子宮收縮？
(A) Sucralfate
(B) Cimetidine
(C) Pantoprazole
(D) Misoprostol

( ) 30. 下列何種藥物不適合作為偏頭痛(migraine)用藥？
(A) amitriptyline
(B) dexfenfluramine
(C) flunarizine
(D) propranolol

( ) 31. 麥角鹼(ergot alkaloids)引起周邊血管痙攣時，可用何種藥物治療？
(A) Timolol
(B) Verapamil
(C) Nitroprusside
(D) Amlodipine

( ) 32. 下列有關最小肺泡麻醉劑濃度(MAC)的敘述，何者正確？
(A) 一氧化二氮(N_2O)可輕易達到 1 個 MAC
(B) 體溫低的年老病人，其 MAC 值較低
(C) 同時併用嗎啡類止痛藥，MAC 值會增加
(D) 長期使用中樞抑制劑，如酒精，MAC 值會降低

( ) 33. 哪一種全身麻醉劑的誘導期間最短，且其恢復作用也最快？
(A) Halothane
(B) Methoxyflurane
(C) Sevoflurane
(D) Isoflurane

( ) 34. 下列哪一種局部麻醉劑的作用時間最短？
(A) Lidocaine
(B) Procaine
(C) Tetracaine
(D) Bupivacaine

( ) 35. 哪種抗癲癇藥物與 GABA 的化學結構類似，對於局部性癲癇具有不錯的治療效果？
(A) Topiramate
(B) Gabapentin
(C) Felbamate
(D) Tiagabine

( ) 36. 以下何種途徑投與 Cocaine，會最快產生其藥理作用？
(A) 經由鼻黏膜(nasal)塗抹給藥
(B) 肌肉注射
(C) 靜脈注射
(D) 口服(oral)

( ) 37. 關於嗎啡之藥理性質，哪一項錯誤？
(A) 有鎮咳作用
(B) 具成癮性
(C) 產生便秘
(D) 促進呼吸作用

( ) 38. 有關安非他命(Amphetamine)藥理作用的敘述，何者錯誤？
(A) 會誘發類精神分裂症狀
(B) 可以用來改善注意力不集中症候群(Attention deficit syndrome)
(C) 濫用會對多巴胺神經造成傷害
(D) 會促進食慾，進而引起暴食症

( ) 39. 下列哪一種抗精神病藥物，其產生鎮靜的副作用最強？
   (A) Ziprasidone
   (B) Chlorpromazine
   (C) Haloperidol
   (D) Risperidone

( ) 40. 何種藥物最適用於治療紅斑性狼瘡(systemic lupus erythematosus)所引起的腎臟疾病？
   (A) adalimumab
   (B) etanercept
   (C) mycophenolate mofetil
   (D) sulfasalazine

( ) 41. Felodipine(如下圖)之 aromatization 代謝反應屬於下列何者？

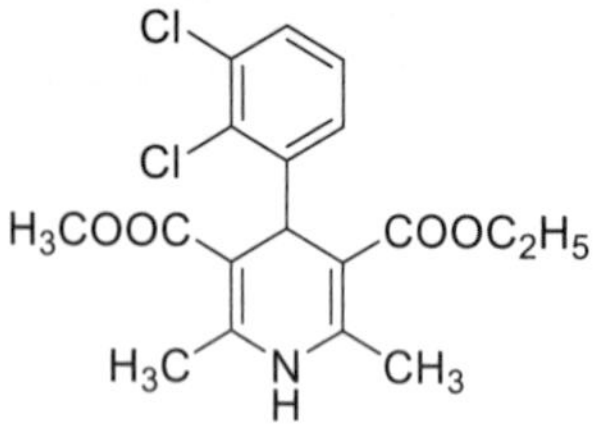

   (A) reduction
   (B) hydrolysis
   (C) oxidation
   (D) conjugation

( ) 42. 下列何者在體內會進行 Hofmann elimination 而失去活性？
   (A) atracurium
   (B) doxacurium
   (C) mivacurium
   (D) rocuronium

( ) 43. 下列何者是眼用抗組織胺藥？
   (A)

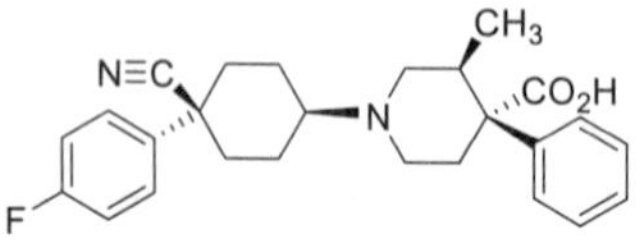

   (B)

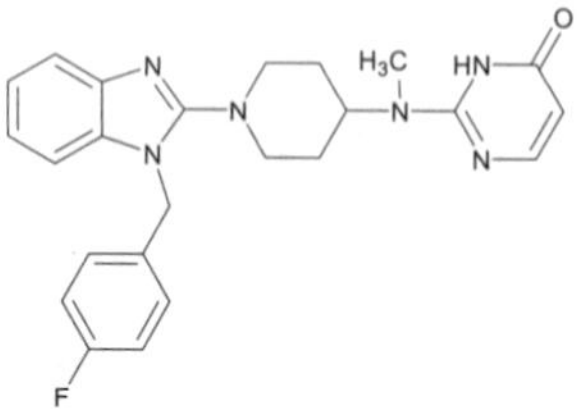

   (C)

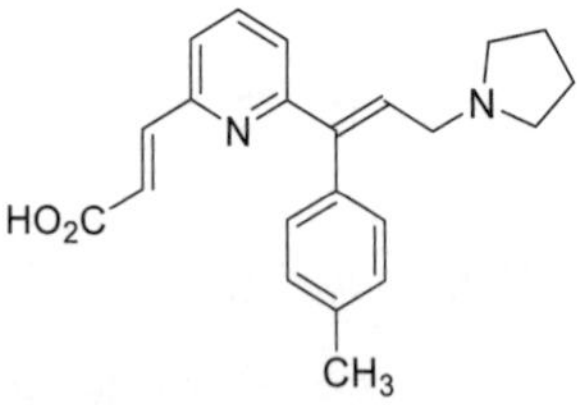

   (D)

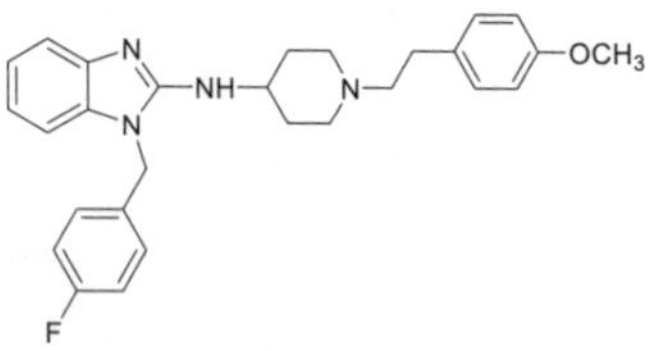

( ) 44. 以下有關 cyclophosphamide 的敘述，何者錯誤？
   (A) 屬於抗代謝藥
   (B) 藉由 CYP2B6 進行最初的代謝步驟
   (C) 經代謝水解後產生具腎毒性之 acrolein
   (D) 活性代謝物具 aziridine 結構

( ) 45. 下列何種抗黴菌藥含有 imidazole 結構？
(A) fluconazole (B) itraconazole
(C) ketoconazole (D) voriconazole

( ) 46. 以下何者為 deoxyribose nucleoside 之抗病毒劑？
(A) 5-fluorouracil (B) idoxuridine
(C) acyclovir (D) vidarabine

( ) 47. Quinolone 藥物中何者不含氟(F)？
(A) nalidixic acid (B) norfloxacin
(C) ciprofloxacin (D) gatifloxacin

( ) 48. 下列何者為 pyrazinamide 在體內之主要代謝反應？
(A) N-oxidation (B) hydrolysis
(C) sulfation (D) deacetylation

( ) 49. Pyrazinamide 在何種 pH 值時，其抗肺結核活性最佳？
(A) 5.5 (B) 6.5
(C) 7.5 (D) 8.5

( ) 50. 下列有關 bevacizumab(Avastin)的敘述，何者錯誤？
(A) 是一種 recombinant humanized monoclonal antibody
(B) 可活化與腫瘤血管新生相關的 VEGF-A
(C) 可抑制腫瘤血管新生，為一種 angiogenesis inhibitor
(D) 與 fluorouracil 類藥物併用，可治療轉移性大腸直腸癌

( ) 51. 下列哪個胺基酸能當成 peroxide scavenger，降低 protein aggregation？
(A) alanine (B) leucine
(C) methionine (D) proline

( ) 52. 比較圖中 somatostatin 與 octreotide 結構，推斷 somatostatin 的 essential fragment 為何？

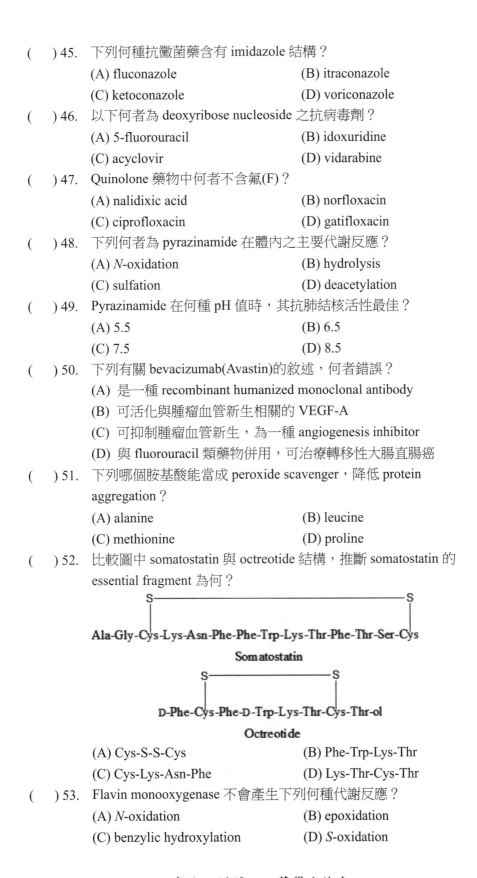

(A) Cys-S-S-Cys (B) Phe-Trp-Lys-Thr
(C) Cys-Lys-Asn-Phe (D) Lys-Thr-Cys-Thr

( ) 53. Flavin monooxygenase 不會產生下列何種代謝反應？
(A) N-oxidation (B) epoxidation
(C) benzylic hydroxylation (D) S-oxidation

( ) 54. 藥物 Phase II 代謝中的酵素與基質提供者的對應，何者錯誤？
(A) methyl transferase－S-adenosylmethionine
(B) glutathione S-transferase－glutathione
(C) sulfotransferase－3-phosphoadenosine-5'-phosphate
(D) acyl synthetase－glycine

( ) 55. Clonidine 之 pK_a 為 8.3，於正常生理之 pH 值下，其解離度約為多少？
(A) 20%   (B) 40%
(C) 60%   (D) 80%

( ) 56. 何者為 phenoxybenzamine 與 α-adrenoceptors 間主要之作用力？
(A) 離子鍵   (B) 共價鍵
(C) 氫鍵   (D) 凡得瓦爾力

( ) 57. 下列有關 chloroprocaine 之敘述，何者錯誤？
(A) 屬於酯類結構
(B) 不可與磺胺藥併用
(C) 結構中的氯取代基位於苯環上羰基(carbonyl)之間位(meta)
(D) 易受血漿中 cholinesterase 代謝

( ) 58. 下列中樞神經作用藥物，何者最難溶於強鹼溶液？
(A) tiagabine   (B) phenytoin
(C) codeine   (D) morphine

( ) 59. 下列有關下圖化合物的敘述，何者正確？

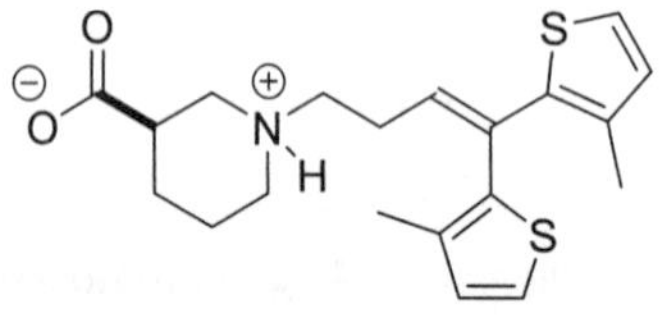

(A) 口服吸收差、不通過 BBB   (B) 口服吸收差、可通過 BBB
(C) 口服吸收佳、不通過 BBB   (D) 口服吸收佳、可通過 BBB

( ) 60. 下列有關下圖化合物的敘述，何者正確？

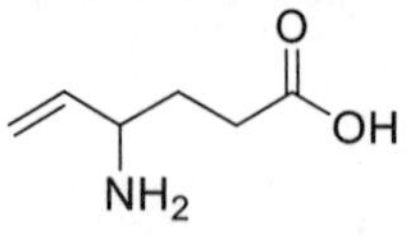

(A) 只有 S(+)-異構物有藥理活性，臨床上使用消旋混合物
(B) 只有 R(−)-異構物有藥理活性，臨床上使用消旋混合物
(C) S(+)-與 R(−)-異構物都有藥理活性，臨床上使用消旋混合物
(D) 只有 R(−)-異構物有藥理活性，臨床上使用 R(−)-異構物

( ) 61. 下列何者為下圖化合物的立體組態？

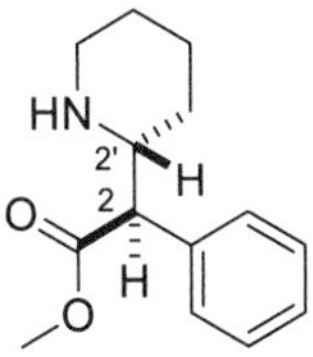

(A) 2*R*,2'*R*   (B) 2*S*,2'*S*

(C) 2*R*,2'*S*   (D) 2*S*,2'*R*

( ) 62. 下列何種酵素可將 codeine 代謝成 morphine？

(A) CYP3A4   (B) CYP2C19

(C) CYP2D6   (D) CYP2C9

( ) 63. 嗎啡結構中，哪個官能基和過敏反應有關？

(A) C6-OH   (B) *N*-CH$_3$

(C) C7,8-olefin   (D) C4,5-ether

( ) 64. 何者具有 μ-receptor agonism 及 norepinephrine reuptake inhibition 雙效作用？

(A) tapentadol   (B) diphenoxylate

(C) buprenorphine   (D) levorphanol

( ) 65. 何者為 5-HT$_{1A}$ agonist，可治療 Parkinson disease？

(A) buspirone   (B) sarizotan

(C) gepirone   (D) ipsapirone

( ) 66. 何者是 minoxidil 開啟鉀離子通道的活性代謝物？

(A) minoxidil *N*-oxide   (B) minoxidil *N*-*O*-sulfate

(C) minoxidil *N*-*O*-glucuronide   (D) minoxidil *N*-*O*-phosphate

( ) 67. 何者是 quinidine 之不純物，具有顯著毒性？

(A) dihydroquinidine   (B) oxydihydroquinidine

(C) *O*-demethylquinidine   (D) quinoline

( ) 68. 何者是 digoxin 的結構？

(A) glucose-3-acetyldigitoxose-digitoxose-digitoxose-digoxigenin

(B) 3-acetyldigitoxose-digitoxose-digitoxose-digoxigenin

(C) digitoxose-digitoxose-digitoxose-digoxigenin

(D) glucose-digitoxose-digitoxose-digoxigenin

( ) 69. Calcium channel blocker 降血壓藥 clevidipine 含有何種結構，所以為超短效藥物？

(A) double-ester   (B) dichloro

(C) dimethyl   (D) dihydropyridine

( ) 70. 如圖 HMG-CoA reductase 抑制劑之掌性中心(chiral center)的立體化學為何？

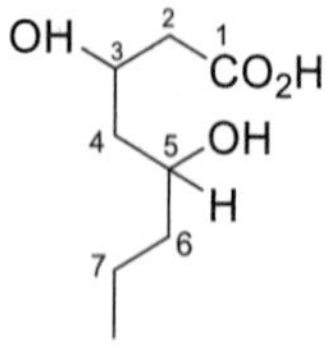

OH～₃²OH～₁CO₂H

(A) 3*R*,5*R* (B) 3*R*,5*S*
(C) 3*S*,5*R* (D) 3*S*,5*S*

( ) 71. 下列利尿劑中，何者酸度最強？
(A) acetazolamide (B) hydrochlorothiazide
(C) furosemide (D) amiloride

( ) 72. 下列有關 saxagliptin 之敘述，何者錯誤？
(A) 作用於 dipeptidyl peptidase-4 (DPP4)
(B) 為 α-aminoacylpyrrolidines 之衍生物
(C) 結構中 pyrrolidine 環上有 nitro 基團
(D) 為不可逆抑制劑

( ) 73. 有關 insulin glargine 之敘述，下列何者錯誤？
(A) 將 insulin 的 A21Asn 修飾成 Gly
(B) 於 insulin 加入 B31Arg 與 B32Arg
(C) 此藥之等電點(isoelectric point)接近 7
(D) 可製成澄清製劑並以靜脈注射給藥

( ) 74. 下列何者為 propylthiouracil 之結構？
(A) (B)

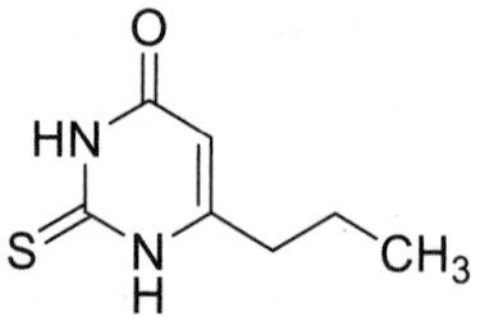

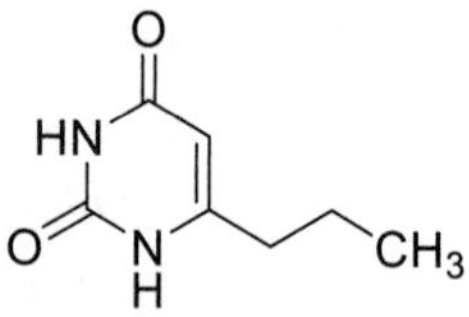

(C) 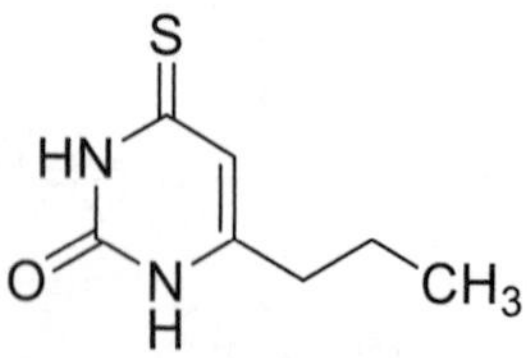 (D)

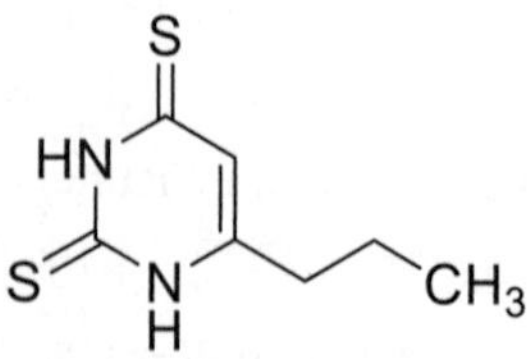

( ) 75. Finasteride

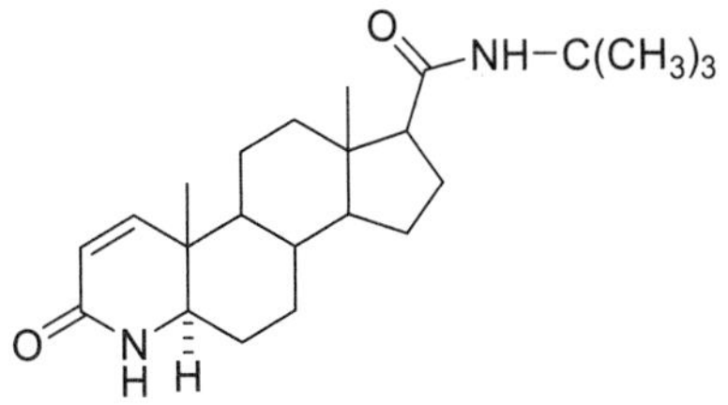

為:

(A) 5α-reductase 之可逆抑制劑

(B) 5α-reductase 之 mechanism-based 抑制劑

(C) aromatase 之可逆抑制劑

(D) aromatase 之 mechanism-based 抑制劑

( ) 76. 以下何種 prostaglandin 可用於避免非固醇抗炎藥(NSAID)造成之胃潰瘍？

(A)

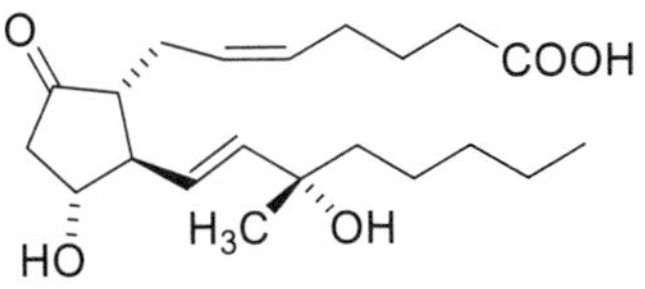

(B)

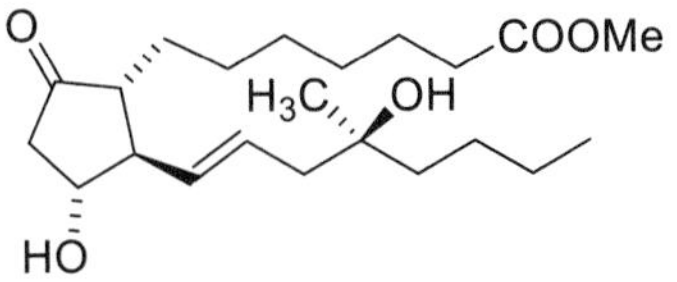

(C)

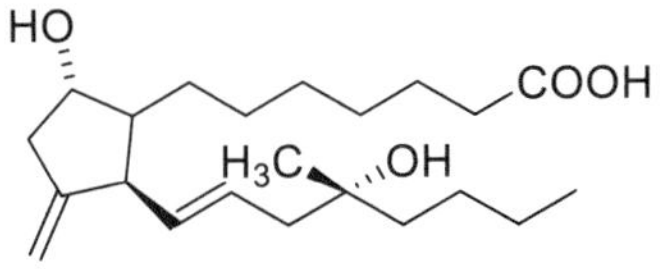

(D)

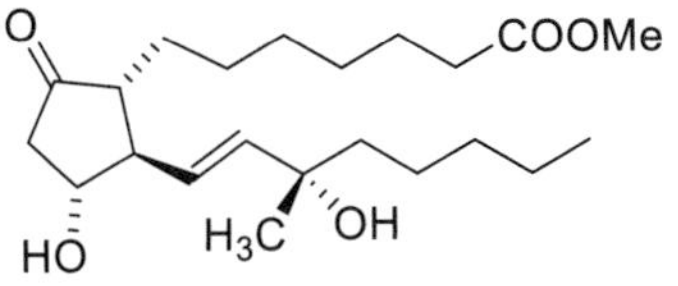

( ) 77. 何者不作為含金(gold)化合物中毒的解毒藥物？

(A) dimercaprol

(B) penicillamine

(C) corticoids

(D) N-acetylcysteine

(　) 78. 下列治療類風濕關節炎的藥物中，何者為 prodrug？

(A) hydroxychloroquine　　　　(B) methotrexate

(C) leflunomide　　　　　　　　(D) auranofin

(　) 79. 下列第三代 cephalosporin 中，何者結構無 C-3 側鏈？

(A) cefdinir　　　　　　　　　(B) cefixime

(C) ceftibuten　　　　　　　　(D) ceftriaxone

(　) 80. 下列有關 peramivir 的敘述，何者錯誤？

(A) 結構中有 cyclopentane ring

(B) 結構中有 glycerol side chain

(C) 結構中有 carboxylic acid group

(D) 為神經胺酸酶抑制劑(neuraminidase inhibitor)

科目：藥理學與藥物化學

( ) 1. 下列藥物在血中，何者主要會與 α_1-acid glycoprotein 結合？
(A) amphotericin B   (B) barbiturates
(C) prazosin   (D) tetracycline

( ) 2. 有關 gene transfer 所用之 Adenovirus 載體(vector)之敘述，何者錯誤？
(A) 相較於 Retrovirus vector，Adenovirus vector 有較久之 DNA 表現(expression)作用
(B) 優點為高效率之 DNA transfer
(C) 可轉殖到不分裂之細胞
(D) 容易產生免疫反應

( ) 3. NH_4Cl 可以加速下列各藥物之腎臟清除率，惟何者除外？
(A) Phenobarbital   (B) Amphetamine
(C) Mecamylamine   (D) Quinine

( ) 4. 下列何項因素不會降低服用藥物在血漿之濃度？
(A) 代謝性轉化   (B) 腎小管再吸收
(C) 血漿蛋白之結合   (D) 腎小管主動分泌

( ) 5. 藥物在人體內之氧化反應，通常與下列何種因子無關？
(A) Esterase   (B) Cytochrome P450 protein
(C) NADH or NADPH cofactors   (D) O_2

( ) 6. 下列哪一組抗生素併用可產生抑菌協同作用的原因是：
(a)藥物可以減少   (b)藥物被細菌所產生的酵素破壞
(A) (a) Sulbactam；(b) Ampicillin
(B) (a) Ticarcillin；(b) Kanamycin
(C) (a) Imipenem；(b) Cilastatin
(D) (a) Amphotericin B；(b) Flucytocine

( ) 7. 有關 Aminoglycosides 類抗生素之敘述，下列何者正確？
(A) 若和利尿劑 Furosemide 併用時可能加重其腎毒性
(B) 主要以口服方式給藥治療全身性感染
(C) 可以和 Ticarcillin 合併用於治療綠膿桿菌之感染
(D) 主要由肝臟代謝使其失去藥效

( ) 8. 下列化學治療藥物，何者抑制骨髓的副作用最小？
(A) Idarubicin   (B) Paclitaxel
(C) Vincristine   (D) Bleomycin

( ) 9. 下列 Sulfonamides 中，何者最適合局部使用於燒燙傷傷口以預防燒燙傷病人之感染？

(A) Sulfisoxazole
(B) Silver sulfadiazine
(C) Sulfamethoxazole
(D) Sulfacetamide

( ) 10. 有關孕婦避免使用抗生素之敘述，下列何者正確？

(A) Sulfonamides 可能使 glucose-6-phosphate dehydrogenase(G6PD) 缺乏之新生兒發生溶血現象
(B) Tetracyclines 可能造成胎兒第八對腦神經受損而影響聽力
(C) Chloramphenicol 會抑制胎兒骨頭生長
(D) Aminoglycosides 會造成灰嬰症候群(gray baby syndrome)

( ) 11. 下列何種藥物不適用於治療 *Legionella pneumonia* 之感染？

(A) Erythromycin
(B) Rifampin
(C) Gentamicin
(D) Ciprofloxacin

( ) 12. 下列何種降血脂藥物可用於處理毛地黃毒性？

(A) Fenofibrate
(B) Rosuvastatin
(C) Niacin
(D) Colestipol

( ) 13. 下列各項藥物與其副作用之配對中，何者錯誤？

(A) Erythropoietin：低血壓
(B) Ferrous sulfate：上胃部不舒服
(C) Filgrastim：骨痛
(D) Oprelvekin：貧血

( ) 14. 何者是使用 Propranolol 輔助治療甲狀腺中毒症狀的藥理作用？

(A) 減少甲狀腺素的濃度
(B) 抑制甲狀腺素增加 β-受體的反應
(C) 抑制前列腺素的濃度
(D) 抑制碘離子的吸收

( ) 15. 何種 β-adrenoceptor antagonist 對於 insulin 依賴型之糖尿病患者應小心使用？

(A) Atenolol
(B) Propranolol
(C) Metoprolol
(D) Esmolol

( ) 16. 下列何種血中離子減少會增強 Digoxin 的毒性副作用？

(A) 鈣離子
(B) 鈉離子
(C) 鉀離子
(D) 氯離子

( ) 17. 患者服用下列何種藥物常有直立性低血壓的副作用？

(A) 抗組織胺作用劑
(B) β₁-受體拮抗劑
(C) α-受體拮抗劑
(D) ACE 抑制劑

( ) 18. 下列何者是治療高山症併發的急性青光眼之首選藥物？

(A) Amiloride (B) Ethacrynic acid

(C) Acetazolamide (D) Metolazone

( ) 19. Sildenafil 除了抑制第五型磷酸雙酯酶(PDE5)外，還抑制哪一型磷酸雙酯酶而引起視覺障礙？

(A) PDE3 (B) PDE2

(C) PDE4 (D) PDE6

( ) 20. 下列降壓藥物中，何者會有血脂肪降低效果？

(A) Verapamil (B) Terazosin

(C) Carteolol (D) Nadolol

( ) 21. 下列何藥物主要會抑制圖中位置 7 之 H_2O 再吸收？

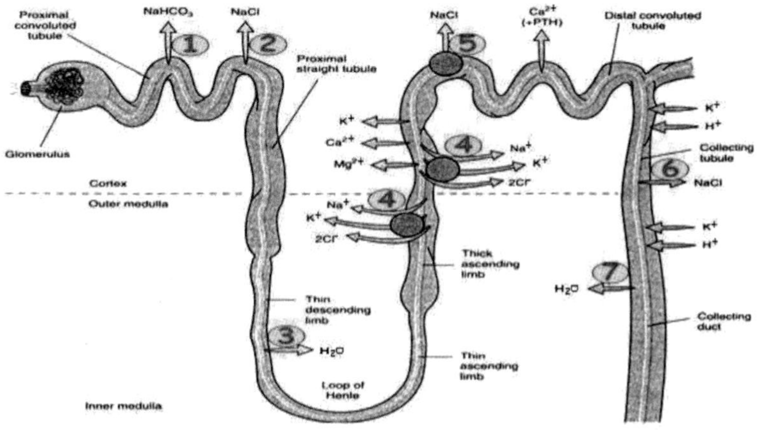

Tubule transport systems and sites of action of diuretics.

(A) Spironolactone

(B) ADH (antidiuretic hormone) antagonist

(C) Amiloride

(D) Chlorthalidone

( ) 22. 下列何種利尿劑易使肝硬化病人造成昏迷？

(A) Amiloride (B) Acetazolamide

(C) Furosemide (D) Hydrochlorothiazide

( ) 23. Pralidoxime 可做為下列何種化合物中毒之解毒劑？

(A) Atropine (B) Organophosphate

(C) Nicotine (D) Benzodiazepines

( ) 24. Phenylephrine 在活體引起的心搏徐緩(bradycardia)，可以下列何種藥物預處理而消失？

(A) Propranolol (B) Atenolol

(C) Trimethaphan (D) Esmolol

( ) 25. 下列何者不是 β-adrenoceptor antagonist 的治療用途？
(A) 高血壓 　　　　　　　　　 (B) 心絞痛
(C) 睫狀肌麻痺(cycloplegia) 　 (D) 偏頭痛

( ) 26. 下列何者不適合用於治療急性胃潰瘍？
(A) Omeprazole 　　　　　　　 (B) Sodium bicarbonate
(C) Ibuprofen 　　　　　　　　 (D) Rabeprazole

( ) 27. 下列何藥用於治療食道靜脈曲張之出血？
(A) Ergotamine 　　　　　　　 (B) Lactulose
(C) Octreotide 　　　　　　　　(D) Ursodiol

( ) 28. 下列何種痛風治療藥物具有促進尿酸排除作用？
(A) indomethacin 　　　　　　 (B) allopurinol
(C) colchicine 　　　　　　　　(D) sulfinpyrazone

( ) 29. Buspirone 為新型抗焦慮藥物，其作用機轉為何？
(A) 5-HT$_{1A}$ 受體之部分致效劑
(B) GABA$_A$ 受體拮抗劑
(C) 鈉離子通道抑制劑
(D) 正腎上腺素/多巴胺再吸收抑制劑(norepinephrine-dopamine reuptake inhibitor)

( ) 30. 下列何種藥物不適用於失眠？
(A) Melatonin 　　　　　　　　(B) Antihistamines
(C) Benzodiazepine 　　　　　 (D) Buspirone

( ) 31. 成癮藥物的獎賞(reward)和增強作用(reinforcement)與中樞神經系統的哪一種神經傳遞物質最相關？
(A) Acetylcholine 　　　　　　(B) Norepinephrine
(C) Glycine 　　　　　　　　　(D) Dopamine

( ) 32. 一位心臟功能不良的年長病人，將接受膽囊切除手術，麻醉醫師最可能給予對心臟具有興奮作用的靜脈麻醉劑為何？
(A) Propofol 　　　　　　　　 (B) Thiopental
(C) Ketamine 　　　　　　　　(D) Midazolam

( ) 33. 下列何者是脊髓 interneurons 中最主要的抑制性神經傳遞物質？
(A) Glycine 　　　　　　　　　(B) GABA
(C) Serotonin 　　　　　　　　(D) Substance P

( ) 34. 下列有關三環類抗憂鬱藥物的敘述，何者錯誤？
(A) 大部分的三環類抗憂鬱藥物都具有阻斷多巴胺(Dopamine)
再回收的作用
(B) 三環類抗憂鬱藥物大多具有高度的首渡效應(First-pass effect)
(C) 三環類抗憂鬱藥物可以來改善小孩遺尿(Enuresis)的現象
(D) 使用三環類抗憂鬱藥物會發生直立性低血壓(Orthostatic
hypotension)的副作用

( ) 35. 長期使用 phenytoin 時會產生軟骨症(Osteomalacia)，此係由於下列
哪一種維生素代謝異常所造成的？
(A) Vitamin D (B) Vitamin B_6
(C) Vitamin B_{12} (D) Vitamin E

( ) 36. 下列哪一種藥物為典型 $GABA_A$ 受體的正向異位性調節者
(Positive allosteric modulactor)？
(A) Flumazenil (B) Diazepam
(C) GABA (D) Picrotoxin

( ) 37. 何者不是長期使用 haloperidol 所造成的多巴胺神經性副作用？
(A) 帕金森氏症 (B) Tonic-clonic seizure
(C) 高泌乳症 (D) Tardive dyskinesia

( ) 38. 下列哪一種維生素會增加周邊組織對於 Levodopa 的代謝作用？
(A) Vitamin B_6 (B) Vitamin B_{12}
(C) Vitamin D (D) Vitamin E

( ) 39. 帕金森氏症的發生主要是哪兩種神經傳遞物質的平衡失調造成？
(A) Glutamate/GABA (B) Serotonin/Dopamine
(C) Norepinephrine/Epinephrine (D) Dopamine/Acetylcholine

( ) 40. Tacrolimus 可抑制 IL-2 和 IFN-γ 的基因轉錄，其作用機轉為何？
(A) 抑制 B 淋巴細胞增生
(B) 抑制 T 淋巴細胞之 calcineurin 活性
(C) 與 cyclophilin 結合
(D) 增加抗原的呈現

( ) 41. 葡萄柚汁成分 naringin 具抑制 CYP3A4 酵素作用，基本結構為？
(A) chalcone (B) isoflavone
(C) quinone (D) flavanone

( ) 42. 下列有關 cilostazol 的敘述，何者正確？
(A) 屬於 selective PDE4 inhibitor
(B) 具有 pyrimidopyrimidine 的結構
(C) 可減少細胞中 cGMP 之量
(D) 可用於治療間歇性跛行(intermittent claudication)

( ) 43. 下列何者不是 clorazepate 的代謝途徑？

(A) decarboxylation
(B) *N*-demethylation
(C) glucuronidation
(D) 3-hydroxylation

( ) 44. Dantrolene 的毒性與抑制下列哪一種離子之釋出有關？

(A) Ca^{2+}
(B) Na^+
(C) K^+
(D) Zn^{2+}

( ) 45. 下列何者屬於 benzomorphan 結構之鎮痛劑？

(A) methadone
(B) pentazocine
(C) meperidine
(D) fentanyl

( ) 46. 下圖是 digitoxigenin 的基本結構，哪一個取代基是 OH 基？

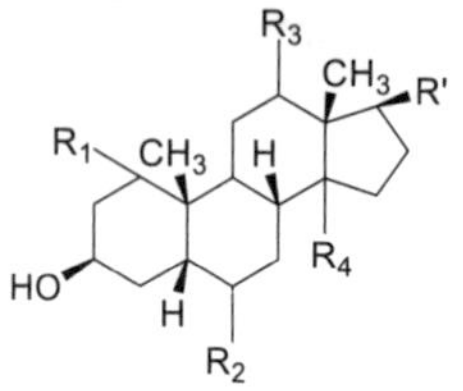

(A) R_1
(B) R_2
(C) R_3
(D) R_4

( ) 47. Methyldopa 的最終活性代謝物，與下列何藥的作用機制最相似？

(A) clonidine
(B) prazosin
(C) propranolol
(D) guanethidine

( ) 48. 下列何者經 CYP3A4 作用後的代謝產物為 fexofenadine？

(A) loratadine
(B) terfenadine
(C) hydroxyzine
(D) acrivastine

( ) 49. 下列何者為質子泵(proton pump) H^+/K^+-ATPase 抑制劑？

(A) nizatidine
(B) aripiprazole
(C) famotidine
(D) lansoprazole

( ) 50. 抗結核藥 capreomycin 是由幾個 cyclic polypeptide 組的混合物？

(A) 2
(B) 3
(C) 4
(D) 5

( ) 51. 下列有關 cisplatin 的敘述，何者錯誤？

(A) 為結構最簡單的含鉑抗癌藥
(B) 其 monoaquo form 及 diaquo form 均為活性型
(C) Saline 或 mannitol 利尿劑可加速藥物的排泄
(D) 使用 sodium thiosulfate 無法減少其腎毒性

( ) 52. Erythromycin 結構中的 C-6 hydroxy 基團以 methyl ether 取代後的產物為：

(A) azithromycin
(B) clarithromycin
(C) dirithromycin
(D) telithromycin

( ) 53. 下列何者在體內會形成鐵氧複合物(iron-oxygen complex)？

(A) bleomycin
(B) dactinomycin
(C) mitoxantrone
(D) mitomycin

( ) 54. 下列抗癌抗生素中，屬於配糖體者為：

(A) mitoxantrone
(B) daunorubicin
(C) dactinomycin
(D) mitomycin

( ) 55. 下列何者結構的甲基置換成碘基後即為 idoxuridine？

(A) adenosine
(B) cytidine
(C) guanosine
(D) thymidine

( ) 56. 下列何者藥物具有 carbamate 基團？

(A) chlorambucil
(B) cyclophosphamide
(C) estramustine
(D) melphalan

( ) 57. 改變 gonadotropin-releasing hormone(GnRH)的 C-terminus，並以 D-amino acid 置換結構中哪個胺基酸可得到 GnRH superagonist？

(A) Tyr 5
(B) Gly 6
(C) Pro 9
(D) Gly 19

( ) 58. 何者不是 tamoxifen 經由 CYP3A4/5 或 CYP2D6 而得的代謝物？

(A)   (B)

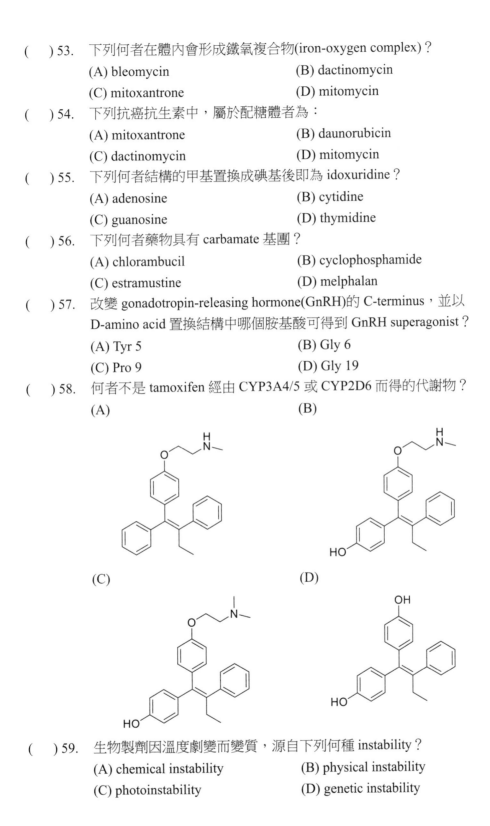

(C)   (D)

( ) 59. 生物製劑因溫度劇變而變質，源自下列何種 instability？

(A) chemical instability
(B) physical instability
(C) photoinstability
(D) genetic instability

( ) 60. 圖中化合物立體中心(1,2)的絕對組態分別為何？

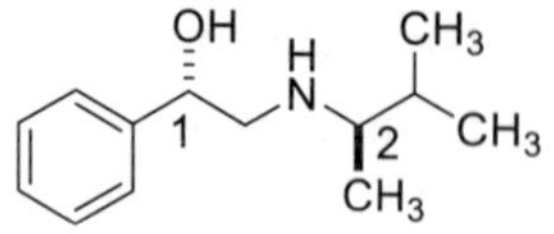

(A) *R,R*   (B) *S,R*
(C) *S,S*   (D) *R,S*

( ) 61. 第一個用於治療病毒性感染的反義(antisense)藥物 fomivirsen 是由
幾個核苷酸(nucleotide)組成？

(A) 12   (B) 15
(C) 18   (D) 21

( ) 62. 下列哪一種局部麻醉劑因結構中含有 thiophene 環，而使其易於
穿透細胞膜？

(A) articaine   (B) bupivacaine
(C) mepivacaine   (D) ropivacaine

( ) 63. 下列何種骨骼肌鬆弛劑適用於肝腎疾病之患者？

(A) atracurium   (B) doxacurium
(C) pancuronium   (D) vecuronium

( ) 64. 下列有關 cevimeline 之敘述，何者錯誤？

(A) 含 quinuclidine 之結構
(B) 可作用於中樞及上皮組織之 M_1 受體
(C) 其 sulfoxide 之代謝物不具活性
(D) 可治療 Sjögren 徵候群所產生之口乾症

( ) 65. 下列何者與 fentanyl 可合併用作麻醉前給藥？

(A)   (B)

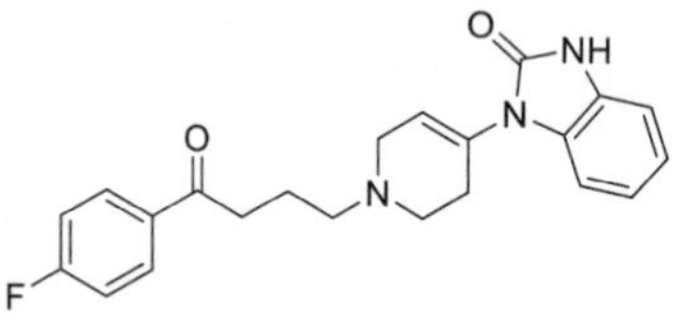

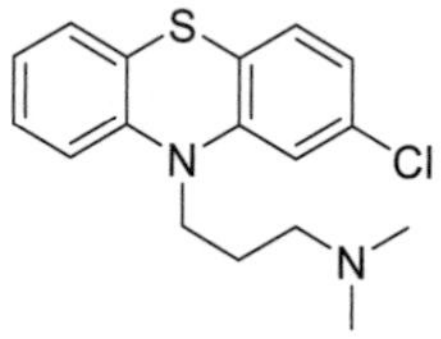

(C) 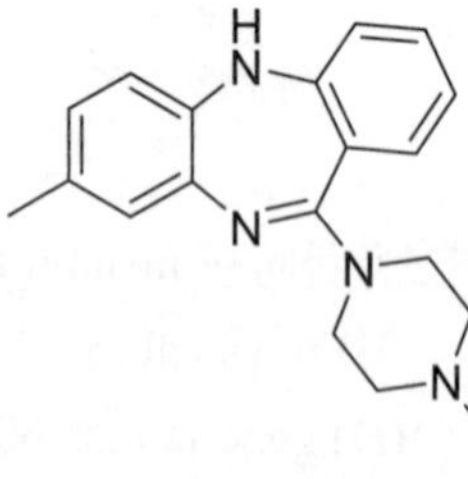   (D)

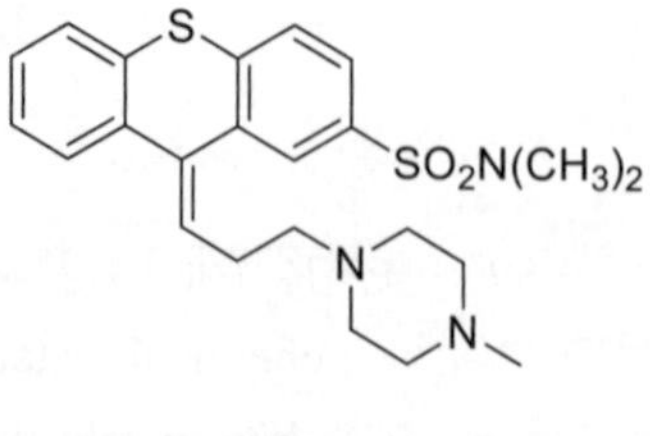

( ) 66. 下列何者為圖中化合物排出人體外的最主要型態？

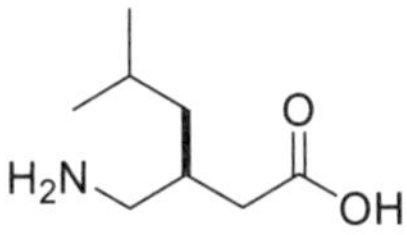

(A) 原形
(B) glucuronide 代謝物
(C) *N*-acetylated 代謝物
(D) *N*-methylated 代謝物

( ) 67. 下列全身麻醉劑中，何者在體內代謝的百分比最高？
(A) $CHCl_2CF_2OCH_3$
(B) $CF_3CHClOCHF_2$
(C) $CF_3CHFOCHF_2$
(D) $CF_3CHBrCl$

( ) 68. 下列有關圖中化合物構效關係的敘述，何者錯誤？

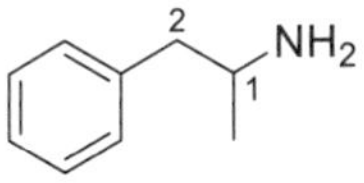

(A) 在末端的氮上加入一個甲基可增加 amphetamine-like 作用
(B) *S*-(+)-異構物的 amphetamine-like 作用比 *R*-(-)-異構物強
(C) 1 號位置的取代基由甲基改為丙基時，amphetamine-like 作用減弱
(D) 將 2 號位置的-CH2-改為-CO-時，amphetamine-like 作用減弱

( ) 69. 下列止痛劑中，何者不具 4-phenylpiperidine 骨架？
(A) meperidine
(B) hydromorphone
(C) fentanyl
(D) butorphanol

( ) 70. 下列有關 prazosin 結構的描述，何者錯誤？
(A) 含有 4-amino-6,7-dimethoxyquinazoline
(B) quinazoline 直接與 piperazine 連接
(C) piperazine 以酮基連接 furan
(D) 以 tetrahydrofuran 取代 furan 時，則為 doxazosin

( ) 71. 下列血管收縮素拮抗劑(angiotensin II receptor antagonists)中，
何者結構有二個 benzimidazole 環，故脂溶性最高，藥效最長？
(A) candesartan
(B) irbesartan
(C) telmisartan
(D) valsartan

( ) 72. Verapamil 之結構，屬於下列何種 calcium channel blocker 的分類？
(A) benzothiazepine
(B) 1,4-dihydropyridine
(C) diaminopropanol ether
(D) aralkyl amine

( ) 73. 何項利尿劑具有 phthalimidine 結構，且可開環形成 benzophenone
衍生物？
(A) metolazone
(B) indapamide
(C) chlorthalidone
(D) quinethazone

( ) 74. Methimazole 與 propylthiouracil 具有何種共同結構？
(A) amide
(B) ester
(C) carboxylic acid
(D) thioamide

( ) 75. 在 hydrocortisone 之結構式中，導入下列何者取代基，會增加其鈉離子滯留效果？
(A) 9α-fluoro
(B) 16α-methyl
(C) 16β-methyl
(D) 17α-hydroxy

( ) 76. 下列有關 hydrocortisone 的結構修飾，何者不會顯著提高其 glucocorticoid 之活性？
(A) 修飾成 Δ¹-cortisone
(B) 導入 11α-OH
(C) 導入 9α-F
(D) 導入 16α-CH₃

( ) 77. 下列何者是 DPP-IV 抑制劑？
(A)

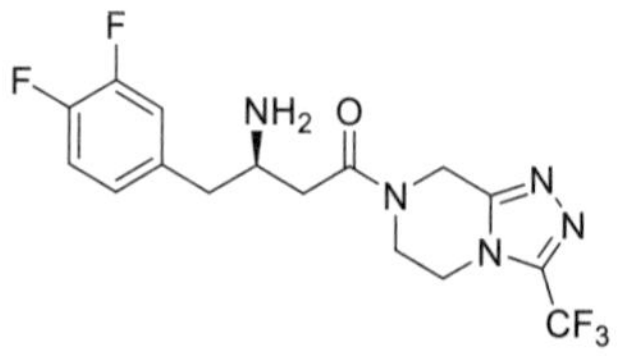

(B)

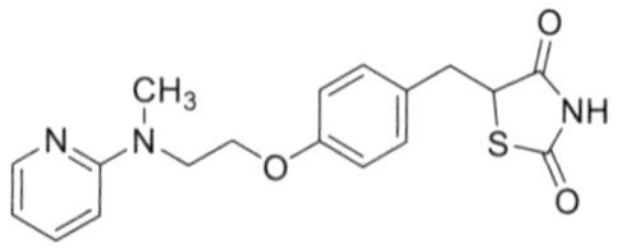

(C)

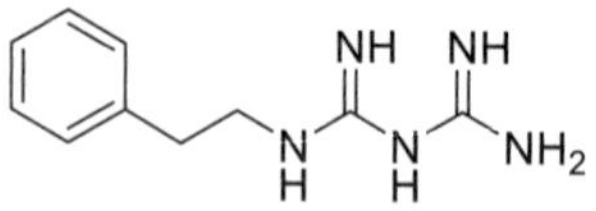

(D)

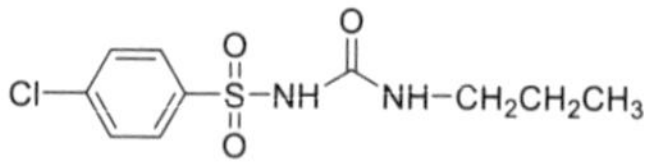

( ) 78. 下列何者為 sulfasalazine 進行活化代謝的主要部位？
(A) 胃
(B) 小腸
(C) 大腸
(D) 肝臟

( ) 79. 下列哪個非固醇類抗發炎藥物對 COX-2 之選擇性最高？
(A) diclofenac
(B) celecoxib
(C) meloxicam
(D) rofecoxib

( ) 80. 下列抗黴素中，何者不屬於 squalene epoxidase 抑制劑？
(A) amorolfine
(B) butenafine
(C) naftifine
(D) tolnaftate

科目：藥理學與藥物化學

( ) 1. 下列何者是直接作用在 serine/threonine kinase receptor？
(A) ANP
(B) EGF
(C) PDGF
(D) TGF-beta

( ) 2. Clonidine 容易產生 withdrawal hypertensive crisis，此作用的主要原因為何？
(A) 降低 alpha$_2$-adrenoceptor 表現量
(B) 增加 alpha$_1$-adrenoceptor 表現量
(C) 降低 alpha$_2$-adrenoceptor 的 intrinsic activity
(D) 增加 alpha$_1$-adrenoceptor 的 intrinsic activity

( ) 3. 為篩檢人體內代謝酵素 CYP3A4 之活性，選用下列何種藥物當作指標最適當？
(A) caffeine
(B) dextromethorphan
(C) erythromycin
(D) tolbutamide

( ) 4. 在肝炎治療藥物中，下列何者是經由抑制 NS5B RNA 聚合酶，並為核苷/核苷酸類似物？
(A) dasabuvir
(B) daclatasvir
(C) sofosbuvir
(D) simeprevir

( ) 5. 下列敘述何者正確？
(A) cefoxitin 比起 ceftazidime 對格蘭氏陰性菌更廣效
(B) ceftazidime 可有效治療綠膿桿菌
(C) ceftazidime 不會受到 β-lactamase 水解
(D) ceftriaxone 與 ceftazidime 在腎功能不佳的病人都須調整劑量使用

( ) 6. 何種藥物不是因為直接造成細胞 DNA 損傷而毒殺癌細胞？
(A) methotrexate
(B) doxorubicin
(C) bleomycin
(D) cisplatin

( ) 7. 有關抗腫瘤藥物 cetuximab 的敘述，下列何者錯誤？
(A) 是一種對抗 EGFR 的單株抗體用藥
(B) 適用於腫瘤基因 *RAS* 產生突變之病人
(C) 可與 irinotecan 併用於治療轉移性大腸直腸癌
(D) 可與放射線療法合併使用於治療局部性頭頸癌，但有極低比率(1%)可能造成病患猝死

( ) 8. 有關免疫檢查點抑制劑(immune checkpoint inhibitor)，何者錯誤？
(A) 有針對腫瘤或免疫 T 細胞上受體作用之抑制劑
(B) avelumab 與 pembrolizumab 皆可阻斷 PD-1 與 PD-L1 的結合
(C) 比起傳統化療藥物，例如 alkylating agents 副作用小
(D) belimumab 可有效的阻斷 T 細胞上 CD2 的活化

( ) 9. 何者可和黴菌細胞膜之麥角固醇(ergosterol)結合，造成細胞膜穿孔而達到殺菌作用？
(A) amphotericin B (B) caspofungin
(C) fluconazole (D) terbinafine

( ) 10. 免疫抑制劑 cyclosporin A 運用於器官移植，以防止排斥作用。
下列敘述何者錯誤？
(A) 在 T 細胞內與 cyclophilin 結合成複合體，以抑制 calcineurin 作用
(B) 降低 NF-AT 轉錄因子之活性
(C) 增加 IFN-γ 之產生
(D) 可運用於自體免疫疾病(autoimmune disorders)

( ) 11. 哪一種藥物可結合抗凝血藥物 rivaroxaban，以緩解其過度抗凝血反應，減低出血之副作用？
(A) andexanet alfa (B) protamine sulfate
(C) aminocaproic acid (D) cilostazol

( ) 12. 使用下列何種降血脂藥物最有可能使血中 HDL 顯著增加？
(A) niacin (B) cholestyramine
(C) rosuvastatin (D) ezetimibe

( ) 13. 陳先生腦下垂體長腺瘤(adenoma)，且發現血中含大量之生長激素(growth hormone)，經進行手術切除腺瘤後，仍發現血中生長激素濃度過高，此時給予何種藥物可降低生長激素過度分泌的問題？
(A) atosiban (B) conivaptan
(C) leuprolide (D) octreotide

( ) 14. Methimazole 可抑制何種機制，而達到抗甲狀腺功能亢進作用？
(A) 5'- deiodinase (B) thyroid peroxidase
(C) Na$^+$/I$^-$ symporter (D) 5α-reductase

( ) 15. 下列選擇性雌性素受體調節劑(selective estrogen receptor modulator)與其主要臨床用途之配對，何者正確？
(A) bazedoxifene-治療乳癌
(B) clomiphene-改善停經後症狀，例如：熱潮紅、失眠
(C) raloxifene-預防停經後婦女骨質疏鬆
(D) tamoxifen-促進卵巢排卵

( ) 16. 含氨基之雙磷酸鹽類藥物(amino bisphosphonates)，如 alendronate，可以藉由抑制下列何種機制而降低噬骨細胞(osteoclast)的活性？
(A) farnesyl pyrophosphate synthase
(B) HMG-CoA reductase
(C) Ca^{2+}-sensing receptor
(D) ATP-dependent potassium channels

( ) 17. 針對抗利尿激素 ADH 受體拮抗藥物 tolvaptan 具有利尿作用，其主要作用在 collecting tubule 以干擾下列何種管道(channel)？
(A) aquaporin
(B) Na^+
(C) K^+
(D) Cl^-

( ) 18. Liddle's syndrome 為一種顯性遺傳疾病，促進腎臟對鈉離子回收及鉀離子釋出，下列何種利尿劑最適合緩解此病症？
(A) amiloride
(B) spironolactone
(C) furosemide
(D) acetazolamide

( ) 19. Eplerenone 能降低心肌梗塞後輕中度心衰竭病人的死亡率，其作用機制為何？
(A) selective plasminogen inhibitor
(B) selective glycoprotein IIb/IIIa receptor blocker
(C) selective androgen receptor blocker
(D) selective mineralocorticoid receptor inhibitor

( ) 20. 有關強心配醣體毛地黃之治療使用，下列何者正確？
(A) 可用於治療心衰竭或合併有 Wolff-Parkinson-White syndrome 和 atrial fibrillation 之病人
(B) 毛地黃中毒時，可先以 flecainide 抑制心律不整，再給 digoxin immune fab
(C) 可用於治療心衰竭或心房顫動(atrial fibrillation)
(D) 治療心衰竭的安全有效治療劑量範圍很寬

( ) 21. Ranolazine 用於心絞痛治療的藥理機制為何？
(A) block late component of calcium channel
(B) block late component of sodium current
(C) block funny current
(D) block ryanodine calcium release channel

( ) 22. 長期服用 β-blockers 治療高血壓，病人若突然停藥，常見的戒斷症狀為何？
(A) decreased intensity of angina
(B) bradycardia
(C) tachycardia
(D) sexual dysfunction

( ) 23. Fibrates 可經由活化 PPAR-α 途徑增加三酸甘油酯等的脂質分解，常用來治療高三酸甘油酯血症(hypertriglyceridemia)，其副作用不包括下列何者？
(A) myopathy
(B) arrhythmias
(C) hypoprothrombinemia
(D) high blood levels of aminotransferases or alkaline phosphatase

( ) 24. 何種藥物可抑制正腎上腺素轉運體(norepinephrine transporter, NET)導致突觸間隙正腎上腺素濃度顯著上升，進而提升自主神經系統反應？
(A) cocaine
(B) cannabinoid
(C) reserpine
(D) nicotine

( ) 25. 下列抗毒蕈鹼藥物(antimuscarinic drugs)，何者具備顯著中樞神經系統毒蕈鹼拮抗劑反應？
(A) benztropine
(B) glycopyrrolate
(C) propantheline
(D) tiotropium

( ) 26. 下列有關腎上腺受體拮抗劑之敘述，何者錯誤？
(A) propranolol 可減少偏頭痛的頻率與程度
(B) carvedilol 可以緩解慢性心衰竭病患致死率
(C) metoprolol 可延長心肌梗塞病患存活率
(D) isoproterenol 可以緩解青光眼

( ) 27. 下列關於自主神經敘述，何者錯誤？
(A) 活化眼睛虹膜輻射狀肌 alpha 受體，產生散瞳
(B) 活化眼睛虹膜環狀肌毒蕈鹼受體，產生縮瞳
(C) 活化眼睛睫狀上皮細胞 beta 受體，減少眼房液產生，減少眼內壓
(D) 活化眼睛 alpha$_2$ 受體，減少眼房液生成，減少眼內壓

( ) 28. 下列何者是 terbutaline 治療氣喘時的主要副作用？
(A) 嗜睡
(B) 便祕
(C) 心跳加快
(D) 肌肉顫抖

( ) 29. 下列何種藥物，用於治療大腸激躁症？
(A) alosetron
(B) domperidone
(C) diphenoxylate
(D) octreotide

( ) 30. 下列消化性潰瘍治療藥物，何者是結合到腸胃道潰瘍部位的蛋白質來保護受損黏膜？
(A) omeprazole
(B) antacids
(C) cimetidine
(D) sucralfate

( ) 31. 下列哪一個止痛藥物是屬於 fenamates 類型？
    (A) meclofenamic acid   (B) sulindac
    (C) ibuprofen   (D) piroxicam

( ) 32. 有關 methotrexate 的敘述，下列何者正確？
    (A) 對於癌症並無治療效用
    (B) 半衰期為 6~9 天
    (C) 主要作用在 COX-2 上
    (D) 可用於類風濕性關節炎治療

( ) 33. 何種藥物最適用於預防非類固醇鎮痛抗發炎藥(NSAIDs)引起之消化性潰瘍？
    (A) alprostadil   (B) bimatoprost
    (C) mifepristone   (D) misoprostol

( ) 34. 鴉片類藥物產生的作用主要是因為活化 mu, delta 或 kappa 受體所致，下列哪一項作用並不是因為活化 mu 受體所導致？
    (A) 止痛   (B) 鎮靜
    (C) 呼吸抑制   (D) 心搏過速

( ) 35. 阿寬和同學慶祝生日喝酒到不省人事，產生所謂的 "blackouts"，此時高濃度酒精的主要作用機制為何？
    (A) 抑制 $GABA_A$ 受體   (B) 活化 5-HT 受體
    (C) 抑制 NMDA 受體   (D) 活化 NMDA 受體

( ) 36. 關於 melatonin 之敘述，下列何者正確？
    (A) ramelteon 的作用機制只影響 melatonin 的 MT_1 受體(receptor)
    (B) melatonin 是由腦下垂體(pituitary gland)分泌
    (C) ramelteon 常和 fluvoxamine 合用，用於治療憂鬱症
    (D) ramelteon 的副作用為疲勞、頭暈和影響內分泌

( ) 37. 下列何者不是抗焦慮症常用之藥物？
    (A) diazepam   (B) buspirone
    (C) chlordiazepoxide   (D) flumazenil

( ) 38. 下列有關影響麻醉誘導速率因素之敘述，何者錯誤？
    (A) 增加心輸出量時，誘導速率會加速
    (B) 麻醉劑溶解度高時，誘導速率慢
    (C) 肺泡換氣速率增加時，誘導速率會加速
    (D) 提高氣體混合中吸入性麻醉劑比例時，誘導速率會加速

( ) 39. 下列關於服用 nortriptyline 所產生之副作用，何者錯誤？
    (A) 視覺模糊(blurred vision)   (B) 便祕
    (C) 血壓升高   (D) 心律不整

(　) 40. 下列有關 penicillamine 的敘述，何者錯誤？
(A) 為水溶性 penicillin derivative
(B) 治療鐵中毒
(C) 治療類風溼性關節炎
(D) D-Penicillamine 比 L-Penicillamine 毒性小

(　) 41. 下列何種藥物主要以 acetylation 的方式代謝？
(A) indomethacin
(B) lidocaine
(C) acetaminophen
(D) procainamide

(　) 42. 若消旋體(racemates)其中一個鏡像異構物呈現最主要的藥理活性，該成分可稱為：
(A) leader
(B) eutomer
(C) pharmacophore
(D) ligand

(　) 43. 下列何者不是 estradiol 之氧化代謝物？
(A)

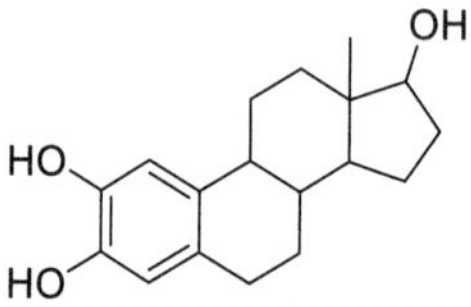

(B)

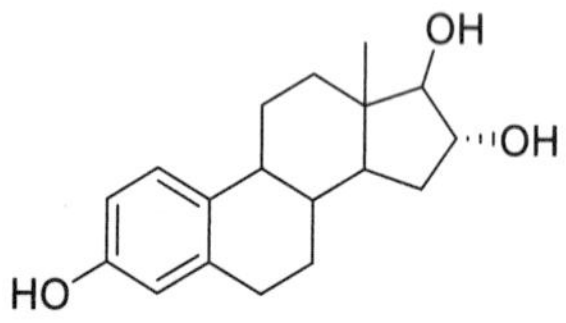

(C)

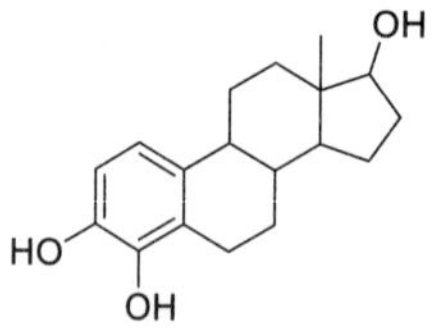

(D)

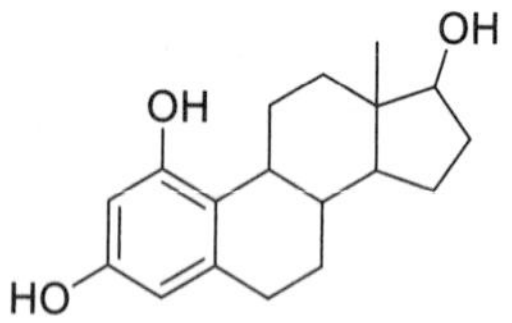

(　) 44. 下列何者為參與下圖化合物代謝的最主要酵素？

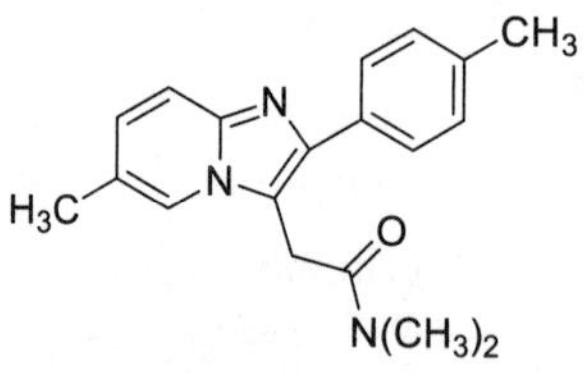

(A) CYP3A4
(B) CYP2D6
(C) CYP2C9
(D) CYP1A2

(　) 45. 下列哪一個藥物的結構中含有 lysine residue？
(A) lisinopril
(B) moexipril
(C) perindopril
(D) spirapril

( ) 46. 下列何者為 nabumetone 的活性代謝物？

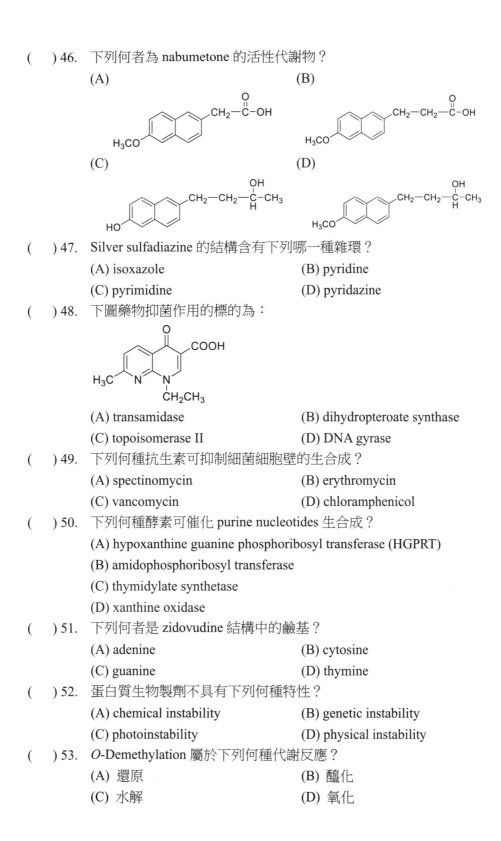

(A)

(B)

(C)

(D)

( ) 47. Silver sulfadiazine 的結構含有下列哪一種雜環？

(A) isoxazole　　　　　　　　(B) pyridine

(C) pyrimidine　　　　　　　(D) pyridazine

( ) 48. 下圖藥物抑菌作用的標的為：

(A) transamidase　　　　　　(B) dihydropteroate synthase

(C) topoisomerase II　　　　　(D) DNA gyrase

( ) 49. 下列何種抗生素可抑制細菌細胞壁的生合成？

(A) spectinomycin　　　　　　(B) erythromycin

(C) vancomycin　　　　　　　(D) chloramphenicol

( ) 50. 下列何種酵素可催化 purine nucleotides 生合成？

(A) hypoxanthine guanine phosphoribosyl transferase (HGPRT)

(B) amidophosphoribosyl transferase

(C) thymidylate synthetase

(D) xanthine oxidase

( ) 51. 下列何者是 zidovudine 結構中的鹼基？

(A) adenine　　　　　　　　(B) cytosine

(C) guanine　　　　　　　　(D) thymine

( ) 52. 蛋白質生物製劑不具有下列何種特性？

(A) chemical instability　　　　(B) genetic instability

(C) photoinstability　　　　　(D) physical instability

( ) 53. O-Demethylation 屬於下列何種代謝反應？

(A) 還原　　　　　　　　　(B) 醯化

(C) 水解　　　　　　　　　(D) 氧化

(   ) 54. 反義(antisense)藥物 fomivirsen 是屬於何種 oligodeoxynucleotide？
(A) phosphodiester (B) phosphorothioate
(C) methylphosphonate (D) phosphoramide

(   ) 55. 有關 EMLA(Eutectic Mixture of a Local Anesthetic)軟膏之敘述，
何者錯誤？
(A) 含 2.5% lidocaine 及 2.5% prilocaine
(B) 適用於表皮
(C) 適用於黏膜
(D) 可能產生變性血紅蛋白血症(methemoglobinemia)之毒性

(   ) 56. 下列有關 bupivacaine 之敘述，何者錯誤？
(A) 屬於消旋體(racemic mixture)
(B) 其 S-(-)之異構物稱為 levobupivacaine
(C) levobupivacaine 之心臟毒性大於 bupivacaine
(D) 以注射方式投藥

(   ) 57. 下列有關 atropine 與 scopolamine 之敘述，何者錯誤？
(A) 二者皆屬於 tropane 類生物鹼
(B) tropane 為 piperidine 與 pyrrolidine 形成之雙環結構
(C) atropine 即是(±)-hyoscyamine
(D) scopolamine 即是(±)-hyoscine

(   ) 58. 血清胺(serotonin)受體中，何者屬於離子通道(ion channel)型？
(A) 5-HT$_1$ (B) 5-HT$_2$
(C) 5-HT$_3$ (D) 5-HT$_4$

(   ) 59. 下列有關 melatonin 的敘述，何者正確？
(A) 具有一個 chiral center，以 L-tryptophan 為生合成起始物
(B) 不具有 chiral center，以 L-tryptophan 為生合成起始物
(C) 具有一個 chiral center，以 D-tryptophan 為生合成起始物
(D) 不具有 chiral center，以 D-tryptophan 為生合成起始物

(   ) 60. 何者為下圖化合物進行 glucuronidation 代謝的最主要位置？

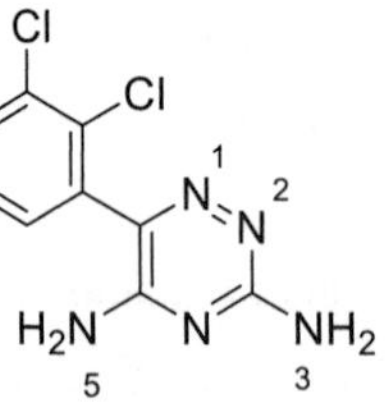

(A) 1 (B) 2
(C) 3 (D) 5

( ) 61. 下列何者是 meperidine 造成癲癇發作的代謝物？

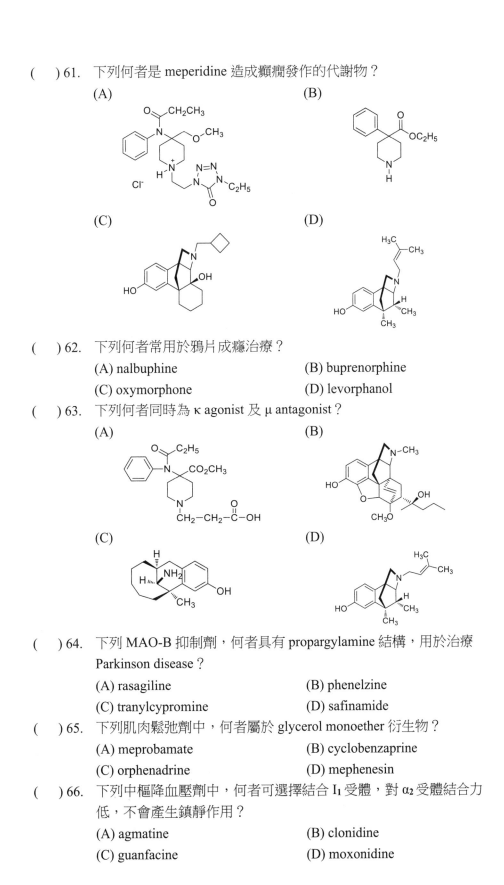

( ) 62. 下列何者常用於鴉片成癮治療？
(A) nalbuphine   (B) buprenorphine
(C) oxymorphone   (D) levorphanol

( ) 63. 下列何者同時為 κ agonist 及 μ antagonist？

( ) 64. 下列 MAO-B 抑制劑，何者具有 propargylamine 結構，用於治療 Parkinson disease？
(A) rasagiline   (B) phenelzine
(C) tranylcypromine   (D) safinamide

( ) 65. 下列肌肉鬆弛劑中，何者屬於 glycerol monoether 衍生物？
(A) meprobamate   (B) cyclobenzaprine
(C) orphenadrine   (D) mephenesin

( ) 66. 下列中樞降血壓劑中，何者可選擇結合 I_1 受體，對 α_2 受體結合力低，不會產生鎮靜作用？
(A) agmatine   (B) clonidine
(C) guanfacine   (D) moxonidine

( ) 67. Sodium nitroprusside 須避光保存，有活性的溶液應為何種顏色？
(A) 紅棕色　　　　　　　　　(B) 黃色
(C) 綠色　　　　　　　　　　(D) 藍色

( ) 68. 有關 digoxin 和 digitoxin 的比較，下列何者錯誤？
(A) digoxin 比 digitoxin 多了 C12-OH，所以極性極大
(B) digoxin 與血清蛋白的結合力比 digitoxin 低
(C) digoxin 不被肝臟代謝，而 digitoxin 經肝臟代謝
(D) digoxin 的口服劑量是 digitoxin 的二倍

( ) 69. 下圖化合物降血脂作用，主要是由何而來？

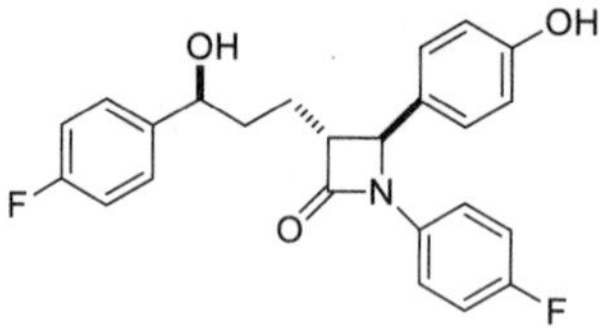

(A) 減少膽固醇在腸道之吸收　　(B) 使 LDL 不易被氧化
(C) 抑制 HMG-CoA reductase　　(D) 促進膽酸(bile acid)之排泄

( ) 70. 下列有關利尿劑 triamterene 與 amiloride 的敘述，何者錯誤？
(A) triamterene 具有 pteridine 環
(B) amiloride 具有 aminopyrazine 環
(C) triamterene 代謝物 4'-hydroxytriamterene 仍具利尿活性
(D) triamterene 的鹼性比 amiloride 強

( ) 71. 下列有關 pioglitazone 之敘述，何者錯誤？
(A) 結構屬於 thiazolidinediones
(B) 屬於 $PPAR_\gamma$ agonists
(C) 其作用為增加細胞對 insulin 的敏感度
(D) 主要以原型態排出體外

( ) 72. 下圖為甲狀腺素共同結構式，何者為 L-thyroxine？

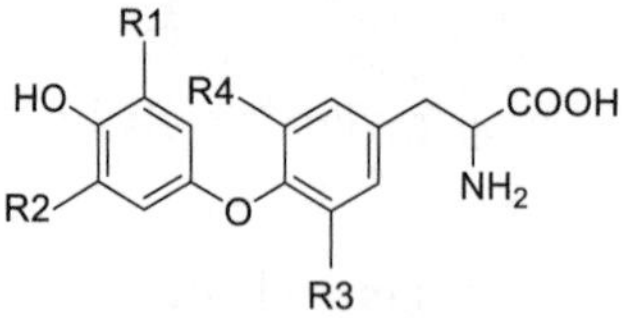

(A) R1=R2=R3=R4=I　　　　　(B) R1=R2=R3=I；R4=H
(C) R1=H；R2=R3=R4=I　　　(D) R1=R3=I；R2=R4=H

( ) 73. Prednisolone 的抗發炎活性約為 hydrocortisone 之四倍，而其
鈉離子滯留則較低，主要是由於 prednisolone：
(A) 在 C-1 和 C-2 間導入 C=C 雙鍵
(B) 在 C-6 和 C-7 間導入 C=C 雙鍵
(C) 在 C-11 位置以 ketone 取代 hydrocortisone 的 hydroxy group
(D) 在 6α 導入 methyl 取代基

( ) 74. 有關類固醇型雄性激素(steroidal androgen)的結構與活性關係之
敘述，何者錯誤？
(A) 第 3 位置 ketone 取代為非必要結構
(B) 修飾成 5β-H 後，仍具有雄性激素活性
(C) 修飾成 3α-OH 後，可增加雄性激素活性
(D) 修飾成 17α-OH 後，會失去雄性激素活性

( ) 75. Sulindac 經代謝後活化之結構，具有何種官能基？
(A) sulfone (B) sulfoxide
(C) sulfide (D) sulfate

( ) 76. 何種非類固醇抗發炎藥物的結構，不屬於 aryl- or heteroaryl-
propionic acid 類？
(A) diclofenac (B) ibuprofen
(C) naproxen (D) oxaprozin

( ) 77. 下圖結構是哪個抗組織胺藥？

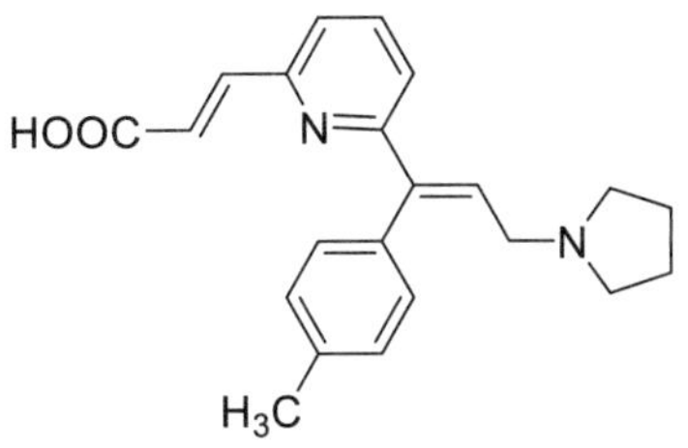

(A) acrivastine (B) cetirizine
(C) fexofenadine (D) mizolastine

( ) 78. 下列有關 retapamulin 的敘述，何者錯誤？
(A) 為半合成的二萜衍生物
(B) C-14 之 sulfamylacetate moiety 為重要的藥效基團
(C) 抑制蛋白質 50S ribosomal subunit
(D) 外用投藥時，仍有明顯的吸收

( ) 79. 下列有關 boceprevir 的敘述，何者錯誤？
(A) 可治療 HCV 感染
(B) 結構中有 urea moiety
(C) 結構中有 pyrazine ring
(D) 可與 pegylated interferon α-2b 及 ribavirin 併用

( ) 80. 下列有關 raltegravir 的敘述，何者錯誤？
(A) 為 HIV 整合酶抑制劑(integrase inhibitor)
(B) 結構中含有 furan ring
(C) 口服易吸收
(D) 食物不會影響吸收速率

科目：藥理學與藥物化學

(　　) 1. 下列給藥方式中，何者的 bioavailability 為 100%？
 (A) 口服(oral)給藥　　　　　　　(B) 直腸(rectal)給藥
 (C) 吸入(inhalation)給藥　　　　(D) 鞘內(intrathecal)給藥

(　　) 2. 在慢性腎衰竭的老年人，digoxin 的腎清除率會明顯降低，但藥物半衰期卻改變不大，此情況的主要原因為何？
 (A) 藥物的 Vd 值變大所致
 (B) 病人的骨骼肌重量減少所致
 (C) 藥物在腎臟的結合量增加
 (D) 藥物與血中蛋白的結合量增加

(　　) 3. 何者與受體結合後的 ligand-receptor complex 不是直接作用在特定基因的 DNA 序列？
 (A) vitamin D　　　　　　　　(B) insulin
 (C) corticosteroids　　　　　　(D) thyroid hormone

(　　) 4. 有關抗病毒藥物之敘述，下列何者錯誤？
 (A) 抗病毒藥物對人體的毒性有部分是來自同時抑制了宿主細胞 DNA 合成
 (B) 抗病毒藥物一般可作用在病毒的複製及潛伏期而達到效用
 (C) 抗流感的神經氨酸酶抑制劑(neuraminidase inhibitor)主要是抑制病毒從宿主細胞中釋放
 (D) 抗疱疹病毒的藥可預先投與進行器官移植的病人，當做單純疱疹病毒(HSV)或水痘帶狀疱疹病毒(VZV)感染風險的預防

(　　) 5. 排尿疼痛、發燒、尿液白血球脂酵素呈陽性，但無噁心嘔吐之病患就診，又過去一年曾經三次因尿道感染而使用 trimethoprim-sulfamethoxazole 得到及時改善，目前因骨質疏鬆而服用鈣片，依據此經驗如何使用抗生素治療較適當？
 (A) 以 trimethoprim-sulfamethoxazole 治療
 (B) 使用 fluoroquinolone 類藥物，無需考量抗藥性的可能性
 (C) 使用 ciprofloxacin 但與鈣片服用時間必須錯開二小時以上
 (D) 使用 sulfacetamide 比較適當

(　　) 6. 下列何種化療組合較不適當？
 (A) mechlorethamine, vincristine, procarbazine, prednisone
 (B) procarbazine, lomustine, vincristine
 (C) 5-fluorouracil, leucovorin, oxaliplatin
 (D) vincristine, doxorubicin, eribulin

(　) 7. 下列何種抗癌藥，可用來治療視網膜黃斑部病變？
(wet form of advanced age-releated macular degeneration)？
(A) bevacizumab (B) cetuximab
(C) rituximab (D) trastuzumab

(　) 8. 關於 erlotinib 敘述，下列何者正確？
(A) 適用於 EGFR T790M 變異之肺癌
(B) 主要作用機轉為同時抑制 EGFR, HER2 及 HER4
(C) 可用於對 crizotinib 產生抗藥性之治療
(D) 與 cetuximab 相同都能抑制 EGFR 來達到治療效果

(　) 9. 下列 lactam-antibiotics 中，何者對酸不穩定，因此不可口服？
(A) oxacillin (B) ampicillin
(C) amoxicillin (D) methicillin

(　) 10. 下列抑制血液凝固藥物，何者不是藉由與 antithrombin III 結合，
進而造成 factor Xa 去活化(inactivation)？
(A) fondaparinux (B) dalteparin
(C) tinzaparin (D) warfarin

(　) 11. 造血生長因子 interleukin(IL)-11 及藥物 romiplostim 為調節何種
血球生成為主？
(A) 紅血球 RBC (B) 網狀球 reticulocyte
(C) 血小板 platelet (D) 單核球 monocyte

(　) 12. 下列有關降血脂藥物之敘述，何者錯誤？
(A) niacin 除了降低 VLDL 的分泌，也會影響膽酸(bile acid)產量
(B) fenofibrate 會降低 VLDL 含量，用於高三酸甘油酯血症
(hypertriglyceridemia)
(C) ezetimibe 會降低體內 LDL，用於植物固醇血症
(phytosterolemia)病人
(D) atorvastatin 會增加肝臟細胞中 LDL 受體

(　) 13. 下列關於 desmopressin 之敘述，何者錯誤？
(A) 具有升血壓作用
(B) 作用於 vasopressin type 1(V_1)受體可以促進腎臟集尿管再吸收
水分子
(C) 可以治療垂體性尿崩症(pituitary diabetes insipidus)
(D) 可以治療 von Willebrand disease

(　) 14. 長時間使用 glucocorticoids 製劑可能導致下列哪些副作用？
①胃潰瘍 ②肌肉病變 ③骨質疏鬆 ④血鈉過低 ⑤血糖過低
(A) ①②③ (B) ①③⑤
(C) ②③④ (D) ②④⑤

( ) 15. 關於停經後荷爾蒙治療(postmenopausal hormonal therapy)之敘述，何者錯誤？
(A) 主要是回補黃體素製劑(progestins)而改善停經後所引起之症狀
(B) 不會明顯影響血漿中三酸甘油酯濃度
(C) 可預防停經後骨密度降低
(D) 可能增加發生子宮內膜癌(endometrial carcinoma)的風險

( ) 16. 下列藥物何者較適合用於治療前列腺癌(prostatic carcinoma)？
(A) oxandrolone   (B) flutamide
(C) fulvestrant   (D) exemestane

( ) 17. 使用利尿劑 hydrochlorothiazide 時可能導致之副作用，何者錯誤？
(A) 代謝性鹼中毒(metabolic alkalosis)
(B) 低血鈉症(hyponatremia)
(C) 低血脂症(hypolipidemia)
(D) 痛風(gout)

( ) 18. Alteplase 用於治療栓塞症包括嚴重深層靜脈栓塞、急性心肌梗塞等，其藥理機制為何？
(A) plasminogen activator   (B) thrombin inhibitor
(C) factor Xa inhibitor   (D) glycoprotein IIb/IIIa inhibitor

( ) 19. Procainamide 為會產生延長心臟動作電位期間之第一類抗心律不整藥物，其延長動作電位期間的作用機制為何？
(A) 代謝物 N-acetoxylprocainamide 能抑制鉀離子管道
(B) procainamide 能抑制鉀離子管道
(C) 代謝物 N-acetylprocainamide 能抑制鉀離子管道
(D) procainamide 能減慢鉀離子管道活化

( ) 20. 併用何種藥物，能減少因使用大劑量 organic nitrates 治療穩定型心絞痛時反而產生刺激心臟惡化心絞痛的發生？
(A) calcium channel blocker   (B) muscarinic blocker
(C) alpha blocker   (D) beta blocker

( ) 21. 哪種降壓藥在高血壓又有心絞痛病人使用時，會增加交感神經刺激，增加引發心肌梗塞的危險？
(A) carvedilol   (B) losartan
(C) labetalol   (D) hydralazine

( ) 22. Dabigatran etexilate mesylate 能降低中風風險、以及治療非瓣膜性心房顫動(nonvalvular atrial fibrillation)可能產生的系統性栓塞症(systemic embolism)，其藥物作用特性何者正確？
(A) 只能皮下或靜脈注射的 thrombin inhibitor，不可口服
(B) dabigatran 及其代謝物均為 direct thrombin inhibitors
(C) 非 prodrug，代謝不受腎功能影響
(D) 可用於預防置換金屬瓣膜病患可能產生的血栓栓塞危險

( ) 23. Lomitapide 可經由抑制三酸甘油酯和膽固醇轉化為極低密度脂蛋白(VLDL)，抑制乳糜微粒合成，達到降低血漿中低密度膽固醇(LDL-C)的濃度，其藥理作用機制為何？
(A) Apo B inhibitor
(B) mitochondrial transition pore inhibitor
(C) proprotein convertase subtilisin/kexin type 9 inhibitor
(D) microsomal triglyceride transfer protein inhibitor

( ) 24. 下列何者並非副交感神經系統的特點？
(A) 活化副交感神經系統可抑制心跳
(B) 抑制副交感神經系統會導致口乾
(C) 副交感神經系統以乙醯膽鹼作為神經傳遞物質
(D) 副交感神經系統之節後神經纖維比交感神經系統之節後神經纖維長

( ) 25. 下列關於擬交感神經作用劑之敘述，何者錯誤？
(A) dobutamine 可以治療敗血性休克
(B) midodrine 可以治療姿態性低血壓
(C) droxidopa 可以治療姿態性低血壓
(D) atomoxetine 可以治療注意力缺陷過動障礙

( ) 26. 下列何種臨床症狀，不宜使用膽鹼受體阻斷劑治療？
(A) 神經毒氣中毒　　　　　　(B) 有機磷農藥中毒
(C) 野生毒蘑菇中毒　　　　　(D) 一氧化碳氣體中毒

( ) 27. 下列何種藥物不屬於選擇性的 α_1-adrenergic antagonist？
(A) prazosin　　　　　　　　(B) doxazosin
(C) phentolamine　　　　　　(D) terazosin

( ) 28. 有關 bismuth subsalicylate 的敘述，下列何者錯誤？
(A) 口服後在胃中分解出 bismuth 及 salicylate，而二者再被吸收
(B) bismuth 具有保護胃壁的作用
(C) bismuth 具有抗菌作用
(D) salicylate 可以抑制 prostaglandin 的分泌

( ) 29. Domperidone 不具有下列何種作用？
(A) 促進催乳素分泌   (B) 引起噁心嘔吐
(C) 促進胃排空   (D) 改善慢性消化不良

( ) 30. 下列有關使用 aspirin 的敘述，何者正確？
(A) 經由可逆性(reversible)反應抑制 cyclooxygenase
(B) 主要由大腸吸收
(C) 為 propionic acid 之衍生物
(D) 具有抑制 thromboxane 及 prostaglandin 生成之效用

( ) 31. 下列類風濕關節炎(rheumatoid arthritis)治療藥物，何者作用與 TNF 無關？
(A) golimumab   (B) infliximab
(C) adalimumab   (D) omalizumab

( ) 32. 下列類固醇藥物，何者抗發炎效果最差？
(A) prednisolone   (B) hydrocortisone
(C) betamethasone   (D) dexamethasone

( ) 33. 下列抗憂鬱藥物何者不具有抑制血清素轉運體(serotonin transporter)效果？
(A) clomipramine   (B) fluoxetine
(C) sertraline   (D) phenelzine

( ) 34. 下列有關 benzocaine 藥物性質之敘述，何者正確？
(A) 在正常生理環境下，此藥大多是離子狀態
(B) 在酸性環境下，此藥大多是離子狀態
(C) 在鹼性環境下，此藥大多是非離子狀態
(D) 只適用於表皮局部麻醉

( ) 35. 下列比較 benzodiazepines 和 zolpidem 之敘述，何者錯誤？
(A) benzodiazepines 比 zolpidem 有較強的抗癲癇作用
(B) benzodiazepines 和 zolpidem 都作用在 $GABA_A$ 受體
(C) benzodiazepines 比 zolpidem 有較強的肌肉鬆弛作用
(D) benzodiazepines 不會增加肝臟代謝酵素，zolpidem 會增加肝臟代謝酵素

( ) 36. 有關局部麻醉劑(local anesthetics)的藥理作用機制，何者正確？
(A) 抑制神經傳導時所需的 voltage-dependent K^+通道
(B) 抑制神經傳導時所需的 voltage-dependent Na^+通道
(C) 抑制神經傳導時所需的 ligand-dependent K^+通道
(D) 抑制神經傳導時所需的 ligand-dependent Na^+通道

( ) 37. 有關抗癲癇藥物副作用之敘述，下列何者錯誤？
(A) phenytoin 可能造成牙齦增生(gingival hyperplasia)
(B) valproate 可能造成體重減輕
(C) topiramate 可能造成感覺異常
(D) carbamazepine 可能造成白血球降低(leukopenia)

( ) 38. 抗精神病藥物副作用：遲發性運動困難之成因為何？
(A) 藥物阻斷多巴胺 D_2 受體，造成多巴胺 mesolimbic pathway 活性過低
(B) 藥物阻斷多巴胺 D_2 受體，造成多巴胺 nigrostriatal pathway 活性過低
(C) caudate putamen 中之多巴胺受體被致敏化
(D) caudate putamen 中之多巴胺受體被去敏化

( ) 39. 下列何者可作為 theophylline 及 caffeine 中毒之解毒劑？
(A) fomepizole
(B) flumazenil
(C) esmolol
(D) bicarbonate

( ) 40. 下列基因轉殖方式，何者效率最高？
(A) retrovirus
(B) liposome-DNA
(C) calcium phosphate
(D) electroporation

( ) 41. Phenmetrazine 結構(如下圖)可經由何種反應代謝生成 lactam？

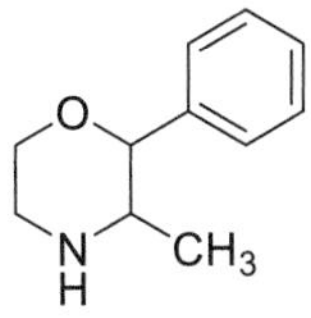

(A) methylation
(B) glucuronidation
(C) hydrolysis
(D) oxidation

( ) 42. 鹼性藥物 phenylpropanolamine(pKa＝9.4)在 pH＝7.4 溶液中之解離度大約為多少？
(A) 10%以下
(B) 30～50%
(C) 60～80%
(D) 90%以上

( ) 43. 何者不屬於 gonadotropin-releasing hormone(GnRH)類的藥物？
(A) goserelin acetate
(B) leuprolide acetate
(C) somatropin
(D) triptorelin pamoate

( ) 44. 有關(-)-ephedrine 與(+)-pseudoephedrine 相互關係的敘述，何者最正確？
(A) enantiomers
(B) isosteric isomers
(C) conformational isomers
(D) diastereomers

( ) 45. CYP 代謝酵素分子內含下列何種金屬離子參與氧化反應？

(A) copper   (B) iron

(C) magnesium   (D) zinc

( ) 46. Prontosil 於活體內轉化成 4-aminobenzenesulfonamide，其代謝反應係屬於：

(A) 氧化   (B) 還原

(C) 水解   (D) 共軛

( ) 47. 下列何種支氣管擴張劑之藥效期最長？

(A) albuterol   (B) bitolterol

(C) pirbuterol   (D) salmeterol

( ) 48. 下列有關 ondansetron 之敘述，何者正確？

(A) 屬於 5-HT$_3$ agonist

(B) 具有 carbazolone 之結構

(C) 主要用於治療懷孕時的噁心、嘔吐

(D) 半衰期比 palonosetron 長

( ) 49. 下列何者為 triazolam 的結構？

(A)   (B)

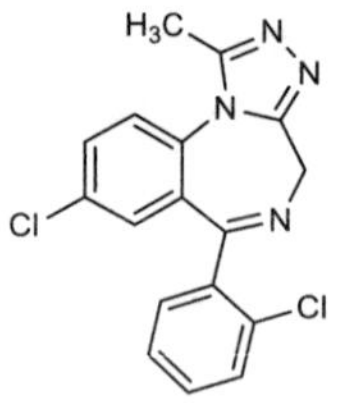

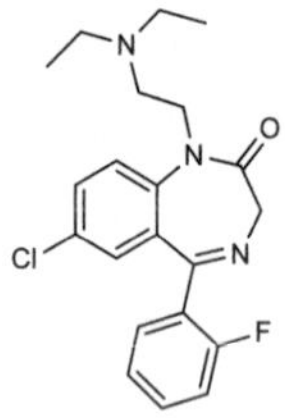

(C) 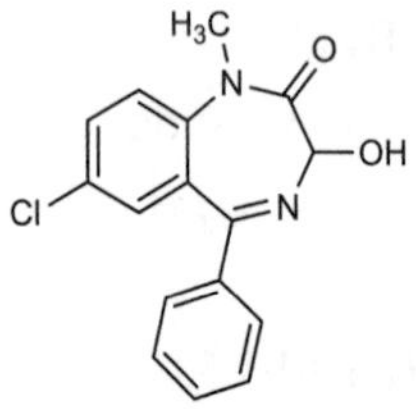   (D)

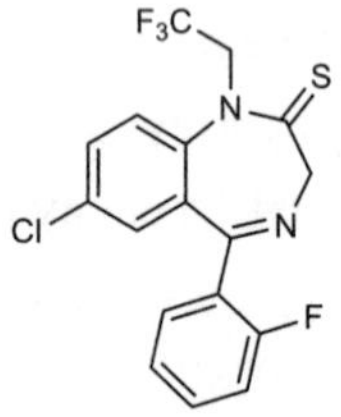

( ) 50. 何者是下圖化合物不具有 CNS 活性的主因？

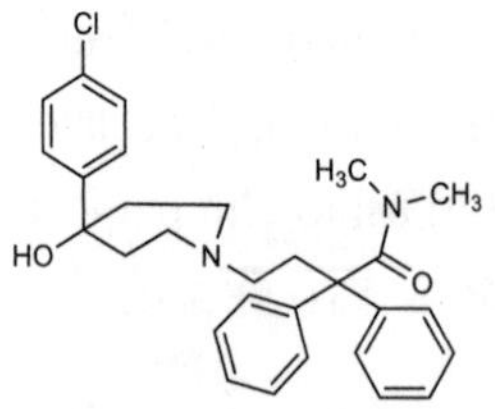

(A) 半衰期太短

(B) 脂溶性太低

(C) 為 P-glycoprotein 的受質

(D) 對於 opioid 受體的親和力太弱

( ) 51. 下列全身麻醉劑中，何者對肝腎的毒性最低？

    (A) halothane   (B) enflurane

    (C) methoxyflurane   (D) isoflurane

( ) 52. 下列何者具有 *N*-allyl 基團，可作為 morphine 中毒之解毒劑？

    (A) butorphanol   (B) naltrexone

    (C) naloxone   (D) nalmefene

( ) 53. 何種藥物在血液中的 protein binding 程度最低？

    (A) clonazepam   (B) tiagabine

    (C) topiramate   (D) valproic acid

( ) 54. 下列何者為 clopidogrel 的主要活性代謝物？

    (A)   (B)

    (C)   (D)

( ) 55. 何種藥物結構具有 oxazolidinone？

    (A) linezolid   (B) mupirocin

    (C) novobiocin   (D) teicoplanin

( ) 56. 下列何種抗生素結構含有 *N*-methylpyrrolidine？

    (A) amikacin   (B) bacitracin

    (C) chloramphenicol   (D) lincomycin

( ) 57. 下列何種藥物結構具有 endoperoxide？

    (A) artemisinin   (B) eflornithine

    (C) melarsoprol   (D) permethrin

( ) 58. 抗病毒藥 foscarnet sodium 結構中有幾個鈉離子？

    (A) 1   (B) 2

    (C) 3   (D) 4

( ) 59. 何種抗癌藥對 DNA 生合成具有抑制作用？

    (A) mitomycin   (B) dacarbazine

    (C) idarubicin   (D) methotrexate

( ) 60. 何者之抗癌作用與金屬螯合(chelation)有關？

    (A) doxorubicin   (B) dactinomycin

    (C) mitomycin   (D) mitoxantrone

( ) 61. 何者不是前列腺肥大(BPH)之第一線用藥？
    (A) alfuzosin　　　　　　　　(B) silodosin
    (C) tamsulosin　　　　　　　 (D) terazosin

( ) 62. 何者是化學療法或放射療法引起之噁心及嘔吐的首選治療藥物？
    (A) ondansetron　　　　　　　(B) bemesetron
    (C) quipazine　　　　　　　　(D) rizatriptan

( ) 63. 何者為最適合老年人或肝功能不佳患者使用的抗焦慮藥？

(A)

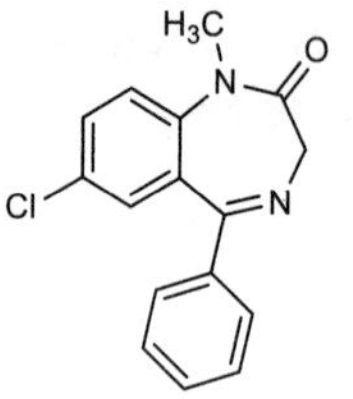

(B)

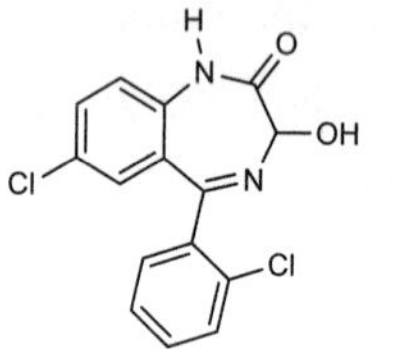

(C)

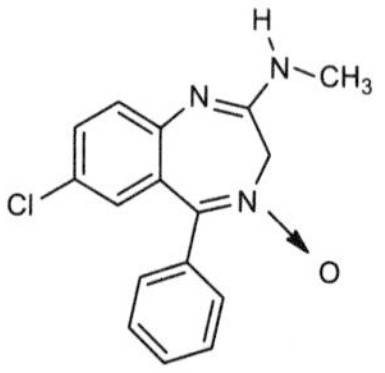

(D)

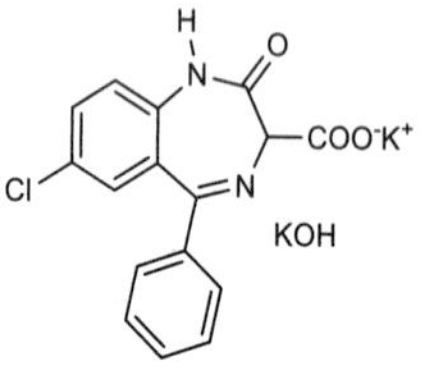

( ) 64. 何者最不可能為 chlorpromazine 的代謝方式？
    (A) *N*-demethylation　　　　　(B) aromatic hydroxylation
    (C) sulfoxidation　　　　　　　(D) hydrolysis

( ) 65. 何者的主要作用標的不是 dopamine transporter？

(A)

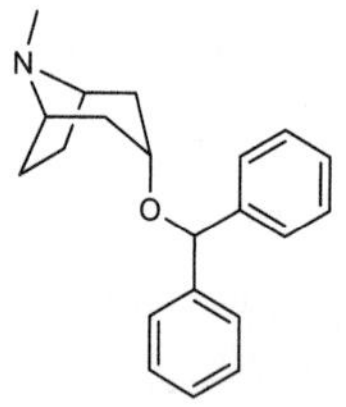

(B)

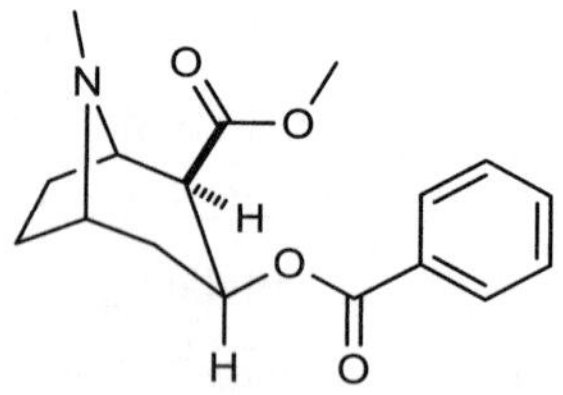

(C)

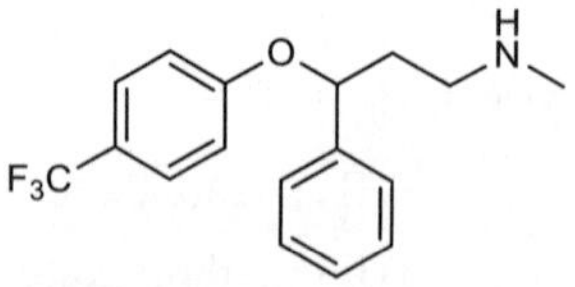

(D)

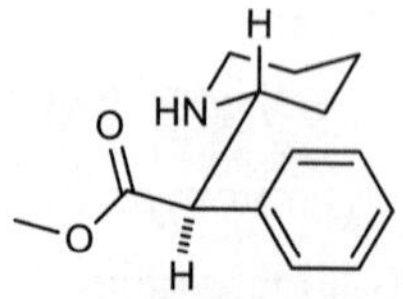

( ) 66. 下列何者是 ARB 類藥物之重要基團 ，用以模擬 angiotensin II
N-terminal Asp 之 COOH，可提高脂溶性與生體可用率？
    (A) imidazole　　　　　　　　(B) phosphate
    (C) sulfhydryl　　　　　　　　(D) tetrazole

(　) 67. 何者是 organic nitrates 類抗心絞痛藥物在體內的活性代謝物？

(A) nitric oxide　　　　　　　(B) sulfhydryl

(C) nitrite　　　　　　　　　(D) nitrate

(　) 68. (S)-Warfarin 抗凝血的效價為(R)-warfarin 的四倍以上，下列何者為 (S)-warfarin？

(A)　　　　　　　　　　　　(B)

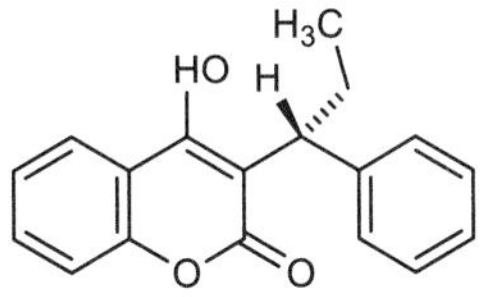

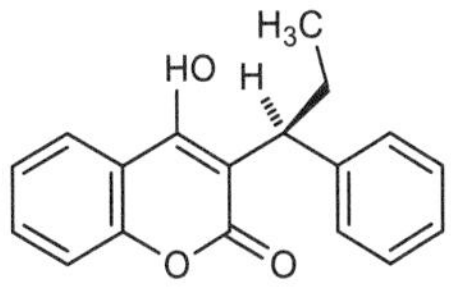

(C) 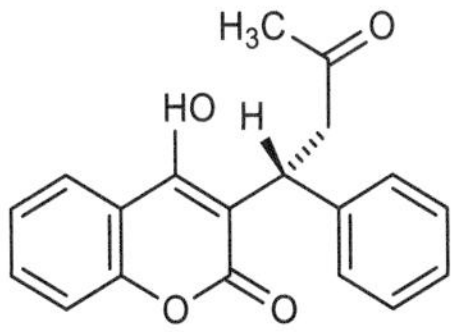　　　　　　　　　　　　(D)

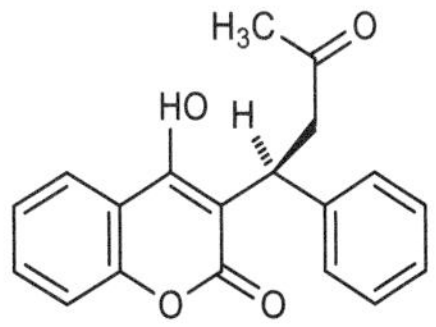

(　) 69. 下圖化合物降血脂作用，主要是由何而來？

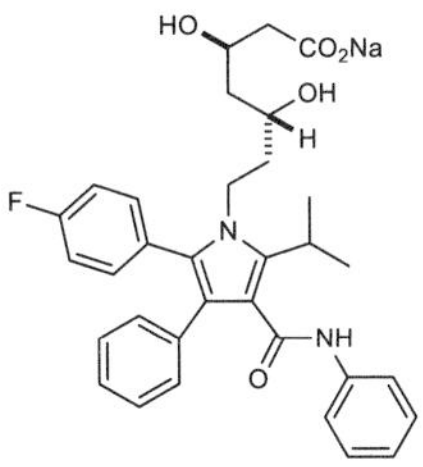

(A) 促進 lipase 生合成　　　　(B) 抑制 HMG-CoA reductase

(C) 促進膽酸(bile acid)之排泄　(D) 促進 PPARγ 活性

(　) 70. 利尿劑 bumetanide 的 N-butyl 修飾成 pyrrolidinyl 取代基時，即成為下列何種藥物？

(A) azosemide　　　　　　　(B) piretanide

(C) tripamide　　　　　　　(D) torsemide

(　) 71. 下列有關 pertechnetate(^{99m}TcO$_4^-$)之敘述，何者錯誤？

(A) 由 molybdenum-99 製備而來　(B) 主要用於甲狀腺之診斷

(C) 半衰期為 6 小時　　　　　(D) 主要經由肝臟代謝

(　) 72. Paricalcitol 是維生素 D 活化物，其結構中具有幾個不飽和鍵？

(A) 2　　　　　　　　　　　(B) 3

(C) 4　　　　　　　　　　　(D) 5

( ) 73. Testosterone 的代謝物中，何者 androgenic activity 最強？

(A)

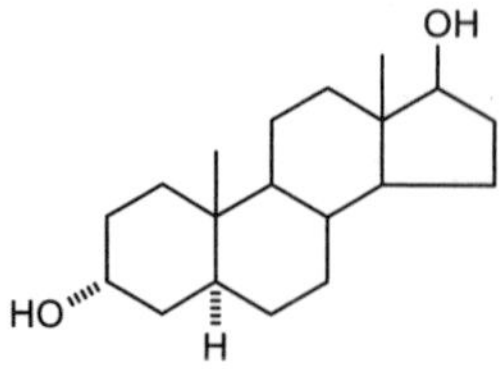

(B)

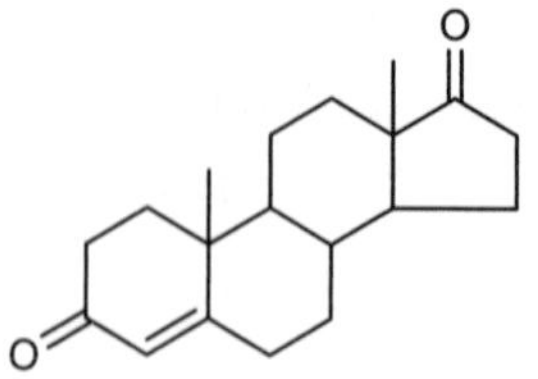

(C)

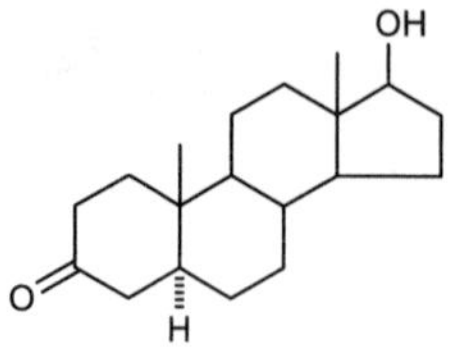

(D)

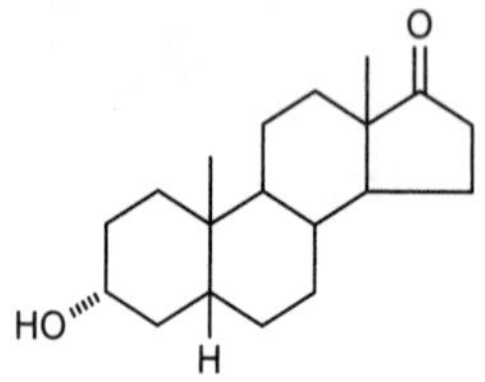

( ) 74. 下圖結構為：

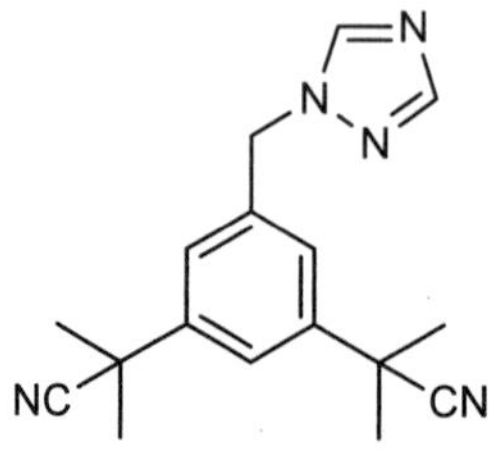

(A) 5α-reductase 之 mechanism-based 抑制劑

(B) aromatase 之 mechanism-based 抑制劑

(C) 5α-reductase 之競爭性抑制劑

(D) aromatase 之競爭性抑制劑

( ) 75. 何種 prostaglandin 可用作墮胎劑？

(A)

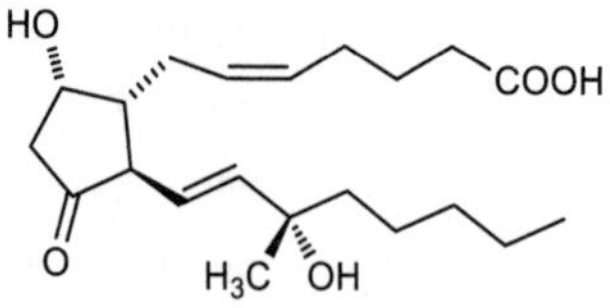

(B)

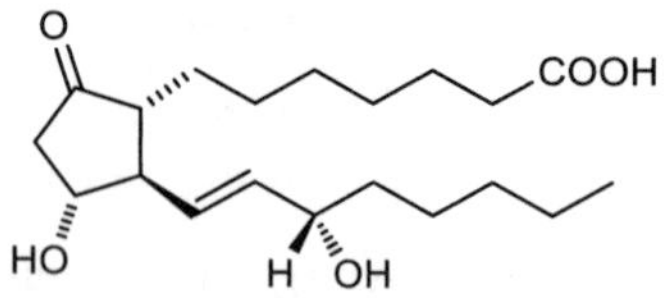

(C)

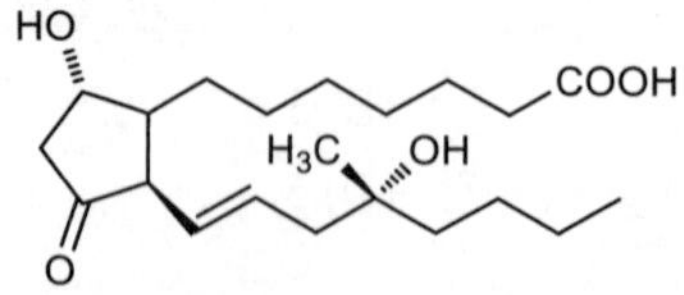

(D)

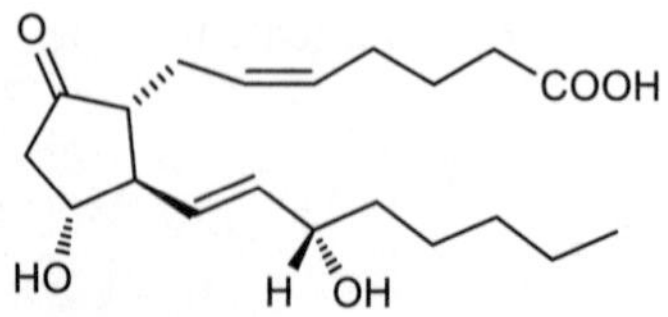

( ) 76. 下列何者為 parecoxib 和 valdecoxib 所共有的雜環？

(A) furanone

(B) isoxazole

(C) pyridine

(D) pyrazole

( ) 77. 下列何種痛風治療藥之作用機制為增加尿酸降解？
(A) allopurinol   (B) probenecid
(C) febuxostat   (D) pegloticase

( ) 78. 何者為抗組織胺藥 carbinoxamine、clemastine 及 setastine 的共同
結構？
(A) ethylenediamine   (B) ethanolamine ether
(C) phenothiazine   (D) piperazine

( ) 79. 下列何者可治療蟠尾絲蟲病(onchocerciasis)？
(A) ivermectin   (B) niclosamide
(C) permethrin   (D) pyrantel pamoate

( ) 80. Ixabepilone 不具有下列何種結構？
(A) lactone   (B) thiazole
(C) lactam   (D) epoxide

科目：藥理學與藥物化學

(　　) 1.　在藥物通過細胞膜的方式中，partition coefficient 是何種分子運送的主要決定因素？
(A) aqueous diffusion
(B) lipid diffusion
(C) special carrier
(D) endocytosis

(　　) 2.　當一口服藥物，每 6 小時服用 200 mg 改成以每 8 小時服用 400 mg 時，會改變下列何種情況？
(A) 半衰期
(B) 口服吸收率
(C) 清除率
(D) 血中濃度

(　　) 3.　當使用 ammonium chloride 改變尿液之酸鹼值後，何種藥物在腎臟的排泄會增加？
(A) cromolyn
(B) desipramine
(C) diazepam
(D) levodopa

(　　) 4.　下列敘述何者錯誤？
(A) metronidazole 只對厭氧細菌有效
(B) metronidazole 與 rifaximin 皆能抑制 DNA 的合成而達到抑菌效果
(C) metronidazole 會產生類似 disulfiram 所造成的酒精代謝症狀
(D) rifaximin 對革蘭氏陰性或陽性菌皆有效

(　　) 5.　有關 aminoglycosides 類抗生素敘述，下列何者錯誤？
(A) 在鹼性環境中效用較強
(B) 可以與 β-lactam 類抗生素一起併用於對革蘭氏陰性與陽性菌抗藥性菌株
(C) streptomycin、kanamycin、gentamicin、azithromycin 皆屬 aminoglycosides 可以抑制細菌蛋白質生成
(D) 與 tetracyclines 一樣可抑制蛋白質生成，皆作用在 30S 而非 50S 核糖體 RNA

(　　) 6.　有關 anthracyclines 的敘述，下列何者錯誤？
(A) 可抑制第二型拓撲異構酶(topoisomerase II)
(B) 能經由結合 DNA 而阻斷細胞中 DNA 及 RNA 的合成
(C) 產生之心臟毒性副作用主要是由於增加氧自由基所引起
(D) 腎功能不佳之病患須減量使用

( ) 7. 關於黑色素瘤(malignant melanoma)的治療，下列何者錯誤？

(A) nivolumab 可用來治療轉移性黑色素瘤

(B) ipilimumab 結合到 T 細胞上的 PD-1 受體而活化 T 細胞，以達到毒殺腫瘤的目的

(C) vemurafenib 為 BRAF V600E 抑制劑，用在轉移性黑色素瘤

(D) trametinib 為 MEK1/2 抑制劑，用在轉移性黑色素瘤

( ) 8. 下列抗黴菌藥物和機制的配對，何者正確？

(A) amphotericin B－抑制 cytochrome P450 酵素而抑制細胞膜成分麥角固醇(ergosterol)生成

(B) caspofungin－抑制 β-glucan synthase 進而抑制細胞壁生成

(C) fluconazole－造成細胞膜穿孔，使細胞膜通透性增加而殺菌

(D) terbinafine－抑制有絲分裂

( ) 9. 何種藥物可以減少 penicillins 類抗生素由腎小管分泌方式排出，而有助於延長 penicillins 之藥效？

(A) allopurinol
(B) cilastatin
(C) probenecid
(D) procaine

( ) 10. 下列抗血小板藥物何者為抑制血小板表面之 GP IIb/IIIa 醣蛋白功能？

(A) eptifibatide
(B) dipyridamole
(C) ticlopidine
(D) aspirin

( ) 11. 有關降血脂針對 proprotein convertase subtilisin/kexin type 9 (PCSK9) 之抗體藥物，其可能誘發之副作用，下列何者錯誤？

(A) 類流感症狀(flu-like symptoms)

(B) 鼻咽炎(nasopharyngitis)

(C) 膽結石(gallstones)

(D) 眼疾(ophthalmologic events)

( ) 12. Deferoxamine 為臨床上用於下列何種金屬中毒之解藥？

(A) iron
(B) copper
(C) zinc
(D) lead

( ) 13. 下列藥物何者可以活化腦下垂體前葉之 somatostatin 受體而抑制生長激素(growth hormone)生成及釋放，用於治療末端肥大症(acromegaly)？

(A) octreotide
(B) cabergoline
(C) pegvisomant
(D) goserelin

( ) 14. 有關抗甲狀腺藥物 iodides 之敘述，何者正確？
    (A) 可以抑制甲狀腺釋放 T_3 及 T_4
    (B) 可加強 ^{131}I 破壞甲狀腺
    (C) 常於甲狀腺切除手術後使用
    (D) 不適用於治療甲狀腺風暴(thyroid storm)

( ) 15. 有關 mifepristone 之敘述，何者正確？
    (A) 主要拮抗子宮之 estrogen receptor 而致墮胎
    (B) 常和 misoprostol 合併使用以增強墮胎效果
    (C) 可活化 glucocorticoid receptor
    (D) 於懷孕 20 週時仍可產生良好墮胎效果

( ) 16. 下列糖尿病治療藥物何者為 sodium-glucose co-transporter 2 抑制劑，可以明顯減少近端腎小管再吸收葡萄糖而使血糖降低？
    (A) canagliflozin   (B) glipizide
    (C) rosiglitazone   (D) sitagliptin

( ) 17. 有關保鉀利尿劑(potassium-sparing diuretics)使用後之副作用，下列敘述何者錯誤？
    (A) triamterene 可導致腎結石(kidney stone)
    (B) spironolactone 可導致女樣男乳(gynecomastia)
    (C) amiloride 可誘發高血鉀症(hyperkalemia)
    (D) 此類藥物可導致代謝性鹼中毒(metabolic alkalosis)

( ) 18. 何種利尿劑主要具有抑制腎小管回收 $NaHCO_3$ 之作用？
    (A) ethacrynic acid   (B) acetazolamide
    (C) mannitol   (D) indapamide

( ) 19. 利尿劑 hydrochlorothiazide 主要作用在腎小管之遠曲小管，為何種回收鈉離子機制？
    (A) Na^+/Cl^- cotransporter   (B) $Na^+/K^+/2Cl^-$ cotransporter
    (C) Na^+/H^+ exchanger   (D) Na^+ channel

( ) 20. LQT3 型心律不整的首選藥為 mexiletine，其作用機制為何？
    (A) block inactivated sodium channel
    (B) block inactivated calcium channel
    (C) block activated potassium channel
    (D) block activated calcium channel

( ) 21. Cilostazol 為一新型具有血管擴張作用的抗血小板藥，可用於治療間歇性跛行(intermittent claudication)，其作用機制為何？
    (A) phosphodiesterase inhibitor
    (B) thromboxane A_2 receptor inhibitor
    (C) NO donor
    (D) calcium channel blocker

( ) 22. Clopidogrel 常與 aspirin 合用於治療不穩定型心絞痛，clopidogrel 的藥理機制和藥物動力學下列何者正確？
(A) $P2Y_{12}$ receptor inhibitor，為 prodrug，需被 CYP2C19 代謝成活性成分
(B) P2Y ADP receptor inhibitor，為 prodrug，需被 CYP2C9 代謝成活性成分
(C) P2X ATP receptor inhibitor，非 prodrug，藥物作用程度也不會有個體差異
(D) $P2Y_1$ receptor inhibitor，非 prodrug，但藥物作用程度會有個體差異

( ) 23. 下列何種藥物以吸入性給予，能迅速解除心絞痛的症狀？
(A) nitroglycerin
(B) amyl nitrite
(C) propranolol
(D) hydralazine

( ) 24. 臨床上可使用於治療重症肌無力患者之藥物，下列何者可產生最明顯的改善病症成效？
(A) 尼古丁受體拮抗劑
(B) 毒蕈鹼受體拮抗劑
(C) 膽鹼酯酶抑制劑
(D) 正腎上腺素抑制劑

( ) 25. 膽鹼酯酶抑制劑中毒，可觀察到病患產生縮瞳症狀，其藥理機制為活化下列何種受體所導致？
(A) 眼睛虹膜環狀肌毒蕈鹼受體
(B) 眼睛虹膜環狀肌尼古丁受體
(C) 眼睛虹膜輻射肌 alpha 受體
(D) 眼睛虹膜輻射肌 beta 受體

( ) 26. 下列有關擬交感神經致效劑，何者錯誤？
(A) 選擇性 $beta_2$ 受體致效劑可用於治療氣喘
(B) 選擇性 beta 受體拮抗劑可用於治療青光眼
(C) 選擇性 $alpha_1$ 受體致效劑可產生散瞳
(D) 選擇性 $alpha_1$ 受體拮抗劑可產生尿液滯留

( ) 27. 藥物對 β_2-adrenoceptor 作用的選擇性強弱排列，何者正確？
(A) isoproterenol＞epinephrine＞＞norepinephrine
(B) norepinephrine＞＞isoproterenol＞epinephrine
(C) norepinephrine＞＞epinephrine＞isoproterenol
(D) isoproterenol＞epinephrine＝norepinephrine

( ) 28. 下列氣喘用藥中，何者不會直接作用在氣管平滑肌引起放鬆？
(A) montelukast
(B) ipratropium
(C) theophylline
(D) nedocromil

( ) 29. 下列何者是 theophylline 的藥物動力學作用？
(A) 水溶性高，口服吸收差
(B) 治療指數(therapeutic index)低
(C) 吸菸會降低藥物清除率
(D) 藥物清除率在兒童低於成人

( ) 30. 何者對於 cyclooxygenase，具有不可逆之乙醯化作用(irreversible acetylation)？
(A) mefenamic acid   (B) diclofenac
(C) aspirin   (D) acetaminophen

( ) 31. 下列藥物何者為 PGE$_1$ 同類物，具有平滑肌鬆弛效用？
(A) alprostadil   (B) dinoprostone
(C) carboprost   (D) diclofenac

( ) 32. 下列何者不是長期使用 dexamethasone 常見副作用？
(A) 骨質疏鬆   (B) 月亮臉
(C) 糖尿病   (D) 支氣管收縮

( ) 33. 下列哪一項抗憂鬱藥物的藥理機制與其他三者不同？
(A) venlafaxine   (B) desvenlafaxine
(C) selegiline   (D) levomilnacipran

( ) 34. 小美因車禍造成骨折，須開刀治療，以吸入性麻醉劑麻醉，卻發生全身肌肉僵直，且有橫紋肌溶解的現象，經檢查發現她有一罕見遺傳疾病–惡性高熱症(malignant hyperthermia)可用何種藥物治療？
(A) disulfiram   (B) diazepam
(C) dexamethasone   (D) dantrolene

( ) 35. 下列有關鎮靜安眠藥物的特性，何者正確？
(A) 皆可產生有活性的代謝物
(B) 皆可以通過血腦屏障(blood brain barrier, BBB)，也可以分泌到乳汁
(C) 皆可以和 GABA$_B$ 受體結合
(D) 皆可以和 GABA$_A$ 受體結合

( ) 36. 下列何者常用來治療酒精成癮，其作用機制為何？
(A) disulfiram：抑制 aldehyde dehydrogenase 的酵素活性
(B) fomepizole：抑制 alcohol dehydrogenase 的酵素活性
(C) metronidazole：抑制 aldehyde dehydrogenase 的酵素活性
(D) trimethoprim：抑制 alcohol dehydrogenase 的酵素活性

( ) 37. 嚴重燒傷的病人因為 extrajunctional acetylcholine receptors
增生，應避免使用 succinylcholine 阻斷神經肌肉活性，因為
會發生心臟停止跳動(cardiac arrest)，其主要原因為何？
(A) 由骨骼肌釋放鈣離子　　　　(B) 由骨骼肌釋放鉀離子
(C) 由心肌釋放鈣離子　　　　　(D) 由心肌釋放鉀離子

( ) 38. 抗癲癇藥物中，下列何者適用於局部性發作(partial seizures)及
僵直-陣攣性發作(generalized tonic-clonic seizures)，亦用於治療
三叉神經痛(trigeminal neuralgia)？
(A) phenytoin　　　　　　　　　(B) carbamazepine
(C) phenobarbital　　　　　　　(D) valproate

( ) 39. 當 cyanide 中毒時，可使用下列何種藥物作為解毒劑？
(A) physostigmine　　　　　　　(B) pralidoxime
(C) hydroxocobalamin　　　　　(D) deferoxamine

( ) 40. 當使用 liposome 轉殖 DNA 做基因治療時，下列何者錯誤？
(A) 較不易產生免疫反應(low immune reaction)
(B) 轉殖效率高(high efficiency)
(C) 轉殖的片段大小較沒有限制(no DNA transfer size limitation)
(D) 容易生產(ease of production)

( ) 41. Norepinephrine 結構如下圖，哪個位置受 COMT 作用，進行
甲基化反應？

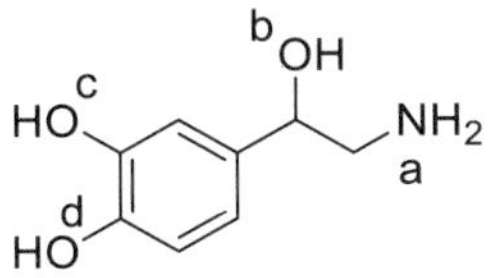

(A) a　　　　　　　　　　　　　(B) b
(C) c　　　　　　　　　　　　　(D) d

( ) 42. 下列有關 vecuronium 之敘述，何者正確？
(A) 具有類固醇之結構骨架
(B) 分子中含有二個四級銨結構
(C) 半衰期比 d-tubocurarine 長
(D) 體內轉換成 3-hydroxyvecuronium 而失效

( ) 43. 下列哪一個利尿劑不屬於 sulfonamide 衍生物？
(A) chlorthalidone　　　　　　　(B) chlorothiazide
(C) ethacrynic acid　　　　　　　(D) furosemide

( ) 44. 下列何者為 alkylamine 結構之鈣離子通道阻斷劑？
(A) diltiazem　　　　　　　　　(B) nifedipine
(C) bepridil　　　　　　　　　　(D) felodipine

( ) 45. Cyproterone acetate 是屬於下列哪一類藥物？
(A) antiandrogen (B) antiestrogen
(C) aromatase inhibitor (D) antiprogestin

( ) 46. 下列何者為 sulindac 的活性代謝物？

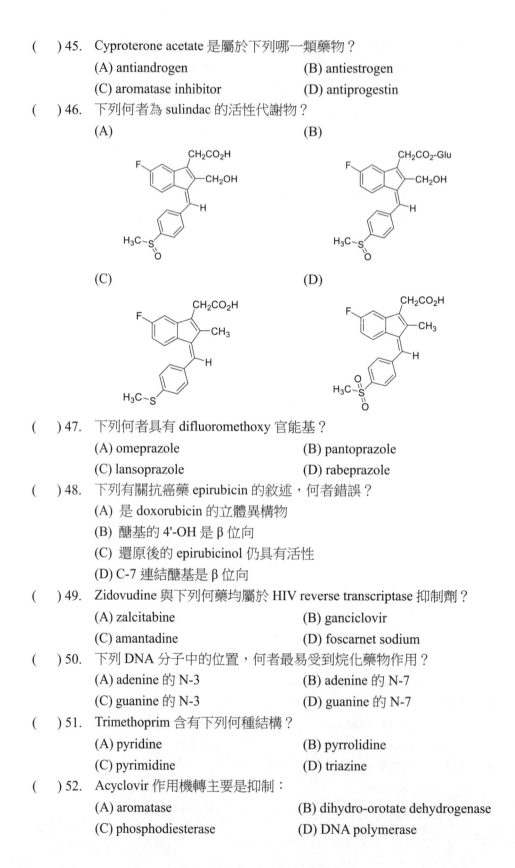

(A)

(B)

(C)

(D)

( ) 47. 下列何者具有 difluoromethoxy 官能基？
(A) omeprazole (B) pantoprazole
(C) lansoprazole (D) rabeprazole

( ) 48. 下列有關抗癌藥 epirubicin 的敘述，何者錯誤？
(A) 是 doxorubicin 的立體異構物
(B) 醣基的 4'-OH 是 β 位向
(C) 還原後的 epirubicinol 仍具有活性
(D) C-7 連結醣基是 β 位向

( ) 49. Zidovudine 與下列何藥均屬於 HIV reverse transcriptase 抑制劑？
(A) zalcitabine (B) ganciclovir
(C) amantadine (D) foscarnet sodium

( ) 50. 下列 DNA 分子中的位置，何者最易受到烷化藥物作用？
(A) adenine 的 N-3 (B) adenine 的 N-7
(C) guanine 的 N-3 (D) guanine 的 N-7

( ) 51. Trimethoprim 含有下列何種結構？
(A) pyridine (B) pyrrolidine
(C) pyrimidine (D) triazine

( ) 52. Acyclovir 作用機轉主要是抑制：
(A) aromatase (B) dihydro-orotate dehydrogenase
(C) phosphodiesterase (D) DNA polymerase

( ) 53. 何種抗癌藥的作用機制主要是抑制 ribonucleotide reductase？

(A) hydroxyurea   (B) methotrexate

(C) mitoxantrone   (D) imatinib

( ) 54. Estramustine phosphate 分子內具有下列何種骨架？

(A) androstane   (B) pregnane

(C) estrane   (D) indane

( ) 55. CYP3A4 將 docetaxel 轉變為 hydroxydocetaxel 是何種代謝反應？

(A) 氧化   (B) 水解

(C) 還原   (D) 接合

( ) 56. 下列有關 amphotericin B 之敘述，何者錯誤？

(A) 具 conjugated hexaene 構造

(B) 所含醣分子為 mycosamine

(C) 為兩性(amphoteric)物質

(D) 無法穿過血腦障壁

( ) 57. 下列生物製劑與其作用分類的配對，何者錯誤？

(A) abarelix－GnRH receptor antagonist

(B) leuprolide－GnRH superagonist

(C) octreotide－long-acting somatostatin analog

(D) pramlintide－synthetic glucagon analog

( ) 58. Somatostatin 類藥物表現其藥理活性的 essential fragment 為圖中哪一部分？

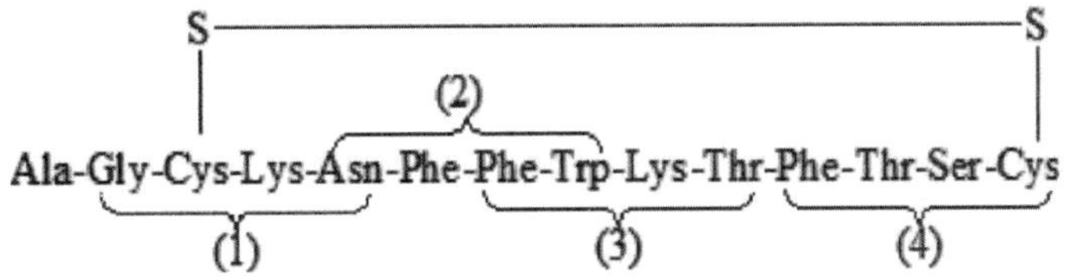

(A) (1)   (B) (2)

(C) (3)   (D) (4)

( ) 59. 何者不屬於 rDNA thrombolytic agent？

(A) alteplase   (B) imiglucerase

(C) reteplase   (D) tenecteplase

( ) 60. 下列一般藥物官能基的 pK_a，依序由低排到高，何者正確？

① phenol   ② sulfonimide

③ arylcarboxylic acid   ④ sulfonic acid

(A) ①③②④   (B) ④③②①

(C) ③④①②   (D) ②④③①

( ) 61. 下列有關 metyrosine 之敘述，何者正確？

    (A) 又稱為 β-methyl-L-tyrosine

    (B) (R)-metyrosine 之活性優於(S)-metyrosine

    (C) 競爭性抑制 tyrosine hydroxylase

    (D) 可用於治療本態性高血壓(essential hypertension)

( ) 62. 何者為 physostigmine 水溶液變質產生的紅色物質？

    (A) pyridostigmine   (B) eseroline

    (C) purpurin   (D) rubreserine

( ) 63. 有關 sumatriptan 的 sulfonamide 基團修飾成 triazole 後，對藥物影響的敘述，何者錯誤？

    (A) 脂溶性增加

    (B) 口服生體可利用率增加

    (C) 在血漿中半衰期延長

    (D) 為臨床治療憂鬱症第一線用藥

( ) 64. 何者不是 chlorpromazine 的活性代謝物？

    (A) sulfoxide product   (B) 7-hydroxylated product

    (C) mono-demethylated product   (D) di-demethylated product

( ) 65. 下列抗癲癇藥物，何者在鹼性溶液中解離度最小？

    (A) ethosuximide   (B) S-levetiracetam

    (C) pregabalin   (D) phenytoin

( ) 66. 何者是下圖化合物排出體外之最主要型態？

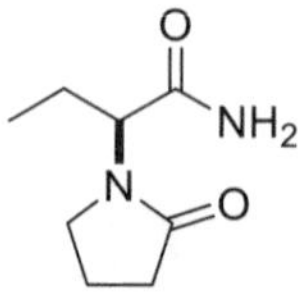

    (A) 原形   (B) 有機酸代謝物

    (C) glucuronide 代謝物   (D) 環化代謝物

( ) 67. 何者為下圖化合物最主要的代謝途徑？

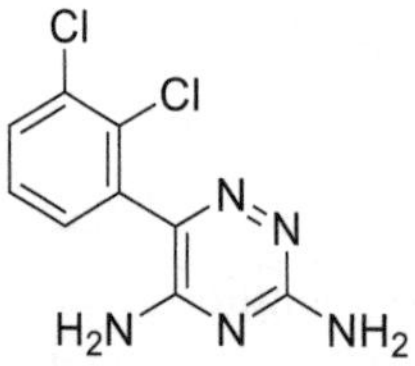

    (A) glucuronidation   (B) oxidation

    (C) acetylation   (D) sulfation

( ) 68. 服用下列何種止痛劑，最有可能造成自殺風險？

    (A) remifentanil   (B) alfentanil

    (C) etrophine   (D) tramadol

( ) 69. 何者為 Met-enkephalin 正確的胺基酸序列？

(A) Tyr-Gly-Phe-Leu-Met   (B) Tyr-Gly-Gly-Phe-Met

(C) Tyr-Gly-Phe-Gly-Met   (D) Tyr-Phe-Met-Gly-Met

( ) 70. 肌肉鬆弛劑 carisoprodol 代謝後可形成下列何項藥物？

(A) mephenesin   (B) meprobamate

(C) methocarbamol   (D) metaxalone

( ) 71. 何者為 GABA 衍生物，具有解痙作用？

(A) orphenadrine   (B) dantrolene

(C) tizanidine   (D) baclofen

( ) 72. 何者口服吸收後，其活性代謝物的作用時間比原藥長，可預防心絞痛發作？

(A) glyceryl trinitrate   (B) isosorbide dinitrate

(C) erythrityl tetranitrate   (D) pentaerythritol tetranitrate

( ) 73. 何者可以口服？

(A) abciximab   (B) heparin

(C) cilostazol   (D) reteplase

( ) 74. 何者用於治療 hypercholesterolemia 及 hypertriglyceridemia？

(A)

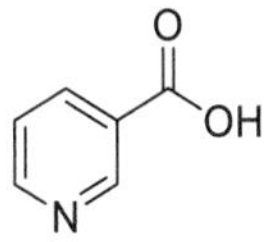

(B)

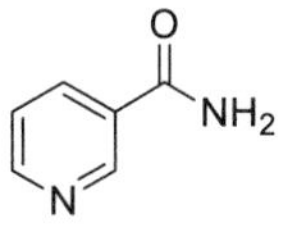

(C)

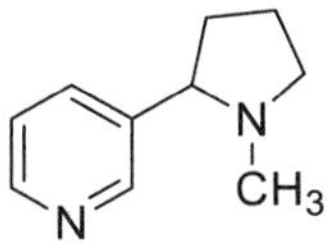

(D)

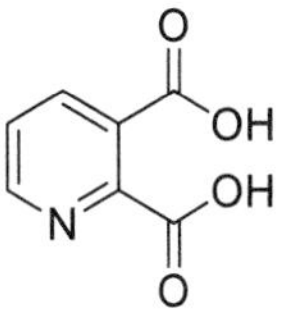

( ) 75. 利尿劑 eplerenone 結構的 epoxy 基團，是接於主結構的第幾位碳原子上？

(A) 3,4 位   (B) 6,7 位

(C) 9,11 位   (D) 16,17 位

( ) 76. 圖為甲狀腺素的結構通式，X 為下列何者？

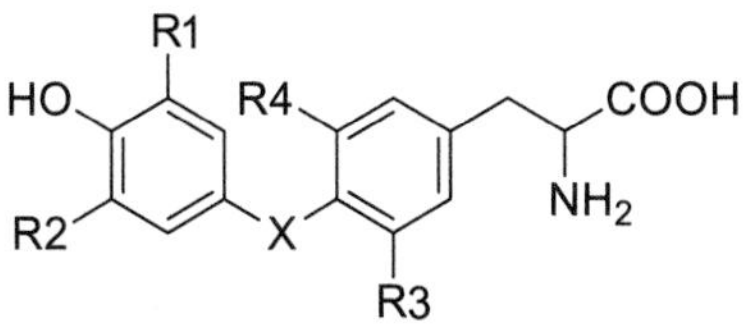

(A) NH   (B) O

(C) S   (D) C=O

( ) 77. 有關 hydrocortisone 的鹵化衍生物對 glucocorticoid 活性之敘述，何者錯誤？

(A) 6α-F 取代可增加活性　　　　(B) 9α-F 取代可增加活性

(C) 12α-F 取代可增加活性　　　　(D) 21-Cl 取代會降低活性

( ) 78. 下列類固醇藥物之結構，何者具有 isoxazole 環？

(A) danazol　　　　　　　　　　(B) ethisterone

(C) fluoxymesterone　　　　　　　(D) stanozolol

( ) 79. 有關 arylpropionic acid 類非固醇類抗發炎藥之構效關係，何者錯誤？

(A) α-methyl 基團取代可以增加活性

(B) 市面上這一類藥物皆為消旋體

(C) 通常 *S* form 比 *R* form 的抗發炎活性強

(D) ketorolac 結構屬於此類

( ) 80. 哪個抗組織胺藥具有 piperazine 基團？

(A) clemastine　　　　　　　　　(B) methapyrilene

(C) meclizine　　　　　　　　　　(D) rupatadine

科目：藥理學與藥物化學

( ) 1. 下列給藥方式，何者最可能產生 first-pass effect？
(A) 口服(oral)給藥   (B) 經皮(transdermal)給藥
(C) 舌下(sublingual)給藥   (D) 靜脈注射給藥

( ) 2. 哪項抗癌藥物會進入細胞內，抑制 EGFR tyrosine kinase 的活性？
(A) trastuzumab   (B) erlotinib
(C) dasatinib   (D) imatinib

( ) 3. 何種藥物可誘導 cytochrome P450 enzyme 加速其 substrate 代謝？
(A) cimetidine   (B) rifampin
(C) ketoconazole   (D) erythromycin

( ) 4. 有關 B 型肝炎治療用藥，下列何者正確？
(A) tenofovir disoproxil 對 lamivudine 及 entecavir 已經有抗性的病毒仍然保有其效用
(B) 使用 interferon alfa-2b 的副作用少於 adefovir dipivoxil
(C) pegylated interferon alfa-2a 雖然半衰期較長但不適用於治療 C 型肝炎
(D) 核苷／核苷酸類似物，例如 entecavir，主要是將病毒清除乾淨而達到治療目的

( ) 5. 下列藥物何者口服吸收效果差？
(A) nafcillin   (B) dicloxacillin
(C) ampicillin   (D) amoxicillin

( ) 6. 關於 tamoxifen 治療早期的乳癌，下列敘述何者錯誤？
(A) 縱使癌細胞有明顯表現雌激素(estrogen)受體，對於停經後的患者無效用
(B) 必須長期使用較有療效
(C) 不適用於懷孕及哺乳中的患者
(D) 可以抑制腫瘤細胞的生長，但是並不會直接殺死腫瘤細胞

( ) 7. 下列何種化療藥物的作用原理(機制)與其它不同？
(A) paclitaxel   (B) imatinib
(C) vincristine   (D) eribulin

( ) 8. 下列藥物何者不是直接進入癌細胞內產生毒殺作用？
(A) atezolizumab   (B) oxaliplatin
(C) gemcitabine   (D) cyclophosphamide

(　　) 9. 下列合併用藥之組合何者最適合用於治療 *Plasmodium falciparum* 瘧原蟲引起之惡性瘧疾(falciparum malaria)？
　　　(A) artesunate－amodiaquine
　　　(B) isoniazid－rifampin
　　　(C) trimethoprim－sulfamethoxazole
　　　(D) piperacillin－tazobactam

(　　) 10. 免疫抑制劑 sirolimus 屬於生長訊息抑制劑(proliferation-signal inhibitors, PSIs)，此藥物作用之標的(target)為何？
　　　(A) calcineurin
　　　(B) molecular target of rapamycin(mTOR)
　　　(C) JAK enzyme
　　　(D) inosine monophosphate dehydrogenase

(　　) 11. 下列藥物何者屬於血栓溶解作用(fibrinolysis)之抑制劑？
　　　(A) heparin　　　　　　　　(B) aminocaproic acid
　　　(C) anistreplase　　　　　　(D) antithrombin III

(　　) 12. 降血脂藥 ezetimibe 主要是減少小腸回收多種固醇類(phytosterols 及 cholesterol)，且具有輔助 statin 藥物降低 LDL 療效。何者為其作用標的？
　　　(A) microsomal triglyceride transfer protein(MTP)
　　　(B) HMG-CoA reductase
　　　(C) transport protein NPC1L1
　　　(D) peroxisome proliferator-activated receptor

(　　) 13. 下列關於 glucocorticoids 之敘述，何者錯誤？
　　　(A) 可抑制 phospholipase A_2 活性而減少花生四烯酸(arachidonic acid)生成
　　　(B) 可抑制 cyclooxygenase 2 蛋白生成而減少前列腺(prostaglandins)生成
　　　(C) 可抑制腦下垂體釋放促腎上腺皮質激素(adrenocorticotropin)
　　　(D) 可以使胎兒肺臟表面張力活性素(surfactant)生成減少

(　　) 14. 何者為 pure estrogen receptor antagonist，主要用於治療乳癌？
　　　(A) anastrozole　　　　　　(B) danazol
　　　(C) fulvestrant　　　　　　(D) tamoxifen

(　　) 15. 哪一項糖尿病治療藥物可以活化胰臟之 glucagon-like peptide-1 受體，而增強用餐後之 insulin 釋放？
　　　(A) canagliflozin　　　　　(B) liraglutide
　　　(C) pramlintide　　　　　　(D) tolbutamide

(　) 16. 使用 dexamethasone 作為診斷用途(diagnostic purposes)，可以診斷下列何種病症？
(A) 糖尿病
(B) 骨質疏鬆症
(C) 庫欣氏症候群(Cushing's syndrome)
(D) 愛迪生氏症(Addison's disease)

(　) 17. 利尿劑之作用機制依腎小管不同區域而有所差異，下列何者錯誤？
(A) acetazolamide－近曲小管(proximal convoluted tubule)
(B) furosemide－降支小管(thin descending tubule)
(C) thiazide－遠曲小管(distal convoluted tubule)
(D) spironolactone－集尿小管(collecting tubule)

(　) 18. 當心臟衰竭又相伴發生水腫，除了使用亨利氏環之利尿劑(loop diuretics)，可併用下列何種藥物以增加療效？
(A) acetazolamide
(B) hydrochlorothiazide
(C) spironolactone
(D) triamterene

(　) 19. Amiodarone 能有效地治療嚴重心室心律不整或上心室心律不整，下列何者不是長期使用 amiodarone 會產生的副作用？
(A) thyroid dysfunction
(B) osteoporosis
(C) pulmonary fibrosis
(D) gray-blue skin discoloration

(　) 20. 下列藥物用於治療急性心臟衰竭，何者正確？
(A) 短效強作用力之鈣離子通道抑制劑可減少後負荷(afterload)，不會惡化心臟衰竭
(B) 所有 β blockers 均可用以減慢心跳，不會惡化急性心臟衰竭
(C) ivabradine 可減慢心跳，可能對心律快速之急性心臟衰竭病患有利
(D) hydralazine 可減少後負荷(afterload)，對治療有缺血性心臟病之急性心衰竭病患有利

(　) 21. Methyldopa 可用於治療妊娠高血壓，其藥物作用機轉為何？
(A) 可直接活化 α_2-adrenergic receptors 產生降壓作用
(B) 代謝物 α-methylnorepinephrine 可活化 α_2-adrenergic receptors 產生降壓作用
(C) 代謝物 α-methylnorepinephrine 可抑制 DOPA decarboxylase 減少 norepinephrine 生成，產生降壓作用
(D) 可直接活化 dopamine β-hydroxylase，減少 norepinephrine 生成，產生降壓作用

( ) 22. 服用過量抗凝劑導致出血時，哪一個抗凝劑與其解毒劑組合正確？
(A) warfarin－vitamin K₁ (B) dabigatran－ibritumomab
(C) clopidogrel－protamine sulfate (D) abciximab－idarucizumab

( ) 23. 何種藥物與生理食鹽水併用，是治療嚴重血中鈣濃度過高之最佳選擇？
(A) spironolactone (B) furosemide
(C) hydrochlorothiazide (D) amiloride

( ) 24. 帕金森氏症患者主要病因為腦中 basal ganglia-striatum 系統多巴胺神經活性缺損所致，治療時除了處方多巴胺前驅物 levodopa 以外，併用下列哪一類藥物，對於改善病患之震顫和僵硬成效尤佳？
(A) 尼古丁受體拮抗劑 (B) 毒蕈鹼受體拮抗劑
(C) 乙醯膽鹼酯酶抑制劑 (D) 丁醯膽鹼酯酶抑制劑

( ) 25. 一名男精神病患服用醫師處方之抗精神病類藥物(antipsychotics)治療疾病，回診時卻抱怨使用該藥物導致其性功能障礙，尤其是產生了顯著射精障礙。該名病患最可能使用哪項抗精神病類藥物？
(A) haloperidol (B) chlorpromazine
(C) fluphenazine (D) butyrophenone

( ) 26. 下列有關腎上腺素性受體之敘述，何者錯誤？
(A) 活化肝臟 beta 受體，可減少 cAMP 生成，導致 glycogen phosphorylase 活化
(B) 活化心臟 beta 受體，可增加 cAMP 生成，促使鈣離子流入心肌細胞內
(C) alpha₁ 受體主要存在於突觸後細胞膜上
(D) alpha₂ 受體主要存在於突觸前交感神經末梢細胞膜上

( ) 27. 神經性退化疾病阿茲海默症病因之一為腦中乙醯膽鹼濃度不足，下列可用於緩解輕／中度阿茲海默症患者症狀之乙醯膽鹼酯酶抑制劑中，何者具有明顯肝毒性？
(A) tacrine (B) donepezil
(C) rivastigmine (D) galantamine

( ) 28. 下列何者無法產生氣管平滑肌鬆弛作用？
(A) adenosine receptor agonist (B) muscarinic antagonist
(C) beta adrenoceptor agonist (D) phosphodiesterase inhibitor

( ) 29. 有關 proton pump inhibitors 的作用，下列何者正確？
(A) 半衰期短，但抑制胃酸分泌的有效時間長
(B) 不具有 first-pass effect
(C) 由腎臟排泄，腎臟功能不佳的病人要小心使用
(D) 停藥後胃酸分泌的作用很快恢復

( ) 30. 使用下列哪個止痛劑會造成 Reye's syndrome？
(A) diclofenac
(B) aspirin
(C) acetaminophen
(D) prednisolone

( ) 31. 有關 infliximab 之敘述，下列何者錯誤？
(A) 為 IgE 單株抗體
(B) 主要作用在 TNF-α
(C) 半衰期為 9～12 天
(D) 類風濕性關節炎治療用藥

( ) 32. 何者可以作用在 phospholipase A_2，具有抗發炎及免疫抑制效用？
(A) prednisolone
(B) interferon
(C) tocilizumab
(D) aspirin

( ) 33. 何種抗憂鬱藥物對抑制正腎上腺素轉運體的作用最小？
(A) sertraline
(B) desipramine
(C) protriptyline
(D) maprotiline

( ) 34. 下列有關 baclofen 之藥理作用，何者正確？
(A) 鎮靜安眠藥物，藥理作用標的是 $GABA_A$ 受體
(B) 鎮靜安眠藥物，藥理作用標的是 $GABA_B$ 受體
(C) 肌肉鬆弛劑，藥理作用標的是 $GABA_A$ 受體
(D) 肌肉鬆弛劑，藥理作用標的是 $GABA_B$ 受體

( ) 35. 治療妥瑞氏症(Tourette syndrome)藥物及其作用機制何者錯誤？
(A) pimozide－dopamine receptor antagonist
(B) haloperidol－dopamine receptor antagonist
(C) guanfacine－β_2 agonist
(D) botulinum toxin A－神經肌肉阻斷

( ) 36. 哪項是缺乏 aldehyde dehydrogenase 2(ALDH2)基因的人飲酒時會有的現象？
(A) 其粒線體的 ALDH 活性較高
(B) 有較低的 aldehyde 血中濃度
(C) 有較高的 acetate 血中濃度
(D) 較易產生臉紅(facial flushing)

( ) 37. 患有帕金森氏症(Parkinsonism)的病人服用 levodopa，下列需要注意的事項，何者正確？
(A) 需在空腹服用，以免 levodopa 和食物競爭 R-amino acid transporter，減少進入中樞神經系統的藥量
(B) 可以和 entacapone 併用，會抑制 decarboxylase 作用，以增加藥效
(C) levodopa 可以和 vitamin B_6 及 carbidopa 併用
(D) 可以和 selegiline 併用，經抑制 catechol-O-methyl transferase (COMT)，以增加藥效

( ) 38. 下列何種抗癲癇藥物最適用於預防偏頭痛？
(A) topiramate （B) phenobarbital
(C) tiagabine （D) ethosuximide

( ) 39. 下列藥物何者臨床上用於治療銅中毒？
(A) penicillamine （B) dimercaprol
(C) pralidoxime （D) succimer

( ) 40. Cyclosporine 治療造血幹細胞移植後產生的移植體抗宿主反應
(graft-versus-host reaction)，其作用機轉為何？
(A) 抑制抗原和 T 細胞的作用
(B) 活化自然殺手細胞
(C) 抑制 interleukins(如 IL-2)的基因轉錄
(D) 活化酵素 calcineurin

( ) 41. 下列何者屬於 cyclin-dependent kinase(CDK)抑制劑，可用於治療
HR$^+$/HER2$^+$轉移性乳癌？

(A) (B)

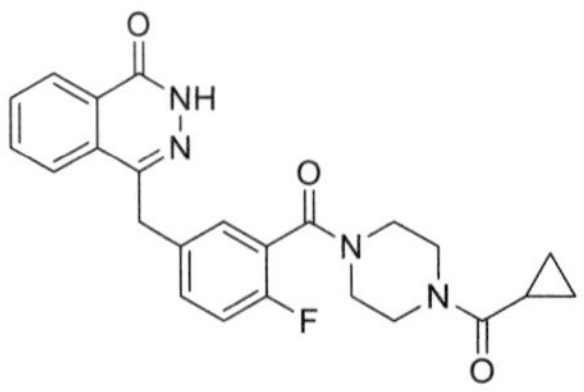

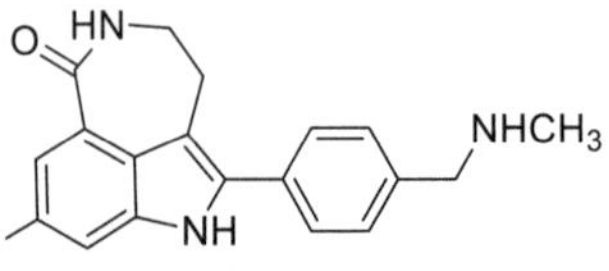

(C) 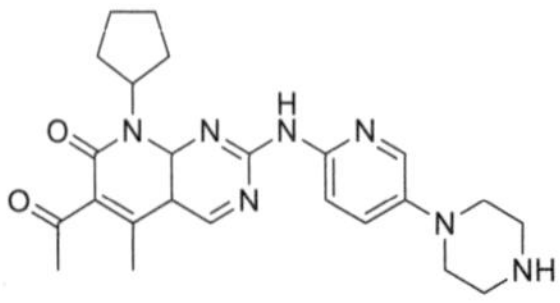 (D)

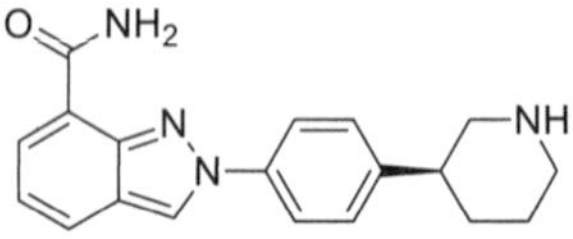

( ) 42. 將前驅藥轉換為原型藥的方式中，下列何者最不常見？
(A) 氧化 （B) 還原
(C) 水解 （D) 自由基反應

( ) 43. 在藥物結構修飾中，加入一個 phenyl 基團對於藥物分子脂溶性的
影響為何？
(A) 約增加 100 倍 （B) 約增加 10 倍
(C) 約增加 1 倍 （D) 不改變

( ) 44. 藥物分子與受體的結合中，何者通常較能延長藥物作用時間？
(A) 氫鍵 （B) 共價鍵
(C) 離子鍵 （D) 凡得瓦爾力

( ) 45. Cosyntropin 與 human ACTH 結構中哪一段胺基酸序列相同？
(A) 5~27 （B) 1~24
(C) 25~39 （D) 16~33

( ) 46. 下列何者是 tetracaine 麻醉活性比 procaine 強的主因？

(A) π-π interaction   (B) N-正丁基之 electron donation

(C) van der Waals force   (D) 半衰期延長

( ) 47. 下列有關降血壓藥 aliskiren 的結構與活性描述，何者錯誤？

(A) 作用標的為腎素(renin)

(B) 結構模擬 serine protease 活性作用位置

(C) 口服吸收差

(D) 與高脂食物併服會降低吸收

( ) 48. 下列何種利尿劑不具 sulfonamide 結構？

(A) indapamide   (B) metolazone

(C) ethacrynic acid   (D) torsemide

( ) 49. 何種全身麻醉劑是 NMDA 受體拮抗劑？

(A) propofol   (B) etomidate

(C) ketamine   (D) thiopental

( ) 50. 下列可用於治療多發性硬化症(multiple sclerosis)的藥物中，何者為前驅藥？

(A) glatiramer   (B) ocrelizumab

(C) dalfampridine   (D) fingolimod

( ) 51. 何種抗精神疾症藥物，應避免使用於高血壓病人？

(A)   (B)

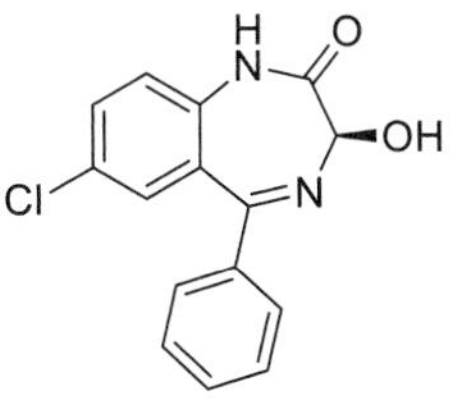

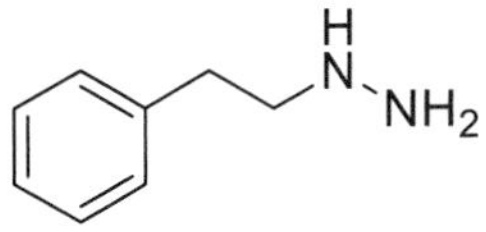

(C) 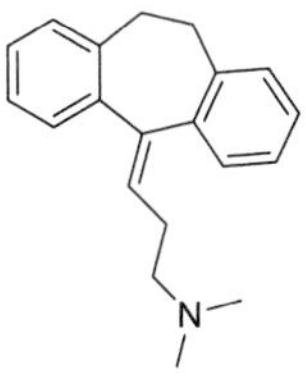   (D)

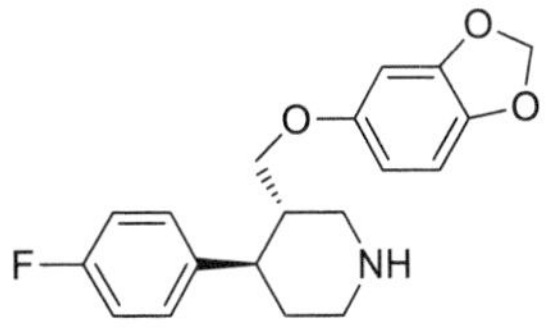

( ) 52. Clorazepate 經哪種反應可得到活性代謝物 N-desmethyldiazepam？

(A) esterification   (B) decarboxylation

(C) hydrolysis   (D) hydroxylation

( ) 53. 何種抗癲癇藥，可與 GABA 轉胺酶形成共價鍵結？

(A)

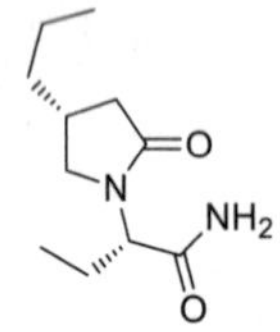

(B)

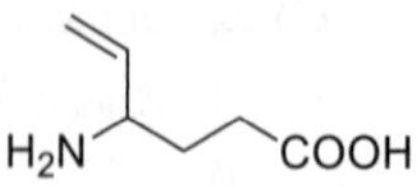

H_2N — COOH

(C)

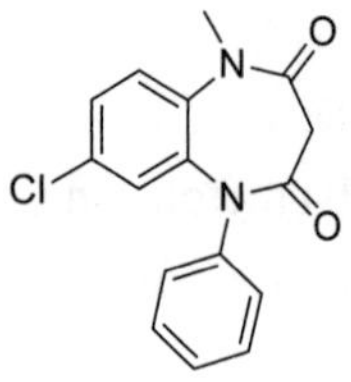

(D)

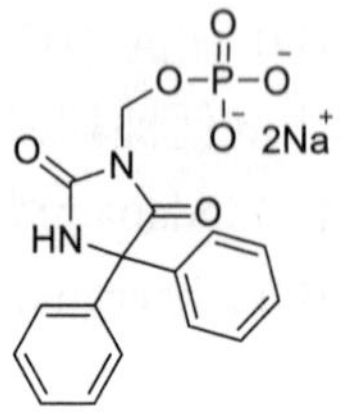

( ) 54. 下列何者俗稱天使塵(angel dust)？

(A)

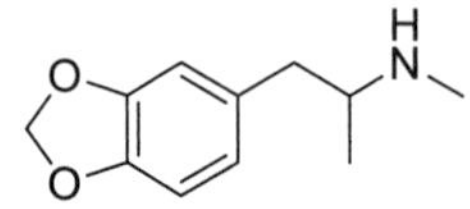

(B)

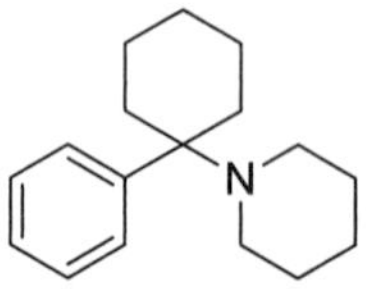

(C)

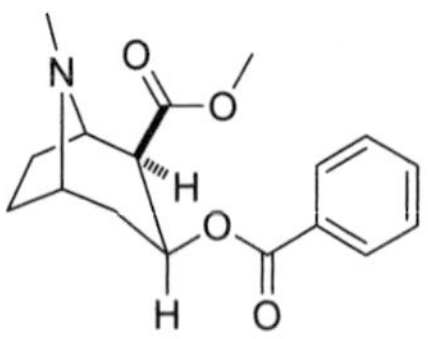

(D)

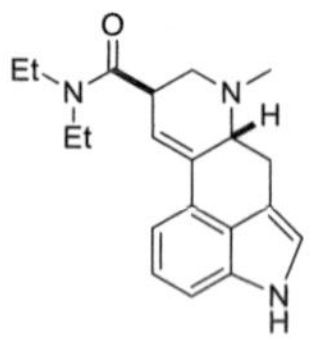

( ) 55. Phenobarbital 在下列何種 pH 值之水溶解度最大？

(A) 4.0 (B) 5.7
(C) 7.4 (D) 9.1

( ) 56. 何者濫用藥物，其主要作用標的與 monoamine transporter 無關？

(A)

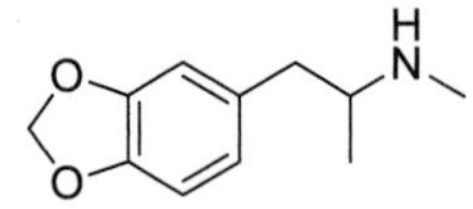

(B)

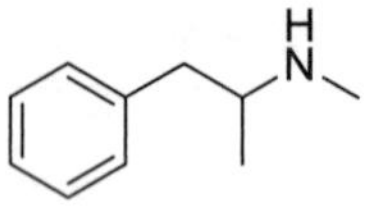

(C)

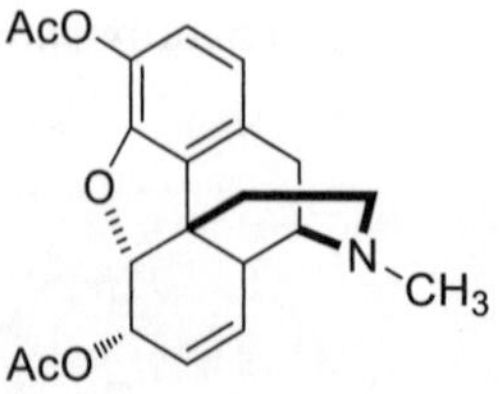

(D)

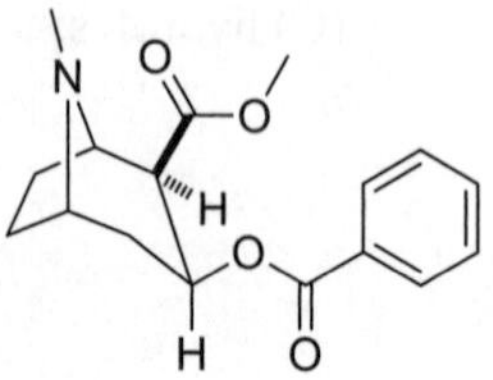

( ) 57. 下列有關 methoxamine 之敘述,何者錯誤?

(A) 作用於 α_1 受體

(B) 結構中含 4',5'-dimethoxylphenyl 基團

(C) 代謝為 5'-phenolic 活性代謝物

(D) 高劑量具有 β-blocking 活性

( ) 58. 下列藥物,何者屬擬肽(peptidomimetic)物?

(A) apixaban   (B) argatroban

(C) dabigatran   (D) tirofiban

( ) 59. 下列藥物中,何者同時具有 quinuclidine 與 quinoline 之結構?

(A) quinupristin   (B) quinapril

(C) quinidine   (D) quinacrine

( ) 60. 具有下列結構的分子,其最主要的活性作用為何?

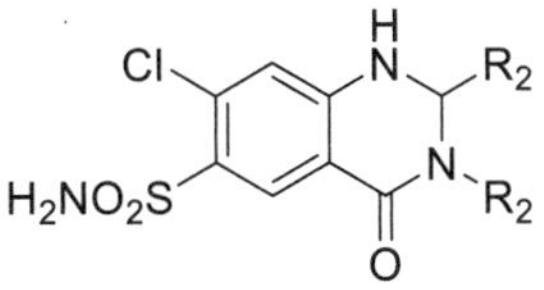

(A) 安眠   (B) 抗炎

(C) 利尿   (D) 制酸

( ) 61. 下列何者為 clopidogrel 的活性代謝物?

(A)   (B)

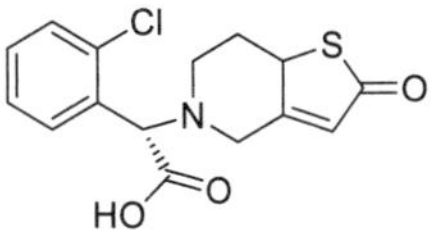

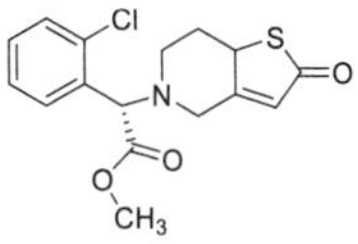

(C) 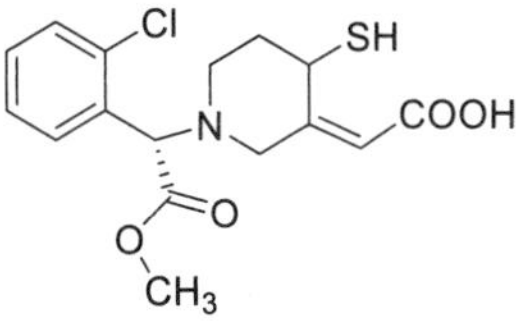   (D)

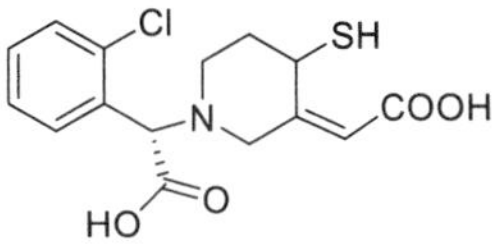

( ) 62. 下列何者為 prazosin 之主要作用機制?

(A) androgen antagonism   (B) α_1-antagonism

(C) aromatase inhibition   (D) 5α-reductase inhibition

(　) 63. 下列何者為膽酸結合劑？

(A)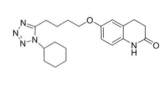

(B)

(C)

(D)

(　) 64. 下列有關 ciclesonide 的敘述，何者錯誤？
(A) 是一個前驅藥
(B) *R*-異構物活性大於 *S*-異構物
(C) 其代謝物為 desisopropylciclesonide
(D) 用於治療氣喘與鼻炎

(　) 65. 下圖化合物結構之 -OH 位置，何者不易進行 glucuronidation 代謝？

(A) 1 　　　　　　　　　　　(B) 2
(C) 3 　　　　　　　　　　　(D) 4

(　) 66. 哪項選擇性雌激素受體調節劑(SERMs)不具有 triphenylethylene 之結構？
(A) tamoxifen 　　　　　　　(B) clomiphene
(C) toremifene 　　　　　　　(D) raloxifene

(　) 67. 下列常用口服 adrenocorticoids 藥，何者脂溶性最大？
(A) dexamethasone 　　　　　(B) prednisolone
(C) hydrocortisone 　　　　　(D) triamcinolone

(　) 68. 下列皮質類固醇藥中，何者具 9α-Cl 基？
(A) triamcinolone 　　　　　(B) mometasone
(C) alclometasone 　　　　　(D) halcinonide

( ) 69. 下列有關 naproxen 構效關係的敘述，何者錯誤？
(A) 核心結構為 naphthylpropionic acid
(B) 主要以 R-(-)-異構物在臨床使用
(C) 將 methoxy group 置換成 methylsulfide 仍具抗炎活性
(D) 將 methoxy group 置換成大分子基團會降低抗炎活性

( ) 70. 何者不屬於 cysteinyl leukotrienes？
(A) LTB_4 (B) LTC_4
(C) LTD_4 (D) LTE_4

( ) 71. 下列何者為 lansoprazole(結構如下圖)的最主要代謝物？

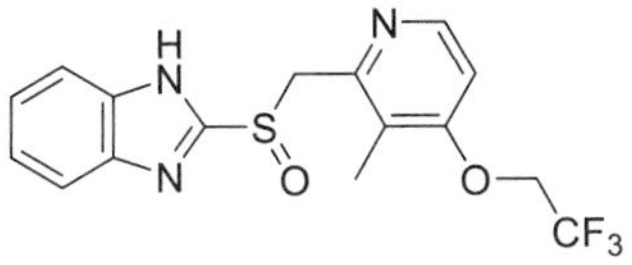

(A)

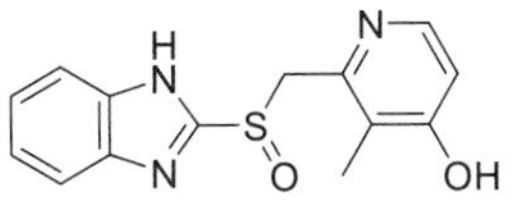

(B)

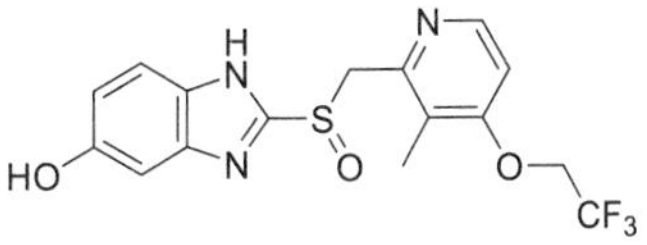

(C)

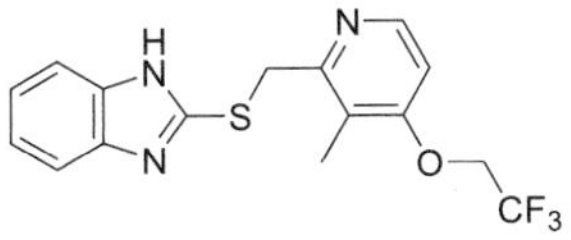

(D)

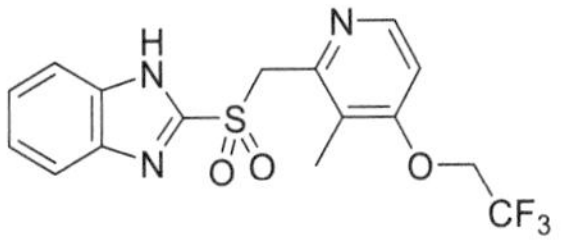

( ) 72. Misoprostol 為下列何者之半合成衍生物？
(A) PGE_1 (B) PGE_2
(C) PGJ_2 (D) PGD_2

( ) 73. Carbapenems 類抗生素結構通式如下圖，何者之 R_2 位置不具甲基，
而易被腎臟 dehydropeptidase-1(DHP-1)水解？

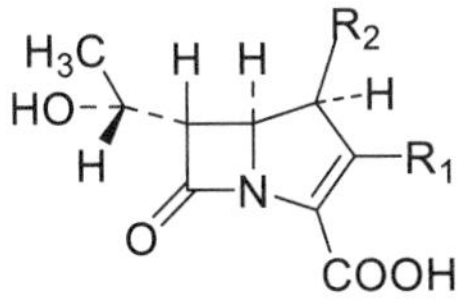

(A) imipenem   (B) meropenem
(C) ertapenem   (D) doripenem

( ) 74. 有關 fidaxomicin 的敘述，何者錯誤？
(A) 屬於巨內酯(macrolides)抗生素
(B) 結構中含有糖基
(C) 口服吸收良好
(D) 用於治療困難梭狀芽孢桿菌(*C. difficile*)感染

( ) 75. MAPK/ERK(MEK)抑制劑 cobimetinib 主要結合於激酶的何部位？
(A) ATP binding site　　　　　(B) allosteric site
(C) GTP binding site　　　　　(D) hydrophilic pocket

( ) 76. 有關抗寄生蟲藥 tafenoquine 的敘述，何者錯誤？
(A) 屬 4-aminoquinoline 結構　　(B) 作用於肝臟休眠期寄生蟲
(C) 為前驅藥物　　　　　　　　(D) 可經 CYP2D6 代謝

( ) 77. 有關抗真菌藥 ketoconazole 的描述，何者錯誤？
(A) 胃酸 pH 值越低，吸收越差　(B) 易被 CYP3A4 代謝
(C) 可抑制 CYP3A4　　　　　　(D) 可口服投予

( ) 78. 何者為抗病毒藥 ganciclovir 之主要副作用？
(A) 心毒性　　　　　　　　　　(B) 神經毒性
(C) 血液毒性　　　　　　　　　(D) 腎毒性

( ) 79. 下列 penicillins 中，何者與蛋白質結合率最高？
(A) oxacillin　　　　　　　　　(B) amoxicillin
(C) methicillin　　　　　　　　(D) carbenicillin

( ) 80. 下列藥物中，何者具 phenylalaninyl 基團？
(A) mechlorethamine　　　　　(B) carmustine
(C) melphalan　　　　　　　　(D) chlorambucil

科目：藥理學與藥物化學

( ) 1. 口服藥物時，鹼性藥物較酸性藥物易留在胃中，此現象主因為？
(A) 鹼性藥物較耐酸性，不易分解
(B) 鹼性藥物會抑制為分解酶的分泌
(C) 鹼性藥物易與脂溶性食物結合
(D) 鹼性藥物在胃中帶正電荷不易吸收

( ) 2. 下列何者是 Gs-coupled 受體？
(A) V_2 receptor   (B) 5-HT$_3$ receptor
(C) histamine H_1 receptor   (D) rhodopsin

( ) 3. 依定義如 ED_{50} 表示藥物之 median 有效劑量(median effective dose)，而 LD_{50} 表示其 median 致死劑量(median lethal dose)，何藥之治療指數(therapeutic index)最小？
(A) $ED_{50} = 0.1$；$LD_{50} = 1$ (B) $ED_{50} = 1$；$LD_{50} = 5$
(C) $ED_{50} = 5$；$LD_{50} = 10$ (D) $ED_{50} = 10$；$LD_{50} = 30$

( ) 4. 有關抗反轉錄病毒藥物(antiretroviral agents)與作用機轉配對，下列何者錯誤？
(A) maraviroc 結合到宿主細胞 CCR5 蛋白質而阻斷病毒的進入
(B) atazanavir 為蛋白酶抑制劑可以阻斷病毒膜蛋白與宿主細胞膜融合以防止病毒進入
(C) didanosine 為抑制病毒反轉錄酶活性進而阻斷病毒 DNA 合成
(D) dolutegravir 結合到病毒嵌入酶而阻斷病毒 DNA 嵌合到宿主染色體

( ) 5. 有關 aminoglycosides 類抗生素抗藥性敘述，下列何者正確？
(A) gentamicin 對鏈球菌及腸球菌效用較差主因為對細菌核糖體作用差
(B) vancomycin 可以促進 gentamicin 效用是因為增進 gentamicin 在細菌中的藥物攝取量
(C) 對 streptomycin 已產生抗藥性的結核分枝桿菌通常也對 amikacin 有交互抗藥性
(D) 若產生 kanamycin 與 neomycin 交互抗藥性，並不會進一步導致對 amikacin 的抗藥性產生

( ) 6. 下列關於抗癌藥物之敘述，何者正確？
(A) vinblastine 及 gemcitabine 都是從植物中衍生出來
(B) capecitabine 及 sorafenib 皆屬於抑制代謝藥物
(C) etoposide 及 topotecan 皆能抑制拓墣異構酶(topoisomerase)
(D) 因腫瘤 DNA 錯配修復(mismatch repair)缺失導致 carboplatin
產生抗藥性情形下，同時也會對 oxaliplatin 有抗藥性

( ) 7. 下列何種藥物是藉由調控 T 細胞活性來抑制腫瘤生長？
(A) nivolumab   (B) bevacizumab
(C) trastuzumab   (D) rituximab

( ) 8. 下列抗黴菌藥物何者可抑制 β-glucan synthase 導致黴菌細胞壁生成
受阻而殺菌？
(A) amphotericin B   (B) caspofungin
(C) fluconazole   (D) terbinafine

( ) 9. 以下藥物何者為抗生素，並且可藉由抑制癌細胞之 topoisomerase II
而達到抗癌作用？
(A) bleomycin   (B) amikacin
(C) doxorubicin   (D) oxaliplatin

( ) 10. 抗體藥物 basiliximab 主要應用於急性器官排斥之預防性用藥，更
可與其他免疫抑制劑適當併用。有關此藥之作用機制，下列敘述
何者正確？
(A) 結合活化型淋巴細胞之 IL-2 受體(α鏈)
(B) 結合細胞膜及游離態之 IL-6 受體
(C) 結合 IL-1 受體
(D) 結合游離態之 TNF-α

( ) 11. 降血脂藥 fenofibrate 可運用於治療高 VLDL 之三酸甘油酯症
(hypertriglyceridemias)。此藥可增加 lipoprotein lipase(LPL)及
apo A-I/II 含量，也提升肝臟及骨骼肌內脂肪之氧化。何者為其
作用標的?
(A) AMP-activated protein kinase (AMPK)
(B) peroxisome proliferator-activated receptor-alpha (PPAR-alpha)
(C) transport protein NPC1L1
(D) HMG-CoA reductase

( ) 12. 何者不適合使用在因抗凝血藥物 warfarin 造成出血(bleeding)的
情況？
(A) vitamin K_1 (B) fresh-frozen plasma
(C) recombinant factor VIIa   (D) heparin

( ) 13. 下列關於 leuprolide 之敘述，何者正確？
(A) 為 gonadotropin-releasing hormone(GnRH)受體拮抗劑，可以減少 gonadal steroids 分泌
(B) 為 GnRH 受體致效劑，持續活化 GnRH 受體二週後可提升卵巢功能
(C) 婦女長時間使用可能造成骨質疏鬆
(D) 不適宜用於治療男性前列腺癌

( ) 14. 關於抗甲狀腺藥 thioamides 之敘述，下列何者正確？
(A) propylthiouracil 可抑制甲狀腺素釋放
(B) methimazole 可抑制 iodide 進入甲狀腺細胞
(C) methimazole 無法有效抑制 thyroxine(T$_4$)去碘化作用，所以不適合用於治療甲狀腺風暴
(D) propylthiouracil 較 methimazole 容易通過胎盤影響胎兒之甲狀腺功能，較不適合給孕婦使用

( ) 15. 下列何者為 5α-reductase inhibitor ，可減少男性體內二氫睪固酮(dihydrotestosterone)生成，可用於治療攝護腺肥大(benign prostatic hyperplasia)？
(A) finasteride (B) fludrocortisone
(C) flutamide (D) fulvestrant

( ) 16. 何者為 parathyroid hormone 製劑，可以增加骨形成而用於治療骨質疏鬆症？
(A) calcitriol (B) cinacalcet
(C) teriparatide (D) zoledronate

( ) 17. 利尿劑 acetazolamide 為 carbonic anhydrase 抑制劑，可導致不同副作用，下列何者錯誤？
(A) 代謝性酸中毒(metabolic acidosis)
(B) 感覺異常(paresthesia)
(C) 腎結石(renal stone)
(D) 高血鉀症(hyperkalemia)

( ) 18. Spironolactone 屬於保鉀利尿劑(potassium-sparing diuretics)，主要作用機制在拮抗集尿小管(collecting tubules)之上皮細胞內何種介質受體？
(A) aldosterone (B) androgen
(C) thyroid hormone (D) vitamin D

( ) 19. 對 β-blockers 為禁忌或不耐受性之心搏過速病人可選擇以 ivabradine 作為治療藥物，ivabradine 的作用機制為何？
(A) sodium channel blocker (B) muscarinic receptor activator
(C) funny current blocker (D) calcium channel blocker

( ) 20. 治療變異型心絞痛(variant or Prinzmetal angina)，主要以下列何類藥物為主？
(A) 鈣離子通道抑制劑 (B) α_2 agonist
(C) P2Y$_{12}$ receptor 抑制劑 (D) ET$_A$ receptor 抑制劑

( ) 21. 使用鈣離子管道阻斷劑作為降血壓藥時，何者對心臟房室傳導影響較嚴重？
(A) verapamil (B) nifedipine
(C) nicardipine (D) amlodipine

( ) 22. 何種藥物不僅能降 lipoprotein level，經由抑制 isoprenoids 合成，也能降低 Rho 及 Rab 蛋白等的 prenylation，對減少冠狀動脈疾病發生、甚至對減少 Aβ 蛋白在神經堆積均有幫助？
(A) fibrates (B) nicotinic acid
(C) statins (D) CETP inhibition

( ) 23. 下列何種利尿劑之主要作用部位在遠端彎曲的腎小管？
(A) amiloride (B) metolazone
(C) ethacrynic acid (D) acetazolamide

( ) 24. 一位在陽明山農場工作的 48 歲男性員工，早上 8 點上班後，卻在 12 點被送入臺大醫院急診室，臨床表現症狀為神態激動、步履不穩、吞嚥困難、講話含糊不清、視力模糊、淚眼汪汪。下列敘述何者正確？
(A) 症狀應為活化體內交感神經系統的作用
(B) 該病患疑似為有機磷類農藥中毒
(C) 可以使用膽鹼酯酶抑制劑治療
(D) 可以給與膽鹼受體致效劑治療

( ) 25. 下列關於眼睛用藥之敘述，何者錯誤？
(A) timolol 減少眼房水產生，減少眼內壓
(B) pilocarpine 增加眼房水外流，減少眼內壓
(C) phenylephrine 可活化眼睛虹膜輻射狀肌 alpha 受體，產生散瞳
(D) organophosphates 可抑制眼睛虹膜輻射狀肌 alpha 受體，產生縮瞳

( ) 26. 下列藥物治療用途，何者錯誤？
(A) midodrine 可用於治療姿態性低血壓
(B) moxonidine 可用於治療氣喘
(C) clonidine 可用於治療高血壓
(D) oxymetazoline 局部使用可治療鼻塞

( ) 27. 下列何種藥物可以用於治療帕金森氏症(Parkinsonism)？
(A) carbachol (B) levodopa
(C) atracurium (D) neostigmine

( ) 28. 下列治療慢性阻塞性肺病的藥物中，何者的作用機制是抑制 phosphodiesterase 4？
(A) ipratropium
(B) omalizumab
(C) roflumilast
(D) zileuton

( ) 29. 使用 epinephrine 可快速產生支氣管擴張的效果，但可能產生何種不良反應？
(A) 口乾
(B) 心悸
(C) 頭昏
(D) 尿失禁

( ) 30. 下列何者不是 aspirin 可能產生之作用？
(A) 促進血小板凝集
(B) 抗發炎
(C) 止痛
(D) 腎毒性

( ) 31. 下列何者為 PGE_2 同類物，可作為墮胎藥物？
(A) carboprost
(B) misoprostol
(C) dinoprostone
(D) alprostadil

( ) 32. 下列何者不是使用 prednisolone 之藥理作用？
(A) 抑制發炎作用
(B) 降低免疫能力
(C) 降低糖質新生(gluconeogenesis)
(D) 增加肝醣生成(glycogen synthesis)

( ) 33. 下列哪一項鴉片類藥物引起的作用最容易產生耐受性？
(A) 縮瞳
(B) 止痛
(C) 痙攣
(D) 便秘

( ) 34. 下列有關局部麻醉之敘述，何者正確？
(A) 局部麻醉劑最嚴重的副作用是神經毒性
(B) 局部麻醉後會產生暫時性神經症候群(transient neurologic symptoms)的現象(由大到小): procaine＞lidocaine＞bupivacaine
(C) spinal anesthesia 所需局部麻醉藥量比 epidural anesthesia 為低
(D) 局部麻醉劑加血管擴張劑可以延長藥效

( ) 35. 下列有關安眠劑 suvorexant 之敘述，何者錯誤？
(A) 為 orexin 拮抗劑
(B) 可以增加睡眠長度(total sleep time)
(C) 無法縮短入眠時間(sleep onset, sleep latency)
(D) 肝臟功能不佳會影響藥效

( ) 36. 下列關於 flumazenil 的敘述，何者正確？
(A) 可能會引起癲癇發作
(B) 可和 benzodiazepine 受體形成共價鍵結合
(C) 具抗焦慮作用
(D) 為 phenobarbital 過量時的解毒劑

( ) 37. 下列何種藥物不具止痛作用？
(A) ketorolac (B) codeine
(C) methadone (D) naloxone

( ) 38. Baclofen 臨床上可用於肌肉痙攣(spasm)的治療是基於何種作用機轉？
(A) GABA_A receptor agonist (B) GABA_A receptor antagonist
(C) GABA_B receptor agonist (D) GABA_B receptor antagonist

( ) 39. 當使用 β blockers 中毒時，下列何者為常用之解毒劑？
(A) naloxone (B) glucagon
(C) esmolol (D) fomepizole

( ) 40. 哪種基因轉殖方式較易產生宿主免疫反應(host immune reaction)？
(A) liposome-DNA (B) retrovirus
(C) adenovirus (D) calcium phosphate

( ) 41. 通常蛋白藥物最適合的儲藏溫度為：
(A) -80°C (B) -20°C
(C) 4°C (D) 20°C

( ) 42. 下列有關前驅藥與原型藥的敘述，何者最不可能成立？
(A) 前驅藥可增加病人服藥順從性
(B) 前驅藥轉換為原型藥過程中，分子量會增加
(C) 前驅藥轉換為原型藥過程中，分子量會減少
(D) 前驅藥可改變原型藥代謝途徑

( ) 43. 某酸性藥的 pKa 為 5.4，何者為該藥在血液中最可能的解離態與未解離態比例？
(A) 100:1 (B) 10:1
(C) 1:10 (D) 1:100

( ) 44. 下列何者為不可逆的藥物分子與受體結合？
(A) 氫鍵 (B) 共價鍵
(C) 離子鍵 (D) 凡得瓦爾力

( ) 45. 在鹼性條件下，蛋白藥物結構中之何種胺基酸殘基最易發生消旋反應？
(A) L-lysine (B) L-aspartic acid
(C) L-tyrosine (D) L-threonine

( ) 46. 下列何種麻醉藥結構不屬於 amino amide-type？
(A) lidocaine (B) tetracaine
(C) ropivacaine (D) mepivacaine

( ) 47. 有關 citalopram 及其 serotonin transporter(SERT)抑制活性的描述，何者錯誤？
(A) 主結構具 isobenzothiophene 環
(B) 對 SERT 親和力 $S>R$
(C) 對 SERT 選擇性 $S>R$
(D) 代謝速率 $S>R$

( ) 48. 下列有關 salmeterol 之敘述，何者錯誤？
(A) 具 catechol 之結構
(B) 比 formoterol 起效慢
(C) 不易受 COMT 代謝
(D) 可用於治療氣喘

( ) 49. 下列何種抗癲癇藥結構含 oxazolidinedione 環？

(A)

(B)

(C)

(D)

( ) 50. 下列 Parkinson's disease 之治療藥物與其作用分類，何者錯誤？
(A) benserazide：L-dopa decarboxylase inhibitor
(B) entacapone：catechol-O-methyltransferase inhibitor
(C) apomorphine：dopamine receptor agonist
(D) cabergoline：monoamine oxidase inhibitor

( ) 51. 何種阿片類止痛劑結構，不含 piperidine 環？
(A) methadone
(B) nalbuphine
(C) meperidine
(D) levorphanol

( ) 52. 何者須經 CYP2D6 進行 O-dealkylation 後，才能與 mu 受體作用？
(A) tramadol
(B) remifentanil
(C) buprenorphine
(D) diphenoxylate

( ) 53. 有關神經肌肉疾病用藥的交互作用或禁忌的敘述，何者錯誤？
(A) carbidopa 與鐵鹽併用，會降低其生體可用率
(B) carisoprodol 併用 omeprazole，可降低 carisoprodol 的代謝
(C) alemtuzumab 用於多發性硬化症，可降低黑色素瘤(melanoma)的風險
(D) rasagiline 若與 ciprofloxacin 併用，需減低 rasagiline 劑量

(　) 54. 何者屬於鈉離子通道阻斷劑，不可用於基因變異造成之卓飛症候群 (Dravet syndrome)？

(A)

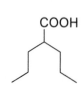

(B)

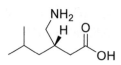

(C)

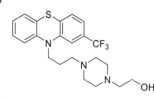

(D)

(　) 55. 下列括弧內之吸入性麻醉劑參數(blood/gas partition ; minimum alveolar concentration)，何者效價(potency)最強？

(A) isoflurane(1.4；1.15)　　　　(B) enflurane(1.91；1.68)

(C) sevoflurane(0.63；1.71)　　　(D) desflurane(0.42；6.0)

(　) 56. 下列何者藥物的抗精神疾症藥效最長？

(A)

(B)

(C)

(D)

(　) 57. Minoxidil 在體內可產生何種活性代謝物？

(A) NH-sulfate　　　　　　　　(B) N-O-sulfate

(C) NH-glucuronide　　　　　　(D) N-O-glucuronide

(　) 58. 下列有關 sodium nitroprusside 之敘述，何者正確？

(A) 結構含三價鐵

(B) 製劑溶液由藍色轉變為紅棕色時，表示已變質

(C) 製劑溶液若有銅存在時，會加速其降解

(D) 製劑溶液可加入保存劑，以增加安定性

(　) 59. 下列有關 warfarin 的敘述，何者錯誤？

(A) 具有 lactone 結構

(B) 會抑制 vitamine K 2,3-epoxide reductase complex 1(VKORC1)

(C) 溶液狀態下會產生不具活性的 cyclic hemiketal 結構

(D) 結構中的-OH 基團有助於製成鹽類製劑

(　) 60. 下列有關 fondaparinux 的敘述，何者錯誤？

(A) 具有 sulfonated hexa-saccharide 結構

(B) 投藥途徑為皮下注射

(C) 與 antithrombin III 具有高度結合力

(D) 為選擇性凝血因子 Xa 抑制劑

(　) 61. Angiotensin II receptor blockers(ARBs)的簡式(如下圖)，下列何者的 R 基團並非雜環？

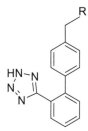

(A) losartan   (B) valsartan

(C) telmisartan   (D) azilsartan

(　) 62. 有關 HMG-CoA 還原酶抑制劑降低血中膽固醇之敘述何者錯誤？

(A) 增加膽固醇代謝

(B) 抑制膽固醇生合成

(C) 增加受體對 LDL 攝入肝細胞

(D) 減少 VLDL 生成

(　) 63. 有關 diazoxide 的敘述，何者錯誤？

(A) 可直接作用於血管平滑肌細胞，造成鉀離子通道開啟

(B) 可降血糖

(C) 氧化為其主要的代謝途徑

(D) 結構中含有 sulfonamide 基團

(　) 64. 何種類升糖素肽-1 受體促效劑(GLP-1 agonists)，結構中具有長鏈脂肪酸？

(A) semaglutide   (B) lixisenatide

(C) exenatide   (D) dulaglutide

( ) 65. 有關 methimazole 與 propylthiouracil 之敘述，何者錯誤？
(A) methimazole 無法抑制周邊 T_4 之去碘化作用
(B) methimazole 抑制 thyroxine 生合成，作用較強
(C) propylthiouracil 抑制 thyroxine 生合成，時間較長
(D) 皆有顆粒性白血球缺乏(agranulocytosis)副作用

( ) 66. 何者不屬於 nateglinide 之氧化代謝物？

(A)

(B)

(C)

(D)

( ) 67. 在 hydrocortisone 結構中，哪個位置導入氟原子，可增加其抗炎與鈉滯留活性？
(A) 2   (B) 9
(C) 11   (D) 21

( ) 68. 有關性功能障礙用藥 sildenafil 與 vardenafil 之比較，何者錯誤？
(A) 結構均具 piperazine 環
(B) vardenafil 對 PDE5 的抑制活性較強
(C) 主要代謝酵素均為 CYP3A4
(D) sildenafil 之 N-demethyl 代謝物不具活性

( ) 69. 何種藥物會加入 PEG 以降低抗體免疫反應？
(A) certolizumab   (B) etanercept
(C) golimumab   (D) rituximab

( ) 70. 何種免疫抑制劑是屬於融合 TNF 受體蛋白(fusion protein)藥物？
(A) adalimumab   (B) etanercept
(C) golimumab   (D) infliximab

( ) 71. Omeprazole 主要代謝物的生成，最主要是經由何種代謝酵素？
(A) CYP2C19   (B) CYP3A4
(C) CYP2D6   (D) CYP2C9

( ) 72. 下列抗炎藥，何者具有 chiral center？
(A) naproxen (B) nabumetone
(C) oxaprozin (D) tolmetin

( ) 73. 在 ceftaroline fosamil 結構中，不具下列何種雜環？
(A) thiazole (B) thiadiazole
(C) pyridine (D) pyrrolidine

( ) 74. 下列 copanlisib 結構中，哪個基團可結合於 PI3Kγ 的 ATP 之 adenine 部位？

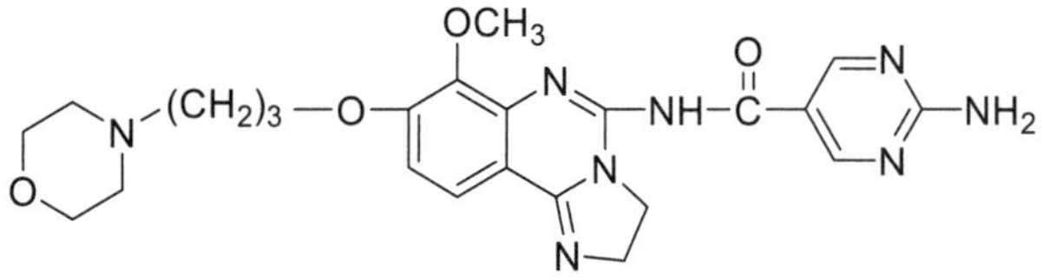

(A) morpholine (B) quinazoline
(C) amide (D) aminopyrimidine

( ) 75. Azole 抗真菌藥主要經由抑制下列何種酵素，而抑制 ergosterol 的生合成？
(A) squalene epoxidase (B) Δ^{14}-reductase
(C) 14α-demethylase (D) Δ^8-isomerase

( ) 76. 下列胺糖苷類(aminoglycosides)抗生素，何者結構中具有 D-ribose 基團？
(A) kanamycin (B) gentamicin
(C) tobramycin (D) neomycin

( ) 77. Ethionamide 可形成哪一種中間體，以抑制結核分枝桿菌的脂肪酸合成？

(A)

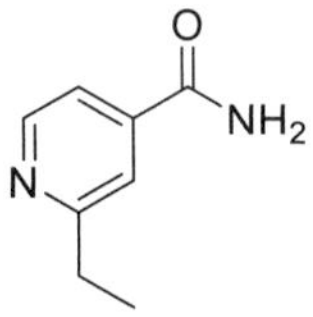

(B)

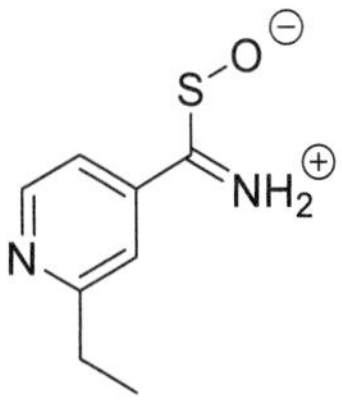

(C)

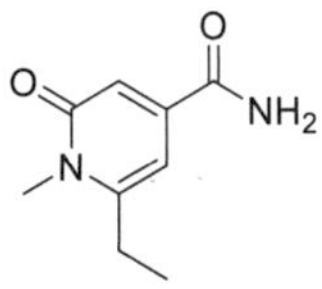

(D)

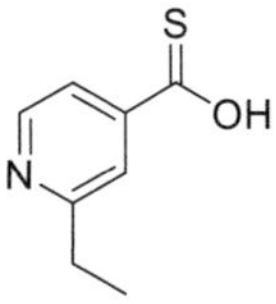

(　) 78. 下圖藥物結構中，當 R 為下列哪個基團時，則為 moxifloxacin？

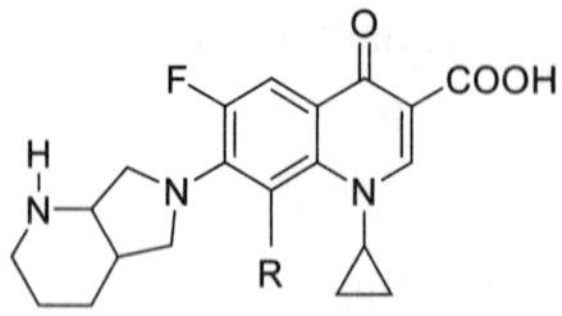

(A) F　　　　　　　　　　　(B) H

(C) NH$_2$　　　　　　　　　(D) OCH$_3$

(　) 79. 使用 cyclophosphamide 可能會造成出血性膀胱炎，乃因何種代謝物所造成？

(A) acrolein　　　　　　　　(B) aziridinium ion

(C) 2-chloroethylamine　　　(D) nitrosourea

(　) 80. 何者屬於非核苷(non-nucleoside)反轉錄酶抑制劑之抗病毒藥？

(A) indinavir　　　　　　　　(B) abacavir

(C) efavirenz　　　　　　　　(D) nelfinavir

科目：藥理學與藥物化學

( ) 1. 何者是藥物作用強度(potency)的指標？
(A) Kd(equilibrium dissociation constant)
(B) intrinsic activity
(C) EC_{50}
(D) efficacy

( ) 2. 下列情況所產生的拮抗作用，何者是 chemical antagonism？
(A) insulin 拮抗 glucocorticoid 所產生的高血糖作用
(B) protamine 拮抗 heparin 所產生的抗凝血作用
(C) norepinephrine 拮抗迷走神經所產生的心跳減慢作用
(D) nitroprusside 拮抗 angiotensin II 所產生的升壓作用

( ) 3. 何者不是經由 cAMP 之訊息傳遞途徑？
(A) vasopressin 在腎臟中保持水分
(B) 副甲狀腺荷爾蒙調控鈣離子之平衡
(C) β-交感神經致效劑調控心肌收縮
(D) α-交感神經致效劑之血管收縮作用

( ) 4. 何種抗人類免疫缺乏病毒(HIV)藥物不適用在懷孕婦女？
(A) etravirine (B) abacavir
(C) darunavir (D) raltegravir

( ) 5. 關於 erythromycin 的敘述，下列何者錯誤？
(A) 在酸性環境中能增加其藥效
(B) 經由結合到 50S 核糖體 RNA 達到抑制細菌生存
(C) 可以有效抑制肺炎黴漿菌
(D) 因為抑制 cytochrome P450 酵素活性而會增加 warfarin 血中濃度

( ) 6. Vinblastine 與 paclitaxel 共同點，下列何者錯誤？
(A) 皆能抑制微管蛋白聚合(tubulin polymerization)
(B) 作用在有絲分裂期而抑制癌細胞分裂
(C) 可由肝臟中 P450 系統代謝
(D) 皆會有骨髓抑制不良反應

(　) 7. 關於乳癌的治療，下列何者錯誤？

(A) fluorouracil, doxorubicin, cyclophosphamide(FAC)對於第二期乳癌淋巴結轉移數少於三顆者有顯著效用

(B) trastuzumab 適用於有表達 estrogen 及 progesterone 受體，但 HER-2/neu 受體沒有表達的患者

(C) 在使用 tamoxifen 藥物 5 年後建議以 anastrozole 來做為替代藥物繼續治療

(D) 在有過度表達 HER-2 及 EGFR 之情形下，可以用 lapatinib 來治療轉移性乳癌

(　) 8. 關於 azoles 類抗黴菌藥物之敘述，下列何者錯誤？

(A) 可抑制黴菌細胞膜之成分麥角固醇(ergosterol)生成而產生抗菌活性

(B) fluconazole 不會明顯抑制人類肝臟微粒體酶(hepatic microsomal enzymes)活性

(C) itraconazole 可有效進入腦脊髓液，可治療隱球菌引起之腦膜炎 (cryptococcal meningitis)

(D) voriconazole 可能產生視覺障礙之副作用

(　) 9. 有關肺結核治療劑 isoniazid 之敘述，何者正確？

(A) 為抑菌型抗生素

(B) 可抑制細胞壁成分 mycolic acid 之生合成

(C) 併用 pyridoxine 可預防肝炎副作用

(D) 主要以原型由腎臟排出

(　) 10. Fingolimod hydrochloride 為免疫調節劑，主要運用於治療多發性硬化症(multiple sclerosis)，此藥物具有減低周邊及腦部的循環淋巴細胞，下列何者為其主要作用標的(target)？

(A) sphingosine 1-phosphate(S1P)受體

(B) calcineurin

(C) TNF 受體

(D) IL-2 受體

(　) 11. 有關抗凝血藥物(anticoagulant)之分類，何者錯誤？

(A) 拮抗 vitamin K 代謝　　　　(B) 抑制 factor Xa 活性

(C) 抑制 thrombin 活性　　　　(D) 抑制 PGI_2 活性

( ) 12. 降血脂抗體藥物 evolocumab 主要可減少血液之 LDL 含量，同時也可降低 triglycerides 及 apo B-100 含量。何者為其主要作用之標的 (target)？

(A) proprotein convertase subtilisin/kexin type 9(PCSK9)

(B) AMP-activated protein kinase(AMPK)

(C) microsomal triglyceride transfer protein(MTP)

(D) peroxisome proliferator-activated receptor(PPAR)

( ) 13. 有關 thalidomide 藥物可應用於抗發炎及免疫調節之敘述何者錯誤？

(A) 具有抗血管新生作用

(B) 具有減少 IL-10 生成作用

(C) 可使用於多發性骨髓瘤(multiple myeloma)

(D) 具有降低嗜中性白血球之吞噬作用(phagocytosis)

( ) 14. 下列 corticosteroids 製劑中何者抗發炎的能力最強，常用於急需產生強效抗發炎效果時使用？

(A) cortisol   (B) triamcinolone

(C) fludrocortisone   (D) dexamethasone

( ) 15. 下列性荷爾蒙製劑中，何者可和 ethinyl estradiol 合併使用作為口服避孕藥，而且最不易產生雄性素作用(androgenic effect)？

(A) clomiphene   (B) desogestrel

(C) fluoxymesterone   (D) norethindrone

( ) 16. Clomiphene 主要透過下列何種機轉而促使卵巢排卵？

(A) 活化下視丘之 progesterone 受體

(B) 拮抗下視丘之 estrogen 受體

(C) 拮抗卵巢細胞之 androgen 受體

(D) 活化卵巢細胞之 luteinizing hormone(LH)受體

( ) 17. 糖尿病治療用藥 metformin，主要是藉由活化肝臟細胞內之哪一種機轉，而抑制糖質新生作用(gluconeogenesis)?

(A) AMP-activated protein kinase

(B) α-glucosidase

(C) aromatase

(D) ATP-sensitive potassium channels

( ) 18. 長照中心長者患有高血壓並持續服用利尿劑，近期因感染症服用 aminoglycoside 抗生素，遂導致聽力受損。該長者最可能服用哪種利尿劑？

(A) acetazolamide   (B) thiazide

(C) ethacrynic acid   (D) amiloride

( ) 19. 作用於亨利氏環之利尿劑 furosemide 在使用上可能發生不同種類之副作用，下列何者錯誤？
(A) 代謝性鹼中毒(metabolic alkalosis)
(B) 高尿酸症(hyperuricemia)
(C) 過敏反應(allergy)
(D) 高血鎂症(hypermagnesemia)

( ) 20. Aminocaproic acid 或 tranexamic acid 可以使用於預防顱內動脈瘤再出血、手術後腸胃道出血、黏膜輕微出血(如月經量過多、口腔出血、流鼻血)等等，其藥物作用機制為何？
(A) factor Xa inhibitor
(B) serine protease inhibitor
(C) fibrinolytic inhibitor
(D) plasmin inhibitor

( ) 21. Renin-angiotensin system 作用藥物，用於心衰竭治療的機制，下列何者正確？
(A) angiotensin receptor blocker 可以減少 preload 及 afterload
(B) angiotensin converting enzyme inhibitors 不會影響交感神經釋放神經傳遞物質
(C) losartan 會增加血中 angiotensin II，反而會增加心臟纖維化
(D) captopril 不會減少 aldosterone 產生，所以不會影響 preload

( ) 22. Organic nitrates 用於治療心絞痛主要的藥理機制為何？
(A) 經抑制平滑肌細胞內 cGMP 代謝，擴張冠狀動脈以增加血流量
(B) 擴張動脈血管，減少心臟後負荷，降低心臟壓力
(C) 經由減少心臟前負荷，降低心輸出量，使心肌需氧量降低
(D) 抑制血小板凝集，避免粥狀硬化區更加狹窄

( ) 23. 哪一類降血壓藥可能會增加血中 renin 及 angiotensin II 濃度，並可能減少 aldosterone 分泌？
(A) aliskiren
(B) candesartan
(C) captopril
(D) propranolol

( ) 24. 何種藥物主要會抑制圖中位置 1 之 NaHCO₃ 之再吸收？

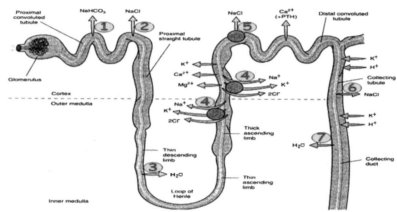

Tubule transport systems and sites of action of diuretics.

(A) ADH(antidiuretic hormone)antagonists

(B) acetazolamide

(C) mannitol

(D) thiazides

( ) 25. 安非他命(amphetamine)是間接作用型擬交感神經藥物，造成突觸
間隙生物胺神經傳導物質正腎上腺素或多巴胺濃度上升，增強其
效應。下列作用機轉何者錯誤？

(A) 安非他命抑制正腎上腺素或多巴胺代謝酵素 monoamine
oxidase

(B) 安非他命可藉由細胞膜上之正腎上腺素轉運體(norepinephrine
transporter, NET)進入突觸前神經末梢，促使突觸前神經末梢
內
生物胺神經傳導物質排空

(C) 安非他命在突觸前神經末梢內，可藉由抑制突觸小囊之單胺類
轉運體(vesicular monoamine transporter, VMAT)，導致生物胺
類
神經傳導物不易進入突觸小囊

(D) 安非他命藉由抑制細胞膜上之正腎上腺素轉運(norepinephrine
transporter, NET)，抑制突觸間隙之正腎上腺素被突觸前神經
末梢再回收

( ) 26. 1995 年日本發生東京地鐵沙林(sarin)毒氣事件，沙林是有機磷類
神經毒氣，在沙林中毒病患身上預期可以看到的臨床病症為何？

(A) 瞳孔收縮　　　　　　　(B) 心搏過速

(C) 口乾舌燥　　　　　　　(D) 尿滯留

( ) 27. 有關擬交感神經作用劑產生之反應，何者錯誤？
    (A) phenylephrine 可活化廣泛存在血管壁上 alpha$_1$ 受體，形成血管收縮，血壓上升現象
    (B) clonidine 可活化中樞和周邊神經系統之 alpha$_2$ 受體，產生抑制交感神經張力(sympathetic tone)，血壓下降現象
    (C) phenylephrine 可活化心臟 alpha$_1$ 受體，增加心收縮力
    (D) isoproterenol 非選擇性活化心臟上 beta 受體，增加心收縮力、心臟輸出及心跳速率

( ) 28. 下列 antimuscarinic drug 之點眼劑，何者之散瞳作用時間最短？
    (A) scopolamine   (B) tropicamide
    (C) atropine   (D) homatropine

( ) 29. 哪一種 H$_2$-receptor antagonist 會抑制雄激素受體而產生性無能？
    (A) cimetidine   (B) famotidine
    (C) nizatidine   (D) ranitidine

( ) 30. 以下何者可與 phenothiazine 合用，加強止吐作用及減少副作用？
    (A) meclizine   (B) metoclopramide
    (C) dronabinol   (D) ondansetron

( ) 31. 下列有關 indomethacin 之敘述，何者錯誤？
    (A) 具有止痛及抗發炎效用
    (B) 非選擇性抑制 COX
    (C) 不會有中樞神經系統之副作用
    (D) 使用後具腸胃不適之副作用

( ) 32. 下列治療痛風藥物，何者主要機轉為促進尿酸排除？
    (A) colchicine   (B) allopurinol
    (C) probenecid   (D) sulindac

( ) 33. 關於肉毒桿菌毒素(botulinum toxin)的敘述，何者錯誤？
    (A) 是一種蛋白質水解酵素
    (B) 局部注射可以治療腦性麻痺(cerebral palsy)，急性偏頭痛(acute migraine)
    (C) 可以治療膀胱過度活性之尿失禁(incontinence due to overactive bladder)
    (D) 可能的副作用為肌肉無力、疼痛

( ) 34. 有關治療威爾森氏症(Wilson's disease)之敘述，何者錯誤？
    (A) 血中銅離子太多
    (B) 腦和內臟銅離子多
    (C) penicillamine 是首選之藥
    (D) 口服 zinc acetate 可以增加銅離子之排除

(　) 35. 下列比較鎮靜安眠劑 ramelteon 和 suvorexant 之敘述，何者正確？
　　　(A) melatonin receptor antagonist；orexin receptor antagonist
　　　(B) melatonin 作用在腦下垂體(pituitary gland)；suvorexant 作用在下視丘(hypothalamus)
　　　(C) melatonin 脂溶性高；suvorexant 脂溶性低
　　　(D) 兩者皆是針對治療「入睡困難」的疾病

(　) 36. 嚴重燒傷的病人服用非去極化神經肌肉阻斷劑(nondepolarizing neuromuscular blocking agent)，需要如何調整劑量，原因為何？
　　　(A) 增加藥物劑量，因為 extrajunctional ACh 受體退化
　　　(B) 減少藥物劑量，因為 extrajunctional ACh 受體過度增生
　　　(C) 增加藥物劑量，因為 extrajunctional ACh 受體過度增生
　　　(D) 減少藥物劑量，因為 extrajunctional ACh 受體退化

(　) 37. 下列有關 benzodiazepine 之敘述，何者正確？
　　　(A) 增加 $^{GABA}_A$ 接受器氯離子通道開啟的時間(duration)
　　　(B) 半衰期較短的 benzodiazepine 較不易產生藥物依賴性
　　　(C) 長期使用會造成耐藥性(tolerance)，與 benzodiazepine 受體數量降低(down regulation)有關
　　　(D) flurazepam 是 benzodiazepine 受體拮抗劑，能快速地反轉 benzodiazepine 藥物的作用

(　) 38. 有關鎮靜安眠藥物，下列何者用於治療難以入睡型的失眠患者？
　　　(A) diazepam　　　　　　　　(B) estazolam
　　　(C) zolpidem　　　　　　　　(D) temazepam

(　) 39. 下列何者可當 methanol 中毒之解毒劑？
　　　(A) glucagon　　　　　　　　(B) fomepizole
　　　(C) bicarbonate　　　　　　　(D) esmolol

(　) 40. 有關解毒劑 deferoxamine 的敘述，何者錯誤？
　　　(A) 主要從 Streptomyces pilosus 分離出
　　　(B) 可以治療鐵中毒
　　　(C) 口服效果佳
　　　(D) 快速給藥時會造成低血壓的副作用

(　) 41. 哪一項為前驅藥轉換為原型藥過程中，最常見參與反應的官能基團？
　　　(A) ester　　　　　　　　　　(B) amide
　　　(C) carbamate　　　　　　　　(D) urea

(　) 42. Pegloticase 代謝尿酸後，同時會產生哪種物質，易導致變性血紅素血症(methemoglobinemia)？
　　　(A) CO_2　　　　　　　　　　(B) H_2O_2
　　　(C) NH_3　　　　　　　　　　(D) allantoin

( ) 43. 下列有關前驅藥與原型藥的敘述，何者最不可能發生？

(A) 前驅藥分子量小於原型藥分子量

(B) 前驅藥分子量大於原型藥分子量

(C) 前驅藥與生物標的結合力小於原型藥

(D) 前驅藥與生物標的結合力大於原型藥

( ) 44. 何者 antibody-drug conjugate(ADC)，使用不可切斷(noncleavable)之 linker？

(A) brentuximab vedotin   (B) gemtuzumab ozogamicin

(C) inotuzumab ozogamicin   (D) trastuzumab emtansine

( ) 45. Finasteride(結構如下圖)是屬於何種類型的酵素抑制劑？

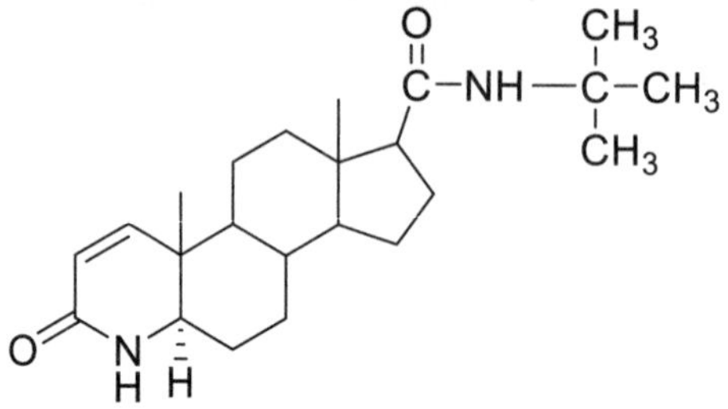

(A) transition-state inhibitor

(B) active site-directed irreversible inhibitor

(C) mechanism-based inhibitor

(D) reversible competitive inhibitor

( ) 46. 何種抗憂鬱藥具 oxime ether 結構，其溶液製劑經光照後易失去活性，故須避光保存？

(A) sertraline   (B) fluvoxamine

(C) trazodone   (D) citalopram

( ) 47. 選擇性 5-HT$_3$ 拮抗劑 bemesetron 的核心結構，源自下列何者？

(A) cocaine   (B) aspirin

(C) quinine   (D) serotonin

( ) 48. 何者為局部麻醉劑 tetracaine 活性明顯高於 procaine 之主因？

(A) pKa 不同   (B) 酯與烷胺間碳鏈長度不同

(C) 烷胺上取代基不同   (D) 芳香胺上取代基不同

( ) 49. 下列何者為 ketamine 之活性代謝物？

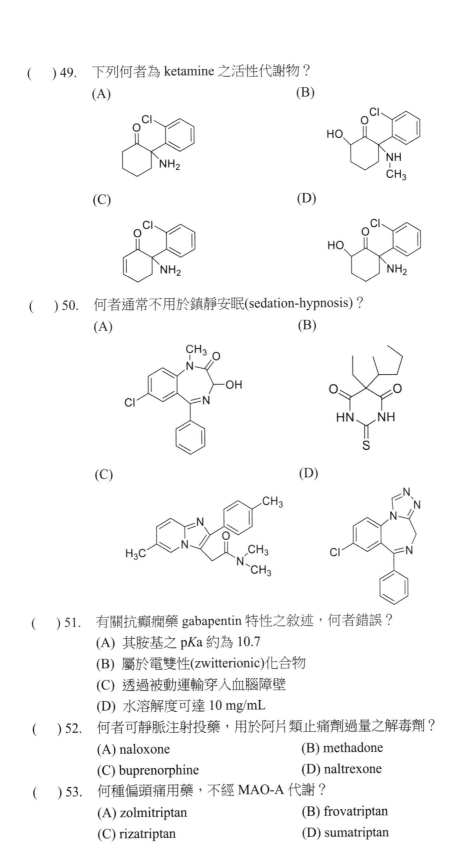

(A)

(B)

(C)

(D)

( ) 50. 何者通常不用於鎮靜安眠(sedation-hypnosis)？

(A)

(B)

(C)

(D)

( ) 51. 有關抗癲癇藥 gabapentin 特性之敘述，何者錯誤？
(A) 其胺基之 pKa 約為 10.7
(B) 屬於電雙性(zwitterionic)化合物
(C) 透過被動運輸穿入血腦障壁
(D) 水溶解度可達 10 mg/mL

( ) 52. 何者可靜脈注射投藥，用於阿片類止痛劑過量之解毒劑？
(A) naloxone (B) methadone
(C) buprenorphine (D) naltrexone

( ) 53. 何種偏頭痛用藥，不經 MAO-A 代謝？
(A) zolmitriptan (B) frovatriptan
(C) rizatriptan (D) sumatriptan

( ) 54. 下列哪一藥物不是作用在 GABA$_A$ 受體？
(A) ramelteon
(B) zolpidem
(C) triazolam
(D) carisoprodol

( ) 55. Tiagabine(結構如下圖)的口服生體可用率，最接近下列何者？

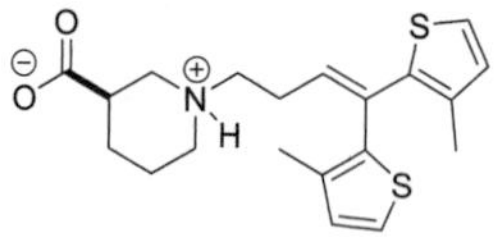

(A) 20～25%
(B) 50～55%
(C) 70～75%
(D) 90～95%

( ) 56. 下列全身麻醉劑中，何者在 37℃的 blood/gas 分配係數值最大？
(A) enflurane
(B) nitrous oxide
(C) isoflurane
(D) sevoflurane

( ) 57. 下列抗心律不整藥物中，何者屬 bis-methanesulfonamide 衍生物？
(A) sotalol
(B) dofetilide
(C) ibutilide
(D) procainamide

( ) 58. 哪一個鈣離子通道阻斷劑，經靜脈輸注 2～4 分鐘後，即可產生降血壓活性？

(A)

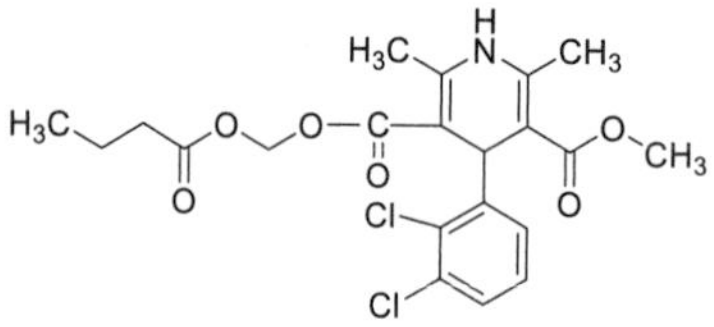

(B)

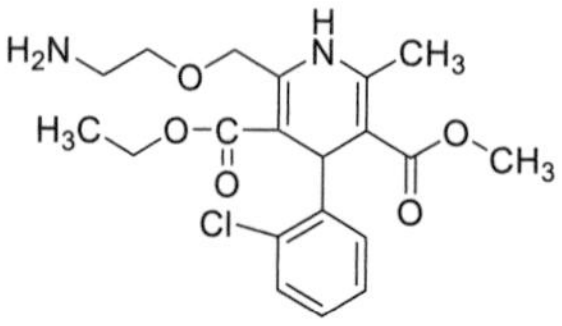

(C)

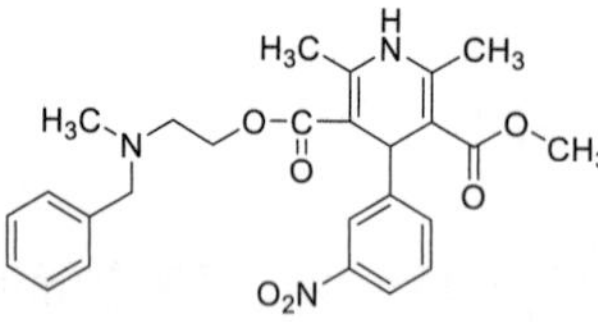

(D)

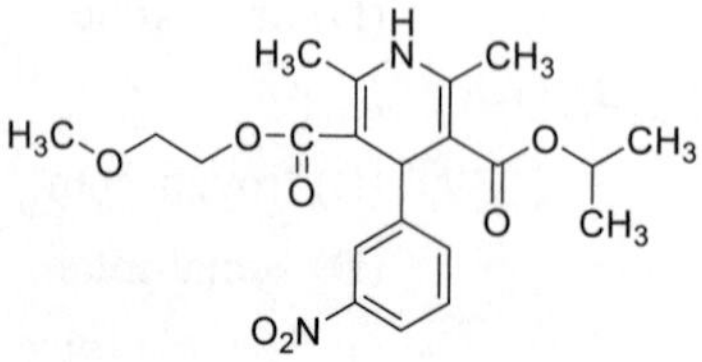

( ) 59. Heparin 透過幾個糖分子上的陰離子，與 antithrombin III 結合？

       (A) 3   (B) 4

       (C) 5   (D) 6

( ) 60. Carvedilol 結構中具有下列何種雜環？

       (A) indole   (B) carbazole

       (C) quinoline   (D) quinazoline

( ) 61. 下列利尿劑中，何者具有 sulfonylurea 結構？

       (A) torsemide   (B) furosemide

       (C) bumetanide   (D) indapamide

( ) 62. 何種抗血栓藥源自水蛭分離？

       (A) bivalirudin   (B) desirudin

       (C) hirudin   (D) lepirudin

( ) 63. 何者為 HMG-CoA 還原酶抑制劑活性態之共通結構？

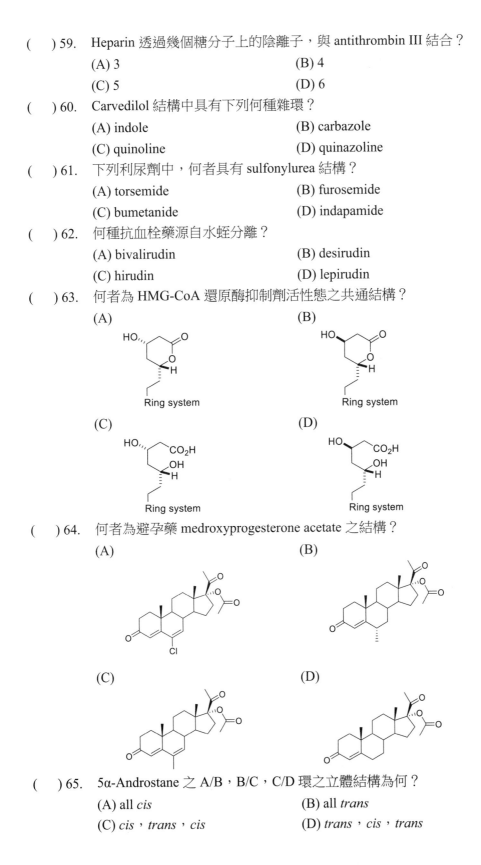

( ) 64. 何者為避孕藥 medroxyprogesterone acetate 之結構？

( ) 65. 5α-Androstane 之 A/B，B/C，C/D 環之立體結構為何？

       (A) all *cis*   (B) all *trans*

       (C) *cis*，*trans*，*cis*   (D) *trans*，*cis*，*trans*

( ) 66. 下列口服降血糖藥中，何者屬於 biguanide 類衍生物？

(A) glyburide
(B) metformin
(C) repaglinide
(D) rosiglitazone

( ) 67. 有關 glimepiride 之敘述，何者錯誤？

(A) 屬於第二代 sulfonylurea 降血糖藥
(B) 可結合至 sulfonylurea receptor type I(SURI)
(C) 結構中含 p-(β-arylcarboxyamidoethyl)，可增加受體結合力
(D) 主要經 CYP3A4 代謝

( ) 68. 有關 thiouracil 類(基本結構如下圖)藥物之敘述，何者錯誤？

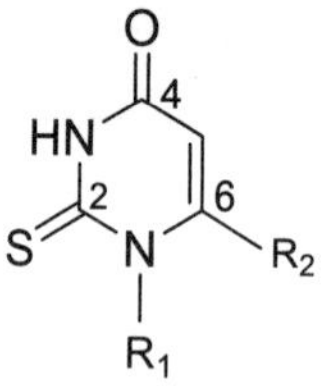

(A) 抑制 thyroxine 之去碘化
(B) 結構中 N1 須有取代基
(C) 結構中 C6 有烷基時，可增加作用活性
(D) 治療甲狀腺機能亢進

( ) 69. 下列何種藥物，不具有 sulfonamide 基團？

(A) acetazolamide
(B) probenecid
(C) prontosil
(D) rofecoxib

( ) 70. 有關治療類風濕關節炎含金藥物的敘述，何者錯誤？

(A) 一價金離子比三價金離子有效
(B) 金與硫元素結合會失去活性
(C) 金離子在水溶液的半衰期短
(D) auranofin 可口服使用

( ) 71. 何者最不可能為 prochlorperazine 的代謝物？

(A) 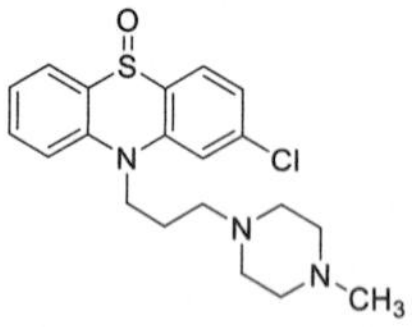
(B) 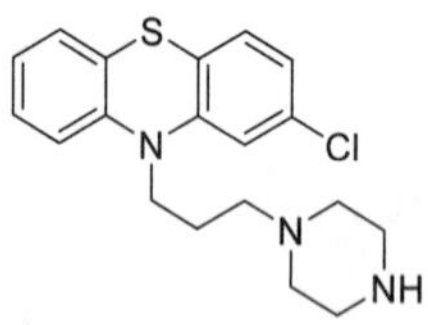
(C) 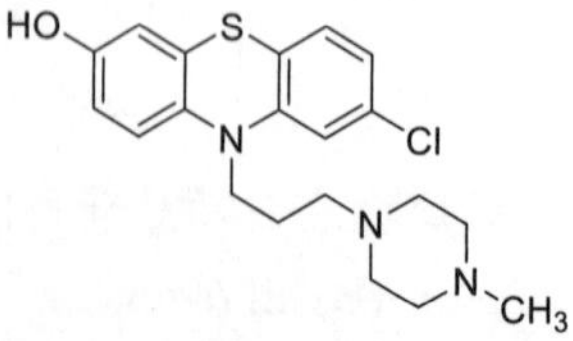
(D)

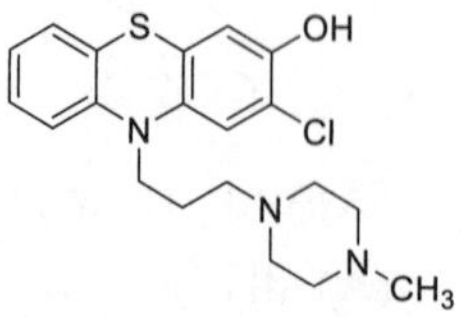

( ) 72. 下列何者是 acetaminophen 的主要代謝物？

(A)

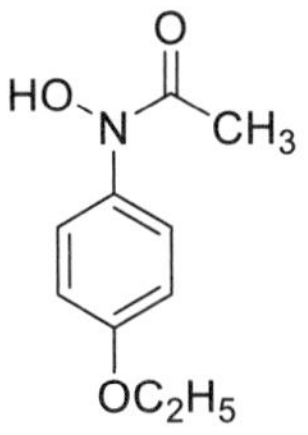

HO-N(COCH₃) attached to phenyl ring with OC₂H₅ at para position

(B)

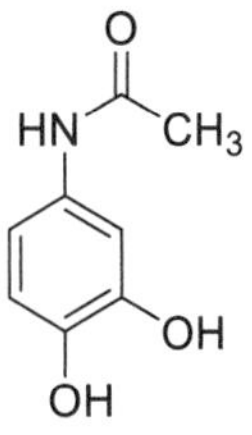

HN-C(=O)CH₃ attached to phenyl ring with OH, OH substituents

(C)

HN-C(=O)CH₂OH attached to phenyl ring with OH at para position

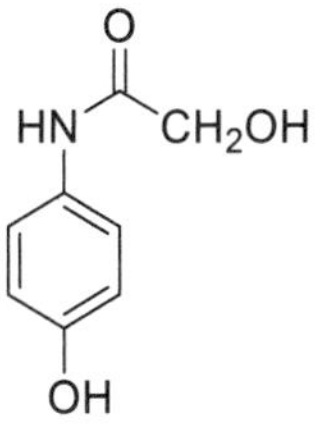

(D)

HN-C(=O)CH₃ attached to phenyl ring with OGluc at para position

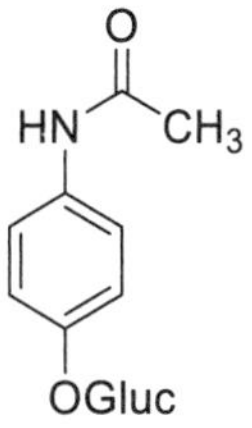

( ) 73. 臨床上 lopinavir 常併用 ritonavir，最主要目的為何？
(A) 降低抗藥性 　　　　　　　(B) 降低毒性
(C) 增加溶解度 　　　　　　　(D) 延緩代謝

( ) 74. Telithromycin 產生膽鹼拮抗作用，與結構中下列何種基團有關？
(A) piperidine 　　　　　　　　(B) pyridine
(C) pyrrolidine 　　　　　　　　(D) pyrimidine

( ) 75. 何種抗寄生蟲藥經代謝後，可產生 acetamide 及 oxalate 衍生物？
(A) eflornithine 　　　　　　　　(B) metronidazole
(C) atovaquone 　　　　　　　　(D) melarsoprol

( ) 76. 何者是 eflornithine 抑制 ornithine decarboxylase 的最重要基團？
(A) ester 　　　　　　　　　　(B) difluoromethyl
(C) nitro 　　　　　　　　　　(D) arsenic

( ) 77. Lapatinib 結構(如下圖)中，何種基團最能增加其親水性？

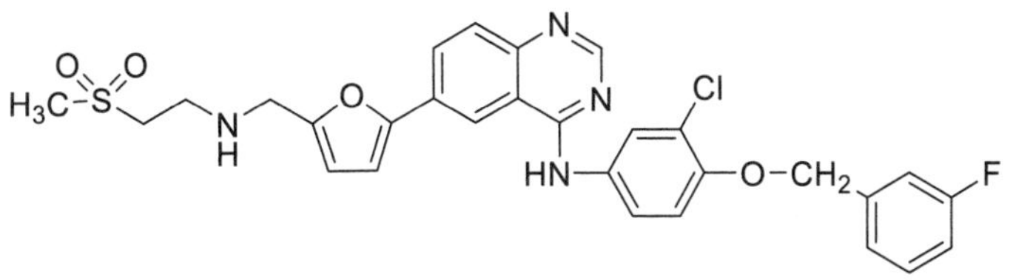

H_3C-S structure with methylsulfone, NH linker, furan, quinazoline ring, Cl, O-CH₂, F substituents

(A) aniline 　　　　　　　　　(B) furan
(C) methylsulfone 　　　　　　(D) quinazoline

( ) 78. 有關抗病毒藥 oseltamivir 的敘述，何者錯誤？
(A) 是口服 neuraminidase 抑制劑
(B) 屬前驅藥
(C) 含 guanidino 官能基
(D) 結構含 cyclohexene 環

( ) 79. 何種抗癌藥為 topoisomerase I 之抑制劑？
(A) topotecan   (B) etoposide
(C) doxorubicin   (D) mitoxantrone

( ) 80. 下圖為何種抗原蟲(antiprotozoal)藥之結構式？

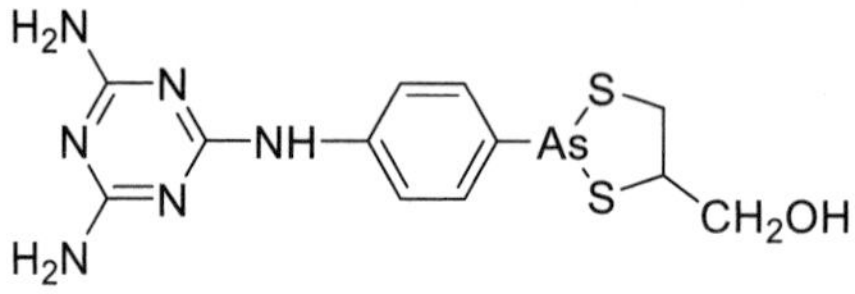

(A) eflornithine   (B) melarsoprol
(C) nifurtimox   (D) suramin

科目：藥理學與藥物化學

( ) 1. 有關藥物清除率(clearance)的敘述，下列何者錯誤？
(A) 藥物以靜脈注射時，清除率較其他給藥路徑高
(B) 可以由藥物的吸收量除以 AUC(area under the curve)，得知清除率
(C) 清除率會依病情的嚴重度而改變
(D) 清除率會受藥物合用的影響

( ) 2. 下列受體的訊息傳遞，何者是活化 Gq 蛋白？
(A) alpha$_2$-adrenoceptor
(B) beta$_2$-adrenoceptor
(C) mu-opioidreceptor
(D) 5HT$_2$ serotonin receptor

( ) 3. 何種藥物在體內受到乙醯轉移酶(N-acetyltransferase)代謝後，會產生類紅斑性狼瘡(lupus erythematoid syndrome)之副作用？
(A) amantadine
(B) benzocaine
(C) imipramine
(D) procainamide

( ) 4. 有關重金屬解毒劑 dimercaprol 的敘述，何者錯誤？
(A) 可以作為急性汞中毒之解毒劑
(B) 為水溶性
(C) 使用時需肌肉注射給藥
(D) 會造成高血壓的副作用

( ) 5. 有關 acyclovir 敘述，下列何者正確？
(A) 當病人被投與 acyclovir，具活性的 acyclovir 代謝產物會出現在受感染及非受感染的宿主細胞中
(B) 若對 acyclovir 產生過敏或抗藥性者可以使用 ganciclovir
(C) acyclovir 對抗水痘帶狀疱疹病毒(VZV)能力比對抗單純疱疹病毒(HSV)強
(D) acyclovir 需在宿主細胞內被磷酸化後才具抗病毒活性

( ) 6. 下列藥物何者不是經由影響細菌細胞壁而產生作用？
(A) vancomycin
(B) daptomycin
(C) penicillin
(D) erythromycin

( ) 7. 使用 doxorubicin 對下列何種組織的功能影響較小？
(A) 骨髓造血系統
(B) 骨骼肌
(C) 胃腸道
(D) 生殖系統

( ) 8. 下列敘述何者錯誤？
(A) bortezomib 抑制血管新生主要是因為阻斷 VEGFR 的活性
(B) bevacizumab 是一種單株抗體用藥，其副作用比一般具細胞
毒性之化療藥少
(C) sorafenib 是一種抑制 VEGFR 及 PDGFR 的小分子藥物，
可經由肝臟代謝
(D) imatinib 與 sunitinib 都可抑制 PDGFR 以及治療胃腸道基質瘤
(gastrointestinal stromal tumors, GIST)

( ) 9. 何者除了可用於治療阿米巴原蟲(*Entamoeba histolytica*)感染引起之
結腸炎(amebic colitis)，亦可用於治療厭氧菌(anaerobes)之感染？
(A) ampicillin   (B) chloroquine
(C) metronidazole   (D) zidovudine

( ) 10. 哪一組抗生素併用時，(a) 藥物可以增加 (b)藥物進入細菌細胞內
的濃度，因而產生抑菌協同作用：
(A) (a)sulbactam；(b)ampicillin
(B) (a)imipenem；(b)cilastatin
(C) (a)sulfamethoxazole；(b)trimethoprim
(D) (a)ticarcillin；(b)kanamycin

( ) 11. Recombinant human erythropoietin(rHuEPO)可誘導網狀紅血球
(reticulocytes)自骨髓釋出。其受體受到刺激後，主要藉由活化下列
何種訊息路徑達成？
(A) protein kinase A (PKA)
(B) AMP-dependent protein kinase (AMPK)
(C) JAK / STAT
(D) protein kinase C (PKC)

( ) 12. 下列藥物何者屬於抗凝血劑 heparin 之拮抗藥？
(A) aminocaproic acid   (B) anistreplase
(C) protamine sulfate   (D) phytonadione

( ) 13. 有關降血脂藥 niacin 之敘述，何者錯誤？
(A) 可降低三酸甘油酯(triglycerides)、LDL 及 lipoproteins 含量
(B) 可抑制 VLDL 釋出，進而減少 LDL 產生
(C) 促進 HDL 分解代謝速率
(D) 可能導致 hepatotoxicity

( ) 14. 下列哪種藥物為 insulin-like growth factor-I 製劑，可以改善幼兒因
growth hormone 缺乏所導致之生長遲滯問題？
(A) bromocriptine   (B) mecasermin
(C) octreotide   (D) pegvisomant

( ) 15. 哪一種藥物可以抑制 thyroxine(T₄)去碘化作用，使 T₄ 不易轉變成 triiodothyronine(T₃)，而降低甲狀腺素的作用？

    (A) amiodarone   (B) iodide

    (C) liotrix   (D) perchlorate

( ) 16. 有關胰島素製劑之敘述，何者正確？

    (A) 可以結合至 insulin receptor 進而活化胰臟 β 細胞之 adenylyl cyclase

    (B) insulin glulisine 是長效型製劑，主要是維持血中低量而持續性的胰島素濃度

    (C) NPH insulin 內含 protamine 可以加速吸收效果

    (D) 以 crystalline zinc insulin 治療糖尿病酮酸中毒(diabetic ketoacidosis)效果最好

( ) 17. 有關骨質疏鬆治療用藥 denosumab 之敘述，何者錯誤？

    (A) 為人類單株抗體製劑

    (B) 主要是藉由拮抗 calcineurin 而產生藥效

    (C) 以皮下注射方式給藥

    (D) 抑制噬骨細胞活性

( ) 18. 不同作用機制的利尿劑雖作用區域不同，但其作用主要針對腎臟何種組織細胞？

    (A) 內皮細胞(endothelial cells)   (B) 上皮細胞(epithelial cells)

    (C) 系膜細胞(mesangial cells)   (D) 足細胞(podocyte)

( ) 19. 高血鈣症(hypercalcemia)為急重症，病人需速送急診室(ED)，可運用何種利尿劑並合併生理食鹽水(saline)以達最佳療效？

    (A) chlorothiazides   (B) furosemide

    (C) acetazolamide   (D) mannitol

( ) 20. Flecainide 能有效地抑制心室期外收縮(premature ventricular contraction)，下列敘述其藥物作用特質何者正確？

    (A) 抑制鈉離子管道及鉀離子管道，會延長動作電位期間

    (B) 代謝物能抑制乙型腎上腺受體(beta-adenoceptor)，半衰期長達 20 小時

    (C) 抑制鈉離子管道及鉀離子管道，半衰期短、大約 2 小時

    (D) 抑制鈉離子管道效價強、作用具 slow unblocking kinetics

( ) 21. Milrinone 具有強心作用可用於心衰竭治療，但容易引發心律不整，其作用機制為何？

    (A) cardiac myosin activator

    (B) calcium channel activator

    (C) Na⁺/K⁺ pump inhibitor

    (D) phosphodiesterase isozyme 3(PDE3)inhibitor

( ) 22. 阿斯匹靈(aspirin)可抑制血小板的活化，其作用機制為何？
　　(A) 甲基化 cyclooxygenases，產生不可逆抑制
　　(B) 甲基化 prostaglandin synthase-1，產生不可逆抑制
　　(C) 乙醯化 thromboxane-A2 receptor，產生不可逆抑制
　　(D) 乙醯化 cyclooxygenase，產生不可逆抑制

( ) 23. 孕婦若於懷孕期間因子宮內胎兒逐漸增大，壓迫下腔靜脈產生
　　深部靜脈栓塞疾病，此時期可用的抗凝血劑為何？
　　(A) rivaroxaban　　　　　　　(B) dabigatran
　　(C) warfarin　　　　　　　　 (D) heparin

( ) 24. 皮下注射 mipomersen 能降低血中 LDL 及 lipoprotein(a)，用於治療
　　同合子家族性高膽固醇血症(homozygous familial
　　hypercholesterolemia)，其作用機制為何？
　　(A) Apo-E 20-mer antisense oligonucleotide
　　(B) antisense oligonucleotide target to cholesteryl ester transfer protein
　　(C) HMG-CoA reductase inhibitor
　　(D) Apo-B100 antisense oligonucleotide

( ) 25. 擬交感神經作用劑 phenylephrine 投與後，可因為活化血管壁上
　　alpha$_1$ 受體誘發血壓上升和接續之反射性心跳下降現象，前述現象
　　會因為前處理神經節拮抗劑 trimethaphan 而有何變化？
　　(A) phenylephrine 誘發之血壓上升消失，反射性心跳下降也消失
　　(B) phenylephrine 誘發之血壓上升程度一樣，反射性心跳下降程度
　　　 一樣
　　(C) phenylephrine 誘發之血壓上升顯著加劇，但反射性心跳下降
　　　 消失
　　(D) phenylephrine 誘發之血壓上升消失，但反射性心跳下降程度
　　　 一樣

( ) 26. 下列有關治療青光眼用藥之敘述，何者錯誤？
　　(A) betaxolol 減少眼房水產生，減少眼內壓
　　(B) isoproterenol 減少眼房水產生，減少眼內壓
　　(C) apraclonidine 減少眼房水產生，減少眼內壓
　　(D) carbachol 增加眼房水外流，減少眼內壓

( ) 27. 搭乘飛機進行長途旅程時，為避免嚴重暈機導致身體不適，下列
　　藥物何者可緩解暈機症狀？
　　(A) propantheline　　　　　　(B) glycopyrrolate
　　(C) scopolamine　　　　　　　(D) mecamylamine

( ) 28. 擬膽鹼作用劑(cholinomimetics)包含膽鹼受體激活作用劑與乙醯膽鹼酯酶抑制劑,但不可應用在下列何種疾病的治療?
(A) 眼疾,例如青光眼(glaucoma)
(B) 神經退化性疾病,例如帕金森氏症(Parkinson's disease)
(C) 腸胃道或泌尿道異常,例如手術後腸胃道或膀胱弛緩 (postoperative atony)
(D) 神經肌肉聯會障礙,例如重症肌無力(myasthenia gravis)

( ) 29. 何者是 magnesium hydroxide 治療酸性消化性疾病的副作用?
(A) 打嗝
(B) 代謝性鹼中毒
(C) 滲透性腹瀉
(D) 水腫

( ) 30. 何種藥物屬於離子交換樹脂,可用來結合膽酸(bile acid)達到止瀉作用?
(A) kaolin
(B) cholestyramine
(C) loperamide
(D) octreotide

( ) 31. 下列何者最適合治療急性氣喘發作?
(A) terbutaline
(B) cromolyn
(C) salmeterol
(D) propranolol

( ) 32. Ibuprofen 是屬於下列哪個分類之止痛藥物?
(A) propionic acid derivative
(B) fenamates
(C) indole derivative
(D) oxicam

( ) 33. 何者為 IL-6 receptor 抗體藥物,用來治療類風濕關節炎?
(A) golimumab
(B) abatacept
(C) tocilizumab
(D) infliximab

( ) 34. 何者是屬於 $PGF_{2\alpha}$ 衍生物,用於懷孕中期之流產(induce second-trimester abortion)?
(A) alprostadil
(B) carboprost tromethamine
(C) dinoprostone
(D) epoprostenol

( ) 35. 醫師處方抗憂鬱藥物治療憂鬱症患者,特別叮嚀患者服藥期間,飲食中若缺乏 tryptophan,容易復發憂鬱症。則此處方之抗憂鬱藥物最不可能是下列哪一項藥品?
(A) bupropion
(B) fluoxetine
(C) sertraline
(D) citalopram

( ) 36. 手術結束後,使用 sugammadex 的藥理作用與目的,何者正確?
(A) 中樞興奮劑,減少全身麻醉的中樞抑制作用,使病人早點恢復意識
(B) 中樞鎮痛劑,減少手術後的疼痛
(C) 抑制非去極化神經肌肉阻斷劑,恢復正常呼吸
(D) 抑制去極化神經肌肉阻斷劑,恢復正常呼吸,減少低氧狀態

( ) 37. 有關 triazolam 之敘述,何者錯誤?
(A) 代謝途徑為 α-hydroxylation 和 conjugation
(B) 主要活性代謝物是 desmethyldiazepam
(C) 作用快,藥效短
(D) 較常作為安眠劑

( ) 38. 有位患者來到急診室,主訴是服用過量的鎮靜安眠藥物,醫師的
處方是給 flumazenil,患者可能服用過量的鎮靜安眠藥物為何?
(A) zolmitriptan 或 diazepam　　(B) pentobarbital 或 triazolam
(C) remelteon 或 buspirone　　(D) zolpidem 或 midazolam

( ) 39. 下列比較 levodopa 和 pramipexole 之藥理作用,何者錯誤?
(A) pramipexole 可以直接過血腦屏障;levodopa 需要經由
transporters 進入中樞神經系統
(B) pramipexole 直接作用在突觸後的 dopamine 受體;levodopa
需要有神經細胞的代謝為 dopamine
(C) pramipexole 選擇性作用在 D2 受體;levodopa 代謝為
dopamine,對不同 dopamine 受體無選擇性的差異
(D) pramipexole 大多以原型排出;levodopa 會產生 dopamine 和
dopamine 代謝產物

( ) 40. 關於 benzodiazepine 類藥物其適應症敘述,下列何者正確?
(A) 阿茲海默症　　　　　　(B) 帕金森氏症
(C) 癲癇　　　　　　　　　(D) 舞蹈症

( ) 41. 先天性夜盲症之基因療法產品 voretigene neparvovec-rzyl,所使用
之基因載體為何?
(A) clustered regularly interspaced short palindromic repeats (CRISPR)
(B) viral vector
(C) zinc finger nuclease (ZFN)
(D) transcription activator-like effector nuclease (TALEN)

( ) 42. 有關 biosimilar 與 innovator 之蛋白藥物的敘述,何者正確?
(A) biosimilar 比起 innovator 更適合人體使用
(B) biosimilar 與 innovator 在體外、體內活性及臨床效果具可比性
(comparability)
(C) biosimilar 與 innovator 若活性相同,最多允許有兩個不同胺基
酸殘基
(D) biosimilar 之製程放大與小分子原料藥相近,只要不超過 10 倍
,批次差異不大

( ) 43. 有關藥物代謝之敘述，何者錯誤？
(A) CYP 酵素主要分布在內質網
(B) CYP 酵素進行氧化反應時需要氧氣
(C) 基因多型性只發生在 phase I 反應
(D) 水解反應屬於 phase I 反應

( ) 44. 下列藥品在健康人的血液中，何者的解離態比例最高？
(A) acetaminophen   (B) carbamazepine
(C) aspirin   (D) warfarin

( ) 45. CYP2D6 基因型為 CYP2D6*4 等位基因(allele)者，對於使用
tamoxifen 或 tolterodine 治療的影響，分別為何？
(A) tamoxifen 療效增加、tolterodine 副作用增加
(B) tamoxifen 療效增加、tolterodine 副作用降低
(C) tamoxifen 療效減弱、tolterodine 副作用增加
(D) tamoxifen 療效減弱、tolterodine 副作用降低

( ) 46. 何種 HMG-CoA 還原酶抑制劑具活性代謝物？
(A) atorvastatin   (B) pravastatin
(C) fluvastatin   (D) pitavastatin

( ) 47. 有關對 ezetimibe 結構與活性之敘述，何者錯誤？
(A) 具有 β-lactam 結構
(B) phenolic 基團改成 p-methoxyphenyl 仍有活性
(C) aliphatic hydroxyl 改成 aliphatic methoxy 則活性提高
(D) p-fluorophenyl 之 fluoro 取代，可延長作用時間

( ) 48. 何種單株抗體藥具降血脂活性？
(A) golimumab   (B) alirocumab
(C) adalimumab   (D) infliximab

( ) 49. 何者於外科手術時，可作為全身麻醉劑之輔助藥？
(A) propofol   (B) etomidate
(C) pancuronium   (D) enflurane

( ) 50. 何者不是神經病變疼痛(neuropathic pain)的第一線用藥？
(A) gabapentin   (B) duloxetine
(C) desipramine   (D) lidocaine

( ) 51. 哪一鎮靜安眠藥可治療癲癇(epilepsy)？
(A) amorbarbital   (B) butabarbital
(C) phenobarbital   (D) secobarbital

( ) 52. 何者 mu 受體致效劑之中樞鎮痛活性最低？

(A)

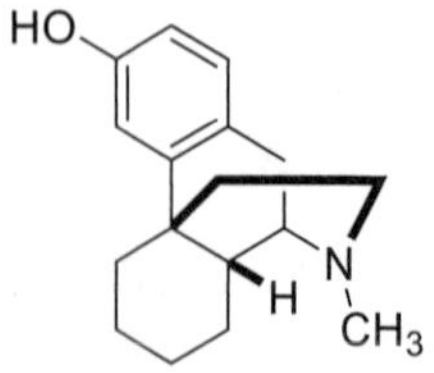

(B)

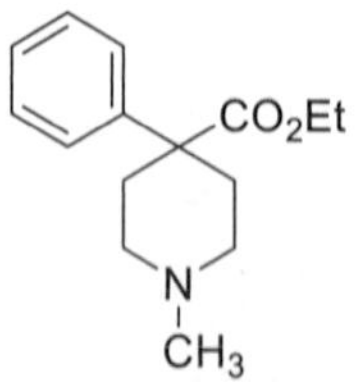

(C)

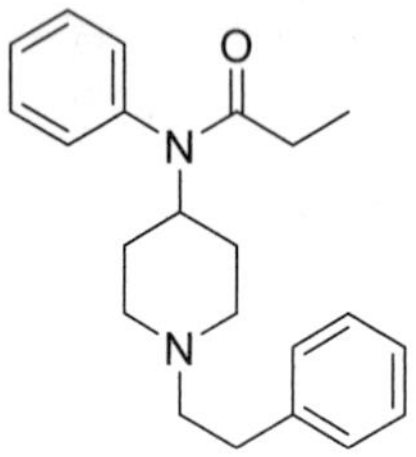

(D)

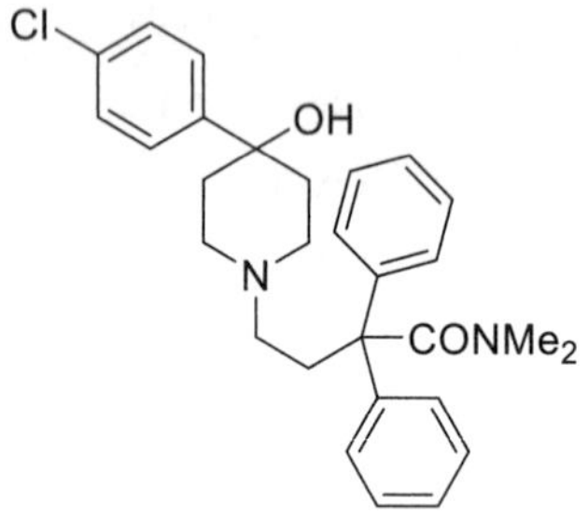

( ) 53. 何者不具 mu 受體之拮抗作用？

(A) naloxegol　　　　　　(B) butorphanol

(C) nalbuphine　　　　　　(D) levorphanol

( ) 54. 有關 butyrophenone 類抗精神疾症藥之結構敘述，何者錯誤？

(A) 在碳鏈上的含三級氮環狀結構是主要活性來源

(B) 三個碳的碳鏈長度改變成二個碳的碳鏈，對活性影響不大

(C) 其 keto 基團經還原後，活性降低

(D) 其苯環之對位導入氟原子，可提升活性

( ) 55. 何者不是 almotriptan 常見的代謝物？

(A)

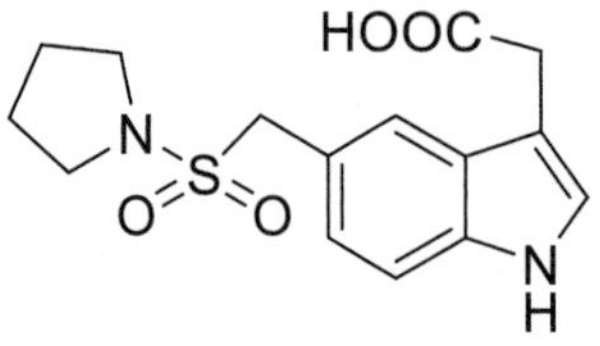

(B)

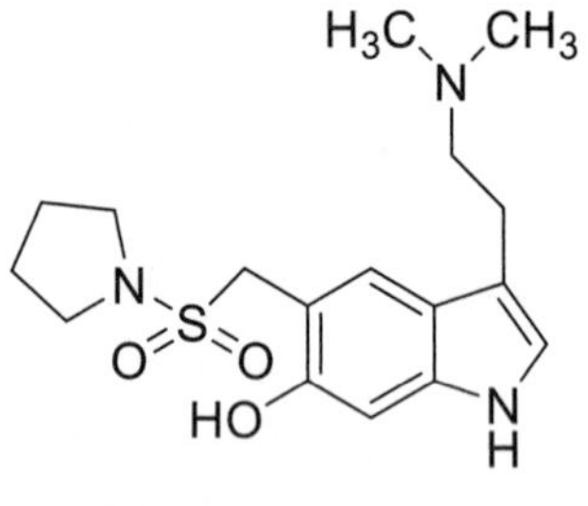

(C)

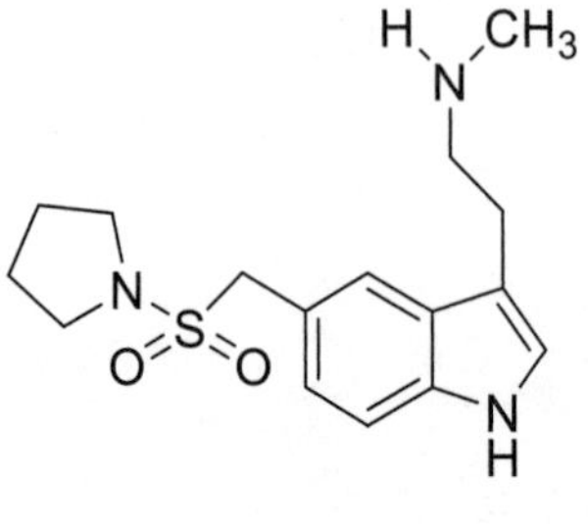

(D)

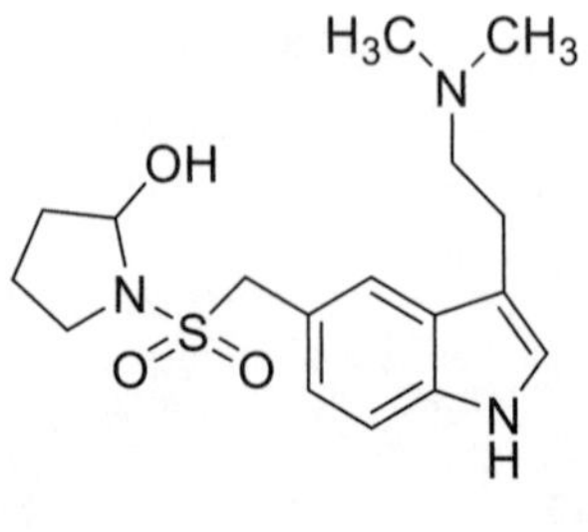

( ) 56. 下圖結構藥物的生體可用率會隨劑量增加而降低，此與下列何者最有關連？

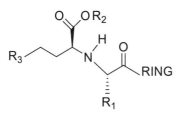

(A) metabolism
(B) water solubility
(C) transporter
(D) first pass effect

( ) 57. 下列關於 niacin 之敘述，何者錯誤？

(A) 可增加 HDL
(B) niacin 引起的潮紅，可用 acetaminophen 緩解
(C) 與 HMG-CoA 還原酶抑制劑併用，會增加肌肉病變發生
(D) 可抑制脂肪組織的 lipolysis

( ) 58. 下列藥物，何者具有 3,4-dimethoxyphenyl 結構？

(A) valsartan
(B) venetoclax
(C) velpatasvir
(D) verapamil

( ) 59. 有關 carvedilol 之敘述，何者錯誤？

(A) 屬於混合型 α/β 受體阻斷劑
(B) S(-)-異構物主要具 β-受體拮抗作用
(C) 去甲基代謝物不具作用活性
(D) 可治療心衰竭

( ) 60. 下列 ACE 抑制劑(結構通式如下圖)，何者之 R1 不是甲基？

(A) ramipril
(B) lisinopril
(C) spirapril
(D) perindopril

( ) 61. 有關 PDE5 抑制劑之敘述，何者正確？

(A) sildenafil 與 vardenafil 均具 pyrazolopyrimidinone 結構
(B) tadalafil 具活性代謝物
(C) 藥效最長者為 sildenafil
(D) 活性依序為 vardenafil＞sildenafil＞tadalafil

( ) 62. 下圖為 thiazide 利尿劑之結構通式，何者取代基為 $-SO_2NH_2$？

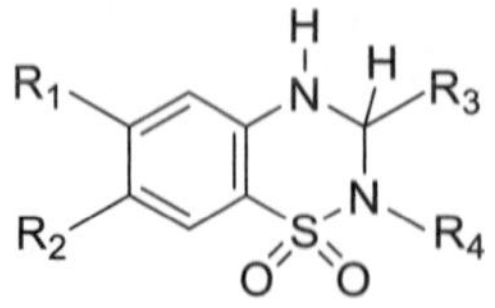

(A) R_1 (B) R_2

(C) R_3 (D) R_4

( ) 63. HMG-CoA 還原酶抑制劑，臨床主要治療何種疾病？
(A) 高膽固醇血症   (B) 高血壓症
(C) 高血糖症   (D) 高尿酸血症

( ) 64. Risedronate 結構中，含有下列何種雜環？
(A) pyridine   (B) pyrimidine
(C) pyrazole   (D) pyrrole

( ) 65. 下列雙膦酸鹽(bisphosphonates)，何者結構中含硫原子？
(A) risedronate   (B) ibandronate
(C) pamidronate   (D) tiludronate

( ) 66. 何者為 nateglinide 之主要代謝物？

(A)   (B)

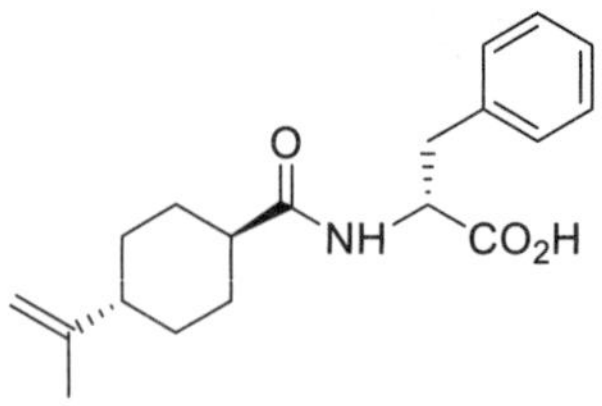

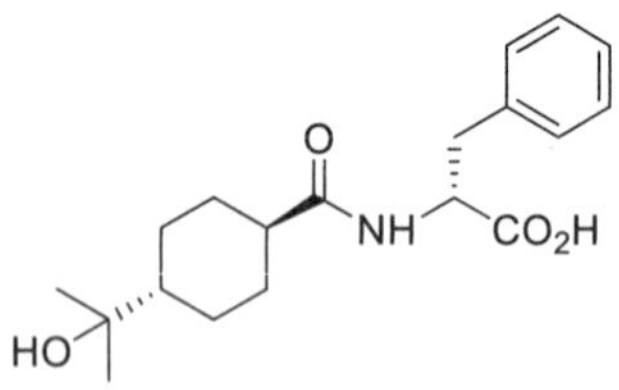

(C) 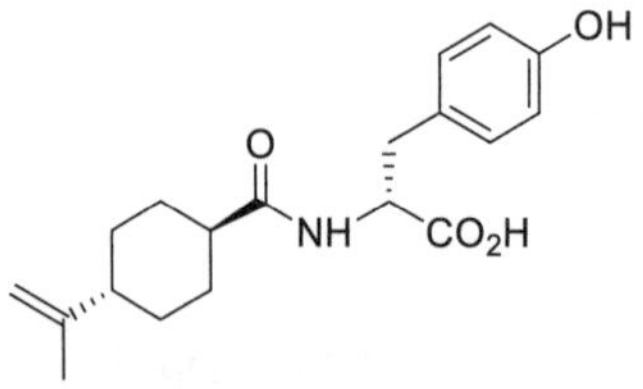   (D)

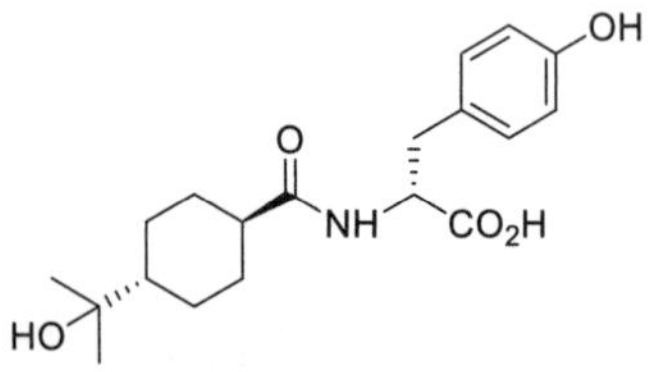

( ) 67. 何種藥物之類固醇結構骨架中，不具 9α-氟取代基？
(A) betamethasone   (B) dexamethasone
(C) methylprednisolone   (D) triamcinolone

( ) 68. 腎上腺皮質素類藥物結構，通常具下列何種骨架？

(A)

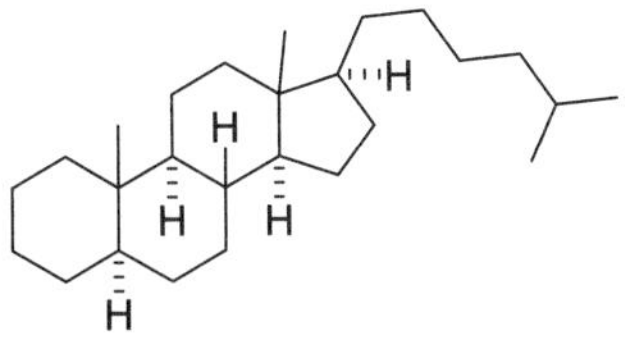

(B)

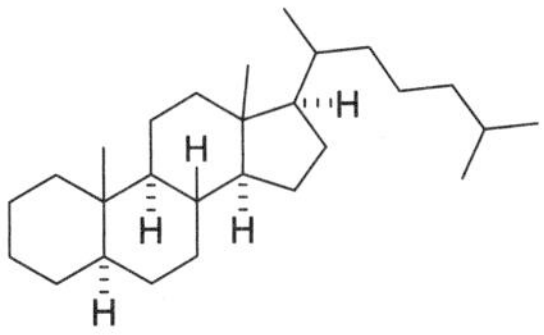

(C)

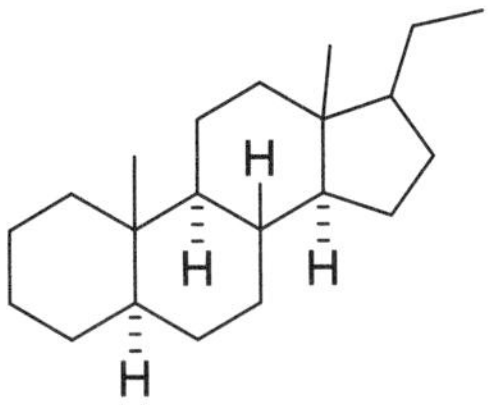

(D)

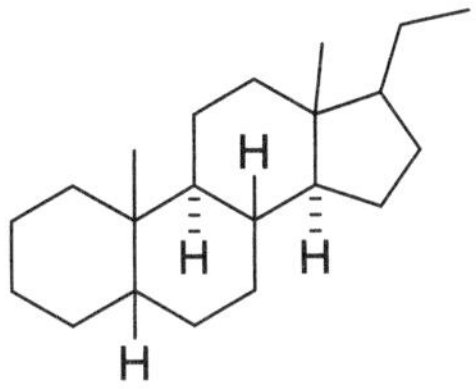

( ) 69. Zafirlucast 結構中，何種基團可產生陰離子與 cysteinyl leukotriene 受體之陽離子結合？

(A) indole
(B) tetrazole
(C) sulfonamide
(D) carbamate

( ) 70. 選擇性 COX-2 抑制劑之藥物設計，是利用 COX-1 與 COX-2 活性中心何種胺基酸的差異？

(A) leucine 與 valine
(B) isoleucine 與 valine
(C) serine 與 valine
(D) threonine 與 valine

( ) 71. 何者為 diclofenac 的主要代謝物？

(A)

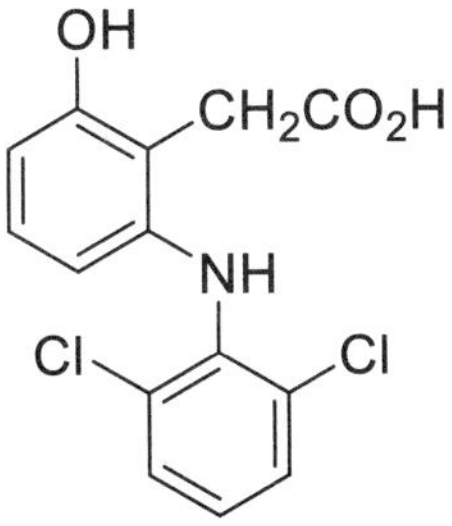

(B)

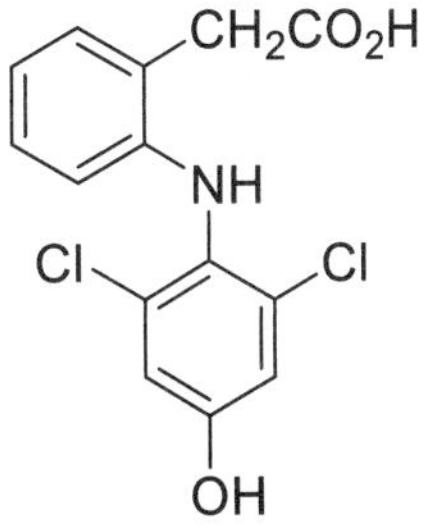

(C)

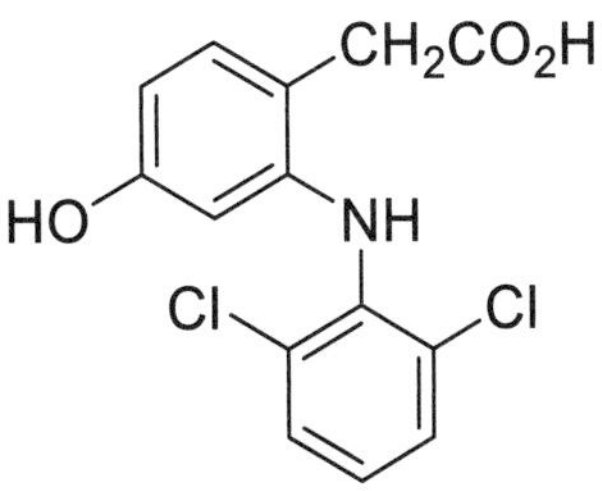

(D)

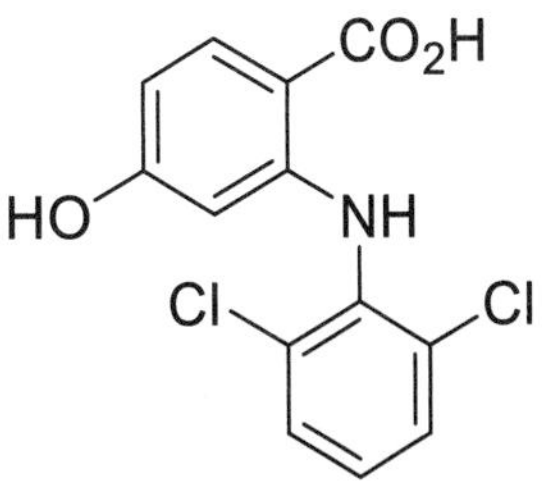

( ) 72. 有關 hydroxyzine 的敘述，何者錯誤？
(A) 結構具 Cl 原子
(B) 結構具 carboxylic acid
(C) 結構具 piperazine 環
(D) 可用於治療搔癢症(pruritus)

( ) 73. PARP 抑制劑均具有 benzamide 藥效基團，主要用於模擬 NAD^+之何種結構？
(A) adenosine
(B) nicotinamide
(C) deoxyribose
(D) guanosine

( ) 74. 何者具有穩定之分子內氫鍵，可形成適當的 U 型構型，提高對 anaplastic lymphoma kinase (ALK) 親和力？

(A)

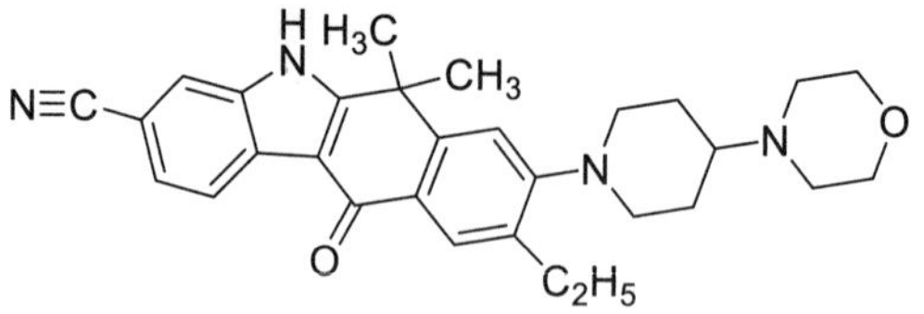

(B)

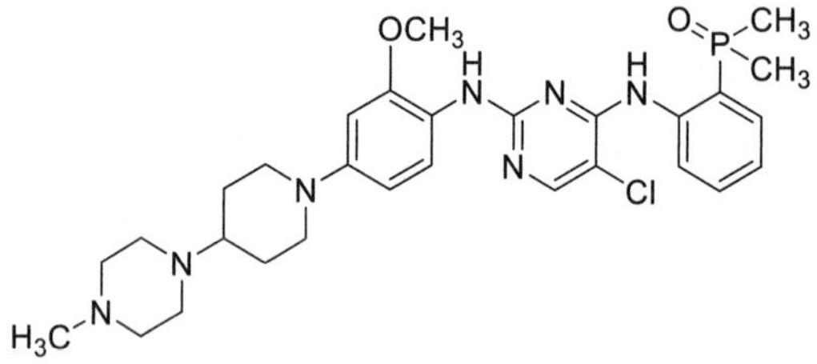

(C)

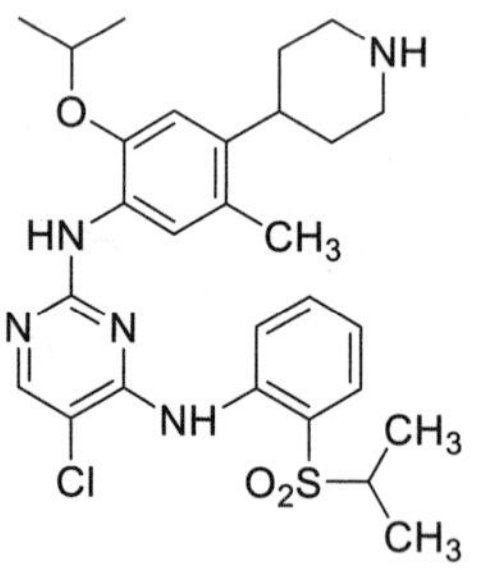

(D)

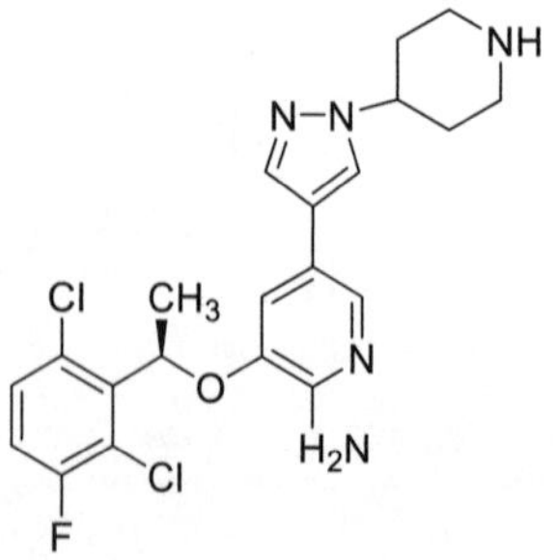

( ) 75. 何者為 axitinib (結構如下圖) 之主要代謝反應？

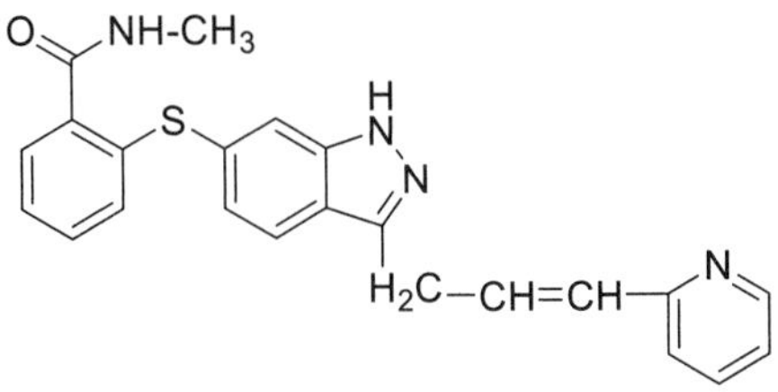

O
‖
C—NH-CH₃

S

H
N
N

H₂C—CH=CH-（pyridine N）

(A) *N*-demethylation　　　　　(B) *N*-oxidation
(C) aromatic hydroxylation　　(D) sulfoxidation

( ) 76. 何種四環素不含 C-6-OH，所以不進行脫水反應？
(A) chlortetracycline　　　　(B) demeclocycline
(C) minocycline　　　　　　　(D) oxytetracycline

( ) 77. 何種抗癌藥屬於單株抗體且用於治療頑固性乳癌？
(A) imatinib　　　　　　　　(B) trastuzumab
(C) gefitinib　　　　　　　　(D) sunitinib

( ) 78. 有關 methenamine 之敘述，何者錯誤？
(A) 用於泌尿道感染
(B) 主要抗菌作用在低 pH 值環境
(C) 結構含 6 個氮原子
(D) 可由甲醛與強氨水合成

( ) 79. 使用 anthracyclines 抗癌藥併用 dexrazoxane 之主要目的是：
(A) 增強抗癌作用
(B) 預防 anthracyclines 產生抗藥性
(C) 減低心毒性
(D) 拮抗 anthracyclines 致嘔吐副作用

( ) 80. 何者為 ifosfamide 的結構？

(A) HOOC—（phenyl）—N（CH₂CH₂Cl）₂

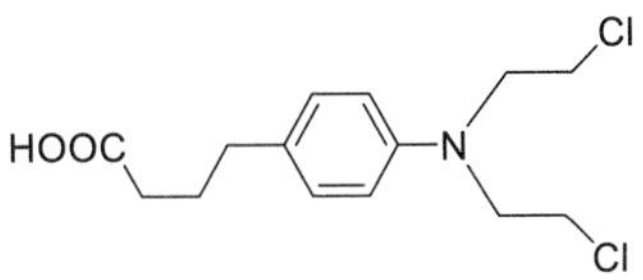

(B) HOOC—CH(NH₂)—（phenyl）—N（CH₂CH₂Cl）₂

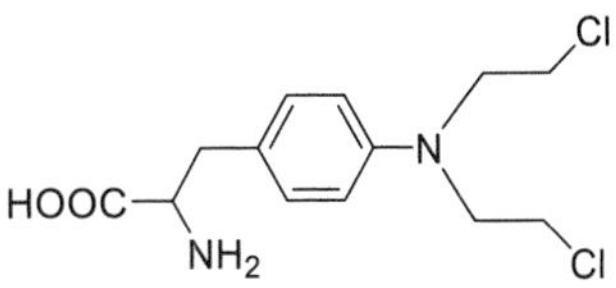

(C) cyclic phosphoramide with O=P, N(CH₂CH₂Cl)₂, NH

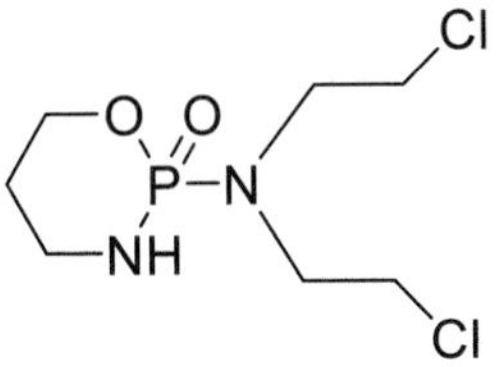

(D) cyclic phosphoramide with O=P-NH, N-CH₂CH₂Cl

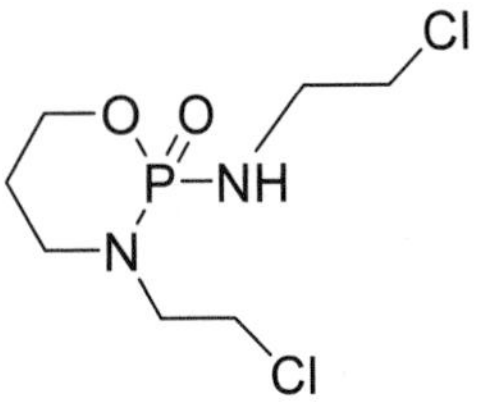

科目：藥理學與藥物化學

( ) 1. 下列藥物何者會抑制肝臟的代謝酵素？
    (A) griseofulvin   (B) ketoconazole
    (C) phenytoin   (D) rifampin

( ) 2. 下列哪一項藥物可以經由抑制 phosphodiesterase，而增加細胞內 cAMP？
    (A) parathyroid hormone   (B) milrinone
    (C) corticotropin   (D) glucagon

( ) 3. 有關藥物在人體內產生 conjugation 代謝反應的敘述，何者錯誤？
    (A) 包括弱酸或弱鹼之藥物
    (B) 胺基酸可為此反應之輔助因子
    (C) 不需要高能量中間體(high-energy intermediates)即可進行活化反應
    (D) 需要代謝酵素之存在

( ) 4. 造成 penicillin 產生抗藥性的原因，下列何者錯誤？
    (A) β–lactamase 的存在
    (B) 無法結合到 penicillin 結合蛋白
    (C) 增進 penicillin 排除
    (D) 在格蘭氏陽性菌株外膜因為膜孔蛋白(porin)表現量下降，使藥物不易進入

( ) 5. 有關藥物引起的過敏性反應，下列敘述何者錯誤？
    (A) penicillins 及 cephalosporins 都可能會引起藥物過敏反應
    (B) 若對 penicillins 有過敏反應，通常也會有較高的 cephalosporins 過敏反應風險
    (C) cephalexin 比 cefepime 較不易產生交叉性過敏反應
    (D) penicillin 容易與 aminopenicillins 產生交叉過敏反應

( ) 6. 有關 leucovorin 在化療中的作用，下列何者正確？
    (A) 可以促進 methotrexate 經由腎臟排除
    (B) 與 5-fluorouracil 合併使用可減緩 5-fluorouracil 的代謝
    (C) 可用於大腸直腸癌造成癌細胞死亡
    (D) 與 methotrexate 併用可減低 methotrexate 對正常細胞的毒性

( ) 7. 若非小細胞肺癌病患檢測出有 EGFR(L858R)變異，可使用下列何種藥物治療較適當？
    (A) bosutinib   (B) sunitinib
    (C) erlotinib   (D) carfilzomib

( ) 8. 下列藥物中何者之主要作用細胞，與其它藥物作用之細胞不同？
(A) alefacept (B) basiliximab
(C) afatinib (D) nivolumab

( ) 9. Chloroquine 用於治療 *Plasmodium vivax* 及 *Plasmodium ovale* 引起之瘧疾時，需併用下列何者才可以殺死肝臟內之瘧原蟲休眠體 (liver hypnozoites)，以利根除感染？
(A) artesunate (B) metronidazole
(C) sulfamethoxazole (D) primaquine

( ) 10. 有關抗凝血藥物(anticoagulants)heparin 之副作用，下列何者錯誤？
(A) 出血(bleeding)
(B) 血小板減少症(thrombocytopenia)
(C) 表皮壞死(cutaneous necrosis)
(D) 骨質疏鬆及骨折(osteoporosis and spontaneous fractures)

( ) 11. 下列生物製劑或藥物何者無法促進骨髓造血功能？
(A) erythropoietin
(B) granulocyte colony-stimulating factor (G-CSF)
(C) abciximab
(D) romiplostim

( ) 12. 下列藥物何者之作用機轉為抑制 calcineurin 之活性？
(A) atorvastatin (B) ethambutol
(C) tacrolimus (D) desipramine

( ) 13. 關於 corticosteroids 製劑臨床用途的敘述，何者正確？
(A) cortisone 主要作為鹽皮質固醇不足(aldosterone insufficiency)病人之補充用藥
(B) fludrocortisone 具最強效抗發炎的能力，常用於治療嚴重感染
(C) prednisolone 可長期用於治療發炎及自體免疫性疾病
(D) dexamethasone 最常用以促進胎兒肺功能成熟

( ) 14. 關於 mifepristone 之敘述，何者錯誤？
(A) 可拮抗子宮之 progesterone 受體
(B) 可當作性行為後避孕藥
(C) 只能在懷孕七週內產生墮胎效果
(D) 常和 PGI_2 製劑合併使用以增強墮胎效果

( ) 15. 下列口服降血糖藥物，何者可以抑制 dipeptidyl peptidase 4，使內生性之 glucagon-like peptide-1 作用時間延長，而增加胰臟 insulin 釋放量？
(A) canagliflozin (B) exenatide
(C) glimepiride (D) saxagliptin

( ) 16. 何者為 somatostatin 同類物，可用來治療肢端肥大症(acromegaly)？
(A) bromocriptine (B) desmopressin
(C) leuprolide (D) octreotide

( ) 17. 何種利尿劑為肝硬化(cirrhosis)之禁用藥物，可能導致尿液鹼化而減少尿 NH_4^+ 排出，而造成高血氨(hyperammonemia)及肝腦病變 (hepatic encephalopathy)併發症？
(A) furosemide (B) acetazolamide
(C) thiazide (D) triamterene

( ) 18. NSAIDs 類藥物(如 indomethacin)可能會影響 nephrotic syndrome 或 hepatic cirrhosis 病人服用 furosemide 的利尿作用，其影響的機制為何？
(A) 抑制 PGE_2 生成 (B) 抑制 $Na^+/K^+/2Cl^-$ transporter
(C) 抑制 COX-1 (D) 抑制尿酸排除

( ) 19. 下列抗心律不整藥何者同時具有 β blocker 及 potassium channel blocker 的藥理作用？
(A) propranolol (B) sotalol
(C) propafenone (D) procainamide

( ) 20. Nitroglycerin(NTG)經由舌下或經皮膚(貼劑)給藥有下列何項優點？
(A) 作用緩和，藥效持久長達 48 小時
(B) 避開肝臟代謝之首渡效應
(C) 減少低血壓之副作用
(D) 減少反射性心搏過速

( ) 21. Renin angiotensin system 作用藥物用於治療高血壓時，下列何者錯誤？
(A) enalapril 是 angiotensin-converting enzyme(ACE)的抑制劑
(B) 會產生高血鉀副作用
(C) aliskiren 可與 valsartan 併用可增加降壓效果且降低副作用
(D) 使用 angiotensin II receptor blockers 較少發生乾咳

( ) 22. 同時含有 ezetimibe 及 statins 的降血脂複方藥中，ezetimibe 的藥理機制為何？
(A) bile acid binding resins
(B) intestinal sterol absorption inhibitor
(C) Apo B synthesis inhibitor
(D) HMG-CoA reductase inhibitor

( ) 23. 何種藥物最適用於心絞痛之急性發作(acute episode)？
(A) diltiazem (B) nifedipine
(C) nitroglycerin (D) propranolol

( ) 24. 有關 digoxin 副作用的敘述，何者錯誤？
(A) 會引起便秘
(B) 會刺激 chemoreceptor trigger zone 而引起嘔吐
(C) 會使老年人迷失方向感
(D) 會引起視幻覺

( ) 25. 殺蟲劑 parathion 因使用頻繁，意外中毒事件時有所聞，下列何者最不適合作為治療 parathion 中毒藥物？
(A) pralidoxime   (B) atropine
(C) diacetylmonoxime   (D) carbachol

( ) 26. 兒茶酚胺(catecholamine)再回收抑制劑臨床應用廣泛，何者錯誤？
(A) reboxetine 可用於治療重度憂鬱
(B) sibutramine 可降低食慾
(C) milnacipran 可治療肌纖維疼痛
(D) atomoxetine 可用來治療姿態性低血壓

( ) 27. 腎上腺素性受體可有 alpha 及 beta 兩種亞型，以下哪個擬交感神經作用劑在有藥理作用劑量時，何者對於腎上腺素性 beta 亞型受體親和力較大？
(A) methoxamine   (B) clonidine
(C) dobutamine   (D) phenylephrine

( ) 28. 下列膽鹼受體阻斷劑作用之敘述，何者錯誤？
(A) 給與吸入性麻醉劑前，先給與膽鹼受體阻斷劑可以減少氣管分泌與喉頭痙攣
(B) 選擇性 M3 受體之膽鹼受體阻斷劑可促使支氣管舒張，緩解氣喘和慢性呼吸道阻塞病患症狀
(C) 膽鹼受體阻斷劑可暫時緩解腹瀉
(D) 膽鹼受體阻斷劑造成心跳減慢是因為阻斷受迷走神經支配的心室細胞

( ) 29. 當慢性阻塞性肺病病人有急性發作時，常使用何種藥物？
(A) albuterol   (B) indacaterol
(C) salmeterol   (D) tiotropium

( ) 30. 有關 proton pump inhibitors 的敘述，下列何者錯誤？
(A) 須在空腹時使用
(B) 不具耐酸性，以腸衣錠口服後在小腸吸收
(C) 為 prodrug，以不可逆性抑制 proton pump
(D) 為具脂溶性的弱酸藥物

( ) 31. 何者可抑制 xanthine oxidase，用在痛風治療？
(A) allopurinol   (B) colchicine
(C) sulfinpyrazone   (D) indomethacin

( ) 32. 長期使用下列何種抗發炎藥物容易造成骨質疏鬆之副作用？
(A) aspirin (B) dexamethasone
(C) indomethacin (D) ibuprofen

( ) 33. 關於抗憂鬱藥物 venlafaxine 的藥理機制敘述，下列何者正確？
(A) 選擇性正腎上腺素致效劑
(B) 選擇性正腎上腺素及血清素再回收抑制劑
(C) 選擇性多巴胺再回收抑制劑
(D) 選擇性乙醯膽鹼再回收抑制劑

( ) 34. 關於可以治療臉上皺紋之肉毒桿菌毒素(botulinum toxin)的敘述，何者錯誤？
(A) 有多種免疫性各異的毒素，如 BoNTs-A, B, C, D, E, F, G
(B) 可以引起化學性去神經作用(chemodenervation)
(C) 具切斷 ACh 之酵素活性
(D) 可減少 ACh 的釋放

( ) 35. 關於治療帕金森氏症(Parkinson's disease)藥物的敘述，何者錯誤？
(A) levodopa 和 carbidopa 凝膠劑型，經由持久的胃造瘻給藥，以治療患帕金森氏症的重症病人
(B) Rytary 是一長效劑型，減少藥物血中濃度之變動(fluctuation)
(C) selegiline 的藥理機制是抑制 dopamine D_2 受體
(D) levodopa 和 carbidopa 合併使用是為了減少周邊 levodopa 轉變成 dopamine

( ) 36. 有關 benzodiazepines 取代 barbiturates 成為較安全的鎮靜安眠藥物之敘述，下列何者錯誤？
(A) benzodiazepines 較不會影響肝臟酵素
(B) flumazenil 可以做為 benzodiazepines 解毒劑
(C) benzodiazepines 不會產生藥物依賴性
(D) barbiturates 會引起致死性的中樞神經抑制作用

( ) 37. 手術快結束時要停止連續輸注麻醉劑，下列關於藥物的排除(elimination)速率之敘述，何者正確？
(A) context-sensitive half-time 數字越大，藥物移除速率越快
(B) 藥物排除速率順序(快到慢)：thiopental＞midazolam＞propofol
(C) 藥物排除速率順序(快到慢)：propofol＞midazolam＞thiopental
(D) 藥物排除速率順序(快到慢)：thiopental＞propofol＞midazolam

( ) 38. 下列哪些抗癲癇藥物可用於治療失神性癲癇(absence seizures)？
① phenytoin ② valproate ③ ethosuximide ④ gabapentin
(A) ①② (B) ②③
(C) ③④ (D) ①④

( ) 39. 下列何者可以作為有機磷(organophosphate)之解毒劑？
(A) deferoxamine
(B) pralidoxime
(C) succimer
(D) dimercaprol

( ) 40. 何者需肌肉給藥，用於治療汞、鉛及砷中毒？
(A) succimer
(B) deferoxamine
(C) dimercaprol
(D) penicillamine

( ) 41. 有關 antibody-drug conjugate(ADC)設計通則之敘述，何者正確？
(A) 高專一性抗體搭配高細胞毒性的小分子藥物
(B) 高專一性抗體搭配低細胞毒性的小分子藥物
(C) 低專一性抗體搭配高細胞毒性的小分子藥物
(D) 低專一性抗體搭配低細胞毒性的小分子藥物

( ) 42. 下列藥品何者的 pKa 值最小？
(A) acetaminophen
(B) diclofenac
(C) morphine
(D) lorazepam

( ) 43. 在結構中加入下列何種基團，可使藥物分子的 logP 增加 0.5？
(A) phenyl
(B) methyl
(C) hydroxyl
(D) amino

( ) 44. Glutathione 由下列哪三個胺基酸組成？
(A) Glu，Ser，Gly
(B) Lys，Ser，Gly
(C) Glu，Cys，Gly
(D) Lys，Cys，Gly

( ) 45. Ephedrine 異構物(結構如下圖)立體組態為？

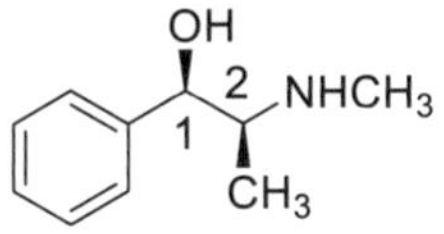

(A) 1S，2R
(B) 1R，2S
(C) 1R，2R
(D) 1S，2S

( ) 46. 何者不屬於 cocaine 之水解產物？
(A) tropic acid
(B) benzoic acid
(C) ecgonine
(D) methanol

( ) 47. 何種麻醉藥可經代謝產生 o-toluidine，可能造成高鐵血紅蛋白血症 (methemoglobinemia)？
(A) procaine
(B) dibucaine
(C) articaine
(D) prilocaine

( ) 48. 何種血清胺(serotonin)受體作用藥物，其結構不含 tropane 環？
(A) bemesetron
(B) itasetron
(C) tropisetron
(D) ondansetron

( ) 49. Leu-enkephalin 是由幾種不同胺基酸組成？
    (A) 4   (B) 5
    (C) 6   (D) 8

( ) 50. 何種藥物無法同時抑制 5-HT 及 NE 的再回收(reuptake)？
    (A) doxepine   (B) tapentadol
    (C) amitriptyline   (D) duloxetine

( ) 51. 何者是麻醉輔助藥也是抗癲癇藥，在 pH＜3 時會催化主環結構開環，而增加水溶性？
    (A) diazepam   (B) midazolam
    (C) flurazepam   (D) zolpidem

( ) 52. 下列抗癲癇藥，何者 clogP 值最低？
    (A)   (B)

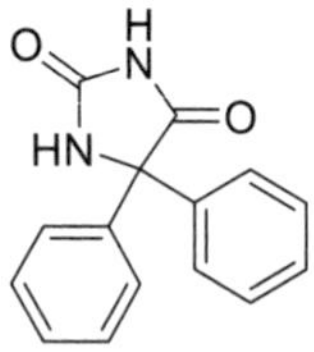

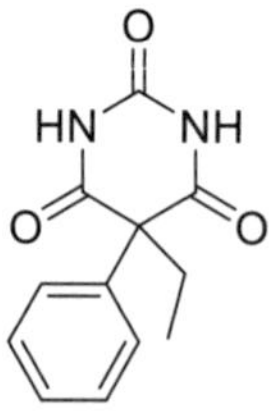

    (C) 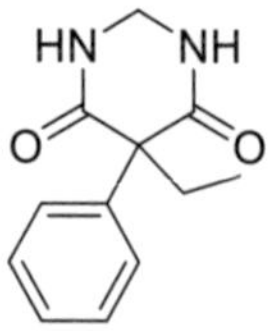   (D)

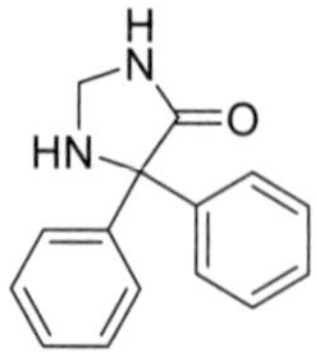

( ) 53. 下列神經肌肉疾病與使用藥物的配對，何者錯誤？
    (A) Duchenne muscular dystrophy：interferon β-1a
    (B) multiple sclerosis：dimethyl fumarate
    (C) spinal muscular atrophy：nusinersen
    (D) amyotrophic lateral sclerosis：riluzole

( ) 54. 何種抗癲癇藥，主要機制為選擇性鈉離子通道阻斷？
    (A)   (B)

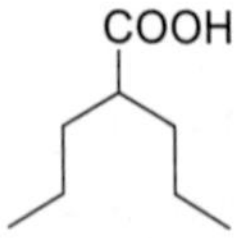

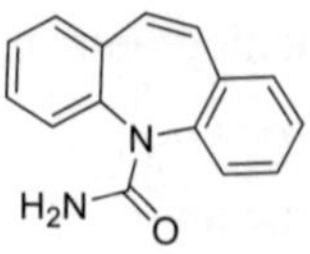

    (C) 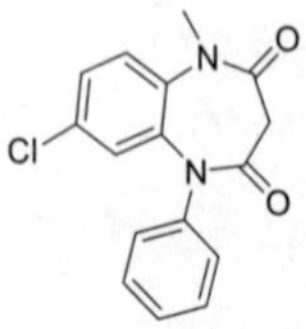   (D)

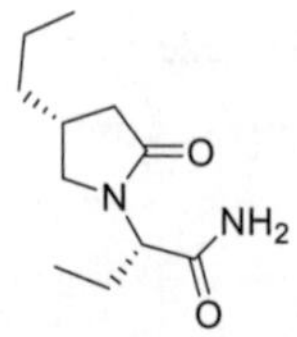

( ) 55. 何者為開發糖尿病治療藥，而意外發現具抗癲癇效果？
(A) brivaracetam (B) perampanel
(C) topiramate (D) afinitor

( ) 56. 下圖化合物的 X 為何種取代基時，其鎮靜安眠藥效最強？

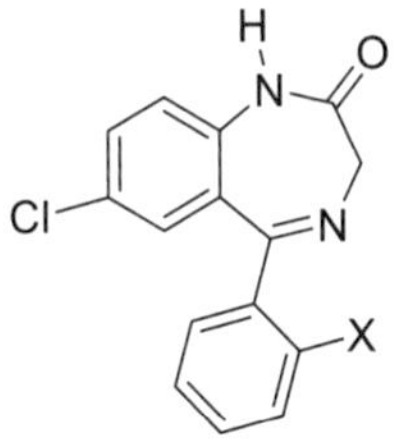

(A) OCH$_3$ (B) NH$_2$
(C) Cl (D) CH$_3$

( ) 57. 有關 lomitapide 之敘述，何者錯誤？
(A) 具高水溶性與高生體可用率
(B) 可降低 VLDL 生成
(C) 服藥時，宜避免飲用葡萄柚汁
(D) 可抑制 microsomal triglyceride transport protein

( ) 58. 有關 protamine 的敘述，何者錯誤？
(A) 會與 heparin 競爭 antithrombin III 結合區
(B) 會與 fibrinogen、血小板產生交互作用
(C) 為富含 arginine 的蛋白質
(D) 副作用可能引起 anaphylaxis

( ) 59. 有關 rivaroxaban(結構如下圖)的敘述，何者錯誤？

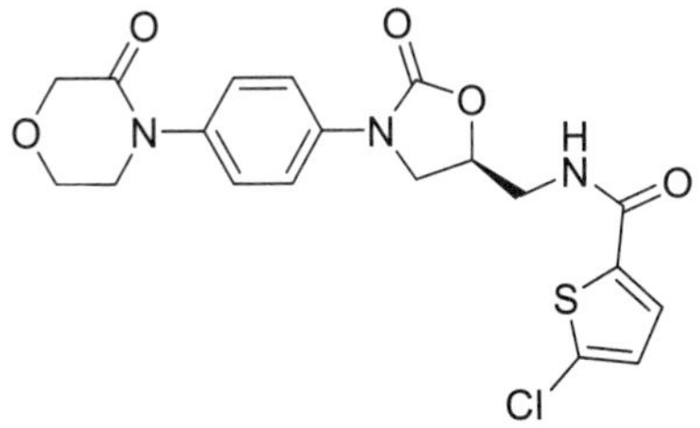

(A) 以 benzene 取代 thiophene，會導致活性下降
(B) morpholinone 會與 factor Xa 產生 hydrophobic interaction
(C) chlorothiophene carboxamide 會與 factor Xa 產生氫鍵
(D) CYP3A4/2J2 負責 oxazolidine 的 hydroxylation 代謝

( ) 60. Angiotensin II receptor blockers (ARBs)的簡式(如下圖)，何者並非 ARBs 中 R 的結構？

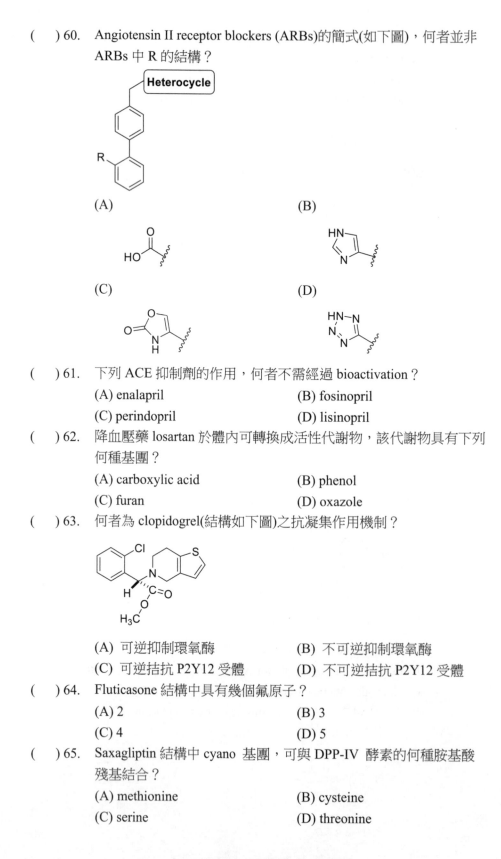

(A)

(B)

(C)

(D)

( ) 61. 下列 ACE 抑制劑的作用，何者不需經過 bioactivation？
(A) enalapril (B) fosinopril
(C) perindopril (D) lisinopril

( ) 62. 降血壓藥 losartan 於體內可轉換成活性代謝物，該代謝物具有下列何種基團？
(A) carboxylic acid (B) phenol
(C) furan (D) oxazole

( ) 63. 何者為 clopidogrel(結構如下圖)之抗凝集作用機制？

(A) 可逆抑制環氧酶 (B) 不可逆抑制環氧酶
(C) 可逆拮抗 P2Y12 受體 (D) 不可逆拮抗 P2Y12 受體

( ) 64. Fluticasone 結構中具有幾個氟原子？
(A) 2 (B) 3
(C) 4 (D) 5

( ) 65. Saxagliptin 結構中 cyano 基團，可與 DPP-IV 酵素的何種胺基酸殘基結合？
(A) methionine (B) cysteine
(C) serine (D) threonine

( ) 66. 何種 DPP-IV 抑制劑，具有最高的口服生體可用率？
(A) saxagliptin
(B) sitagliptin
(C) alogliptin
(D) linagliptin

( ) 67. 一般合成之 norprogesterone 藥，是移除 progesterone 結構中哪個位置的甲基而得？
(A) 17
(B) 18
(C) 19
(D) 21

( ) 68. 何者是 thiazolidinedione(TZD)類的降血糖藥物？

(A)

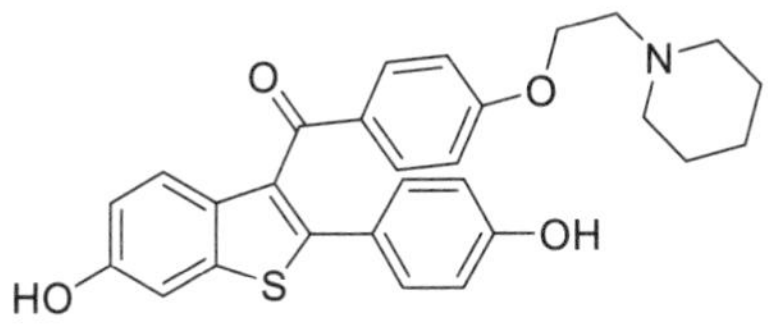

(B)

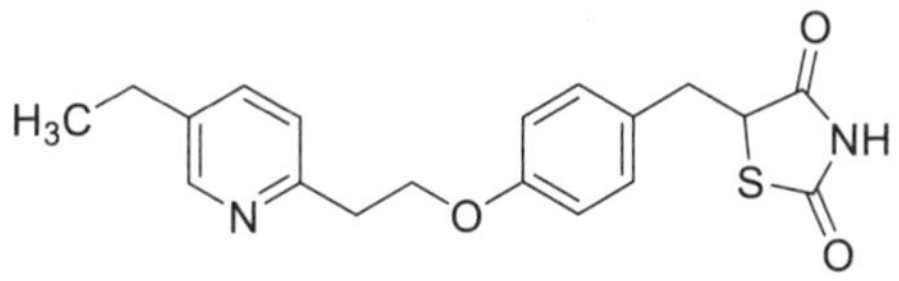

(C)

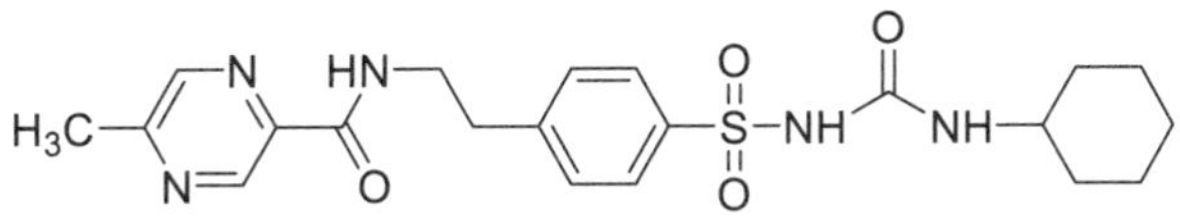

(D)

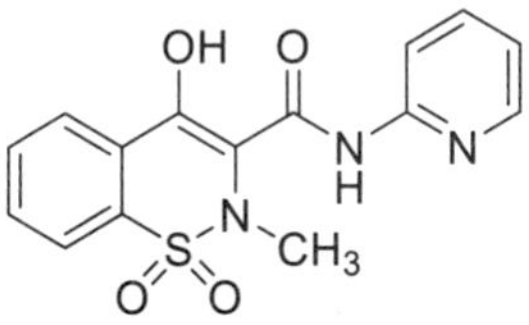

( ) 69. Promethazine 代謝物的生成，主要是經由下列何種代謝酵素？
(A) CYP2D6
(B) CYP3A4
(C) MAO-A
(D) MAO-B

( ) 70. Lansoprazole 主要代謝物的生成，最主要是經由何種代謝酵素？
(A) MAO-A
(B) MAO-B
(C) CYP2C19
(D) CYP3A4

( ) 71. 有關 esomeprazole 之立體組態敘述，何者正確？
(A) 結構不具有手性中心(chiral center)
(B) 為單一(S)-form 立體異構物
(C) 為單一(R)-form 立體異構物
(D) 為消旋(racemic)混合物

(　) 72. 以下哪些非固醇抗炎藥物屬於前驅藥？

①diclofenac　　②sulindac　　③nabumetone　　④fenoprofen

(A) ①③　　　　　　　　　　　(B) ②④

(C) ①④　　　　　　　　　　　(D) ②③

(　) 73. Venetoclax 結構中，下列何種基團最可能與 BCL-2 蛋白質 Arg103 殘基的陽離子結合？

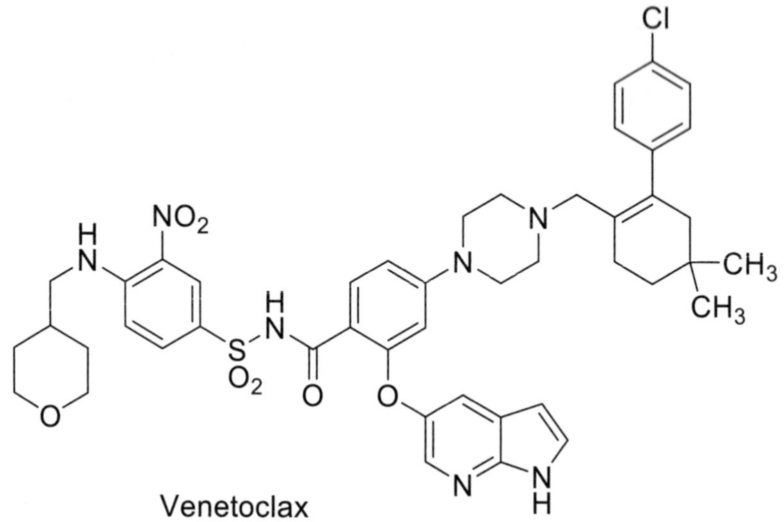

Venetoclax

(A) sulfonylbenzamide　　　　(B) *p*-chlorophenyl

(C) dimethylcyclohexene　　　(D) 1*H*-pyrrolo[2,3-*b*]pyridine

(　) 74. 下列 chloramphenicol(結構如下圖)異構物組態，何者具有顯著抗菌活性？

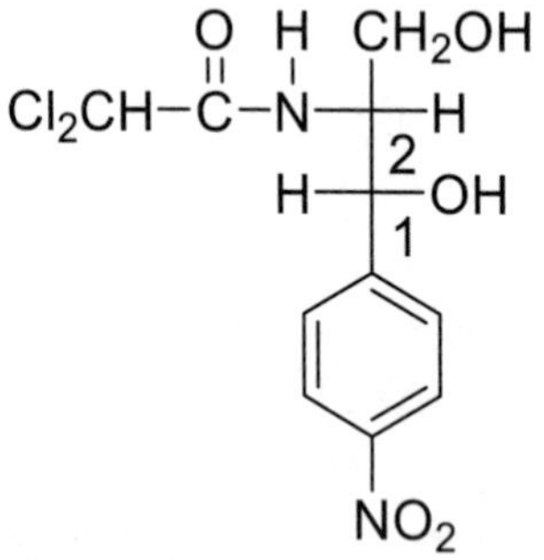

(A) 1*R*，2*R*　　　　　　　　(B) 1*R*，2*S*

(C) 1*S*，2*S*　　　　　　　　(D) 1*S*，2*R*

( ) 75. 下列 ibrutinib 結構中箭頭指示位置，何者可與 Bruton tyrosine kinase(BTK)催化中心 Cys481 形成共價鍵結合？

(A)

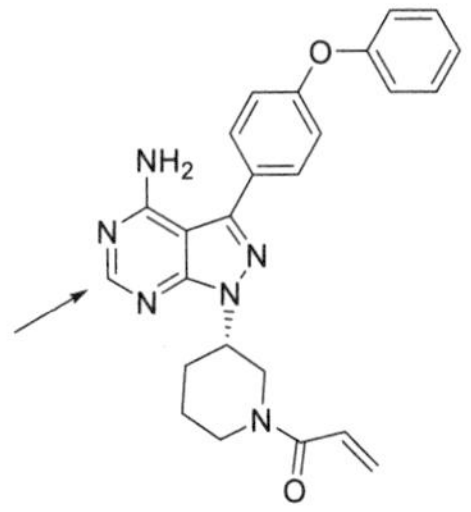

(B)

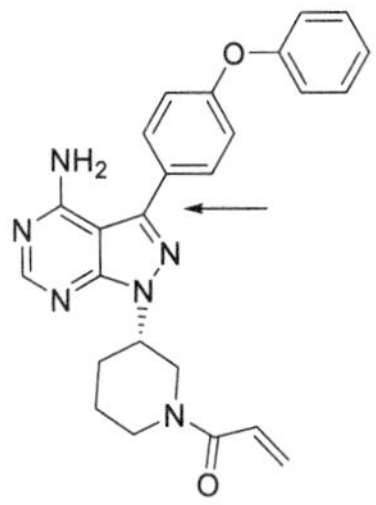

(C)

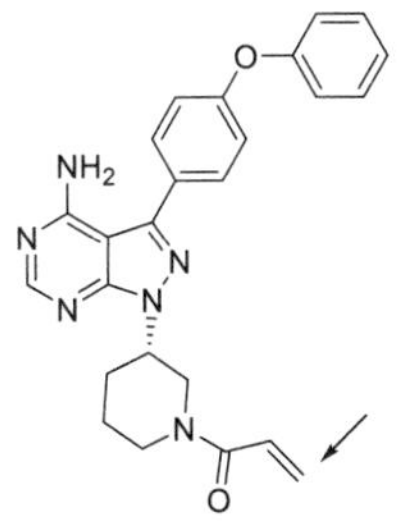

(D)

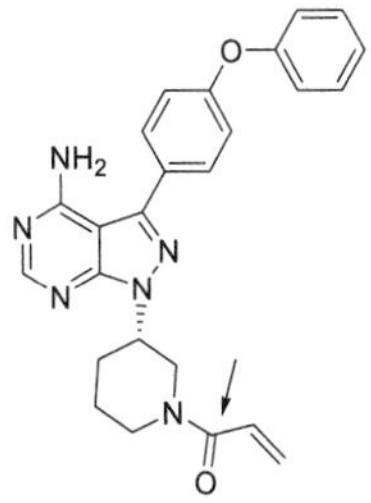

( ) 76. 何者為抗 HIV 藥 delavirdine(結構式如下圖)的作用機制？

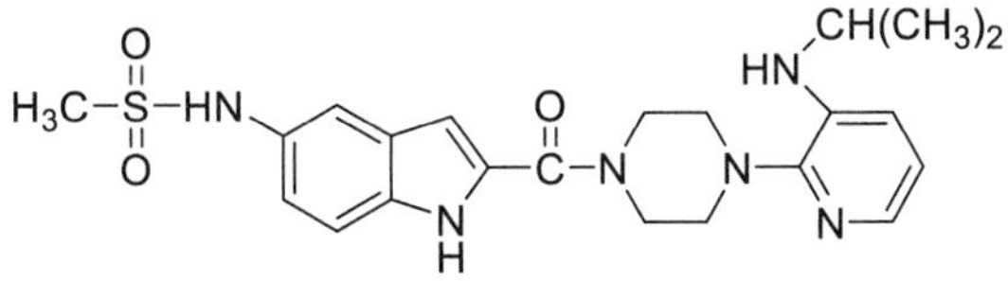

(A) entry inhibition

(B) reverse transcriptase(RT) inhibition

(C) integrase inhibition

(D) protease inhibition

( ) 77. 何者為抗病毒藥 foscarnet sodium 之作用標的？

(A) RNA polymerase (B) DNA polymerase

(C) thymidine kinase (D) thymidylate synthase

( ) 78. 何者為 cisplatin 最常見之毒性？

(A) cardiotoxicity (B) peripheral neuropathy

(C) stomatitis (D) renal damage

( ) 79. 何者為 teniposide 最主要之代謝反應？

(A) hydrolysis (B) esterification

(C) demethylation (D) reduction

(　　) 80.　下列反轉錄酶抑制劑中，何者屬核苷類似物？

(A)

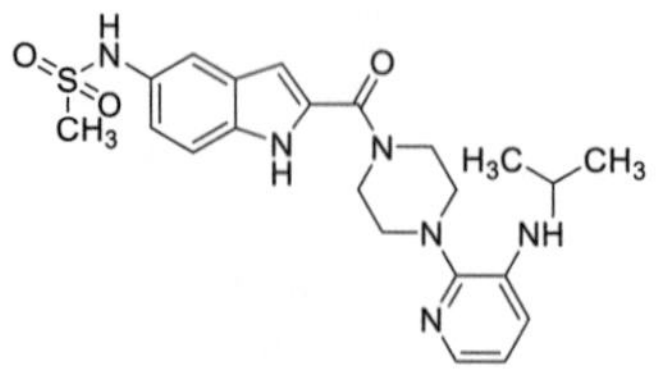

(B)

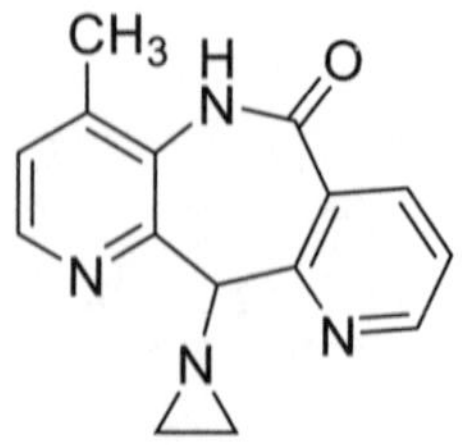

(C)

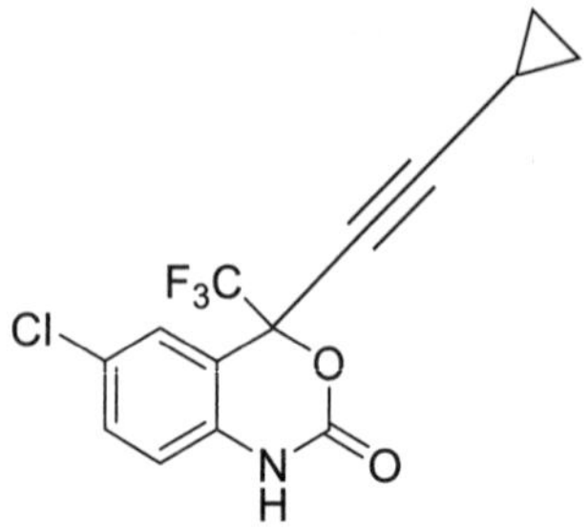

(D)

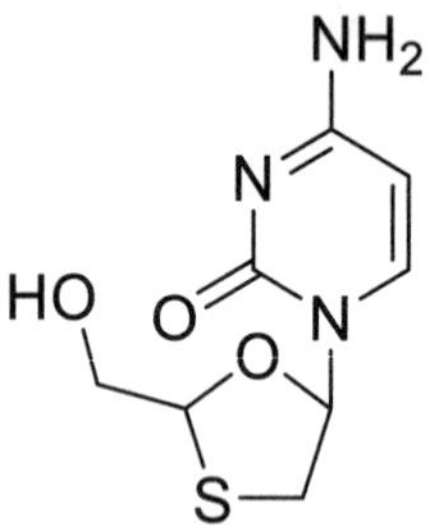

藥理學與藥物化學歷屆試題答案(106年第一次~111年第二次)

■ **106 年第一次專技高考藥師(一)階 藥理學與藥物化學 答案**

1. C	11. B	21. D	31. D	41. D	51. D	61. C	71. C
2. A	12. C	22. C	32. A	42. B	52. C	62. D	72. B
3. D	13. A	23. A	33. C	43. B	53. C	63. A	73. B
4. D	14. D	24. C	34. A	44. D	54. A	64. C	74. A
5. D	15. B	25. A	35. A	45. C	55. B	65. A	75. C
6. D	16. A	26. C	36. B	46. C	56. C	66. B	76. D
7. C	17. D	27. D	37. D	47. C	57. D	67. C	77. B
8. C	18. B	28. A	38. C	48. D	58. B	68. B	78. D
9. C	19. D	29. B	39. D	49. A	59. B	69. A	79. C
10. D	20. A	30. C	40. B	50. A	60. B	70. B	80. B

■ **106 年第二次專技高考藥師(一)階 藥理學與藥物化學 答案**

1. A	11. B	21. D	31. B	41. D	51. C	61. A	71. B
2. D	12. B	22. A	32. D	42. C	52. C	62. C	72. A
3. D	13. A	23. D	33. A	43. D	53. D	63. C	73. B
4. D	14. D	24. #	34. B	44. D	54. A	64. D	74. B
5. D	15. B	25. A	35. B	45. B	55. B	65. D	75. B
6. C	16. A	26. C	36. A	46. B	56. A	66. C	76. D
7. D	17. A	27. A	37. C	47. A	57. C	67. #	77. C
8. A	18. C	28. A	38. #	48. D	58. D	68. C	78. B
9. A	19. A	29. C	39. B	49. A	59. C	69. A	79. B
10. A	20. B	30. C	40. B	50. A	60. B	70. D	80. C

註：24. C、D 給分；38. 一律給分；67. C、D 給分

藥理學與藥物化學歷屆試題答案(106年第一次~111年第二次)

■ **107 年第一次專技高考藥師(一)階 藥理學與藥物化學 答案**

1. A	11. B	21. D	31. C	41. C	51. C	61. A	71. C
2. C	12. D	22. D	32. B	42. A	52. B	62. C	72. C
3. A	13. A	23. A	33. C	43. A	53. B	63. A	73. D
4. B	14. D	24. B	34. B	44. A	54. C	64. A	74. A
5. D	15. A	25. B	35. B	45. C	55. D	65. B	75. B
6. C	16. D	26. #	36. C	46. B	56. B	66. B	76. B
7. D	17. B	27. A	37. D	47. A	57. C	67. A	77. D
8. D	18. B	28. B	38. B	48. B	58. C	68. C	78. C
9. A	19. A	29. D	39. B	49. A	59. D	69. A	79. C
10. B	20. C	30. B	40. C	50. B	60. A	70. A	80. B

註：26. A、C、D 給分

■ **107 年第二次專技高考藥師(一)階 藥理學與藥物化學 答案**

1. C	11. C	21. B	31. D	41. D	51. D	61. D	71. C
2. A	12. D	22. B	32. C	42. D	52. B	62. A	72. D
3. A	13. A	23. B	33. A	43. B	53. A	63. A	73. C
4. B	14. #	24. C	34. A	44. A	54. B	64. B	74. D
5. A	15. B	25. C	35. A	45. B	55. D	65. A	75. A
6. A	16. C	26. C	36. B	46. D	56. C	66. A	76. B
7. #	17. C	27. C	37. B	47. A	57. B	67. A	77. A
8. D	18. C	28. D	38. A	48. B	58. D	68. D	78. C
9. B	19. D	29. A	39. D	49. D	59. B	69. C	79. D
10. A	20. B	30. D	40. B	50. C	60. B	70. D	80. A

註：7. A、C 給分；14. A、B 給分

藥理學與藥物化學歷屆試題答案(106年第一次~111年第二次)

■ **108年第一次專技高考藥師(一)階 藥理學與藥物化學 答案**

1. D	11. A	21. B	31. A	41. D	51. D	61. B	71. D
2. A	12. A	22. C	32. D	42. B	52. B	62. B	72. A
3. C	13. D	23. C	33. D	43. D	53. D	63. D	73. A
4. C	14. B	24. A	34. D	44. A	54. B	64. A	74. B
5. B	15. C	25. A	35. C	45. A	55. C	65. D	75. C
6. A	16. A	26. D	36. D	46. A	56. C	66. D	76. A
7. B	17. A	27. C	37. D	47. C	57. D	67. A	77. A
8. D	18. A	28. D	38. A	48. D	58. C	68. D	78. D
9. A	19. D	29. #	39. C	49. C	59. B	69. A	79. C
10. C	20. C	30. D	40. B	50. B	60. B	70. D	80. B

註：29. A、C 給分

■ **108年第二次專技高考藥師(一)階 藥理學與藥物化學 答案**

1. D	11. C	21. D	31. D	41. D	51. D	61. #	71. D
2. B	12. A	22. B	32. B	42. D	52. C	62. A	72. B
3. B	13. B	23. D	33. D	43. C	53. C	63. B	73. C
4. B	14. A	24. D	34. D	44. D	54. D	64. D	74. D
5. C	15. A	25. A	35. D	45. B	55. A	65. C	75. D
6. D	16. B	26. D	36. B	46. B	56. D	66. D	76. B
7. A	17. C	27. C	37. B	47. D	57. A	67. A	77. D
8. D	18. A	28. A	38. C	48. B	58. C	68. D	78. B
9. D	19. C	29. B	39. C	49. A	59. D	69. B	79. A
10. D	20. D	30. D	40. A	50. C	60. A	70. B	80. A

註：61. 一律給分

■ **109 年第一次專技高考藥師(一)階 藥理學與藥物化學 答案**

1. B	11. C	21. A	31. A	41. C	51. C	61. C	71. D
2. D	12. A	22. A	32. D	42. A	52. D	62. D	72. B
3. B	13. A	23. B	33. C	43. C	53. A	63. D	73. C
4. #	14. A	24. C	34. D	44. C	54. C	64. A	74. A
5. C	15. B	25. A	35. B	45. A	55. A	65. B	75. C
6. D	16. A	26. D	36. A	46. C	56. A	66. A	76. B
7. B	17. D	27. A	37. B	47. B	57. D	67. A	77. C
8. B	18. B	28. D	38. B	48. D	58. C	68. D	78. A
9. C	19. A	29. B	39. C	49. A	59. B	69. B	79. B
10. A	20.A	30. C	40. B	50. D	60. B	70. B	80. C

註：4. A、B 給分

■ **109 年第二次專技高考藥師(一)階 藥理學與藥物化學 答案**

1. A	11. B	21. B	31. A	41. C	51. B	61. C	71. B
2. B	12. C	22. A	32. A	42. D	52. B	62. B	72. A
3. B	13. D	23. B	33. A	43. A	53. B	63. A	73. A
4. A	14. C	24. B	34. D	44. B	54. B	64. C	74. C
5. A	15. B	25. B	35. C	45. B	55. D	65. C	75. B
6. A	16. C	26. A	36. D	46. B	56. C	66. D	76. A
7. B	17. B	27. A	37. C	47. B	57. B	67. A	77. A
8. A	18. B	28. A	38. A	48. C	58. B	68. B	78. C
9. A	19. B	29. A	39. A	49. C	59. C	69. B	79. A
10. B	20. #	30. B	40. C	50. D	60. C	70. A	80. C

註：20. 一律給分

藥理學與藥物化學歷屆試題答案(106年第一次~111年第二次)

■ **110 年第一次專技高考藥師(一)階 藥理學與藥物化學 答案**

1. D	11. B	21. A	31. C	41. C	51. A	61. B	71. A
2. A	12. D	22. C	32. C	42. D	52. A	62. A	72. A
3. C	13. C	23. B	33. B	43. A	53. C	63. B	73. D
4. B	14. C	24. B	34. C	44. B	54. D	64. A	74. D
5. B	15. A	25. D	35. C	45. B	55. A	65. C	75. C
6. C	16. C	26. B	36. A	46. B	56. C	66. C	76. D
7. A	17. D	27. B	37. D	47. A	57. B	67. B	77. B
8. B	18. A	28. C	38. C	48. A	58. C	68. D	78. D
9. C	19. C	29. #	39. B	49. C	59. C	69. A	79. A
10. A	20. A	30. A	40. C	50. D	60. A	70. B	80. C

註：29. B、C 給分

■ **110 年第二次專技高考藥師(一)階 藥理學與藥物化學 答案**

1. C	11. D	21. A	31. C	41. A	51. C	61. A	71. D
2. B	12. A	22. C	32. C	42. B	52. A	62. C	72. D
3. D	13. B	23. B	33. B	43. D	53. B	63. D	73. D
4. A	14. D	24. B	34. A	44. D	54. A	64. B	74. B
5. A	15. B	25. D	35. D	45. C	55. D	65. B	75. B
6. A	16. B	26. A	36. C	46. B	56. A	66. B	76. B
7. B	17. A	27. B	37. C	47. A	57. B	67. D	77. C
8. #	18. C	28. B	38. C	48. D	58. A	68. B	78. C
9. B	19. D	29. A	39. B	49. A	59. C	69. D	79. A
10. A	20. #	30. C	40. C	50. B	60. B	70. B	80. B

註：8. B、C 給分；20. C、D 給分

藥理學與藥物化學歷屆試題答案(106年第一次~111年第二次)

■ **111 年第一次專技高考藥師(一)階 藥理學與藥物化學 答案**

1. A	11. C	21. D	31. A	41. B	51. C	61. D	71. B
2. D	12. C	22. D	32. A	42. B	52. D	62. B	72. B
3. D	13. C	23. D	33. C	43. C	53. D	63. A	73. B
4. B	14. B	24. D	34. B	44. C	54. B	64. A	74. B
5. D	15. A	25. C	35. A	45. #	55. B	65. D	75. D
6. #	16. D	26. B	36. C	46. A	56. C	66. B	76. C
7. B	17. B	27. C	37. B	47. C	57. B	67. C	77. B
8. A	18. B	28. B	38. D	48. B	58. D	68. C	78. C
9. C	19. B	29. C	39. C	49. C	59. C	69. C	79. C
10. D	20. D	30. B	40. C	50. D	60. B	70. B	80. D

註：6. B、D 給分；45. C 給分

■ **111 年第二次專技高考藥師(一)階 藥理學與藥物化學 答案**

1. B	11. C	21. C	31. A	41. A	51. B	61. D	71. B
2. B	12. C	22. B	32. B	42. B	52. C	62. A	72. D
3. C	13. C	23. C	33. B	43. B	53. A	63. D	73. A
4. D	14. D	24. A	34. C	44. C	54. B	64. B	74. A
5. C	15. D	25. D	35. C	45. B	55. C	65. C	75. C
6. D	16. D	26. D	36. C	46. A	56. C	66. B	76. B
7. C	17. B	27. C	37. C	47. D	57. A	67. C	77. B
8. C	18. A	28. D	38. B	48. D	58. A	68. B	78. D
9. D	19. B	29. A	39. B	49. A	59. D	69. A	79. A
10. C	20. B	30. D	40. C	50. B	60. B	70. C	80. D

科目：藥物分析與生藥學(含中藥學)

( )1. 何者之含量測定法，非藉由酸反滴定所加入之過量鹼的方式？
(A) aspirin   (B) benzyl benzoate
(C) chloral hydrate   (D) zinc oxide

( )2. 在紅外光光譜分析中，下列四種官能基團的吸光強度(intensity of absorption)何者最強？
(A) C–F   (B) C–Cl
(C) C–Br   (D) C–I

( )3. 在分析藥物結構時，羰基(carbonyl group)的確認採用何種方法最適宜？
(A) 紫外光光譜法   (B) 紅外光光譜法
(C) 質譜法   (D) 原子吸收光譜法

( )4. 測定毛髮中的甲基汞(methyl mercury)含量時，何種方法最適用？
(A) 放射免疫分析法(radio-immunoassay)
(B) 原子吸收光譜測定法(atomic absorption spectrophotometry)
(C) 液相層析－電化學偵測法(liquid chromatography－electrochemical detection)
(D) 氣相層析－電子捕捉偵測法(gas chromatography－electron capture detection)

( )5. 利用質譜儀測定時，若扇形磁場儀器(magnetic sector instruments)的磁場強度與加速電壓固定時，則離子的質量(m/z)與離子的飛行半徑的關係下列何者最適當？
(A) 與飛行半徑成正比   (B) 與飛行半徑成反比
(C) 與飛行半徑的平方成正比   (D) 與飛行半徑的平方成反比

( )6. 單溴取代化合物之質譜分子峰中[M]與[M+2]之強度比為何？
(A) 1:1   (B) 2:1
(C) 3:1   (D) 4:1

( )7. 下列何者為核磁共振光譜中代表化學位移的符號？
(A) δ (B) I
(C) m   (D) J

( ) 8. 如圖為 procaine 之結構，下列有關敘述何者錯誤？

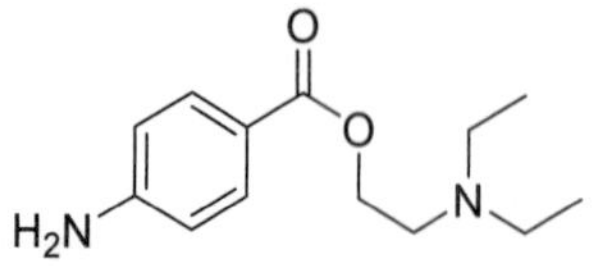

(A) -COO-基團會降低苯環發色團之最大吸收波長
(B) -COO-基團會增加苯環發色團之吸光強度
(C) 在酸性溶液下會降低其吸光強度
(D) NH_2 基團為助色團(auxochrome)

( ) 9. 以毛細管電泳法分析 R 及 S form 的 mepivacaine 時，於背景電解質溶液 0.1 M phosphate buffer(pH 3.0)中添加下列何者可獲得最好的分離效果？
(A) 10 mM SDS
(B) 10 mM $NaClO_4$
(C) 10 mM dimethyl β-cyclodextrin
(D) 10 mM tetrabutylammonium chloride

( ) 10. 進行腎上腺皮質激素(ACTH)及其分解產物的毛細管電泳分析時，在 pH 3.8 的緩衝液下，因滯留時間短而無法將產物波峰完全分開；若欲以延長滯留時間來改善其分析效能，應調高何者最適合？
(A) pH   (B) 溫度
(C) 電壓   (D) 離子強度

( ) 11. 滴定分析 phenylephrine HCl 的定量反應式如附圖，此滴定法為？

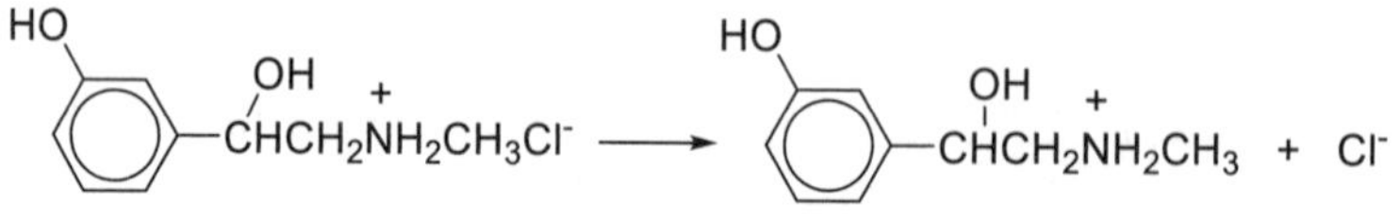

$$Hg(CH_3COO)_2 + 2Cl^- \longrightarrow HgCl_2 + 2CH_3COO^-$$

$$2CH_3COOH_2^+ + 2CH_3COO^- \longrightarrow 4CH_3COOH$$

(A) 酸滴定法   (B) 非水滴定法
(C) 沉澱滴定法   (D) EDTA 螯合滴定法

( ) 12. 有關重量分析法的敘述，下列何者錯誤？
(A) 必須使用沉澱劑
(B) 可用於定量分析
(C) 沉澱物的化學組成必須清楚
(D) 能以簡單快速的方法將沉澱分離

( ) 13. 卡爾費雪(Karl Fischer)測定法加入甲醇最主要的目的為何？
(A) 將碘還原   (B) 與吡啶‧三氧化硫結合
(C) 與碘化氫結合   (D) 氧化二氧化硫

(　) 14. 下列何者為非水滴定法中最常用的鹼？
(A) NaOH
(B) KOH
(C) CH_3ONa
(D) NH_3

(　) 15. 下列半反應在 25°C時，何者的還原電位(E^o)最高？
(A) $Zn^{2+} + 2e^- \rightarrow Zn$
(B) $Fe^{2+} + 2e^- \rightarrow Fe$
(C) $Fe^{3+} + e^- \rightarrow Fe^{2+}$
(D) $MnO_4^- + 8H^+ + 5e^- \rightarrow Mn^{2+} + 4H_2O$

(　) 16. 何種鹽類一般作肉品保色劑使用，攝入過量時可能具致癌性，檢驗時可藉由加入稀礦酸使其產生棕紅色氣體而鑑別？
(A) 鐵氰化物
(B) 鐵鹽
(C) 汞鹽
(D) 亞硝酸鹽

(　) 17. 有關比重測定法之敘述，下列何者錯誤？
(A) 物質之比重係物質在空氣中之重量與同體積水重量之比值
(B) 一般測定以液體為多，氣體無法測定
(C) 若無特殊規定，中華藥典以 25°C為標準測定溫度
(D) Pycnometer 係用來測定比重之裝置

(　) 18. 酸價等於 0.1 N 氫氧化鉀被樣品(油脂)消耗的毫升數乘以 A 值，再除以樣品之克數，其中的 A 值等於多少？
(A) 3.94
(B) 5.61
(C) 6.51
(D) 55.6

(　) 19. 下圖屬何種裝置(已含空氣冷凝管)？

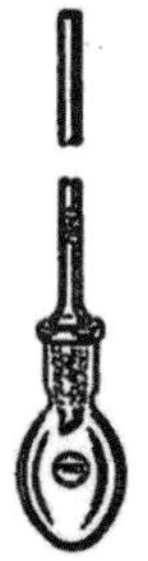

(A) 卡爾費雪滴定管
(B) 喀西亞定量瓶
(C) 乙醯化反應瓶
(D) 定量瓶

(　) 20. 利用分析離子通過分析管時，相同質荷比(m/z)的斷片進行等速運動，進而決定其分子量之質譜儀分析器為下列何者？
(A) magnetic analyzer
(B) time-of-flight analyzer
(C) ion trap analyzer
(D) quadrupole analyzer

( ) 21. Psoralen(MW = 186)的質譜分析結果如附圖所示時，其採用的
離子化(ionization)方法最可能為下列何者？

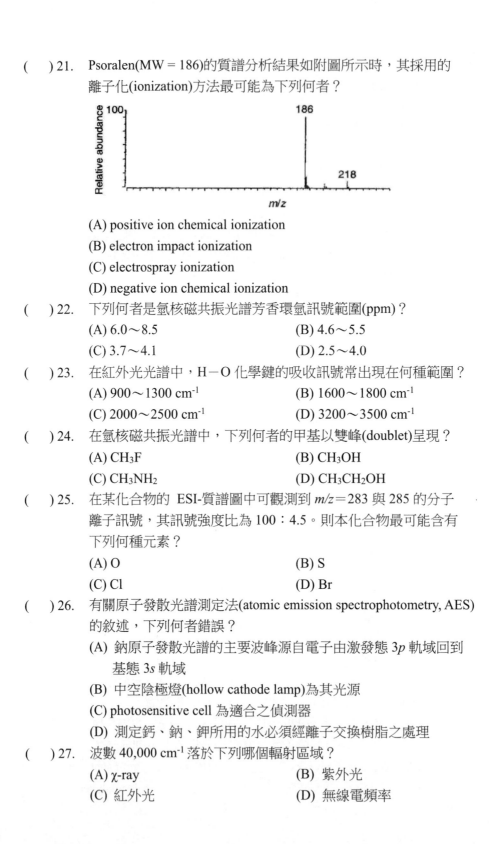

(A) positive ion chemical ionization

(B) electron impact ionization

(C) electrospray ionization

(D) negative ion chemical ionization

( ) 22. 下列何者是氫核磁共振光譜芳香環氫訊號範圍(ppm)？

(A) 6.0～8.5　　　　　　　　　(B) 4.6～5.5

(C) 3.7～4.1　　　　　　　　　(D) 2.5～4.0

( ) 23. 在紅外光光譜中，H－O 化學鍵的吸收訊號常出現在何種範圍？

(A) 900～1300 cm^{-1}　　　　　(B) 1600～1800 cm^{-1}

(C) 2000～2500 cm^{-1}　　　　　(D) 3200～3500 cm^{-1}

( ) 24. 在氫核磁共振光譜中，下列何者的甲基以雙峰(doublet)呈現？

(A) CH_3F　　　　　　　　　　(B) CH_3OH

(C) CH_3NH_2　　　　　　　　　(D) CH_3CH_2OH

( ) 25. 在某化合物的 ESI-質譜圖中可觀測到 $m/z = 283$ 與 285 的分子
離子訊號，其訊號強度比為 100：4.5。則本化合物最可能含有
下列何種元素？

(A) O　　　　　　　　　　　　(B) S

(C) Cl　　　　　　　　　　　　(D) Br

( ) 26. 有關原子發散光譜測定法(atomic emission spectrophotometry, AES)
的敘述，下列何者錯誤？

(A) 鈉原子發散光譜的主要波峰源自電子由激發態 3p 軌域回到
基態 3s 軌域

(B) 中空陰極燈(hollow cathode lamp)為其光源

(C) photosensitive cell 為適合之偵測器

(D) 測定鈣、鈉、鉀所用的水必須經離子交換樹脂之處理

( ) 27. 波數 40,000 cm^{-1} 落於下列哪個輻射區域？

(A) χ-ray　　　　　　　　　　(B) 紫外光

(C) 紅外光　　　　　　　　　　(D) 無線電頻率

（　）28. 有關紅外光光譜分析法(IR spectrometry)之敘述，何者錯誤？
(A) 其觀察範圍在 40 至 60 μm
(B) 係觀察分子內鍵結振動所吸收之能量
(C) 係觀察鍵結伸縮(stretching)或彎曲(bending)之振動情形
(D) 可獲得化合物之官能基訊息

（　）29. 有關螢光光譜測定法之敘述，下列何者錯誤？
(A) 係測定激態電子返回基態所發散出之光
(B) 測定時透射光線與偵測器呈直角
(C) 激發光波長較放射光波長長 50～150 nm
(D) 螢光法比吸光度測定法的靈敏度高

（　）30. 依照 PIC/s GMP 規範，原料藥生產製程中需進行不純物確認分析，下列何者為較合適的分析方法？
(A) 電位滴定法　　　　　　　　(B) 重量分析法
(C) 薄層層析法　　　　　　　　(D) 紫外光光譜法

（　）31. 有 4 支分離管柱，管柱甲：長 10 cm 理論板數 18,000；管柱乙：長 15 cm 理論板數 30,000；管柱丙：長 20 cm 理論板數 32,000；管柱丁：長 25 cm 理論板數 48,000；則何管柱分離效能最佳？
(A) 管柱甲　　　　　　　　　　(B) 管柱乙
(C) 管柱丙　　　　　　　　　　(D) 管柱丁

（　）32. 在層析法作定量分析選用的內部標準品(internal standard)，下列何者錯誤？
(A) 安定性宜佳
(B) 其結構宜與分析物相似
(C) 其滯留時間應與分析物儘量遠離
(D) 與分析物不產生化學反應

（　）33. 製備 300 μg/mL 之(S)-lansoprazole 標準品甲醇溶液，取 500 μL 置入空白製劑中(固體製劑)，再用 1.2 mL 甲醇萃取此樣品，過濾後得 1.5 mL，再用毛細管電泳定量，測得濃度為 90 μg/mL，下列何者最接近此方法的準確度？
(A) 80%　　　　　　　　　　　(B) 85%
(C) 90%　　　　　　　　　　　(D) 95%

（　）34. 有關氣相層析質譜儀的敘述，下列何者錯誤？
(A) 適合用於蛋白質藥物的分析
(B) 適合用於精油的分析
(C) 有龐大的資料庫可用於鑑定揮發性不純物
(D) 氣相層析質譜儀資料庫主要使用 EI-MS 所建構

( ) 35. 下列何項層析參數和層析峰的寬窄有最直接之關係？
    (A) 理論板數(theoretical plates)
    (B) 容量因子(capacity factor)
    (C) 滯留時間(retention time)
    (D) 對稱係數(asymmetry factor)

( ) 36. 下列何種游離源不適合與液相層析儀串聯使用？
    (A) 電噴灑離子化(ESI)   (B) 電子撞擊離子化(EI)
    (C) 大氣壓化學離子化(APCI)   (D) 大氣壓光子離子化(APPI)

( ) 37. 有關逆相層析法的敘述，下列何者正確？
    (A) 矽膠為常用之充填劑   (B) 靜相的極性較動相低
    (C) 動相之極性由低至高   (D) 靜相為巨孔樹脂

( ) 38. 下列何者非高效能液相層析法之偵測器？
    (A) UV-visible detector   (B) fluorescence detector
    (C) electron capture detector   (D) electrochemical detector

( ) 39. 下列有關液相層析參數之敘述，何者正確？
    (A) peak asymmetry factor 大於 1 時，表示產生拖尾現象
    (B) 若要完全分離兩個波峰，則兩者的 capacity factor 為 1.5 以上
    (C) 若兩個化合物的滯留時間相同，則兩者的 resolution 為 1
    (D) 若兩個化合物的滯留時間相同，則兩者的 selectivity(α)為 0

( ) 40. 欲直接分析異構物 D-alanine,L-alanine，應選用下列何種靜相？
    (A) Pirkle phase   (B) silica gel
    (C) ODS   (D) ion-exchange resin

( ) 41. 下列何種中藥材之成分中含有生物鹼 betaine 及維生素 riboflavine, thiamine, ascorbic acid 等，始載於神農本草經，列為上品？
    (A) 大棗   (B) 枸杞
    (C) 胖大海   (D) 栝樓根

( ) 42. Taxol 可由下列何者製備而得？
    (A) baccatin III   (B) procaine
    (C) salicin   (D) stigmasterol

( ) 43. 有關 pegylated protein 之敘述，何者正確？
    (A) PEG 的全名為 polypeptide ethyl glycol
    (B) PEG 與蛋白質結合，形成雙硫鍵的聚合物
    (C) pegademase 為 adenosine deaminase 與 PEG 的共軛結合物
    (D) pegylated protein 之半衰期比 non-modified protein 短

( ) 44. 下列何者為蛋白藥物的特點？
(A) 多為水溶性，適宜作成口服製劑
(B) 易受 pH 影響，不適合作成針劑
(C) 製劑中加入血清蛋白(albumin)，減少蛋白藥物吸附在塑膠材質容器上
(D) 通常貯存在零下 20°C，保持蛋白藥物穩定性

( ) 45. 下列何者為種子樹膠(seed gums)？
(A) guaran
(B) karaya gum
(C) tragacanth
(D) xanthan gum

( ) 46. 下列有關天麻之敘述何者錯誤？
(A) 所含 gastrodin 具中樞神經興奮作用
(B) 可祛風通絡
(C) 基原 *Gastrodia elata*
(D) 使用部位為乾燥塊莖

( ) 47. 下列中藥與藥效之配對，何者錯誤？
(A) 辛涼解表－柴胡
(B) 清熱解毒－大青葉
(C) 清熱瀉火－黃芩
(D) 清熱涼血－熟地黃

( ) 48. 遠志主成分屬於哪一類？
(A) saponin glycoside
(B) anthraquinone glycoside
(C) cyanogenic glycoside
(D) alcohol glycoside

( ) 49. 下列生藥成分何者非半合成類固醇藥物之原料？
(A) diosgenin
(B) sitosterol
(C) gitogenin
(D) platycodigenin

( ) 50. 下列何者可做為傷口癒合劑？
(A) aloe vera gel
(B) frangula
(C) senna
(D) rhubarb

( ) 51. 下列強心苷，何者不含葡萄糖基？
(A) digitoxin
(B) purpurea glycoside A
(C) lanatoside A
(D) scillaren A

( ) 52. 生藥和使用部位之配對，下列何者錯誤？
(A) 大蒜－種子
(B) 蒺藜－果實
(C) 黃耆－根
(D) 楊柳－樹皮

( ) 53. 下列有關番瀉的敘述，何者錯誤？
(A) 主要成分的 aglycones 為 rhein dianthrone
(B) 口服後立即有瀉下作用
(C) 主成分為 sennosides
(D) 其豆莢亦含有藥效成分

( ) 54. 下列哪一個水解後不會產生葡萄糖？
    (A) salicin
    (B) alliin
    (C) sinigrin
    (D) arbutin

( ) 55. 下列何者在化學分類上屬於 liquid wax？
    (A) coconut oil
    (B) olive oil
    (C) jojoba oil
    (D) linseed oil

( ) 56. 下列何者歸類為單不飽和油(monounsaturated oil)？
    (A) coconut oil
    (B) palm kernel oil
    (C) rapeseed oil
    (D) safflower oil

( ) 57. 下列何者屬於萜類(terpenoid)結構？
    (A) magnolin
    (B) chlorogenic acid
    (C) mongolicumin B
    (D) methyleugenol

( ) 58. 下列有關半夏之敘述，何者錯誤？
    (A) 為有毒植物
    (B) 不宜與烏頭合用
    (C) 一般用於內服者需經炮製
    (D) 屬 Apocyaceae 科植物

( ) 59. Anethole 主含於下列何者？
    (A) *Pinus palustris*
    (B) *Cinnamomum cassia*
    (C) *Rosa gallica*
    (D) *Foeniculum vulgare*

( ) 60. 下列生藥與成分之配對，何者錯誤？
    (A) *Cinnamomum camphora*－camphor
    (B) *Chamaemelum nobile*－(-)-α-bisabolol
    (C) *Mentha piperita*－forskolin
    (D) *Tanacetum parthenium*－parthenolide

( ) 61. 下列關於大麻之敘述，何者錯誤？
    (A) 基原植物 *Cannabis sativa* 屬桑科
    (B) 雄性大麻不含Δ^9-tetrahydrocannabinol
    (C) Indian cannabis 樹脂含量較 Wisconsin hemp 高
    (D) 大麻與Δ^9-tetrahydrocannabinol 均可促進食慾

( ) 62. 下列配對中藥材中，何者係源自於真菌類？
    (A) 肉蓯蓉與麥門冬
    (B) 冬蟲夏草與何首烏
    (C) 何首烏與麥門冬
    (D) 冬蟲夏草與茯苓

( ) 63. 下列敘述何者正確？
    (A) 五味子酸澀是因含鞣酸
    (B) 五味子具中樞神經興奮作用
    (C) 訶子為收澀藥
    (D) 訶子主含木脂素

( ) 64. 下列關於 echinacea 之敘述，何者錯誤？
(A) 在美國曾充當淨血劑(blood purifier)
(B) 有效成分為 khellin
(C) 具免疫提升作用
(D) 基原植物屬菊科

( ) 65. 下列何者非 *p*-coumaric acid 生合成途徑之中間物？
(A) phenylalanine   (B) tyrosine
(C) shikimic acid   (D) caffeic acid

( ) 66. 關於 tannin 之敘述，何者錯誤？
(A) 廣泛存在於植物界
(B) 為多酚類混合物
(C) 無法自 tannin extracts 中分離出單一成分
(D) hydrolyzable tannins 水解後可得到酚酸(phenolic acids)

( ) 67. 有關辛夷之敘述，下列何者正確？
(A) 使用部位為乾燥花蕾
(B) 來源植物之科名 Rutaceae
(C) 神農本草經列為中品
(D) 辛夷散常用於感冒後期引起之全身酸痛

( ) 68. 關於生合成之敘述，下列何者錯誤？
(A) 萜類以 acetate-malonate 路徑生合成
(B) 單萜類生合成之中間物為 geranyl pyrophosphate
(C) cinnamaldehyde 之生合成係經由 shikimic acid 路徑
(D) 倍半萜係由 3 個 isoprene 組成

( ) 69. 下列選項之藥材，何者主成分均屬於樹脂類？
(A) 黃精、蘆薈   (B) 沉香、補骨脂
(C) 乳香、沒藥   (D) 阿膠、杜仲膠

( ) 70. 吳茱萸為溫裏中藥，其使用部位為何？
(A) 根   (B) 莖
(C) 葉   (D) 果實

( ) 71. 關於馬兜鈴酸(aristolochic acid)之敘述，下列何者錯誤？
(A) 不存於關木通   (B) 存於細辛之地上部
(C) 不存於木通(Akebia Caulis)   (D) 連續使用會造成腎衰竭

( ) 72. 下列何種生物鹼成分屬 alkaloidal amines？
(A) quinine   (B) colchicine
(C) atropine   (D) arecoline

( ) 73. 下列生藥何者主含 benzophenanthridines 類生物鹼？
(A) Coptidis Rhizoma   (B) Phellodendri Cortex
(C) hydrastis   (D) sanguinaria

( ) 74. 下列有關生物鹼之敘述，何者錯誤？
(A) 構造含有 N 原子 　　　(B) 主存於植物界
(C) 常具生理活性 　　　(D) 均具有鹼性

( ) 75. 下列何者非雙聚類生物鹼(dimeric alkaloids)？
(A) sanguinarine 　　　(B) vincristine
(C) tubocurarine 　　　(D) vinblastine

( ) 76. 服用下列何種生物鹼過量時，會導致暫時性聽覺喪失及視力不佳等症狀？
(A) atropine 　　　(B) lobeline
(C) cocaine 　　　(D) quinine

( ) 77. 秋水仙之使用部位為何？
(A) 花及果實 　　　(B) 葉及莖
(C) 球莖及種子 　　　(D) 果實及種子

( ) 78. 下列何種生藥具細長之圓柱狀根莖，其上附有環節狀之根？
(A) glycyrrhiza 　　　(B) ipecac
(C) sanguinaria 　　　(D) ginseng

( ) 79. 下列何者水解後之產物含 ecgonine？
(A) atropine 　　　(B) hyoscyamine
(C) tropacocaine 　　　(D) cocaine

( ) 80. 下列生藥之基原植物學名，何者錯誤？
(A) 印度蛇根－*Rauvolfia serpentina*
(B) 金雞納皮－*Cinchona succirubra*
(C) 長春花－*Catharanthus roseus*
(D) 古柯葉－*Theobroma cacao*

科目：藥物分析與生藥學(含中藥學)

( ) 1. 汞化合物之溶液通入硫化氫，即生成何種顏色之沉澱？
(A) 黃色 (B) 猩紅色
(C) 白色 (D) 黑色

( ) 2. 下列何種溶劑組合在室溫下會分成兩相？
(A) water－ethanol (B) water－tetrahydrofuran
(C) methanol－n-hexane (D) methanol－chloroform

( ) 3. 原子核的自旋量子數(spin quantum number)為何時，無法利用核磁共振光譜進行分析？
(A) 0 (B) 1/2
(C) 1 (D) 3/2

( ) 4. 四種化合物結構分別為：
① $CH_3(CH=CH)_5CH_3$ ② $CH_3(CH=CH)_6CH_3$
③ $CH_3(CH=CH)_4CH_3$ ④ $CH_3(CH=CH)_3CH_3$
此四種化合物之 λ_{max} 出現在 275 nm、310 nm、342nm 與 380nm，則化合物③之 λ_{max} 最可能出現在何處？
(A) 380 nm (B) 342 nm
(C) 310 nm (D) 275 nm

( ) 5. 配合 LC-MS 離子化之需求，電灑法(ESI)、快速原子撞擊法(FAB)及大氣壓化學游離法(APCI)三種 LC-MS 離子源中，適用的液相層析流速由快到慢之順序為何？
(A) ESI＞FAB＞APCI (B) FAB＞APCI＞ESI
(C) APCI＞ESI＞FAB (D) ESI＞APCI＞FAB

( ) 6. 下列烯類化合物中劃線之鍵結，何者在紅外光光譜之吸收強度最高？
(A) <u>C=C</u>–C=O (B) <u>C=C</u>–C=C
(C) <u>C≡C</u>–C–C (D) <u>C=C</u>–C

( ) 7. Procaine 在下列何種 pH 值溶液中吸光值最小？
Procaine 結構為：

(A) 1 (B) 7
(C) 8 (D) 10

( ) 8. 下列何者在氫核磁共振光譜中的化學位移(ppm)最大？
(A) CH_4 (B) C_6H_6
(C) CH_3I (D) CH_2Cl_2

( ) 9. 有關毛細管電泳(CE)中待測物離子移動速度的敘述，何者正確？
(A) 與所施電場強度成正比 (B) 不受移動相黏度的影響
(C) 不受離子電荷的影響 (D) 與離子半徑成正比

( ) 10. Chlorhexidine acetate(pKa= 10.8；Sol_{H2O}＝ 19 mg/mL)為漱口藥水的
主要成分，若以滴定法進行其含量分析時，何者最合適？
(結構如附圖)

· 2CH₃COOH

(A) 酸滴定法 (B) 鹼滴定法
(C) 非水滴定法 (D) 沉澱滴定法

( ) 11. 卡爾費雪(Karl Fischer)水分測定法在滴定終點時電流如何變化
(微安培，μA；毫安培，mA)？
(A) 由 50～150 微安培降至 5～10 微安培
(B) 由 5～10 毫安培增加至 50～150 毫安培
(C) 由 5～10 微安培增加至 50～150 微安培
(D) 由 50～150 毫安培降至 5～10 毫安培

( ) 12. 有關電位滴定之敘述，下列何者錯誤？
(A) 與指示劑檢測法比較，滴定終點之判定較靈敏
(B) 可在有色溶液中測定檢測終點
(C) 相較於其他方法測試最快速
(D) 常用的電極為對 pH 靈敏之玻璃指示電極

( ) 13. 下列指示劑何者不適合用於弱鹼的非水滴定分析？
(A) crystal violet (B) thymol blue
(C) malachite green (D) quinaldine red

( ) 14. 利用 Koppeschaar's solution 進行酚(phenol)之含量測定時，加入
氯仿的目的為何？
(A) 幫助酚溶解
(B) 溶解三溴酚(tribromophenol)沉澱物
(C) 使碘與硫代硫酸鈉之反應完全
(D) 使指示劑安定

( ) 15. 進行藥品中氯化物與硫酸鹽限量試驗，何者為中華藥典第七版規定之方法？
(A) 電位測定法   (B) 層析法
(C) 沉澱滴定法   (D) 比濁度測定

( ) 16. 某液體以 Ubbelohde 型黏度計測定其黏度，經測試，液體自黏度計流下的時間為 20 秒。同溫下，另取已知黏度為 0.2 厘斯之乙醚，自相同黏度計流下的時間為 2 秒，則該液體之運動黏度為多少厘斯？
(A) 0.2   (B) 1
(C) 2   (D) 20

( ) 17. 皂化價、酸價與酯價的關係為何？
(A) 酯價=皂化價+酸價   (B) 酸價=酯價+皂化價
(C) 皂化價=酯價－酸價   (D) 皂化價=酸價+酯價

( ) 18. 揮發性重油(d＞1.0)測定裝置如圖， 其 I 處盛下列何種液體？

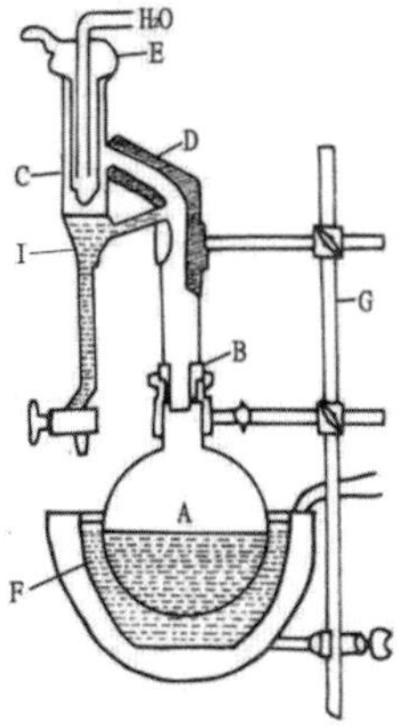

(A) 水   (B) 揮發油
(C) 乙醇   (D) 甲苯

( ) 19. 有關折光度量測(refractometric measurement)的敘述，何者錯誤？
(A) 阿貝氏折射儀(Abbe refractometer)可更換光源使用
(B) 折光度的量測受溫度影響
(C) 僅適用於定性分析
(D) 適用於醣類分析

( ) 20. 維生素 C 溶液經量測得比旋光度$[\alpha]_D^{25}$ = +21，則其立體結構及光學屬性為下列何者？
(A) D-(+)   (B) L-(+)
(C) D-(-)   (D) L-(-)

( ) 21. 下列物理化學性質，何者最不適合利用近紅外光分析法測定？
(A) 溶解度   (B) 顆粒大小
(C) 檢品均勻度   (D) 水分含量

( ) 22. 在氫核磁共振光譜中，下列何者的甲基化學位移最大？

(A) CH_3F

(B) CH_3Cl

(C) CH_3Br

(D) CH_3I

( ) 23. 在氫核磁共振光譜數據中不呈現下列何者？

(A) d

(B) J

(C) t

(D) m/z

( ) 24. 下列何種方法最適合用於糖及多元醇中鉛和鎳的限量分析？

(A) 螢光光光譜法

(B) 紅外光光譜法

(C) 原子吸收光譜法

(D) 原子發散光譜法

( ) 25. 某化合物(MW = 100)溶液，已知濃度為 120 μg/mL，將此溶液 3 mL 置於光徑 1 cm cell 中，測得其吸光度為 0.24，此化合物之莫耳吸光率 ε (molar absorptivity)為何？

(A) 2

(B) 67

(C) 150

(D) 200

( ) 26. 有關螢光光譜測定法(fluorescence spectrometry)的敘述何者錯誤？

(A) 螢光之強度與螢光量子產能(quantum yield, Φ)有關，強螢光化合物其 Φ 接近 100

(B) 螢光強度與激發光強度有關

(C) 螢光光譜為一種放射光譜

(D) 螢光的靈敏度及選擇性皆比紫外光佳

( ) 27. Aspirin 的紅外光譜中，不具下列何種官能基的吸收？

(A) C-H

(B) C=O

(C) O-H

(D) N-H

( ) 28. $CH_3CH=CHCHO$ 之極大吸收波長分別為 217 nm($\varepsilon = 16,000$)及 321 nm($\varepsilon = 20$)，則 217 nm 與 321 nm 分別與下列何種電子轉移有關？

(A) $\pi \rightarrow \pi^*$ 與 $\sigma \rightarrow \sigma^*$

(B) $\pi \rightarrow \pi^*$ 與 $n \rightarrow \pi^*$

(C) $n \rightarrow \sigma^*$ 與 $\pi \rightarrow \pi^*$

(D) $n \rightarrow \pi^*$ 與 $\pi \rightarrow \sigma^*$

( ) 29. PIC/s GMP 中規定，藥物(包括原料藥及製劑)的製造過程中須有溶劑殘留量的檢測，下列何者為常規使用的方法？

(A) 重量分析法

(B) 氣相層析法

(C) 紫外光光譜法

(D) 質譜法

( ) 30. 薄層層析分析所使用的顯色劑中，何者噴灑後加熱會使固醇類藥物產生螢光？

(A) ninhydrin solution

(B) 20% sulfuric acid/ethanol

(C) naphthalenediol/ethanol

(D) potassium permanganate

( ) 31. 於矽膠(silica gel)管柱層析，以適當比率之正己烷－二氯甲烷為沖提液，下列何者滯留時間最長？
(A) $C_6H_{13}OH$
(B) $C_4H_9COCH_3$
(C) $C_3H_7OC_3H_7$
(D) $C_5H_{11}CHO$

( ) 32. 以含 SO_3H 基團之樹脂為固定相，係指何種層析？
(A) strong cation exchange
(B) strong anion exchange
(C) weak cation exchange
(D) weak anion exchange

( ) 33. 待測物濃度之改變與偵測器反應(response)的程度，係分析方法之何種評估？
(A) 再現性
(B) 精確性
(C) 選擇性
(D) 靈敏度

( ) 34. 下列何項作法不用於改善氣相層析的靈敏度？
(A) 進行樣品衍生化
(B) 改變進樣方式，如分流方式(split)
(C) 將樣品進行濃縮
(D) 降低動相之擴散度

( ) 35. 使用液相層析法分析製劑中的甘露醇(mannitol)時，下列偵測器不適用？
(A) 紫外光偵測器
(B) 蒸發光散射檢測器
(C) 質譜儀
(D) 折射率偵測器

( ) 36. 使用逆相層析法分析 bupivacaine(pKa 8.1)，動相組成為乙腈/0.1 M Tris(pH 9.0)(8:2)，bupivacaine 在一分鐘內被沖提出，何種作法無法延長 bupivacaine 的滯留時間？
(A) 降低乙腈的比例
(B) 使用更長的管柱
(C) 將緩衝溶液改為乙酸(pH 5.0)
(D) 降低流速

( ) 37. 下列使用於液相層析法的偵測器中，何者偵測範圍最廣？
(A) fluorescence detector
(B) UV-visible detector
(C) evaporative light scattering detector
(D) electrochemical detector

( ) 38. 下列何者可增加層析管柱的分離效率？
(A) 加大靜相的粒子徑
(B) 增加動相的流速
(C) 增加動相的黏度
(D) 適度的增加管柱溫度

( ) 39. 進行某蛋白質之質譜分析時，哪一個離子源可提供較好的分析
效果？
(A) 電子撞擊游離法(EI)
(B) 化學游離法(CI)
(C) 電噴灑游離法(ESI)
(D) 大氣壓光子游離法(APPI)

( ) 40. 承上題，該蛋白質的質譜圖如下，其分子量最接近下列何者？

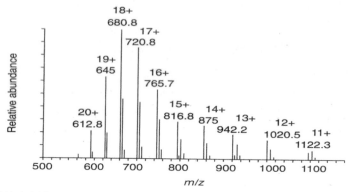

(A) 8,000 Da
(B) 12,000 Da
(C) 16,000 Da
(D) 20,000 Da

( ) 41. 在 *Claviceps purpurea* 特有的品種中，可以獲得單一較高產率的生
物鹼成分如 ergotamine。此影響植物二次代謝產物的因素稱：
(A) differentiation
(B) environment
(C) heredity
(D) ontogeny

( ) 42. 下列何種生藥與印第安人儀式有關，會擾亂正常的心理功能，
導致幻覺和欣快感？
(A) khat
(B) nux vomica
(C) peyote
(D) thea

( ) 43. 在宿主細胞進行重組蛋白的製備過程中，常接上數目不等的單醣
，最後再接上 sialic acid，將導致：
(A) 促進重組蛋白的 disulfide folding
(B) 促進重組蛋白被肝臟細胞吸收
(C) 延長重組蛋白的半衰期
(D) 提高重組蛋白的 pH 值

( ) 44. 下列關於 cellulose 和 starch 組成之比較，何者正確？
(A) 前者主要為 α-glucan；後者主要為 β-glucan
(B) 前者主要為 β-glucan；後者主要由 D-glucose 以 α-及
β-glucosidic linkage(鍵結)而成
(C) 前者主要為 β-1,4-glucan；後者主要由 D-glucose 以 α-1,4-
及 α-1,6-glucosidic linkage 而成
(D) 兩者主要皆為 β-1,4-glucan

( ) 45. 下列何者為微生物膠(microbial gums)？

    (A) guaran   (B) karaya gum

    (C) tragacanth   (D) xanthan gum

( ) 46. 梔子主成分 geniposide 具有利膽及保肝等作用，其結構屬於：

    (A) 單萜類苷   (B) 倍半萜類苷

    (C) 雙萜類苷   (D) 三萜類苷

( ) 47. 肉蓯蓉的使用部位為何？

    (A) 根部   (B) 葉部

    (C) 肉質莖   (D) 花

( ) 48. 下列何者為紅花所含有之配醣體？

    (A) mangiferin   (B) carthamin

    (C) timosaponin A-I   (D) loganin

( ) 49. 下列有關人參(ginseng)的敘述，何者正確？

    (A) 基原為五加科 Panax notoginseng

    (B) 主要採集 1～2 年生之乾燥根

    (C) 人參皂苷(ginsenosides)為四環三萜類苷

    (D) ginsenoside Rg_1 結構為(20R)-protopanaxatriol

( ) 50. 呈何種顏色之番瀉葉品質最好？

    (A) 黃色   (B) 藍綠色

    (C) 黃綠色   (D) 褐色

( ) 51. 關於香莢蘭的敘述，下列何者錯誤？

    (A) *Vanilla planifolia* 的商品叫 Tahiti vanilla

    (B) lignin 為工業生產 vanillin 的主要來源

    (C) 適合生長在溫濕地區

    (D) 含有約 10%的脂肪油

( ) 52. 下列 anthraquinone 類配醣體，何者具有 9,10-dione 基團？

    (A) aloin B   (B) cascaroside B

    (C) sennoside A   (D) frangulin A

( ) 53. 下列各強心苷與其苷元(aglycone)的配對，何者錯誤？

    (A) G-strophanthin－ouabagenin

    (B) cymarin－strophanthidin

    (C) lanatoside C－digitoxigenin

    (D) purpurea glycoside B－gitoxigenin

( ) 54. 黑芥子苷(sinigrin)的化學結構屬於：

    (A) anthraquinone glycoside   (B) alcohol glycoside

    (C) cyanogenic glycoside   (D) isothiocyanate glycoside

(　) 55. 下列哪個生藥成分不屬於五環三萜類？
　　　　(A) platycodin A　　　　　　　　(B) glycyrrhizin
　　　　(C) tenuifolin　　　　　　　　　(D) diosgenin

(　) 56. 關於中藥「蒼耳子」的敘述，下列何者錯誤？
　　　　(A) 基原植物之科名為 Compositae
　　　　(B) 使用部位為種子
　　　　(C) 神農本草經列為中品
　　　　(D) 含脂質類(lipids)成分

(　) 57. 下列脂質(lipids)與基原之配對，何者錯誤？
　　　　(A) corn oil－*Zea mays* L.
　　　　(B) safflower oil－*Carthamus tinctorius* L.
　　　　(C) almond oil－*Prunus amygdalus* Batsch
　　　　(D) rapeseed oil－*Helianthus annuus* L.

(　) 58. 下列有關細辛之敘述，何者錯誤？
　　　　(A) 屬馬兜鈴科植物　　　　　　　(B) 神農本草經列為上品
　　　　(C) 根部主含 aristolochic acid　　　(D) aristolochine 具腎毒性

(　) 59. 下列有關龍膽之敘述，何者錯誤？
　　　　(A) 藥用部位是根及根莖　　　　　(B) 具清熱瀉火作用
　　　　(C) 屬 Iridaceae 植物　　　　　　(D) 含 secoiridoid 配醣體

(　) 60. 下列何種中藥之基原為 *Curcuma longa*？
　　　　(A) 柴胡　　　　　　　　　　　　(B) 桔梗
　　　　(C) 防風　　　　　　　　　　　　(D) 薑黃

(　) 61. 下列何種成分具有 peroxide 鍵結？
　　　　(A) parthenolide　　　　　　　　　(B) loganin
　　　　(C) artemisinin　　　　　　　　　(D) terpin hydrate

(　) 62. 下列何種成分可能用於青光眼與高血壓之治療？
　　　　(A) bilobalide　　　　　　　　　　(B) ginkgolides
　　　　(C) ginkgotoxin　　　　　　　　　(D) forskolin

(　) 63. Peppermint oil 主要利用下列何種方法提取？
　　　　(A) direct steam distillation　　　　(B) expression
　　　　(C) enfleurage　　　　　　　　　　(D) ecuelle

(　) 64. Osthol 歸屬於下列哪一類成分？
　　　　(A) alkaloids　　　　　　　　　　(B) coumarins
　　　　(C) triterpenoids　　　　　　　　　(D) flavonoids

(　) 65. Hydrolyzable tannin 與下列何者無關？
　　　　(A) gallic acid　　　　　　　　　　(B) catechin
　　　　(C) hexahydroxydiphenic acid　　　(D) glucose

( ) 66. 下列生藥所屬基原植物學名及藥用部位之配對，何者錯誤？
(A) tonka bean－*Dipteryx odorata*－fruit
(B) physostigma－*Physostigma venenosum*－seed
(C) nux vomica－*Strychnos nux-vomica*－seed
(D) capsicum－*Capsicum frutescens*－fruit

( ) 67. 下列有關水飛薊(milk thistle)之敘述，何者錯誤？
(A) 帶冠毛之成熟果實
(B) 基原植物為 *Silybum marianum*
(C) silymarin 為混合物
(D) silybin 為一種 flavonolignan

( ) 68. 中藥具發汗功效之主成分大多屬於下列何者？
(A) alkaloids   (B) volatile oils
(C) flavonoids   (D) glycosides

( ) 69. 下列何種方法常用於揮發油之鑑定？
(A) 比旋光度   (B) 分配層析
(C) 液相層析   (D) 毛細管電泳

( ) 70. 下列生藥學名與其所含揮發油(volatile oils)之配對，何者錯誤？
(A) *Mentha spicata* L.－spearmint oil
(B) *Citrus sinensis*(L.)Osbeck－orange oil
(C) *Foeniculum vulgare*(L.)Miller－anise oil
(D) *Gautheria procumbens* L.－wintergreen oil

( ) 71. 下列中藥與其科別之配對，何者錯誤？
(A) 延胡索－毛茛科   (B) 貝母－百合科
(C) 升麻－毛茛科   (D) 知母－百合科

( ) 72. 下列中藥，何者在神農本草經非列為上品？
(A) 黃連   (B) 黃柏
(C) 苦參   (D) 石斛

( ) 73. 有關 ergot alkaloids 生合成之敘述，何者錯誤？
(A) 經由 tryptophan 及 acetate 途徑
(B) 與 lysergic acid 生合成無關
(C) dimethylallyl pyrophosphate 為其中間體
(D) 涉及 *cis-trans* isomerization 反應

( ) 74. 有關 morphine 之敘述，何者錯誤？
(A) 為 morphinan isoquinoline 衍生物
(B) 構造上具有兩個羥基，包括一個酚基及一個醇基
(C) 具苦味
(D) 可溶於水

( ) 75. 金雞納(cinchona)之原產地為何？
(A) 印尼 (B) 秘魯
(C) 馬來西亞 (D) 印度

( ) 76. 下列何者暴露在空氣中會氧化成紅色的 rubreserine？
(A) physostigmine (B) strychnine
(C) ephedrine (D) cocaine

( ) 77. 下列何者屬 bis-benzylisoquinoline 之生物鹼？
(A) emetine (B) morphine
(C) tubocurarine (D) berberine

( ) 78. 下列關於金雞納之敘述，何者錯誤？
(A) quinine 與 cinchonine 在結構上屬於 epimer
(B) quinine 與 quinidine 為同分異構物
(C) quinine 具抗瘧作用，而 quinidine 具抗心律不整作用
(D) 基原植物屬茜草科

( ) 79. Hyoscyamine、atropine 及 hyoscine 存在於下列何科植物？
(A) Apicaceae (B) Solanaceae
(C) Leguminosae (D) Boraginaceae

( ) 80. 下列 *Rauvolfia* indole alkaloids 何種不具安神作用(tranquilizing action)？
(A) reserpine (B) rescinnamine
(C) ajmaline (D) deserpidine

科目：藥物分析與生藥學(含中藥學)

( ) 1. 一 Ka＝10^{-5} 的酸性指示劑，其未解離型(HIn)為紅色，而解離型為黃色，當溶液之 pH＝8 時，呈現何種顏色？
(A) 黃色 (B) 無色
(C) 粉紅色 (D) 紅色

( ) 2. 下列何者屬於放射(emission)光譜？
(A) 可見光譜 (B) 紫外光光譜
(C) 紅外光光譜 (D) 拉曼光譜

( ) 3. 下列何種質譜儀的解析度最佳？
(A) 四極柱式質譜儀(quadrupole MS)
(B) 飛行時間質譜儀(time of flight MS)
(C) 扇形磁場質譜儀(magnetic sector MS)
(D) 傅立葉轉換質譜儀(FT ion cyclotron resonance MS)

( ) 4. 何種電子轉移最有可能發生在較長之波長且其莫耳吸光度(ε)小於 1000？
(A) π→π* (B) σ→σ*
(C) n→π* (D) n→σ*

( ) 5. 下列何種儀器之操作溫度最高？
(A) GC
(B) inductively coupled plasma(ICP)-MS
(C) atomic absorption spectrophotometer
(D) ESI-MS

( ) 6. 下列何者的自旋量子數(spin quantum number)為 1/2？
(A) ^{1}H (B) ^{12}C
(C) ^{14}N (D) ^{16}O

( ) 7. benzoic acid 與 cinnamic acid 兩化合物之敘述，下列何者錯誤？

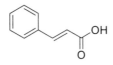

benzoic acid   cinnamic acid

(A) 此兩化合物皆含發色團(chromophore)
(B) 此兩化合物之電子遷移主要為 π→π*
(C) 此兩化合物吸光度 A(1%, 1 cm)相近
(D) 此兩化合物莫耳吸光度(ε)有明顯差異

( ) 8. Phenylephrine 在 0.1 M NaOH、0.1 M HCl 與 pH 9.5 緩衝液溶液中，於波長 292 nm 下測得之吸光度分別為 1.2、0.2 與 0.7，則 phenylephrine 之 pKa 值為多少？

(pKa=pH+log$\frac{Ai-A}{A-Au}$ Ai：離子化型吸光度；Au：非離子化型吸光度)

(A) 8.5   (B) 9.0
(C) 9.5   (D) 10.0

( ) 9. 有關普朗克常數(Planck's constant, h)之敘述，下列何者正確？
(A) $h = 6.62 \times 10^{27}$ erg·s^{-1}
(B) 隨波長而改變
(C) 與輻射(radiation)光子能量關係式為 $E = h\nu$
(D) 與波長及頻率之關係式為 $h = \nu\lambda$

( ) 10. 使用 ODS 管柱分析 4 種蛋白質(I-IV)，其親脂性大小為 I ＞ II ＞ III＞IV，以一般蛋白質之分析條件進行梯度沖提而得到適當分離，則滯留時間最長者為：
(A) I   (B) II
(C) III   (D) IV

( ) 11. 需採取冷凍乾燥法(lyophilization)製備的藥劑，一般不宜以下列何種方法分析？
(A) 氣相層析法   (B) 液相層析法
(C) 毛細管電泳   (D) 薄層層析法

( ) 12. 取標示為 30 mg pseudoephedrine 感冒糖漿，經萃取後將乾燥抽提物溶於 100 mL 層析動相中，以 HPLC 分析，得其波峰面積為 1100。用相同層析條件分析濃度為 30.00 mg/100 mL 的標準品溶液，得波峰面積為 1000。則此感冒糖漿的 pseudoephedrine 實際含量為標示含量的多少%？
(A) 95   (B) 100
(C) 105   (D) 110

( ) 13. 有關液相層析法所使用的內部標準品之敘述，下列何者正確？
(A) 比待測成分的分子量小
(B) 與待測成分有相近的滯留時間
(C) 不具紫外光或可見光的吸收
(D) 能與待測成分發生化學反應

( ) 14. 利用 TLC 分析類固醇，以矽膠為固定相，二氯甲烷－乙醚－
甲醇－水(77：15：8：1.2)為展開液，下列何者之 Rf 值最小？

(A) hydrocortisone

(B) hydrocortisone acetate

(C) hydrocortisone sodium phosphate

(D) testosterone propionate

( ) 15. 在 levodopa 的非水滴定分析反應中，何者為該反應之共軛酸？

(A) perchloric acid   (B) sulfuric acid

(C) acetic acid   (D) hydrochloric acid

( ) 16. 為確保卡爾費雪(Karl Fischer)水分測定法的可靠性，最佳酸鹼度
範圍為下列何者？

(A) 4～7   (B) 7～10

(C) 2～4   (D) 8～12

( ) 17. 在 20°C 時，玻璃電極的 Nernst 公式可簡化為下列何者？

(A) $E = Ek - 0.0561 \times pH$ (B) $E = Ek - 0.0591 \times pH$

(C) $E = Ek + 0.0591 \times pH$ (D) $E = Ek + 0.0561 \times pH$

( ) 18. 下列分析方法何者最適合用於測定化合物的 pKa 值？

(A) 電位滴定法   (B) 質譜分析法

(C) 核磁共振分析法   (D) 毛細管電泳分析法

( ) 19. 依下列反應式：$5Na_2C_2O_4 + 2KMnO_4 + 8H_2SO_4 \rightarrow 2MnSO_4 +$
$5Na_2SO_4 + K_2SO_4 + 10CO_2 + 8H_2O$，若 0.134 g $Na_2C_2O_4$
(分子量 134)於分析中需消耗 20 mL $KMnO_4$ 試劑，則此 $KMnO_4$
試劑之當量濃度為何？

(A) 0.02 N   (B) 0.05 N

(C) 0.1 N   (D) 0.2 N

( ) 20. 依照中華藥典第七版所記載的檢測方法，下列何種維生素的含量
測定含以鈀進行催化性氫化反應？

(A) 維生素 A   (B) 維生素 D

(C) 維生素 E   (D) 維生素 B_1

( ) 21. 下列何者服用過量會造成藍嬰症(嬰幼兒的變性紅血素血症)，其
鑑別可藉由加入硫酸與金屬銅經加熱產生棕紅色氣體而得知？

(A) 磷酸鹽   (B) 硝酸鹽

(C) 鐵鹽   (D) 鈣鹽

( ) 22. 下列何者不是造成揮發油的比重非定值的原因？

(A) 純化與製備方法   (B) 儲存條件

(C) 含非揮發性成分   (D) 來源植物的熟成度

( ) 23. 下列何者是動物脂肪的碘價範圍？
(A) 150～180 　　　　　　　(B) ＜90
(C) 120～150 　　　　　　　(D) 90～120

( ) 24. 比旋光度常應用於具光學活性藥物的鑑別，何者不具有旋光度？
(A) 阿斯匹靈(aspirin) 　　　　(B) 維生素 C(ascorbic acid)
(C) 樟腦(camphor) 　　　　　(D) 阿卡波糖(acarbose)

( ) 25. 附圖為 psoralen(MW = 186)的氣相層析－質譜分析結果，其採用的離子化(ionization)方法為：

(A) electrospray ionization
(B) electron impact ionization
(C) positive ion chemical ionization
(D) negative ion chemical ionization

( ) 26. 下列方法何者無法用於分析錠劑中藥品的多形性(polymorphs)？
(A) Raman 光譜 　　　　　　(B) χ-ray 繞射
(C) 固態核磁共振光譜 　　　　(D) LC-MS-MS

( ) 27. 有關原子發散光譜測定法(atomic emission spectrophotometry, AES)和原子吸收光譜測定法(atomic absorption spectrophotometry, AAS)之敘述，下列何者錯誤？
(A) AAS 的靈敏度較 AES 高
(B) AES 的應用範圍較小
(C) 兩者皆需要提供高溫的火焰來源
(D) 血液透析液中鈣、鎂的含量較適合以 AES 來分析

( ) 28. 何者非核磁共振光譜法於藥物分析之應用項目？
(A) 可用於原料藥之結構鑑定
(B) 可用於非鏡像異構不純物測定
(C) 可用於藥物的分子量測定
(D) 可用於藥物中的非破壞性定量分析

( ) 29. 下列哪個苯環上取代基團屬助色團(auxochrome)？
(A) -CO$_2$C$_2$H$_5$ 　　　　　(B) -CHO
(C) -CO$_2$H 　　　　　　　　(D) -OH

( ) 30. 有關 procaine [$H_2N-C_6H_4-COOCH_2CH_2N(C_2H_5)_2$]之吸光敘述，下列何者錯誤？

(A) 胺基(NH_2)為發色團(chromophore)

(B) 溶於 0.1M HCl 之 ε_{max} 小於溶於 0.1 M NaOH 之 ε_{max}

(C) 溶於 0.1M HCl 之 λ_{max} 小於溶於 0.1 M NaOH 之 λ_{max}

(D) ε_{max} 主要與 $\pi \rightarrow \pi^*$電子遷移有關

( ) 31. 下列苯環上取代基哪些會有增強螢光效果？

① OH   ② NH_2 ③ NH_3^+ ④ COOH

⑤ NO_2 ⑥ NHMe   ⑦ Br

(A) ①④⑥   (B) ①②⑥

(C) ③⑤⑦   (D) ②④⑤

( ) 32. 下列氣相層析法所用檢測器中，何者對於化學結構的解析最佳？

(A) flame ionization detector

(B) thermal conductivity detector

(C) radiochemical detector

(D) Fourier transform infrared detector

( ) 33. 有關 Van Deemter equation，HETP＝A＋B/μ＋Cμ 之敘述，何者錯誤？

(A) A 項為 eddy diffusion 與粒徑大小有關

(B) B 項為 molecular diffusion 為分子在動相中的擴散速率

(C) C 項為 resistance of mass transfer 與固定相之薄膜厚度有關

(D) 一般 HETP 值愈大，層析效率愈佳

( ) 34. ①Acetonitrile ②water ③tetrahydrofuran ④methanol

用於逆相液相層析法，其溶劑強度(solvent strength)由大至小順序為何？

(A) ①③④②   (B) ②①④③

(C) ③①④②   (D) ④①②③

( ) 35. 下列有關層析分離技術之敘述，何者錯誤？

(A) K' 為 capacity factor，一般為 1～10 較適當

(B) α 為 selectivity factor，可定義為 K_2'/K_1'

(C) Rs 為 resolution 解析度，$Rs＝1.0$ 表示完全分離

(D) N 表示理論板數

( ) 36. 有關串聯式質譜儀(MS/MS)的敘述，下列何者錯誤？

(A) 可補足電灑法分子碎裂資訊偏少的不足

(B) 可提高分析靈敏度

(C) 可增加化合物結構資訊

(D) 撞擊誘導裂解法(collision induced dissociation)之再現性非常好，其質譜圖可供資料庫之建置

( ) 37. 當使用 BPX-5 管柱分析薄荷油時，得到 menthone 與 menthol 的 I 值(*I*-value)分別為 1170 與 1192，何種管柱對於增加兩化合物 I 值差異的效果最好？

(A) Carbowax
(B) squalane
(C) Silicone OV-1
(D) Silicone OV-17

( ) 38. 使用毛細管膠束電動層析法(MEKC)分析三中性化合物(A，log P 3.0；B，log P 1.5；C，log P 0.5)，當背景電解質之 pH＝8 且在正電壓模式下，此三化合物之遷移順序快慢為下列何者？

(A) ABC
(B) BCA
(C) CBA
(D) CAB

( ) 39. 以高效液相層析法分析生物檢體中的乳酸($CH_3CH(OH)COOH$)濃度時，下列何種化合物為最適當之內部標準品？

(A) 丙醛(C_2H_5CHO)
(B) 丙酸(C_2H_5COOH)
(C) 丁酸(C_3H_7COOH)
(D) 甲基乙二醛(CH_3COCHO)

( ) 40. 下列何者與水之互溶性最佳？

(A) tetrahydrofuran
(B) ethyl acetate
(C) chloroform
(D) diethyl ether

( ) 41. 下列何種植物的種子所含的木質素類(lignan)成分是一種除蟲菊殺蟲劑之增效劑(synergistic effect)？

(A) *Glycine soja*
(B) *Olea europaea*
(C) *Sesamum indicum*
(D) *Zea mays*

( ) 42. 檳榔之醫藥用途為何？

(A) 驅條蟲
(B) 戒菸
(C) 止嘔吐
(D) 抗暈眩

( ) 43. 以真核細胞製備重組蛋白藥物，可進行下列蛋白質轉譯(translation)後的何種修飾？

(A) 在蛋白質的 *N*-terminal 接上 *N*-formylmethionine
(B) 在 asparagine 上進行 *O*-glycosylation
(C) 在 threonine 上進行 *N*-glycosylation
(D) 進行 disulfide folding

( ) 44. 下列何者不是利用 DNA 重組技術製造的生物製劑？

(A) Humulin
(B) Roferon-A
(C) Nutrophin
(D) human chorionic gonadotropin

( ) 45. 下列何者歸屬於生藥之活性成分(active constituents)？

(A) alkaloid
(B) cellulose
(C) keratin
(D) starch

( ) 46. 下列何者為植物皮部受創後所分泌出的膠體(exudate gums)？
(A) acacia (B) amylopectin
(C) guaran (D) pectin

( ) 47. Hetastarch 主要結構之鍵結(linkage)為何？
(A) α-1,4 D-glucosidic (B) β-1,4 D-glucosidic
(C) α-1,6 D-glucosidic (D) β-1,6 D-glucosidic

( ) 48. 下列何者含有 indirubin？
(A) 金銀花 (B) 板藍根
(C) 夏枯草 (D) 蒲公英

( ) 49. 下列生藥哪些用於止咳？
①桑白皮 ②牡丹皮 ③桔梗 ④甘草 ⑤遠志
(A) ①②④ (B) ②③⑤
(C) ③④⑤ (D) ①③⑤

( ) 50. 何首烏之主要成分之一為何？
(A) platycodin A (B) chlorgenic acid
(C) albiflorin (D) chrysophanol

( ) 51. 主含哇巴因(ouabain)的生藥屬於何科？
(A) Rosaceae (B) Scrophulariaceae
(C) Apocynaceae (D) Liliaceae

( ) 52. 下列何種生藥之主成分屬 alcohol glycoside？
(A) *Salix purpurea* (B) *Prunus armeniaca*
(C) *Brassica nigra* (D) *Arctostaphylos uva-ursi*

( ) 53. 強心苷與下列何者併用，影響其藥效最小？
(A) 葡萄柚 (B) 牛乳
(C) 茶葉 (D) 維生素 C

( ) 54. 下列何者不常具有 anthraquinone glycoside？
(A) Rhamnaceae (B) Liliaceae
(C) Fabaceae (D) Ranunculaceae

( ) 55. Ginsenoside Rg_1 之苷元，其四個羥基分別在第幾個碳位？

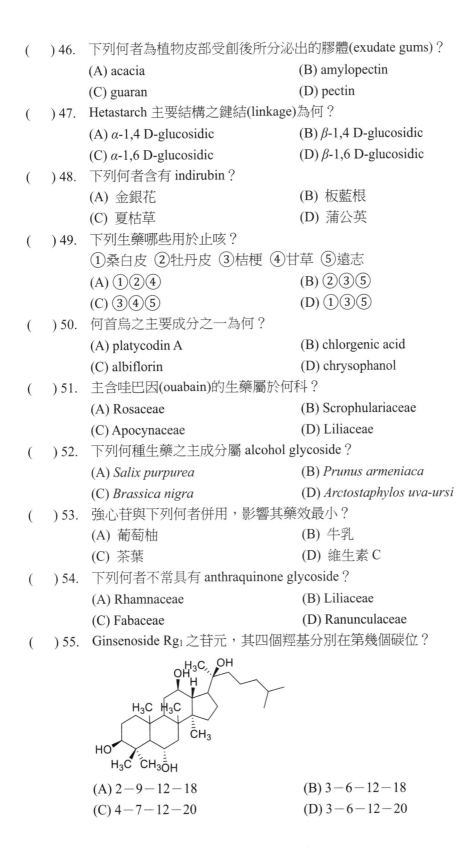

(A) 2－9－12－18 (B) 3－6－12－18
(C) 4－7－12－20 (D) 3－6－12－20

( ) 56. 下列何種配醣體水解後會產生鼠李糖與葡萄糖？
(A) frangulin A
(B) frangulin B
(C) glucofrangulin A
(D) glucofrangulin B

( ) 57. 下列有關 castor oil 敘述，何者正確？
(A) 抽提自 *Ricinus communis* L.之根部
(B) 基原植物之科名為 Eucommiaceae
(C) 成分為 triacylglycerols 混合物
(D) 在胃被酵素水解成 ricinoleic acid，而具峻瀉作用

( ) 58. Lonicerin 和 loganin 為下列何種中藥之成分？
(A) 蒲公英
(B) 金銀花
(C) 芍藥
(D) 板藍根

( ) 59. 下列何者屬於 lanostane type 三萜骨架？
(A) tanshinone I
(B) pachymic acid
(C) betulin
(D) α-turmerone

( ) 60. 黃耆主要成分不含下列哪一類？
(A) polysaccharides
(B) triterpenoids
(C) diterpenes
(D) flavonoids

( ) 61. Cineole 主含於下列何者？
(A) anise
(B) caraway
(C) lavender oil
(D) eucalyptus oil

( ) 62. 下列有關 feverfew 敘述，何者錯誤？
(A) 用於解熱
(B) 使用部位為葉部
(C) 屬菊科植物
(D) 含 guaianolide type sesquiterpene

( ) 63. 下列生藥與基原之配對，何者正確？
(A) kava－*Piper methysticum*
(B) rosin－*Pistacia lentiscus*
(C) cannabis－*Eriodictyon califonicum*
(D) turpentine－*Zingiber officinale*

( ) 64. 下列有關當歸之敘述，何者錯誤？
(A) 神農本草經列為上品
(B) 精油成分以 ligustilide 及 butylidene phthalide 為主
(C) 屬繖形科植物
(D) 具潤腸通便作用

( ) 65. 關於 lignan 生合成途徑之順序，下列何者正確？
(A) shikimic acid → *p*-coumaric acid → caffeic acid → ferulic acid →→ lignan
(B) shikimic acid → caffeic acid → *p*-coumaric acid → ferulic acid →→ lignan
(C) shikimic acid → *p*-coumaric acid → ferulic acid → caffeic acid →→ lignan
(D) shikimic acid → ferulic acid → *p*-coumaric acid → caffeic acid →→ lignan

( ) 66. 下列關於 podophyllotoxin 之敘述，何者正確？
(A) 其含量，*Podophyllum emodi* 較 *P. peltatum* 高
(B) 結構中不含內酯環
(C) 結構中含有氮原子
(D) 其副作用為便秘

( ) 67. 有關木酚素(lignans)之敘述，下列何者錯誤？
(A) 主架構含 18 個碳原子
(B) podophyllotoxin 是一種 lignan
(C) 僅存於木本植物
(D) 係由兩個 phenylpropene 衍生物於 C_3 side chain 之 β-carbon 聚合而得

( ) 68. 下列何者非紫蘇常用之藥用部位？
(A) 葉   (B) 果實
(C) 莖   (D) 根

( ) 69. 下列何者為樹脂油(oleoresins)？
(A) turpentine   (B) myrrh
(C) storax   (D) benzoin

( ) 70. 植物科別與其精油(volatile oils)分泌結構之配對，何者錯誤？
(A) Labiatae－glandular hairs
(B) Piperaceae－modified parenchymal cells
(C) Rubiaceae－lysigenous or schizogenous passages
(D) Apiaceae－oil tubes

( ) 71. 下列何種藥材為三黃瀉心湯的組成藥材之一？
(A) 黃連   (B) 黃柏
(C) 附子   (D) 麻黃

( ) 72. 下列各生藥、科名及使用部位之配對，何者正確？
(A) Ranunculaceae－*Coptis chinensis*－root
(B) Berberidaceae－*Phellodendron amurense*－cortex
(C) Rutaceae－*Evodia rutaecarpa*－fruit
(D) Liliaceae－*Corydalis yanhusuo*－tuber

( ) 73. 下列生物鹼與其生合成前驅物之配對，何者錯誤？
(A) quinine－tryptophan 及 secologanin
(B) reserpine－tryptophan 及 phenylalanine
(C) morphine－tyrosine
(D) colchicine－phenylalanine 及 tyrosine

( ) 74. 下列何類生物鹼之次分類(subgroups)最多？
(A) purine
(B) imidazole
(C) quinoline
(D) isoquinoline

( ) 75. 下列生物鹼之結構，何者具有 4 個 N 原子？
(A) physostigmine
(B) strychnine
(C) reserpine
(D) vinblastine

( ) 76. 下列生藥與使用部位之配對，何者錯誤？
(A) corydalis－塊莖
(B) opium－成熟蒴果
(C) ipecac－根莖及根
(D) sanguinaria－根莖

( ) 77. 下列生物鹼鹽類，何者呈紅色？
(A) papaverine hydrochloride
(B) chelerythrine chloride
(C) sanguinarine nitrate
(D) quinine sulfate

( ) 78. 金雞納樹皮主要含下列何類型成分？
(A) quinoline alkaloids
(B) anthraquinone glycosides
(C) flavonoids
(D) carotenoids

( ) 79. 下列各項配對中，何者錯誤？
(A) colchicum－autumn crocus－*Crocus sativus*
(B) khat－Abyssinian tea－*Catha edulis*
(C) ephedra－ma huang－*Ephedra sinica*
(D) peyote－mescal buttons－*Lophophora williamsii*

( ) 80. 下列何者生藥之基原植物屬夾竹桃科？
(A) catharanthus
(B) ipecac
(C) bloodroot
(D) goldenseal

科目：藥物分析與生藥學(含中藥學)

( ) 1. 下列何者為指示劑酚酞試液之溶媒？
(A) 水 (B) 乙醇
(C) 乙醚 (D) 氯仿

( ) 2. 測定物質旋光度時常用之貯液管長度為何？
(A) 5 mm (B) 15 mm
(C) 100 mm (D) 150 mm

( ) 3. 下列何者分析方法最適合用於液體製劑中乙醇含量的分析？
(A) 紫外光光譜法 (B) 紅外光光譜法
(C) 液相層析法 (D) 氣相層析法

( ) 4. 有關螢光光度測定法中所用檢品溶液濃度之敘述，何者正確？
(A) 常為分光吸光度測定法檢品溶液濃度 1/10~1/100
(B) 與分光吸光度測定法中所用檢品濃度相同
(C) 常為分光吸光度測定法中檢品濃度之 10~100 倍
(D) 不影響螢光光度之測定

( ) 5. 下列何種化合物鹼性環境(0.1N NaOH)下，不會產生 red shift？
(A) menthol (B) dextropropoxyphene
(C) camphor (D) aspirin

( ) 6. 有關螢光光譜分析法的敘述，何者錯誤？
(A) 紫外光可為螢光光譜分析法之激發光
(B) 需設定激發光與放射光波長
(C) 螢光之強度與 quantum yield 有關
(D) $\Phi > 1$ 才有螢光產生

( ) 7. 下列何者非紫外－可見光光譜儀使用之光源？
(A) 二氧化碳雷射(carbon dioxide laser)
(B) 鎢絲燈(tungsten lamp)
(C) 氘燈(deuterium lamp)
(D) 石英鹵素燈(quartz halogen lamp)

( ) 8. 在波長 291nm 下，carbimazole 之比吸光值 A(1%，1cm)為 557，此波長下測得 carbimazole 樣品溶液之吸光值為 0.557，則此溶液濃度為何？
(A) 1 mg / 100 mL (B) 1 mg / 1000 mL
(C) 1 g / 100 mL (D) 1 g / 1000 mL

( ) 9. Procaine 在下列何種 pH 值溶液中吸光值最大？

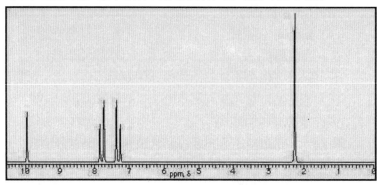

(A) 1 (B) 3
(C) 5 (D) 9

( ) 10. 下列何者會造成 ^{1}H-NMR 中電磁波頻率的改變？
(A) H_o(或 B_o) (B) μ
(C) I (D) γ

( ) 11. 下圖之氫核磁共振光譜何者是醛基(CHO)氫的化學位移？

(A) 9.96 ppm (B) 7.81 ppm
(C) 7.29 ppm (D) 2.27 ppm

( ) 12. 測定檢品中氯離子濃度時配合適當偵測器使用，何種方法最適當？
(A) 配位滴定法 (B) 原子吸收光譜法
(C) 氣相層析法 (D) 離子層析法

( ) 13. 以 ODS 管柱在 pH8.0 之緩衝溶液下進行高效液相層析分離時，
下列何種嗎啡類化合物的滯留時間會最短？
(A) morphine (B) normorphine
(C) ethylmorphine (D) 3-O-benzylmorphine

( ) 14. 何者為最常用於超臨界流體萃取(supercritical fluid extraction)？
(A) 甲醇 (B) 液態氮
(C) 甲酸 (D) 二氧化碳

( ) 15. 圖為 chlorhexidine 的結構，其理化性質為：pKa=10.8；
Sol_{H2O} = 0.8μg/mL，下列何者為最適當的定量分析法？

(A) 酸滴定法 (B) 鹼滴定法
(C) 非水滴定法 (D) 沉澱滴定法

( ) 16. 以甲苯蒸餾法進行生藥水分測定時需要的藥材量為多少 g？
(A) 50~100 (B) 20~50
(C) 1~5 (D) 15~25

( ) 17. 在乙酸溶液中，下列何者的酸性最強？
(A) 鹽酸 (B) 過氯酸
(C) 硫酸 (D) 硝酸

( ) 18. 下列何者可做為非水滴定法的溶劑？
(A) 藥用酒精 (B) 絕對酒精
(C) 冰醋酸 (D) 純水

( ) 19. 用凱氏法(Kjeldahl's method)可測定下列何者之含量？
(A) sodium bicarbonate (B) acetic acid
(C) phenylalanine (D) ethanol

( ) 20. 若乙醇檢品中含揮發性酸，於檢品中加入何者後，可以蒸餾法測定乙醇含量？
(A) 氫氧化鈉 (B) 甘油
(C) 碘 (D) 乙酸

( ) 21. 下列有關重金屬檢查法之敘述，何者錯誤？
(A) 係利用樣品中金屬離子與硫離子反應來顯色
(B) 採用比色分析法，試驗用標準溶液為標準汞溶液
(C) 藥典中重金屬限量以 ppm 為單位表示之
(D) 包括鉛、銀、鉍、砷、銻等金屬都可以此法檢測

( ) 22. 依中華藥典規定，揮發油測定法之檢品至少能蒸出幾毫升之揮發油？
(A) 2 (B) 1
(C) 0.5 (D) 0.1

( ) 23. 下列何者是中華藥典中用來測定脂肪油碘價之方法？
(A) 韋氏法 (B) 過氧化值檢查法
(C) Karl-Fischer 滴定法 (D) 漢氏法

( ) 24. 某藥物進行電子撞擊離子法質譜(EI-MS)分析時，發現有失去 28 原子質量(amu)的斷片(fragment)，此斷裂失去的基團最可能為？
(A) CO (B) CH_2CH_2
(C) N_2 (D) NCH_2

( ) 25. 下列何種官能基的訊號在氫核磁共振譜中看不到？
(A) 酮基 (B) 醛基
(C) 甲氧基 (D) 乙醯基

( ) 26. 下列核種中，何者可利用核磁共振儀進行分析？
(A) ^{12}C (B) ^{16}O
(C) ^{18}O (D) ^{19}F

(　) 27. 某化合物的分子式為 $C_{12}H_{22}FClO_2$，其 EI-質譜圖中可觀測到 M^+、$[M+1]^+$與$[M+2]^+$的離子訊號。若 M^+為分子離子，則下列何者是$[M+1]^+$離子訊號的主要來源？

(A) $[C_{12}H_{23}FClO_2]^+$ (B) $[C_{12}H_{21}DFClO_2]^+$

(C) $[C_{11}{}^{13}CH_{22}FClO_2]^+$ (D) $[C_{12}H_{22}F^{37}ClO_2]^+$

(　) 28. 有關甲苯中質子化學位移(ppm)之比較，下列何者錯誤？

CH₃ a
H b
H c
H d

(A) Ha＜Hb (B) Hb＜Hc

(C) Hc＜Hd (D) Ha＜Hd

(　) 29. 下列何者在紫外光譜之檢測波長具有最大 A(1%，1cm)值？

(A) benzene(C_6H_6)

(B) benzoic acid(C_6H_5COOH)

(C) cinnamic acid($C_6H_5CH=CHCOOH$)

(D) phenol(C_6H_5OH)

(　) 30. 有關螢光光譜與磷光光譜之比較，下列何者錯誤？

(A) 兩者皆為發散光譜

(B) 螢光之半衰期較磷光短

(C) 螢光之能量較磷光高

(D) 螢光涉及電子自旋改變，磷光則無

(　) 31. 利用薄層層析法進行 codeine 不純物的限量試驗的結果如圖所示，本試驗的下限(lower limit)設定為多少？

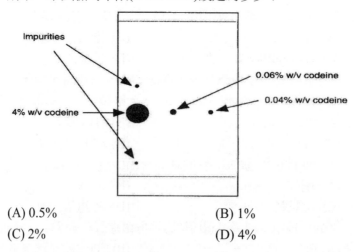

(A) 0.5% (B) 1%

(C) 2% (D) 4%

( ) 32. 以離子對－逆相層析法(ion-pairing chromatography)進行苯乙酸
(C₆H₅CH₂COOH)之分析定量時，動相加入下列何者可使待測物之
滯留時間最久？
(A) $C_7H_{15}SO_3Na$　　　　　　(B) $(CH_3)_4NCl$
(C) $(C_4H_9)_4NCl$　　　　　　(D) $C_5H_{11}SO_3Na$

( ) 33. 有關固相萃取法適用性之敘述，何者錯誤？
(A) 適用於微量分析物之濃縮
(B) 只適用於極品不易經由液相/液相分配萃取者
(C) 某些吸附劑對分析物特定基團具選擇性
(D) 某些吸附劑藉由沖提液之改變，能進行數種待測物之系列性
萃取

( ) 34. Polyethylene glycol 類聚合物之定量分析，何種層析法與檢測器之
配對最適當？
(A) 氣相層析法－電子捕獲檢測器
(B) 氣相層析法－熱傳導檢測器
(C) 高壓液相層析法－紫外光檢測器
(D) 高壓液相層析法－揮發光散射檢測器(ELSD)

( ) 35. 評估新方法是否在不同分析人員都能得到接近的分析結果，是指
下列何項確效指標？
(A) 準確性(accuracy)　　　　　(B) 再現性(reproducibility)
(C) 選擇性(selectivity)　　　　(D) 線性(linearity)

( ) 36. 使用氣相層析分析製劑中的殘留溶劑時，下列何種樣品前處理
裝置最適合？
(A) solid-phase microextraction
(B) liquid-liquid partitioning
(C) restricted access media
(D) immunoaffinity chromatography

( ) 37. 下列哪個層析管柱最適用於醣類分析？
(A) ODS 管柱　　　　　　　　(B) aminopropyl silica gel 管柱
(C) 陽離子交換管柱　　　　　(D) 陰離子交換管柱

( ) 38. 下列何種質譜儀的解析度最低？
(A) 扇形質譜儀(magnetic sector mass spectrometer)
(B) 四極柱質譜儀(quadrupole mass spectrometer)
(C) 飛行時間式質譜儀(time of flight mass spectrometer)
(D) 傅立葉轉換質譜儀(Fourier transform mass spectrometer)

(　) 39. 下列有關層析法之敘述，何者正確？
(A) 靜相可為固體或液體
(B) 動相均為液體
(C) 溫度並不影響 HETP 值
(D) HETP 的大小與動相的流速無關

(　) 40. 以高效能液相層析法分析檢體中的葡萄糖含量時，何者為最適當的偵測器？
(A) UV-visible detector
(B) diode array detector
(C) fluorescence detector
(D) evaporative light scattering detector

(　) 41. 來自 *Proteus vulgaris* 之限制酶命名，何者正確？
(A) *PrvI*   (B) *PvuI*
(C) *ProvI*   (D) *PvI*

(　) 42. 下列何者為阿片(opium)的特有成分且被用於阿片的檢測？
(A) aspartic acid   (B) ferric chloride
(C) meconic acid   (D) quinolinic acid

(　) 43. 何者植物稱為「產生蒂巴因的罌粟」(thebaine-producing poppy)？
(A) *Papaver bracteatum*
(B) *Papaver somniferum*
(C) *Papaver somniferum var. nigrum*
(D) *Papaver rhoeas*

(　) 44. 關於利用 site-directed mutagenesis 技術改變蛋白質藥物性質、增加蛋白質穩定性之敘述，何者錯誤？
(A) 位在 GM-CSF(granulocyte/macrophage-colony stimulating factor)之蛋白酶水解切點(protease cleavage)，以 leucine 取代 arginine
(B) human *β*-interferon 上非配對(unpaired)的 cysteine 由 serine 取代，減少分子間的雙硫鍵結
(C) tissue plasminogen activator 的 asparagine 由 glutamine 取代，可減少蛋白質醣化
(D) 由本技術產生的蛋白質無致敏性

(　) 45. Amylose 的合成是藉由哪一種酵素？
(A) Q-enzyme   (B) transglycosylases
(C) *α*-amylase   (D) *β*-amylase

(　) 46. 下列關於 dextran 的敘述，何者正確？
(A) 為 *α*-1, 4-linked glucan   (B) 為 *α*-1, 6-linked glucan
(C) 為 *β*-2, 1-linked fructan   (D) 為 *β*-2, 6-linked fructan

( ) 47. 主成分為 sodium alginate 的生藥基源植物為何？
(A) *Claviceps purpurea*　　　　(B) *Chondrus crispus*
(C) *Gracilaria confervoides*　　(D) *Macrocystis pyrifera*

( ) 48. 下列有關中藥及其基原之配對，何者錯誤？
(A) 地黃－*Rehmannia glutinosa*　(B) 紅花－*Carthamus tinctorius*
(C) 酸棗仁－*Ziziphus jujuba*　　(D) 白芍－*Isatis indigotica*

( ) 49. 知母成分芒果苷(mangiferin)之結構屬於：
(A) *O*-glycoside　　　　(B) *C*-glycoside
(C) *N*-glycoside　　　　(D) *S*-glycoside

( ) 50. 下列何者之使用部位與龍膽相同？
(A) 夏枯草　　　　(B) 梔子
(C) 地黃　　　　　(D) 五加皮

( ) 51. 下列何者為蒺藜所含之配醣體？
(A) tribuloside　　　　(B) rutin
(C) daucosterol　　　　(D) daidzin

( ) 52. 毛地黃和長葉毛地黃的比較，何者錯誤？
(A) 兩者皆具有強心苷成分
(B) 共有的苷元(aglycone)為 digitoxigenin
(C) 前者為藥用 digoxin 的來源
(D) 後者又稱作 grecian foxglove

( ) 53. 下列生藥與其所含配醣體之配對，何者錯誤？
(A) wild cherry－amygdalin　　(B) black mustard－sinalbin
(C) garlic－alliin　　　　　　(D) willow－salicin

( ) 54. 下列何種生藥含 bufadienolide 類強心苷？
(A) digitalis　　　　(B) white squill
(C) convallaria　　　(D) strophanthus

( ) 55. 下列生藥成分之醣基與非醣基連結原子，何者與其他三者不同？
(A) prunasin　　　　(B) sennoside A
(C) frangulin A　　　(D) sinigrin

( ) 56. 下列配對何者錯誤？
(A) 美鼠李皮－*Rhamnus purshianus*－Rhamnaceae
(B) 蘆薈－*Aloe barbadensis*－Liliaceae
(C) 西洋參－*Panax quinquefolius*－Araliaceae
(D) 尖葉番瀉－*Cassia acutifolia*－Compositae

( ) 57. Sesamolin 為除蟲菊殺蟲劑(pyrethrum insecticides)的增強劑，含於下列何者？
(A) safflower oil　　　　(B) linseed oil
(C) teel oil　　　　　　(D) castor oil

( ) 58. Prostaglandins 是幾個碳之脂質代謝物？
(A) 18
(B) 19
(C) 20
(D) 21

( ) 59. 何種中藥基原為 *Lonicera japonica* Thunb.及其同屬近緣植物？
(A) 蒲公英
(B) 金銀花
(C) 夏枯草
(D) 細辛

( ) 60. 下列配對何者錯誤？
(A) *Salvia miltiorrhiza* — Labiatae
(B) *Curcuma longa* — Iridaceae
(C) *Astragalus membranaceus* — Leguminosae
(D) *Ligusticum chuanxiong* — Umbelliferae

( ) 61. 下列敘述何者正確？
(A) 蒼朮與白朮均屬 Compositae 植物
(B) 茯苓與澤瀉在神農本草經分別列為上品與中品
(C) 茯苓使用部位為根
(D) 澤瀉使用部位為葉

( ) 62. 下列哪一種生藥之使用部位為根與根莖，其所含樹脂(resin)含有 styrylpyrones？
(A) cannabis
(B) eriodictyon
(C) kava
(D) mayapple

( ) 63. 下列何者不屬於倍半萜結構？
(A) matricin
(B) valepotriates
(C) valerenic acid
(D) eudesmol

( ) 64. *d*-Carvone 可由下列何者提取？
(A) caraway
(B) fannel
(C) lavender oil
(D) eucalyptus oil

( ) 65. Shikonin 屬於下列何種成分？
(A) naphthoquinone
(B) anthraquinone
(C) 1,2-benzoquinone
(D) coumarin

( ) 66. 關於中藥厚朴之敘述，何者錯誤？
(A) 基原植物為 *Magnolia officinalis*
(B) 使用部位是根皮
(C) 主要成分為 Magnolol
(D) 益腸胃

( ) 67. 下列敘述何者正確？
(A) coumarins 僅存在豆科植物
(B) furocoumarins 僅存在於繖形科植物
(C) 興安升麻含 furocoumarins
(D) dicoumarol 可由合成而得

( ) 68. 下列各成分何者不是 abridged phenylpropanoid？
(A) catechol   (B) caffeic acid
(C) vanillin   (D) gallic acid

( ) 69. 下列中藥與其基原植物科名之配對，何者錯誤？
(A) 荊芥－Labiatae   (B) 金銀花－Caprifoliaceae
(C) 細辛－Asclepiaceae   (D) 蒼朮－Asteraceae

( ) 70. 下列何者不屬於精油(volatile oils)？
(A) eucalyptus oil   (B) pine oil
(C) fennel   (D) sesame oil

( ) 71. 下列何種植物之揮發油主要存於腺毛(glandular hairs)？
(A) *Pinus palustris*   (B) *Pimpinella anisum*
(C) *Citrus sinensis*   (D) *Mentha spicata*

( ) 72. 下列中藥何者主成分為雙萜類生物鹼，具袪寒溫中效能？
(A) 吳茱萸   (B) 細辛
(C) 附子   (D) 丁香

( ) 73. 下列生物鹼與結構分類之配對，何者錯誤？
(A) aconitine－diterpenoid alkaloid
(B) peimine－steroidal alkaloid
(C) rhynchophylline－indole alkaloid
(D) berberine quinoline－alkaloid

( ) 74. 下列麥角生物鹼成分何者屬水溶性？
(A) ergotamine   (B) ergometrine
(C) ergotaminine   (D) dihydroergotamine

( ) 75. 關於 tubocurarine chloride 之敘述，何者錯誤？
(A) 為一種 isoquinoline alkaloid
(B) 可由 *Chondodendron tomentosum* 抽提
(C) 是一種骨骼肌鬆弛劑
(D) 分子內有 2 個四級 N 原子，可溶於水

( ) 76. 由古柯葉製備古柯糊(coca paste)之過程，下列步驟何者錯誤？
(A) 乾燥之古柯碎葉與水及石灰混合
(B) 須加入煤油(kerosene)並攪拌
(C) 過程需經酸液處理
(D) 最後步驟需將抽提液中和至 pH7

( ) 77. 下列何種生藥之基原植物為梧桐科並含有 caffeine？
(A) kolanuts (B) coffee bean
(C) guarana (D) paraguay tea

( ) 78. 下列關於金雞納皮之敘述，何者正確？
(A) 取自 *Cinchona succirubra* 之莖皮或根皮
(B) 在其基原植物中 quinine 之含量以栽種 3~5 年者為最高
(C) *Cinchona ledgeriana* 及 *C. calisaya* 之雜交種樹皮所含 cinchona alkaloid 之量不如其個別原種
(D) 原產地為印尼，商業上主要供應來自印尼及印度

( ) 79. 下列生藥與使用部位之配對，何者錯誤？
(A) 麻黃－地上部分 (B) 麥角－種子
(C) 美洲箭毒－樹皮 (D) 曼陀羅－葉

( ) 80. 下列 *Rauvolfia* alkaloids 中，在 E ring 之第 18 位碳何者不具酯基 (ester group)？
(A) reserpine (B) serpentine
(C) rescinnamine (D) canescine

科目：藥物分析與生藥學(含中藥學)

(　) 1. 下列何者不會影響藥品的比旋光度(specific rotation)？
(A) 溫度　　　　　　　　　　　(B) 溶劑
(C) 燈源波長　　　　　　　　　(D) 貯液管長度

(　) 2. 維生素 A 之含量測定中，應避免接觸者不包含下列何項？
(A) 光　　　　　　　　　　　　(B) 水
(C) 空氣　　　　　　　　　　　(D) 氧化劑

(　) 3. 欲定量葡萄糖注射液的葡萄糖，下列何者最適當？
(A) 氣相層析法　　　　　　　　(B) 旋光度測定法
(C) 紫外光光譜法　　　　　　　(D) 原子吸收光譜測定法

(　) 4. 液相層析－質譜(LC-MS)分析的離子化法中，何者適用於蛋白質的測定？
(A) 粒子束(particle beam)　　　　(B) 熱噴灑(thermospray)
(C) 高速原子撞擊(FAB)　　　　　(D) 電灑法(ESI)

(　) 5. 下列藥物性質的測定中，何者不是紫外光光譜法的應用項目？
(A) pKa 測定　　　　　　　　　(B) 溶離速率測定
(C) 含水量測定　　　　　　　　(D) 油水分配係數測定

(　) 6. 下列哪種芳香環類藥物可在鹼性環境(0.1 N NaOH)下產生增色效應(hyperchromic effect)？
(A) ibuprofen　　　　　　　　　(B) amphetamine
(C) ephedrine　　　　　　　　　(D) phenylephrine

(　) 7. 各 C－X (X 非 C)鍵結於紅外光光譜中之吸收強度由強至弱之排列為何？
①C－O　　　　②C－N　　　　③C－C－H　　　④C－Cl
(A) ③④②①　　　　　　　　　(B) ②①④③
(C) ④②①③　　　　　　　　　(D) ①④②③

(　) 8. 在波長 248nm 下，hydrocortisone sodium phosphate 之比吸光值 A(1%, 1cm)為 333，在此波長下測得 hydrocortisone sodium phosphate 樣品溶液之吸光值 0.666，則該溶液之濃度為何？
(A) 0.002 mg/1000mL　　　　　　(B) 0.002 mg/100mL
(C) 0.002 g/1000mL　　　　　　　(D) 0.002g/100mL

( ) 9. 以毛細管電泳法分析光學異構物 pilocarpine 和 isopilocarpine
時，下列何種背景電解質溶液可以提供最好的分離效果？
(A) 0.1M phosphate buffer
(B) 0.1M phosphate buffer containing 0.05M SDS
(C) 0.1M phosphate buffer containing 0.01M β-cyclodextrin
(D) 0.1M phosphate buffer containing 10% MeOH

( ) 10. 下列何種氣相層析檢測器需配備放射性物質？
(A) electron capture detector   (B) flame ionization detector
(C) thermal conductivity detector   (D) nitrogen phosphorus detector

( ) 11. 何種溶劑組合最適合用於去除 hydrocortisone 軟膏之基質？
(A) water – chloroform   (B) water – n-butanol
(C) acetonitrile – hexane (D) MeOH - hexane

( ) 12. 何種滴定法最適合做為 chlorpromazine (MW=318；pKa=9.3；
Sol_{H2O}=2.55 mg/L)的定量分析法？
(A) 非水滴定法   (B) 沉澱滴定法
(C) 酸滴定法   (D) 鹼滴定法

( ) 13. 卡爾費雪(Karl Fischer)水分測定法中，其試劑不包含何者？
(A) 碘化鉀   (B) 二氧化硫
(C) 吡啶   (D) 甲醇

( ) 14. 在非水溶液滴定時，下列何者為標定過氯酸的常用試劑？
(A) NaOH   (B) $C_6H_4(CO_2K)CO_2H$
(C) KOH   (D) CH_3ONa

( ) 15. 下列何者為測定 pKa 值的主要方法？
(A) 沉澱滴定法   (B) 錯合物滴定法
(C) 電位滴定法   (D) 氧化還原滴定法

( ) 16. 下列何者不是藥典中所使用之氧化劑？
(A) 過錳酸鉀(potassium permanganate)
(B) 二甲亞碸(dimethyl sulfoxide)
(C) 硫酸鐵胺(ferric ammonium sulfate)
(D) 硫酸鈰(ceric sulfate)

( ) 17. 下列何者的水溶液加入酚酞試劑後，溶液可轉成紅色？
(A) phenobarbital   (B) lactic acid
(C) phenol   (D) pseudoephedrine

( ) 18. 易碳化物檢查法中所使用之比合液，是由下列哪三種比色液所配製
而成？
① 氯化亞咕 ② 氯化鐵 ③ 氯化亞鐵 ④ 氯化銅 ⑤ 硫酸銅
(A) ①③⑤   (B) ①②⑤
(C) ②③④   (D) ②④⑤

( ) 19. 下列何者是半乾性油的碘價範圍？
(A) 100~120 　　　　　　　　　(B) 80~100
(C) 120~140 　　　　　　　　　(D) 140~160

( ) 20. 當揮發油之含量非常少時，一般使用何種試劑來測定醛含量？
(A) 羥胺(hydroxylamine) 　　　　(B) 氫氧化鉀
(C) 過氧化氫 　　　　　　　　　(D) 羥嗪(hydroxyzine)

( ) 21. 當進行 chlorpromazine $C_{17}H_{19}ClN_2S$(average MW=318.9)的串聯質譜
分析時，欲得到主要質譜峰位於 m/z=319 需使用何種離子化方法？
(A) positive mode electrospray ionization
(B) electron impact ionization
(C) negative mode electrospray ionization
(D) negative ion chemical ionization

( ) 22. 核磁共振光譜學於藥物分析之應用，一般不包括下列何者？
(A) 可用於混合物的指紋圖譜分析
(B) 可進行非破壞性的定量分析
(C) 可分辨組成異構物(constitutional isomers)之結構
(D) 決定藥品之多形性

( ) 23. 結構中被圈選原子之氫譜訊號的多重性(multiplicity)最可能為：

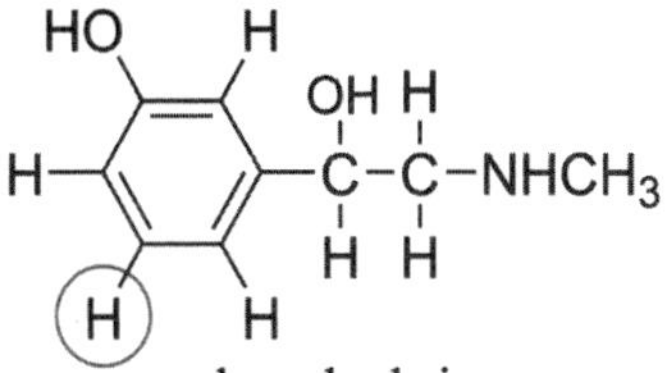

phenylephrine

(A) 單峰(singlet) 　　　　　　　(B) 二重峰(doublet)
(C) 三重峰(triplet) 　　　　　　(D) 四重峰(quartet)

( ) 24. 結構解析所需要的資訊中，哪一種最不易直接由氫核磁共振光譜中
獲得？
(A) 偶合常數 　　　　　　　　　(B) 同樣環境的氫原子數目
(C) 化學位移 　　　　　　　　　(D) 分子式

( ) 25. 哪一個儀器最適合用於直接分析檢品中濃度約 0.5~50ng/mL 的嗎啡
代謝物？
(A) 原子吸收光譜儀 　　　　　　(B) 紅外光光譜儀
(C) 質譜儀 　　　　　　　　　　(D) 紫外光光譜儀

( ) 26. 氫核磁共振光譜圖中有一質子之訊號以三重峰呈現。
在 400MHz 的磁場強度下，此三重峰的化學位移分別 4.02、4.04 及
4.06ppm。該質子旁鄰近的基團及該訊號之偶合常數為何？
(A) $-CH_3$；0.02Hz 　　　　　　(B) $-CH_2-$；0.02Hz
(C) $-CH_2-$；8Hz 　　　　　　　(D) $-CH_3$；8Hz

( ) 27. 有關拉曼光譜分析(Raman spectroscopy)之敘述，何者錯誤？
(A) 可用於具對稱性鍵結之結構分析
(B) 單位為 cm^{-1}
(C) 其光譜範圍相當於遠紅外光譜
(D) 提供額外的指紋鑑別資訊，可互補紅外光譜

( ) 28. 下列輻射光，其波長(nm)長短之比較，何者正確？
(A) 紫外光 ＞ 紅外光 ＞ 可見光
(B) 可見光 ＞ 紫外光 ＞ 紅外光
(C) 紅外光 ＞ 可見光 ＞ 紫外光
(D) 紅外光 ＞ 紫外光 ＞ 可見光

( ) 29. 以薄層層析法進行橄欖油成分分析時，使用 Keiselguhr G-liquid paraffin 為固定相，以乙酸為展開液，下列成分何者 Rf 最小？
(A) 油酸($C_{18}H_{34}O_2$)　　　　　　(B) 棕櫚酸($C_{16}H_{32}O_2$)
(C) 硬脂酸($C_{18}H_{36}O_2$)　　　　　(D) 亞麻酸($C_{18}H_{30}O_2$)

( ) 30. 在氣相層析中，下列局部麻醉劑以 OV-1(methylsilicone)管柱測得的 I 值(Kovats indices)何者最小？
(A) benzocaine　　　　　　　　(B) butacaine
(C) procaine　　　　　　　　　(D) proxymetacaine

( ) 31. 固相萃取法的一般操作程序包括 conditioning、sample loading、washing、eluting，下列敘述何者錯誤？
(A) conditioning 為除去樣品雜質及調穩分析環境
(B) sample loading 為將樣品用適當溶劑溶解，並注入管柱
(C) washing 為去除干擾物
(D) eluting 為用適量體積的沖提液將待測物分離

( ) 32. 相較於一般高效液相層析法(HPLC)，何者非毛細管電泳法(CE)的優點？
(A) 理論板數高　　　　　　　　(B) 較環保
(C) 再現性好　　　　　　　　　(D) 解析率(resolution)高

( ) 33. 使用氣相層析法分析極性化合物(如醇類)時，哪一種管柱可以提供最好的選擇性？
(A) squalane　　　　　　　　　(B) Silicone OV-1
(C) Silicone SE-54　　　　　　(D) Carbowax

( ) 34. 下列何者不是超臨界流體萃取法的優點？
(A) 質量傳輸(mass transfer)快，萃取效率高
(B) 適用於熱不安定性化合物的萃取
(C) 可透過調整壓力改變萃取選擇性
(D) 適用的超臨界流體種類多

( ) 35. 哪種離子最不常在電噴灑游離源(electrospray ionization)與分析物形成複合離子？
(A) 鈣離子(Ca^{2+})　　　　　　　(B) 鈉離子(Na^+)
(C) 氫離子(H^+)　　　　　　　　(D) 鉀離子(K^+)

( ) 36. 關於飛行時間式質譜儀(time of flight mass analyzer)的敘述，何者錯誤？
(A) 透過離子因 m/z 差異而有不同的飛行時間，以分離不同 m/z 離子
(B) 利用反射器(reflectron)增加質譜解析度
(C) 透過 W 型(W-configuration)可使質量解析度進一步增加
(D) 其分離原理為離子愈小移動愈慢

( ) 37. 將水溶液中的弱酸性物質以有機溶劑充分萃取時，應調整水溶液的酸鹼值(pH)，該 pH 值與此酸性物質之 pKa 關係為何？
(A) = pKa - 2　　　　　　　　　(B) = pKa + 2
(C) = pKa + 1　　　　　　　　　(D) = pKa

( ) 38. 下列何者可提升液相層析法的層析管效率？
(A) 降低分析物在靜相中的擴散係數
(B) 降低分析時的溫度
(C) 降低分析物在動相中的擴散係數
(D) 降低靜相粒子的大小

( ) 39. 於 292nm 波長下測定固定濃度的 phenylephrine，在 0.1M NaOH 及 0.1M HCl 中所測得的吸光度值分別為 1.5 及 0.4，在鹼性溶液中吸光度值之差異乃因下列何種現象產生？
(A) hyperchromic shift　　　　　　(B) hypsochromic shift
(C) hypochromic shift　　　　　　(D) bathochromic shift

( ) 40. 承上題，若相同濃度的 phenylephrine，在 pH8 的緩衝溶液中所測得的吸光度值為 0.5，則 phenylephrine 的 pKa 值為何？
(A) 7　　　　　　　　　　　　　(B) 8
(C) 9　　　　　　　　　　　　　(D) 10

( ) 41. 在基因治療的過程中，將細胞從病人身上取出，使其與基因物一同培養生長後再植入人體的治療方式稱為：
(A) in-vivo　　　　　　　　　　(B) ex-vivo
(C) in-vitro　　　　　　　　　　(D) ex-vitro

( ) 42. 哪一種多醣具有抗酸水解之特性，並可作為懸浮劑、乳化劑及黏著劑？
(A) tragacanth　　　　　　　　　(B) acacia
(C) karaya gum　　　　　　　　　(D) sodium alginate

( ) 43. 梔子為清熱瀉火的中藥，其主成分 geniposide 屬於何種配醣體？
      (A) 單萜類   (B) 倍半萜類
      (C) 雙萜類   (D) 三萜類

( ) 44. 下列生藥，何者之主成分屬於 C-glycoside 類？
      (A) aloe   (B) frangula
      (C) rheum   (D) senna

( ) 45. 下列有關 bufadienolides 的敘述，何者錯誤？
      (A) 分離自蟾蜍(toads)的內臟   (B) 六員內酯環位在 C-17 上
      (C) 屬於 24 個碳之強心配醣體   (D) 具固醇類架構

( ) 46. 各生藥之生藥名、使用部位及其基原科別之配對，何者正確？
      (A) cascara sagrada – leaves – Rhamnaceae
      (B) aloe – leaves – Labiatae
      (C) rhubarb – rhizome and root – Polygonaceae
      (D) glycyrrhiza – rhizome and root – Apiaceae

( ) 47. 下列哪一個中藥之使用部位為乾燥花序或果穗？
      (A) 夏枯草   (B) 梔子
      (C) 敗醬草   (D) 蒺藜

( ) 48. 含有靛苷(indican)成分的中藥為：
      (A) Inulae Flos   (B) Isatidis Radix
      (C) Imperatae Rhizoma   (D) Ipomoeae Semen

( ) 49. Cardiac glycosides 常見於下列何科別植物？
      (A) 菊科   (B) 錦葵科
      (C) 夾竹桃科   (D) 繖形科

( ) 50. 下列何者為花旗蔘(American ginseng)之植物基原？
      (A) *Panax ginseng*   (B) *Panax quinquefolius*
      (C) *Panax notoginseng*   (D) *Panax transitorius*

( ) 51. Anthraquinone 類成分於植物體內之生合成，係由何者頭-尾縮合 (head-to-tail condensation)而成？
      (A) HCOOH   (B) CH_3COOH
      (C) CH_3CH_2COOH (D) $CH_3CH_2CH_2COOH$

( ) 52. 何者係由 myricyl alcohol 與另一長鏈脂肪酸所形成之脂質？
      (A) spermaceti   (B) jojoba oil
      (C) beeswax   (D) lanolin

( ) 53. 下列何種脂肪酸具 18:3(n-3 or n-6；ω3 or ω6)化學標記？
      (A) linoleic acid   (B) linolenic acid
      (C) ricinoleic acid   (D) arachidonic acid

( ) 54. Triterpenoid 是由幾個 isoprene 單位所構成？
(A) 2   (B) 4
(C) 6   (D) 8

( ) 55. 下列何種天然物成分可來自動物性生藥？
(A) bufadienolides   (B) citric acid
(C) digitoxin   (D) ergotamine

( ) 56. 下列何種中藥歸類為活血化瘀藥且含有 phthalide 類成分？
(A) 荊芥   (B) 厚朴
(C) 川芎   (D) 白术

( ) 57. 下列有關萜類生藥之敘述，何者錯誤？
(A) 洋甘菊 *Matricaria recutita* 之使用部位為花
(B) *Tanacetum parthenium* 之使用部位為葉子
(C) feverfew 具解熱作用
(D) parthenolide 為雙萜類化合物

( ) 58. 下列有關黃耆之敘述，何者錯誤？
(A) 藥用部位為根部
(B) 為豆科植物
(C) 生藥名 Astragali Radix
(D) 蒙古黃耆之學名為 *Astragalus membranaceus*(Fisch.) Bge.

( ) 59. 與 Zingiberis Rhizoma 屬於同一科之藥材為：
(A) Zizyphus Fructus   (B) Turmeric
(C) Trichosanthis Radix   (D) Polygonati Rhizoma

( ) 60. 下列單寧(tannin)之相關敘述，何者錯誤？
(A) leucoanthocyanidins 具抗氧化作用
(B) 沒食子生藥源自 *Quercus infectoria* 之蟲癭(gall)
(C) 五倍子為含有縮合型單寧類的收斂劑
(D) 水解型單寧經水解後可產生 gallic acid 或 hexahydroxydiphenic acid

( ) 61. 屬於使君子科並具斂肺澀腸、降火利咽及開音的藥物為：
(A) 桔梗   (B) 覆盆子
(C) 五味子   (D) 訶子

( ) 62. 下列何者為普達非倫(podophyllum)之別名？
(A) bitterapple   (B) mayapple
(C) pineapple   (D) thornapple

( ) 63. 下列何者為杜仲之降血壓成分？
(A) aucubin   (B) ulmoside
(C) pinoresinol diglucoside   (D) ursolic acid

( ) 64. 下列有關芸香苷(rutin)之敘述，何者錯誤？
(A) 水解後產物之一為 quercetin
(B) 水解後產物之一為 rhamnose
(C) 有 vitamin P 之稱
(D) 水解後產物之一為 galactose

( ) 65. 屬於 bisphenylpropanoid 衍生之化合物為：
(A) coumarins   (B) flavonoids
(C) lignans   (D) tannins

( ) 66. 揮發油之芳香類化合物(aromatic compounds)是經由何種生合成路徑生成？
(A) acetate-mevalonic acid pathway
(B) acetate-malonic acid pathway
(C) shikimic acid-phenylpropanoid pathway
(D) amino acid pathway

( ) 67. 下列有關乳香(mastic)的敘述，何者正確？
(A) 是從 *Pistacia lentiscus* L.的花穗萃取，乾燥而得
(B) 其主成分 90%為精油
(C) 其主成分之 masticin 可溶於酒精
(D) 可做為補齲齒之填充劑

( ) 68. 下列何種中藥之活性成分屬於 diterpenoid alkaloid 類？
(A) *Aconitum carmichaeli*   (B) *Corydalis yanhusuo*
(C) *Evodia rutaecarpa*   (D) *Uncaria rhynchophylla*

( ) 69. 下列清熱瀉火的中藥，何者來自芸香科的藥材？
(A) 黃連   (B) 黃柏
(C) 知母   (D) 梔子

( ) 70. 下列何者為固醇類的生物鹼？
(A) cinchonidine   (B) caffeine
(C) protoveratrine A   (D) pilocarpine

( ) 71. 麥角生物鹼成分中，下列何者屬非水溶性？
(A) ergometrine   (B) ergotamine
(C) ergonovine   (D) ergometrinine

( ) 72. 有關吳茱萸之基原科別、學名及生藥名之配對，何者正確？
(A) Sterculiaceae – *Sterculia lychnophora* – Sterculiae Semen
(B) Solanaceae – *Lycium chinensis* – Lycii Radicis Cortex
(C) Rutaceae – *Evodia rutaecarpa* – Evodiae Fructus
(D) Magnoliaceae – *Magnolia biondii* – Magnoliae Flos

( ) 73. 下列有關 tropane alkaloid 之敘述，何者正確？
(A) 具三環結構之化合物
(B) 由吡咯碇(pyrrolidine)與 2 分子乙酸縮合而成
(C) 主要分布於唇形科植物
(D) 其生合成前驅物(precursor)為鳥胺酸(ornithine)

( ) 74. 生藥 calabar bean 的植物基原為何？
(A) *Strychnos ignatii*　　　　(B) *Physostigma venenosum*
(C) *Pilocarpus microphyllus*　(D) *Aconitum napellus*

( ) 75. 下列何者為 isoquinoline 類生物鹼？
(A) quinidine　　(B) reserpine
(C) morphine　　(D) caffeine

( ) 76. 下列何種生物鹼之氮原子不在環狀結構上？
(A) arecoline　　(B) yohimbine
(C) colchicine　　(D) codeine

( ) 77. 下列藥材及其基原之配對何者錯誤？
(A) 川芎 – *Ligusticum chuanxiong* Hort.
(B) 北柴胡 – *Bupleurum chinense* DC.
(C) 黃精 – *Dioscorea bulbifera* L.
(D) 天麻 – *Gastrodia elata* Bl.

( ) 78. Spearmint oil 中主要含下列何種成分？
(A) *d*-citronellol　　(B) *l*-citronellol
(C) *d*-carvone　　　(D) *l*-carvone

( ) 79. 清熱解毒藥中，含 forsythiaside 成分者為何？
(A) 拜醬草　　(B) 板藍根
(C) 金銀花　　(D) 連翹

( ) 80. 下列敘述，何者錯誤？
(A) 毒扁豆為豆科植物，產於西非
(B) 毒扁豆鹼可用於散瞳
(C) 馬錢子種子為盤狀
(D) reserpine 為蛇根木之重要成分

科目：藥物分析與生藥學(含中藥學)

( ) 1. 下列何者不適用酸滴定分析法？
(A) 水楊酸鈉錠 (B) 酒石酸鉀鈉
(C) 鎂乳 (D) 水合三氯乙醛

( ) 2. 檸檬酸(citric acid)的 3 個 pKa 值分別為 3.06、4.74 及 5.40，其緩衝之 pH 範圍下列何者最適當？
(A) 2.06～4.06 (B) 3.06～5.40
(C) 2.06～6.40 (D) 4.40～6.40

( ) 3. 有關折射率測定法之敘述，下列何者錯誤？
(A) 各藥品折射率測定值，一般係以鈉光之 D 線為光源
(B) 一般以蒸餾水校正，蒸餾水之折射率在 25°C時為 1.00
(C) 折射率測定，可作為鑑別或純度檢查用
(D) 測量時應將溫度精確調整，測定至少 3 次，求其平均值

( ) 4. 螢光光度測定法中，有激發光(excitation)與放射光(emission)波長，下列何者為最常出現之波長差異？
(A) 10～45 nm (B) 50～150 nm
(C) 160～200 nm (D) 210～300 nm

( ) 5. 已知氫的原子量為 1.008，碳的原子量為 12.011，溴的原子量 79.904。在 CH_3Br 的低解析質譜中，何者最可能為其分子離子的實驗值？
(A) 95.2 (B) 94.9
(C) 94.0 (D) 93.0

( ) 6. 下列何種鍵結在紅外光光譜中的吸收強度最大？
(A) C–C (B) C–F
(C) C–H (D) C–O

( ) 7. 進行 atomic absorption spectrophotometry 分析時，使用下列何種氣體組合可以使火焰溫度達到 3,000°C？
(A) acetylene－compressed air
(B) acetylene－nitrous oxide
(C) natural gas－compressed air
(D) nitrous oxide－compressed air

( ) 8. 在氫核磁共振光譜中，下圖標示①至④的化學位移範圍，何者是一般苯環氫之訊號呈現的位置？

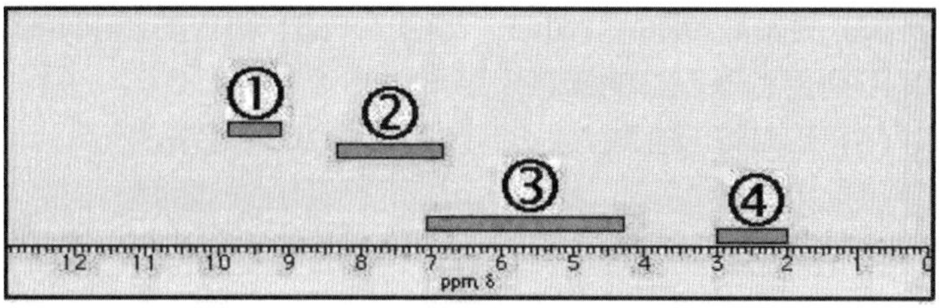

(A) ①　　　　　　　　　　　　(B) ②
(C) ③　　　　　　　　　　　　(D) ④

( ) 9. 以 HPLC 分析中性待測物，下列動相之條件何者對其滯留時間影響最小？
(A) 流速　　　　　　　　　　(B) pH 值
(C) 黏稠度　　　　　　　　　(D) 組成

( ) 10. 配製液相層析之動相時，乙酸緩衝液中加入乙腈時，會使其 pH 值產生下列何種變化？
(A) 增加
(B) 減少
(C) 不變
(D) 隨乙腈加入之百分比增加而降低

( ) 11. 有關液相層析法的敘述，下列何者正確？
(A) 溫度不會影響滯留時間
(B) 靜相為 silica gel 時，benzyl alcohol 比 benzoic acid 的滯留時間短
(C) 逆相層析法的動相為低極性的有機溶劑
(D) 動相的組成不影響滯留時間

( ) 12. 下列何者為逆相層析所用之 C18 管柱充填劑？
(A) octadecyl silane-bonded silica particles
(B) octyl silane-bonded silica particles
(C) phenyl silane-bonded silica particles
(D) silica particles

( ) 13. 甲苯蒸餾水分測定法適用於含水量多少的藥材？
(A) 2%　　　　　　　　　　　(B) 0.5%
(C) 0.2%　　　　　　　　　　(D) 1%

( ) 14. 下列何者為非水滴定法最常用的酸滴定液？
(A) 乙酸　　　　　　　　　　(B) 鹽酸
(C) 過氯酸　　　　　　　　　(D) 苯甲酸

(　) 15. 下列何者為弱鹼的非水滴定時最常用的指示劑？
(A) 結晶紫(crystal violet)　　　　(B) 酚酞(phenolphthalein)
(C) 甲基紅(methyl red)　　　　　(D) 瑞香酚藍(thymol blue)

(　) 16. 下列何者為錯合物滴定法中常用的滴定試劑？
(A) 乙二胺四乙酸　　　　　　　(B) 硝酸銀
(C) 過氯酸　　　　　　　　　　(D) 過錳酸鉀

(　) 17. 氧瓶燃燒法為有機化合物在氧中燃燒成水溶性無機物，供各樣元素分析之前處理方法。下列元素何者不適用此法進行前處理？
(A) 硫　　　　　　　　　　　　(B) 硒
(C) 砷　　　　　　　　　　　　(D) 氯

(　) 18. 有關乾燥減重檢查法之敘述，下列何者錯誤？
(A) 減失之重量係以百分比表示
(B) 所減失之重量大多為水分或揮發性物質
(C) 一般藥品經乾燥減重，相隔 3 小時其前後之重量差，應小於0.25%
(D) 依藥典正文規定之溫度及時間乾燥完畢後，應蓋妥瓶蓋，於乾燥器內放冷至室溫後秤重

(　) 19. 揮發油含不純物如 petroleum oils 時，此不純物在 70%乙醇中的溶解度為何？
(A) 不溶　　　　　　　　　　　(B) 極易溶
(C) 微溶　　　　　　　　　　　(D) 可溶

(　) 20. 下列何者為碘價的測試目的？
(A) 測定羧基含量　　　　　　　(B) 測定羥基含量
(C) 測定碘含量　　　　　　　　(D) 測定不飽和度

(　) 21. 附圖為 propranolol(MW= 259)原料製程中獲得的電子撞擊離子法質譜分析圖(EI-MS)，圖中的質荷比(m/z)峰下列何者最可能來自不純物？

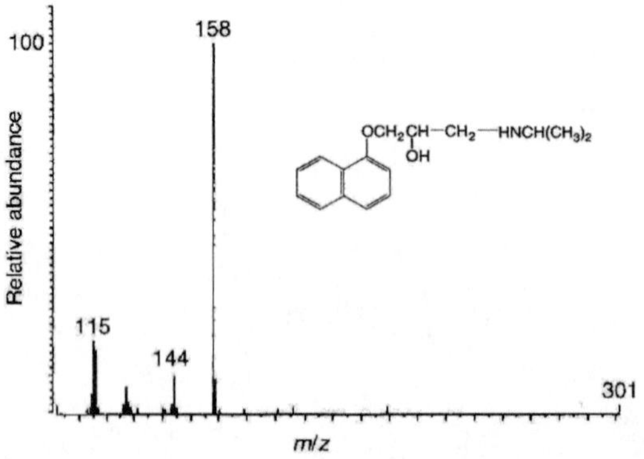

(A) 115　　　　　　　　　　　(B) 144
(C) 158　　　　　　　　　　　(D) 301

( ) 22. 某藥物採用氣相層析串聯質譜儀分析，結果如附圖所示，其使用的
離子化方法為下列何者？

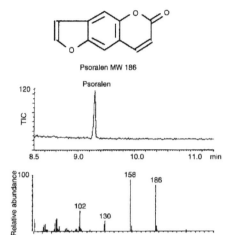

Psoralen MW 186

(A) matrix-assisted laser desorption ionization
(B) electron impact ionization
(C) negative ion chemical ionization
(D) positive ion chemical ionization

( ) 23. 利用紅外光光譜分析時，檢品的需要量約為多少？
(A) $1 \sim 10$ ng   (B) $1 \sim 10$ μg
(C) $1 \sim 10$ mg   (D) $1 \sim 10$ g

( ) 24. 下列核種中，何者的 spin quantum number 不是 1/2？
(A) ^{1}H   (B) ^{13}C
(C) ^{2}H   (D) ^{19}F

( ) 25. 在某化合物的 EI-質譜圖中，可觀測到明顯的 M^+與$[M+2]^+$離子
訊號。若 M^+為分子離子，則下列何種元素的同位素最不可能是
$[M+2]^+$離子訊號的主要來源？
(A) S   (B) Cl
(C) Br   (D) I

( ) 26. 在氫－核磁共振光譜中，下列化合物之甲基何者的化學位移最小？
(A) CH_3I (B) CH_3Br
(C) CH_3Cl (D) CH_3F

( ) 27. 下列何者非紫外光－可見光光譜法於藥物分析之應用項目？
(A) 藥品於水層和有機層間的分配係數測定
(B) 藥品溶解度測定
(C) 藥品自配方中的釋出速率監測
(D) 藥品之多形性(polymorphs)測定

( ) 28. 有關 molar absorptivity（ε）之敘述，下列何者錯誤？

(A: absorbance; b: path length, cm; c, concentration,mole/L)

(A) $A = \varepsilon bc$

(B) ε 值會隨著藥物濃度不同而改變

(C) 在一定溫度、波長、溶媒及溶質下，ε 值為一常數，可應用於藥物之鑑別試驗

(D) ε 單位為 $liter \cdot mole^{-1} \cdot cm^{-1}$

( ) 29. 下列介質中，何者不宜使用於製備紅外光光譜測定用樣品？

(A) KBr   (B) NaCl

(C) 液體石蠟   (D) 蒸餾水

( ) 30. 有關螢光強度之敘述，下列何者錯誤？

(A) 會受溶媒中之重原子(heavy atom)影響

(B) 與溶劑黏度無關

(C) 與溫度有關

(D) 與發色團／助色團有關

( ) 31. 針對揮發性藥物(如麻醉劑)而言，下列何種層析法不適合做為其分析定量的方法？

(A) 高效液相層析法   (B) 氣相層析法

(C) 薄層層析法   (D) 毛細管電泳法

( ) 32. 層析圖相鄰二波峰之滯留時間分別為 t_1 及 t_2，波峰底部寬分別為 W_1 及 W_2，則此二波峰之分離解析度(resolution, Rs)，以下列何式表示最恰當？

(A) $Rs = 2(t_2-t_1)/(W_2-W_1)$ (B) $Rs = 2(t_2-t_1)/(W_2+W_1)$

(C) $Rs = 2(t_2+t_1)/(W_2+W_1)$ (D) $Rs = (t_2+t_1)/2(W_2-W_1)$

( ) 33. 下列三種化合物：

① $CH_3CH_2CH_2CH_3$；② $CH_3CH_2CH_2CHO$；③ $CH_3CH_2CH_2COOH$ 以矽膠管柱(silica gel column)配合適當溶媒進行分離，其滯留時間(t_R)值關係為何？

(A) ①＞②＞③   (B) ②＞①＞③

(C) ①＞③＞②   (D) ③＞②＞①

( ) 34. 下列何者最適合加入 tetra-n-butylammonium hydroxide 於動相中，以 C18 管柱進行層析分析？

(A) $CH_3CH_2CH_2CH_2NH_2$ (B) $CH_3CH_2CH_2COOH$

(C) $CH_3CH_2CH_2CH_2OH$ (D) C_6H_5Cl

( ) 35. 以毛細管電泳接紫外光偵測器分析抗氧化劑 metabisulphite ($S_2O_5^{2-}$)時，下列何組背景電解質最適合？
(A) 50 mM sodium phosphate, 50 mM sodium borate(pH 8.0)
(B) 50 mM Tris, 50 mM sodium dodecyl sulfate(pH 8.0)
(C) 50 mM Tris, 15 mM pyromellitic acid(pH 8.0)
(D) 50 mM Tris, 15 mM β-cyclodextrin

( ) 36. 以氣相層析分析製劑包材殘留的 glutaraldehyde 時，何種衍生化試劑適用？
(A) dansyl chloride
(B) trimethylsilyl chloride
(C) pentafluorobenzyloxime
(D) trifluoroacetic anhydride

( ) 37. 利用紫外光光譜儀測定 cyclizine lactate injection 之主成分含量，下列哪個萃取流程干擾最少且回收率最佳？
(A) 加稀硫酸到樣品後用乙醚分配，取水層加氨水調製至鹼性，再以乙醚萃取，收集乙醚層
(B) 加稀硫酸到樣品後用乙醚萃取，收集乙醚層
(C) 加稀氨水到樣品後用乙醚分配，取水層進行分析
(D) 加稀氨水到樣品後用乙醚萃取，取乙醚層後加稀硫酸分配，收集乙醚層

( ) 38. 高效能液相層析儀所使用的泵(pump)，其功能與下列何者有關？
(A) 檢測波長
(B) 滯留時間
(C) 層析溫度
(D) 檢品注入量

( ) 39. 液相層析管的管柱長度變為 2 倍時，下列液相層析參數的變化，最可能為：
(A) capacity factor 變為 2 倍
(B) HETP 值變為 0.5 倍
(C) 滯留時間變為 2 倍
(D) selectivity 變為 2 倍

( ) 40. 以有機溶劑萃取水溶液中的有機酸化合物時，下列何者正確？
(A) 水溶液的 pH 值須調整至高於此有機酸的 pKa 值
(B) 若抽提效率不佳時，可加入適量鹼並少量多次萃取
(C) 於水中加入氯化鈉至飽和濃度，可提高萃取率
(D) 四氫呋喃為適當的有機溶劑

( ) 41. 哪一種酵素存在於唾液和胰液中，可將 amylose 水解成葡萄糖、麥芽糖和支鏈澱粉(amylopectin)等產物？
(A) α-1,4-glucan maltohydrolase
(B) α-1,4-glucan 4-glucanohydrolase
(C) β-1,4-glucan maltohydrolase
(D) β-1,4-glucan 4-glucanohydrolase

( ) 42. 下列何者是由碘－碘化鉀溶液(iodine/potassium iodide)所組成？
(A) Bertrand 試劑　　　　　　　(B) Dragendorff 試劑
(C) Mayer 試劑　　　　　　　　(D) Wagner 試劑

( ) 43. 何種藥材始載於神農本草經，列為下品，具有祛寒溫中、回陽救逆
之藥效？
(A) 石斛　　　　　　　　　　　(B) 苦參
(C) 貝母　　　　　　　　　　　(D) 附子

( ) 44. 有關 ELISA(enzyme-linked immunosorbant assay)之敘述何者正確？
(A) 其原理是利用抗原引發免疫反應，產生拮抗體外抗原的疫苗
(B) 可用於治療病毒性感染
(C) 可用於診斷內生性的小分子，對外因性的病毒感染則無法檢測
(D) 利用二級抗體結合催化酶可達增幅偵測效果

( ) 45. 若同種生藥之二次代謝物組成有其特異性，此種現象歸因於：
(A) 表現型(phenotype)相近，但基因型(genotype)有相當差異
(B) 基因型(genotype)相近，但表現型(phenotype)有相當差異
(C) 表現型(phenotype)及基因型(genotype)都有相當差異
(D) 表現型(phenotype)及基因型(genotype)都相近

( ) 46. 下列有關植物膠之敘述，何者錯誤？
(A) 果膠的黏滯度隨乳糖單元數而改變
(B) 阿拉伯膠可溶於 50%乙醇水溶液
(C) 梧桐膠為滲出樹膠(exudate gums)中溶解度最低者之一
(D) 西黃耆膠為滲出樹膠(exudate gums)中最耐酸者

( ) 47. 下列何者具有發汗解熱且臺灣有產？
(A) 葛根　　　　　　　　　　　(B) 梔子
(C) 知母　　　　　　　　　　　(D) 地黃

( ) 48. 下列生藥與主要成分結構分類之配對，何者錯誤？
(A) 木通－triterpenoid
(B) 古耳膠(guar gum)－polysaccharide
(C) 桔梗根－isoflavonoid
(D) 香莢蘭－aldehyde glycoside

( ) 49. 肉蓯蓉所含之 echinacoside 屬於下列何類配醣體？
(A) iridoid　　　　　　　　　　(B) phenylethanoid
(C) flavonoid　　　　　　　　　(D) anthraquinone

( ) 50. Salicin 屬於下列何種類型？
(A) cyanogenic glycosides　　　　(B) anthraquinone glycosides
(C) alcohol glycosides　　　　　(D) aldehyde glycosides

( ) 51. 毛地黃(*Digitalis purpurea*)不含下列何種強心苷？
    (A) digitoxin   (B) gitoxin
    (C) gitaloxin   (D) digoxin

( ) 52. 人參成分 ginsenoside Rg_1 之 aglycone 為：
    (A) α-amyrin   (B) β-amyrin
    (C) (20*S*)-protopanaxatriol   (D) (20S)-protopanaxadiol

( ) 53. 下列何種蒽菎類苷質成分之致瀉作用最強？
    (A) frangulin A   (B) frangulin B
    (C) glucofrangulin B   (D) aloin A

( ) 54. 下列有關生藥學名、使用部位、醫療用途之配對，何者錯誤？
    (A) *Dioscorea villosa*－莖－消炎
    (B) *Aloe vera*－葉－瀉劑
    (C) *Polygala tenuifolia*－根－袪痰
    (D) *Brassica nigra*－種子－催吐

( ) 55. 下列何種生藥不具瀉下作用？
    (A) 美鼠李皮   (B) 歐鼠李皮
    (C) 蘆薈   (D) 野櫻皮

( ) 56. 下列有關脂質之敘述，何者錯誤？
    (A) 碘價是指檢品 1g，所能吸收碘之 mg 數
    (B) 皂化價是指皂化及中和檢品 1g 之酯及游離脂肪酸，所需氫氧化鉀之 mg 數
    (C) 酯價是指皂化檢品 1g 中所含之酯，所需氫氧化鉀之 mg 數
    (D) 酸價是指中和檢品 1g 之游離脂肪酸，所需氫氧化鉀之 mg 數

( ) 57. 關於 lanolin 之敘述，下列何者正確？
    (A) 含 35～40%水份，常稱為 hydrous wool fat
    (B) anhydrous lanolin 含水量不得超過 2.5%
    (C) 可用作親脂性軟膏基質
    (D) 對於高敏感使用者，可能會引起過敏

( ) 58. 玉屏風散治表虛自汗，其組成為防風、黃耆和哪一種中藥？
    (A) 甘草   (B) 蒼朮
    (C) 白朮   (D) 白芷

( ) 59. 下列何種中藥地上部含有馬兜鈴酸(aristolochic acid)？
    (A) 半夏   (B) 木通
    (C) 細辛   (D) 辛夷

( ) 60. 下列何者不屬薑黃之主要藥理作用？
    (A) 防癌   (B) 抗發炎
    (C) 降血脂   (D) 殺蟲

( ) 61. 有關 artemisinin 之敘述，下列何者正確？
(A) 是 labdane 型雙萜
(B) *Artemisia* 與 *Chamaemelum* 均屬菊科
(C) 其生合成前驅物是 geranyl pyrophosphate
(D) 主含於其基原植物之根部

( ) 62. Rosin 主要成分為：
(A) sabinene
(B) *d*-pinene
(C) abietic anhydride
(D) mastichic acid

( ) 63. 下列關於 taxol 之敘述，何者正確？
(A) 屬於 sesquiterpene
(B) 水溶性佳
(C) 主要由 *Taxus brevifolia* 枝葉取得
(D) 10-desacetylbaccatin III 為其半合成原料

( ) 64. 下列關於沒藥之敘述，何者錯誤？
(A) 基原植物為 *Commiphora molmol*
(B) 為橄欖科植物
(C) 特有成分為 commiphoric acids
(D) 為中國之特產

( ) 65. 淫羊藿之主要藥效成分為下列何類？
(A) polysaccharides
(B) triterpenoids
(C) alkaloids
(D) flavonoids

( ) 66. 關於中藥紫草之敘述，何者錯誤？
(A) 基原植物之一為 *Lithospermum erythrorhizon*
(B) 具解熱鎮痛及抗發炎作用，可治水火燙傷
(C) 基原之科別為 Boraginaceae 植物
(D) shikonin 與 alkannin 在構造上屬 diastereomer

( ) 67. 下列有關 rutin 的敘述，何者錯誤？
(A) 是一種 galactoglucoside
(B) 其非醣體為 quercetin
(C) 為 vitamin P 之一員
(D) 富含於 *Sophora* 屬植物

( ) 68. 下列有關辣椒之敘述，何者錯誤？
(A) 基原之科別為 Solanaceae
(B) capsaicin 含有 vanillyl ester 構造
(C) 含維生素 C
(D) capsaicin 可用來緩解疼痛

( ) 69. 下列何種中藥常用於治療鼻塞、流濁涕？
(A) 荊芥
(B) 辛夷
(C) 酸棗仁
(D) 赤芍

( ) 70. 有關丁香之敘述，下列何者錯誤？
(A) 基原植物之科名為 Myricaceae
(B) 使用部位為乾燥花蕾
(C) clove 來自拉丁文 *clavus* 釘子的字意
(D) 主成分為 eugenol，可作牙科鎮痛劑

( ) 71. 關於薑之敘述，下列何者錯誤？
(A) 取用薑科 *Curcuma longa* 之根莖
(B) zingiberene 為其香氣成分之一
(C) zingerone 為其辛辣成分之一
(D) 為芳香刺激劑(aromatic stimulant)與驅風劑

( ) 72. 用於清熱化痰之浙貝母，其主成分 peimine 之結構屬於下列何類
生物鹼？
(A) indole alkaloid
(B) isoquinoline alkaloid
(C) steroidal alkaloid
(D) tropane alkaloid

( ) 73. 下列何人最先發表自 opium 中分離出 morphine？
(A) Theophrastus
(B) Dioscorides
(C) Seydler
(D) Sertürner

( ) 74. 下列生物鹼之生合成，何者沒有單萜類參與？
(A) reserpine
(B) colchicine
(C) quinine
(D) vincristine

( ) 75. 下列各類型生物鹼之成分配對，何者錯誤？
(A) isoquinoline alkaloid－morphine
(B) indole alkaloid－strychnine
(C) imidazole alkaloid－physostigmine
(D) quinoline alkaloid－quinine

( ) 76. 下列生物鹼何者不屬於 alkaloidal amines？
(A) pilocarpine
(B) ephedrine
(C) colchicine
(D) cathinone

( ) 77. 下列含生物鹼之基原植物，何者之原產地不是南美？
(A) coca
(B) cinchona
(C) ipecac
(D) sanguinaria

( ) 78. 下列何者為 cuprea bark 基原植物之一？
(A) *Cinchona succirubra*
(B) *Cephaelis acuminata*
(C) *Remijia pedunculata*
(D) *Cinchona ledgeriana*

( ) 79. 何者不是 cocaine 水解後之產物？
(A) ecgonine
(B) cinnamic acid
(C) benzoic acid
(D) methyl alcohol

(　　) 80. 有關 reserpine 之敘述，下列何者錯誤？

(A) 生合成與 corynane-type 之單萜類前驅物有關

(B) 為 antihypertensive 及 antipsychotic agent

(C) 商業來源之一為 Rauvolfia serpentina

(D) 其構造具 5 個不對稱中心(chiral center)

科目：藥物分析與生藥學(含中藥學)

( ) 1. 若一鏡像混合物含鏡像異構物 A(99%)及 B(1%)，則其〔α〕值與
純光學異構物 A 之值相比，會差異多少？
(A) 1%   (B) 2%
(C) 98%   (D) 99%

( ) 2. 何種技術一般不用於藥品中的含鈉量分析？
(A) atomic absorption spectrophotometry
(B) atomic emission spectrophotometry
(C) inductively coupled plasma emission spectrometry
(D) nuclear magnetic resonance spectroscopy

( ) 3. 有關光譜分析法中輻射能之敘述，下列何者錯誤？
(A) 輻射能頻率通常以 nm 表示
(B) 輻射波長愈長，能量愈低
(C) 紅外光譜之單位常以 cm^{-1} 表示
(D) 紅外光之波數愈大，所含能量愈高

( ) 4. 何種方法最適於鑑定藥品多形性(polymorphs)？
(A) 紅外光光譜法   (B) 紫外光光譜法
(C) 核磁共振光譜法   (D) 原子吸收光譜法

( ) 5. 何種鍵結在紅外光光譜中的吸收強度最大？
(A) H–C   (B) H–H
(C) H–N   (D) H–O

( ) 6. 何種液相層析－質譜(LC-MS)介面游離法，最適用於大分子
如白蛋白(albumin)之分析？
(A) 電子撞擊(EI)   (B) 熱噴灑法(thermospray)
(C) 電灑法(ESI)   (D) 高速原子撞擊(FAB)

( ) 7. Dexamethasone 之紅外光光譜主要吸收帶為 A: 3140-3600 cm^{-1}；
B: 2750-3122 cm^{-1}；C: 1705 cm^{-1}；D: 1655 cm^{-1}；則 B 吸收帶係何
基團之吸收？

(A) O–H bending   (B) O–H stretching
(C) C=O stretching   (D) C–H stretching

(　　) 8. 何者不是逆相層析法常用之溶媒？

(A) methanol   (B) acetonitrile

(C) ethyl acetate   (D) tetrahydrofuran

(　　) 9. 分流注射模式(split mode)是氣相層析法最常用者，何者非其優點？

(A) 可自動化操作

(B) 提升偵測靈敏度

(C) 層析訊號峰形(peak shape)較佳

(D) 增加解析度

(　　)10. 下列何檢品之分析一般不用 HPLC？

(A) vitamins

(B) nonsteroidal anti-inflammatory drugs

(C) aminoglycoside antibiotics

(D) heparin sodium

(　　) 11. 若將 2.0 克 AgCl 加入 0.5844 g/L 的食鹽水溶液(1L)中，則此溶液中的銀離子(Ag^+)濃度為何？[MW(AgCl) = 143.22；MW(NaCl) = 58.44；Ksp(AgCl) = 1.5×10^{-10} M]

(A) 1.5×10^{-8} M   (B) 1.5×10^{-10} M

(C) 1.4×10^{-2} M   (D) 1.0×10^{-2} M

(　　) 12. 何者是卡爾費雪(Karl Fischer)水分測定法的產物？

(A) $C_5H_5N \cdot SO_3$ (B) $C_5H_5N \cdot HSO_4CH_3$

(C) $C_5H_5N \cdot H_2SO_4$ (D) H_2SO_4

(　　) 13. 以下何者為 cocaine hydrochloride 在中華藥典第七版中的含量測定法？

(A) 毛細管電泳法   (B) 核磁共振法

(C) 非水滴定法   (D) 氣相層析法

(　　) 14. 欲製備及標定以 0.1 N 過氯酸試劑用於非水滴定分析時，不需要下列何者？

(A) 冰醋酸   (B) 乙酐

(C) 鄰苯二甲酸氫鉀   (D) 90%過氯酸

(　　) 15. 在 25°C時，下列半反應何者的還原電位(E^o)最低？

(A) $Fe^{3+} + e^- \rightarrow Fe^{2+}$ (B) $Fe^{2+} + 2e^- \rightarrow Fe$

(C) $I_2 + 2e^- \rightarrow 2I^-$ (D) $I_3^- + 2e^- \rightarrow 3I^-$

(　　) 16. 有關 pKa 的敘述，下列何者正確？

(A) 指水溶液中的氫離子濃度   (B) pKa 愈大酸性愈強

(C) -logKa   (D) 為氫離子濃度的對數值

( ) 17. 職業醫學中的「硬金屬肺病」常發生於製造鎢碳鋼的工人,其致
病之金屬化合物的鑑別可經由加氯化鉀至飽和,再加亞硝酸鉀與
乙酸,產生黃色沉澱而得知,此化合物為下列何者?
(A) 銅鹽 (B) 鈣鹽
(C) 鈷鹽 (D) 鐵鹽

( ) 18. 依中華藥典規定,化學藥品之「細粉」係指所有粉粒均應通過
第幾號標準試驗篩?
(A) 20 (B) 40
(C) 80 (D) 120

( ) 19. 在測量酮含量時建議同時使用下列何種試劑,以便在滴定終點
無顏色呈現時,可以在酚酞試劑存在下加熱而呈色?
(A) 亞硫酸氫鈉(sodium bisulfite) (B) 氫氧化鈉
(C) 乙醇 (D) 羥胺(hydroxylamine)

( ) 20. 為什麼酯價在分析黃蠟和白蠟之品質特別具有價值?
(A) 可用來估算琥珀酸含量
(B) 可用來判斷是否摻有添加物(如 paraffin)
(C) 可估算熔點
(D) 判斷是否酸敗

( ) 21. 下列何者不是比旋光度呈現的因子?
(A) 波長 (B) 溫度
(C) 溶劑 (D) 濕度

( ) 22. 於藥物製劑中如發現某不純有機物含量高於 0.1%,以下列何種
分析法進行其不純物分析較能符合法規要求?
(A) UV spectrophotometry (B) thin layer chromatography
(C) HPLC/mass spectrometry (D) IR spectrophotometry

( ) 23. 何者不是影響氫核磁共振譜化學位移(ppm)的因素?
(A) 陰電性(electronegativity)
(B) 外加磁場強度(magnetic strength)
(C) 環流效應(ring current effect)
(D) 共振效應(mesomeric effect)

( ) 24. 下列方法何者可用於直接分析制酸錠中甘胺酸(glycine)和碳酸鈣的
含量?
(A) 紫外光光譜 (B) Raman 光譜
(C) 串聯式液相層析質譜儀 (D) 原子吸收光譜

( ) 25. 利用氫核磁共振光譜進行分析時,何者最可能是分析時所使用的
溶劑體積?
(A) 0.5～1 dL (B) 0.5～1 mL
(C) 5～10 μL (D) 0.05～0.1 mL

( ) 26. 若欲直接分析濃度範圍在 0.1～10 ppb 的檢品，哪個儀器最適合？
(A) 質譜儀　　　　　　　　　　(B) 紫外光／可見光光譜儀
(C) 核磁共振光譜儀　　　　　　(D) 紅外光光譜儀

( ) 27. 何者不會造成原子發散光譜測定法(atomic emission spectrophotometry, AES)分析之干擾？
(A) 高溫下離子化
(B) 樣品的黏度
(C) 樣品含硫酸鹽
(D) 具選擇波長之濾光器(filter)

( ) 28. 下列原子核中，何者的自旋量子數(spin quantum number)為 1？
(A) ^{31}P　　　　　　　　　　(B) ^{13}C
(C) ^{19}F　　　　　　　　　　(D) ^{14}N

( ) 29. 根據 Beer-Lambert law，一化合物之 molar absorptivity(ε)，absorptivity(a)，concentration(c, g/100 mL)與 specific absorptivity（A, 1%, 1cm），四者之相關式何者錯誤？(M 為分子量)
(A) ε ＝ a × M　　　　　　　(B) a ＝ A(1%, 1cm) / 10
(C) A(1%, 1cm)＝ 100 × a　　(D) c ＝ A/A(1%, 1 cm)

( ) 30. 在分析中藥摻西藥時，何種方法不能作為摻偽的確認方法？
(A) 原子放射光譜法　　　　　　(B) 薄層層析法
(C) 高效液相層析法　　　　　　(D) 氣相層析法

( ) 31. 氣相層析法中，薄荷油成分之結構如附圖，何成分在非極性的 BPX-5 管柱測得的 I 值(Kovats indices)較 menthol 大？

| menthol | β-pinene | Menthyl acetate | Menthone | Limonene |

(A) β-pinene　　　　　　　　　(B) menthyl acetate
(C) menthone　　　　　　　　　(D) limonene

( ) 32. 有關液相／液相萃取法之敘述，下列何者錯誤？
(A) 利用分配(partitioning)原理
(B) 所用的溶劑體積一般比固相萃取法多
(C) 所用的溶劑需能互溶(miscible)
(D) 可能會有乳化(emulsion)現象

( ) 33. 有關精密度(precision)與準確度(accuracy)的敘述，何者錯誤？
(A) 精密度高，準確度未必高
(B) 精密度低，準確度未必低
(C) 儀器校正無誤，準確度必定高
(D) 分析數據高度集中，表示精密度高

( ) 34. Pentycaine(pKa 8.1)使用逆相層析管柱分析，當動相組成為
Tris－乙腈(4:6)(pH 8.5)時，其滯留時間為 26 分鐘。何者方法無法
減少 pentycaine 的滯留時間？
(A) 提高乙腈比例　　　　　　　(B) 提高分析溫度
(C) 提高緩衝溶液 pH 值　　　　(D) 改用酸性緩衝溶液

( ) 35. 某高極性鹼性小分子藥物溶於酸性溶液中，下列何種固相萃取
裝置可提供最高的回收率？
(A) 陰離子交換萃取管(anion exchange cartridge)
(B) 陽離子交換萃取管(cation exchange cartridge)
(C) 正相萃取管(normal phase cartridge)
(D) 免疫親合萃取管(immunoaffinity cartridge)

( ) 36. 關於固相萃取法的敘述，下列何者正確？
(A) 比溶劑萃取法之回收率低
(B) 萃取極性大的物質時只能用 silica gel 固相
(C) silica gel 固相在強鹼下不安定
(D) 離子性化合物無法適用

( ) 37. 下列有關液相層析之敘述，何者正確？
(A) 靜相為 silica gel 時，極性較小的成分先沖提出
(B) 靜相為 ODS 時，極性較大的成分先沖提出，此稱為正相
分離
(C) 靜相為陽離子交換樹脂時，檢品中的陽離子比陰離子更快
沖提出
(D) 靜相為分子排斥性的充填劑時，分子較小的化合物滯留
時間較短

( ) 38. 以高效能液相層析法分析非離子性界面活性劑時，如使用
梯度法沖提，下列何者為最適當之偵測器？
(A) fluorescence detector
(B) UV-visible detector
(C) refractive index detector
(D) evaporative light scattering detector

( ) 39. 當採用毛細管電泳開發 dexlansoprazole(*R*-form)的品管方法，檢驗
(*S*)-lansoprazole 含量是否超過標準時，何者最適合做為起始條件？
(A) 50 mM phosphoric acid(pH 3)，50 mM sodium dodecyl sulfate
(B) 50 mM phosphoric acid(pH 3)，50 mM β-cyclodextrin
(C) 50 mM sodium phosphate，50 mM sodium borate(pH 8)
(D) 100 mM Tris-HCl(pH 9)

( ) 40. 承上，為了評估此方法的靈敏度，將不同濃度的(*S*)-lansoprazole
標準品添加入空白製劑中，實驗發現 300 ng/mL (*S*)-lansoprazole
的訊號相對於基線標準差之比值為 15(已確認(*S*)-lansoprazole 下方
並無雜訊干擾)，何者最接近此方法的定量下限？
(A) 200 ng/mL   (B) 250 ng/mL
(C) 300 ng/mL   (D) 350 ng/mL

( ) 41. 罌粟(*Papaver somniferum*)在開花後 2 至 3 星期時，其蒴果內之
嗎啡(morphine)含量最高。由此例可說明下列何種因素會影響植物
二次代謝產物之種類及含量？
(A) epigenetics   (B) ontogeny
(C) environment   (D) methods of cultivation

( ) 42. 下列有關 hetastarch 的敘述，何者錯誤？
(A) 最初是自乳酸桿菌 *Leuconostoc mesenteroides* 分離得到
(B) 含有 90 %的 amylopectin
(C) 每 10 個 glucose 單體上約具 7~8 個 hydroxyethyl 的取代基
(D) 其 6 %的製劑可用為血漿擴充劑(plasma expander)

( ) 43. 經過 myrosinase 水解後會產生 *p*-hydroxybenzyl isothiocyanate
(結構如下)之醣苷(glycoside)為下列何者？

HO—⬡—CH$_2$—NCS

(A) glucovanillic alcohol   (B) salicin
(C) sinigrin   (D) sinalbin

( ) 44. 大蒜具有抑制血小板凝集之作用，主要活性成分為何？
(A) (*Z*)-ajoene   (B) alliin
(C) allicin   (D) allyl isothiocyanate

( ) 45. 下列何者為 anthraquinone 生合成之前驅物？
(A) acetate   (B) mevalonic acid
(C) phenylalanine   (D) tryptophan

( ) 46. 下列醣苷之結構中，何者不含 *C*-glycoside？
(A) aloin A   (B) mangiferin
(C) sennoside A   (D) cascaroside A

( ) 47. Amygdalin 經 amygdalin hydrolase(amygdalase)水解後形成的產物
含有幾個單醣基？
(A) 1 (B) 2
(C) 3 (D) 4

( ) 48. 強心配醣體(cardiac glycosides)之不飽和內酯環(lactone ring)
係接在哪一位置之碳上？
(A) 15 (B) 16
(C) 17 (D) 18

( ) 49. 下列有關脂質之敘述，何者錯誤？
(A) linoleic acid 可生合成 arachidonic acid
(B) 人體無法製造 linoleic acid
(C) linolenic acid 含二個烯鍵
(D) oleic acid 含一個烯鍵

( ) 50. 下列何種脂質(lipids)可應用於栓劑之基劑？
(A) cocoa butter (B) coconut oil
(C) corn oil (D) carnauba wax

( ) 51. 下列何種中藥含有玉米黃素(zeaxanthin)與胡蘿蔔素(carotene)？
(A) 丹參 (B) 枸杞子
(C) 五味子 (D) 梔子

( ) 52. Methyl salicylate 為冬青油(wintergreen oil)之主成分，其基原植物及
藥用部位為何？
(A) *Pinus palustris*；needle
(B) *Eucalyptus globulus*；root
(C) *Cinnamomum camphora*；bark
(D) *Gautheria procumbens*；leaf

( ) 53. Parthenolide 屬於下列何種倍半萜內酯類之骨架類型？
(A) germacranolide (B) guaianolide
(C) eudesmanolide (D) xanthanolide

( ) 54. 中藥蒺藜成分紫雲英苷(astragalin，如圖)屬於何類化合物？

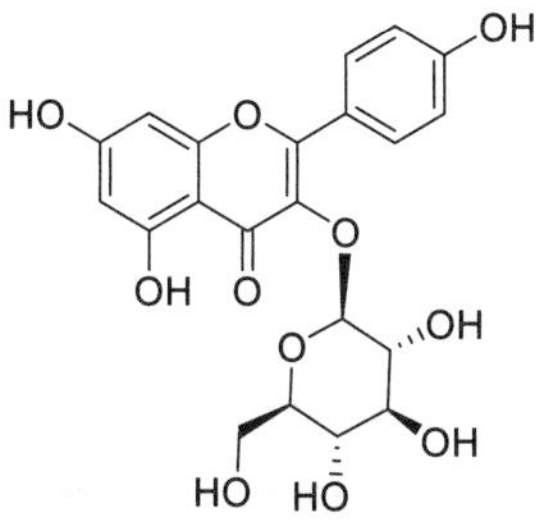

(A) anthraquinone glycoside (B) diterpenoid glycoside
(C) steroid glycoside (D) flavonoid glycoside

( ) 55. Silybin 之化學結構分類屬於下列何者？
(A) bisflavonoid
(B) meroterpenoid
(C) flavonolignan
(D) neolignan

( ) 56. 五倍子(Chinese gall)所含之 tannin 主要為何者組成之混合物？
(A) catechin
(B) proanthocyanidin
(C) leucocyanidin
(D) galloyl glucose

( ) 57. 下列何者為可得自 rosin 之 abietic acid 的結構？

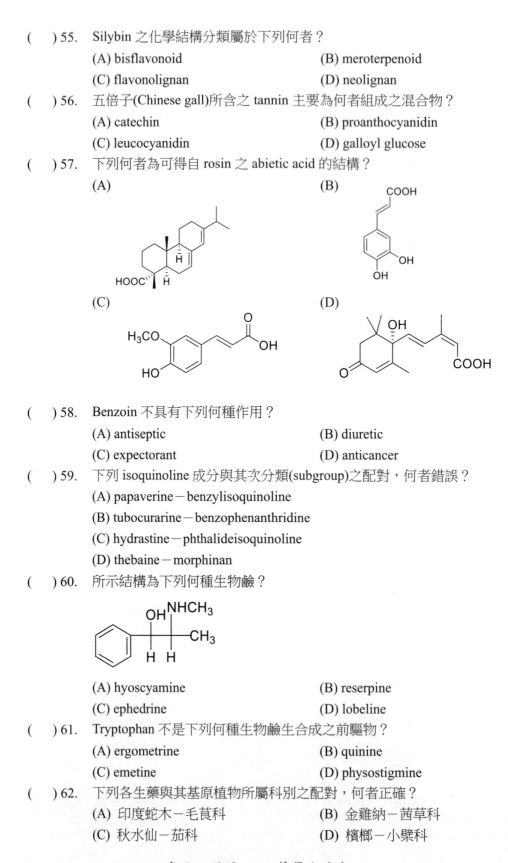

(A)

(B)

(C)

(D)

( ) 58. Benzoin 不具有下列何種作用？
(A) antiseptic
(B) diuretic
(C) expectorant
(D) anticancer

( ) 59. 下列 isoquinoline 成分與其次分類(subgroup)之配對，何者錯誤？
(A) papaverine－benzylisoquinoline
(B) tubocurarine－benzophenanthridine
(C) hydrastine－phthalideisoquinoline
(D) thebaine－morphinan

( ) 60. 所示結構為下列何種生物鹼？
(A) hyoscyamine
(B) reserpine
(C) ephedrine
(D) lobeline

( ) 61. Tryptophan 不是下列何種生物鹼生合成之前驅物？
(A) ergometrine
(B) quinine
(C) emetine
(D) physostigmine

( ) 62. 下列各生藥與其基原植物所屬科別之配對，何者正確？
(A) 印度蛇木－毛茛科
(B) 金雞納－茜草科
(C) 秋水仙－茄科
(D) 檳榔－小檗科

(　) 63. 下列含 tropane alkaloids 的生藥中，何者之基原植物不屬於 Solanaceae？

(A) datura　　　　　　　　　　(B) duboisia

(C) hyoscyamus　　　　　　　　(D) coca

(　) 64. Cocaine 之基本骨架為：

(A) ecgonine　　　　　　　　　(B) secologanin

(C) α-truxilline　　　　　　　　(D) strictosidine

(　) 65. 下列有關麥角(ergot)之敘述，何者錯誤？

(A) lysergic acid 生合成之前驅物(precursor)之一為 tryptophan

(B) 藥用部位是菌核

(C) lysergic acid diethylamide 具有迷幻作用

(D) ergotamine 為水溶性生物鹼

(　) 66. 有關生藥與使用部位及用途之配對，何者正確？

(A) catharanthus：花，治療皮膚腫痛

(B) ergot：全草，治療偏頭痛

(C) hydrastis：地下根，治療嘔吐

(D) physostigma：種子，治療青光眼

(　) 67. 下列中藥，何者不是活血化瘀藥？

(A) 丹參　　　　　　　　　　　(B) 白及

(C) 牛膝　　　　　　　　　　　(D) 益母草

(　) 68. 有關中藥與其生藥拉丁名之配對，下列何者正確？

(A) 葛根－Puerariae Rhizoma

(B) 知母－Anemarrhenae Fructus

(C) 大青葉－Isatidis Folium

(D) 梔子－Gardeniae Radix

(　) 69. 有關中藥天麻之敘述，下列何者正確？

(A) 基原屬於蕁麻科植物

(B) 基原植物為 *Rehmannia glutinosa*

(C) 其使用部位為果實

(D) 為平肝息風藥

(　) 70. 下列中藥何者列為神農本草經之下品？

(A) 山藥　　　　　　　　　　　(B) 麻黃

(C) 桔梗　　　　　　　　　　　(D) 枸杞子

(　) 71. 主含 iridoid glycoside 類成分之中藥為何？

(A) 黃柏、五味子　　　　　　　(B) 續斷、山茱萸

(C) 苦參、女貞子　　　　　　　(D) 酸棗仁、杜仲

( ) 72. 下列有關中藥地黃主成分梓醇(catalpol)之敘述，何者正確？
  (A) 屬於單萜類
  (B) 在熟地黃含量較生地黃高
  (C) 含鼠李糖基
  (D) 其醣基位於第 5 位置

( ) 73. 中藥茯苓之基原植物科別與其使用部位為何？
  (A) Polygalaceae，根　　　　　　(B) Polygonaceae，塊根
  (C) Polypodiaceae，孢子　　　　　(D) Polyporaceae，菌核

( ) 74. 下列中藥，何者功用為「通九竅，治鼻塞鼻淵」等？
  (A) 辛夷　　　　　　　　　　　　(B) 丹參
  (C) 艾葉　　　　　　　　　　　　(D) 紫蘇葉

( ) 75. 下列哪種中藥主含 protostane type 之三萜類(triterpenoid)成分？
  (A) 蒼朮　　　　　　　　　　　　(B) 木通
  (C) 茯苓　　　　　　　　　　　　(D) 澤瀉

( ) 76. 有關淫羊藿之敘述，下列何者錯誤？
  (A) 有效成分為 lignan 類
  (B) icariin 之 C-3 接有-*O*-rhamnosyl，C-7 接有-*O*-glucosyl
  (C) 具有 phytoestrogen 作用
  (D) 屬於補陽藥

( ) 77. 中藥基原植物與科別之配對，下列何者錯誤？
  (A) *Artemisia argyi*－Asteraceae
  (B) *Eucommia ulmoides*－Anacardiaceae
  (C) *Aquilaria sinensis*－Thymelaeaceae
  (D) *Gastrodia elata*－Orchidaceae

( ) 78. 古人稱瘡家聖藥是指下列何種中藥？
  (A) 金銀花　　　　　　　　　　　(B) 紫草
  (C) 連翹　　　　　　　　　　　　(D) 蒲公英

( ) 79. 檳榔(Arecae Semen)所含 arecoline，具下列何種化學結構？
  (A) quinoline　　　　　　　　　　(B) pyrrolidine
  (C) pyridine-piperidine　　　　　　(D) purine

( ) 80. 烏藥(Linderae Radix)中所含 hernandine(如下圖)之結構具下列
  何種骨架？

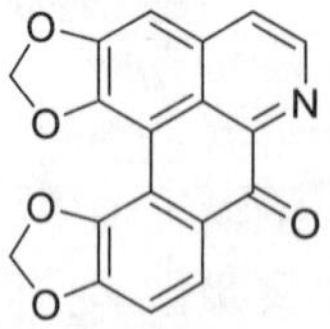

  (A) quinoline　　　　　　　　　　(B) isoquinoline
  (C) indole　　　　　　　　　　　(D) tropane

科目：藥物分析與生藥學(含中藥學)

( ) 1. 測定費氏(Karl Fischer)試劑之力價時，若 115 mg 的酒石酸鈉
(Na$_2$C$_4$H$_4$O$_6$·2H$_2$O, M.W. = 230)需消耗 10.0mL 的費氏試劑，則試劑
之力價為多少？
(A) 11.5 　　　　　　　　(B) 5.75
(C) 1.80 　　　　　　　　(D) 0.9

( ) 2. 水可溶性氯化物樣品 1.42 g，以重量分析法測定其氯含量，得
1.43 g AgCl，則該樣品中氯之含量百分比(% w/w)約為何？
(AgCl 的分子量 143.5 g/mol；Cl 的原子量 35.5 g/mol)
(A) 25 　　　　　　　　(B) 40
(C) 50 　　　　　　　　(D) 99

( ) 3. 何者不是非水滴定法中常用之指示劑？
(A) 結晶紫(crystal violet)
(B) 孔雀石綠(malachite green)
(C) 瑞香酚酞(thymolphthalein)
(D) 鐵明礬(ferric ammonium sulfate)

( ) 4. 有關費氏(Karl Fischer)水分測定法之敘述，何者錯誤？
(A) 是藥典規範之水分定量法　(B) 可測定酸鹼值
(C) 只需少量的樣品　　　　　(D) 常以甲醇做為溶劑

( ) 5. 何者為苯二甲酸氫鉀(potassium biphthalate)在非水滴定實驗中的
用途？
(A) 非水酸滴定實驗中的一級標準鹼
(B) 非水酸滴定實驗中的一級標準酸
(C) 非水鹼滴定實驗中的一級標準鹼
(D) 非水鹼滴定實驗中的一級標準酸

( ) 6. 以 1 N 氫氧化鈉滴定稀磷酸之含量測定中何者為最適當之指示劑？
(A) methyl orange 　　　　　(B) methyl red-methylene blue
(C) phenolphthalein 　　　　　(D) thymolphthalein

( ) 7. 關於黏度之敘述，下列何者錯誤？
(A) 運動黏度的單位通常以厘斯(centistoke)表示
(B) 液體檢品通過毛細管的時間愈長，其黏度愈大
(C) 室溫下，水的運動黏度為 1 厘斯
(D) V= Kt 為黏度計算公式，其中 V 為液體之絕對黏度

(　) 8. 以 AAS 進行蔗糖中含鉛量之限量分析時，可加入何者與鉛形成
可溶性有機錯合物？
(A) ammonium pyrrolidinedithiocarbamate
(B) mannitol
(C) bismuth subcarbonate
(D) 4-methyl-pentan-2-one

(　) 9. 下列成分，何者與檢品之皂化價有關？
(A) 游離脂肪酸及酯　　　　　(B) 游離脂肪酸及醇
(C) 脂肪醇及酯　　　　　　　(D) 脂肪酸及甘油

(　) 10. 下圖是中華藥典用來測定生藥揮發油含量的蒸餾裝置，有關圖中
所標 A、B、C、D 四處之敘述何者錯誤？

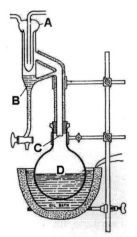

(A) A 是冷凝器
(B) B 是輕油集油器
(C) C 是集油器的蒸氣入口，也是蒸餾水回流流入燒瓶之出口
(D) D 是盛有檢品與水混合物的燒瓶

(　) 11. 在 tranexamic acid(結構如附圖)的氫核磁共振譜中，H_{2a} 和 H_{3a} 的
偶合常數約為多少 Hz？

$$HOOC-C(H_{2a})(H_1\ H_{2e})-C(H_4)-C(H_{3e})(CH_2NH_2)(H_{3a})$$

(A) 9-13　　　　　　　　　　(B) 3-5
(C) 1-2　　　　　　　　　　 (D) 5-8

( ) 12. 在 aspirin 的 ¹H-¹H COSY 圖譜中，HC 會與幾個氫有關聯訊號？

COOH
H_D   OCOCH_3

H_B   H_A
   H_C

(A) 2　　　　　　　　　　　　　　(B) 3
(C) 1　　　　　　　　　　　　　　(D) 4

( ) 13. 下列 timolol 之比旋光度表示法，何者最適當？
(A) [α] = -6.02 (589nm, 25℃)
(B) [α]_D = -6.02 (1 M HCl, 25℃)
(C) $[α]_D^{25}$ = -6.02 (c = 9.8, 589nm)
(D) $[α]_D^{25}$ = -6.02 (c = 9.8, 1 M HCl)

( ) 14. 關於差異光譜法(difference spectrophotometry)原理，何者錯誤？
(A) 可經由微調分析物溶液的溫度而達到波長移動
(B) 混合物樣品中特定分析物可藉由加入標準品達成含量測定
(C) 進行氧化還原等反應而達到波長移動
(D) 混合物的成分分析是以分析物的特定反應來進行

( ) 15. 於質譜分析中，何者不是撞擊誘導碎裂法(collision induced dissociation, CID)的主要應用？
(A) 解析光學異構物的立體結構
(B) 增加定量血中藥物濃度的選擇性與靈敏度
(C) 提供不純物的碎裂片段資訊
(D) 分析肽藥物的胺基酸組成與序列

( ) 16. 使用配備正離子化學游離源之質譜儀時，下列敘述何者錯誤？
(A) 常使用的反應氣體包括甲烷、異丁烷、氨
(B) 反應氣體僅形成一種離子型態
(C) 分析物可與反應氣體離子結合或被質子化
(D) 是一種軟性游離技術(soft ionization technique)

( ) 17. 有關折光率測定法之敘述，下列何者錯誤？
(A) 可用於鑑別藥物之純度
(B) 折光率等於光線入射角之正弦與其折射角正弦之比
(C) 蒸餾水之折光率在 20℃與 25℃下分別為 1.3325、1.3330
(D) 至少量測三次，求其平均值

( ) 18. 關於原子放射光譜分析之敘述，何者正確？
(A) 檢驗鈉金屬時，會出現紫色焰光
(B) 燃燒壓縮空氣，使溫度高達 1000 度
(C) 檢測時須選擇該原子之放射波長
(D) 未知物之定量分析時，須進行單濃度校正

(　) 19. 在鹼性水溶液下，含酚基之化合物，其最大吸收波長(λ_{max})與 molar absorptivity(ε)產生之改變分別為何？
(A) bathochromic；hypochromic shift
(B) bathochromic；hyperchromic shift
(C) hypsochromic；hypochromic shift
(D) hypsochromic；hyperchromic shift

(　) 20. 苯在 255 nm 有最大吸收，但若有取代基而使其最大吸收之波長增加，此一現象稱為：
(A) blue shift
(B) bathochromic shift
(C) hypochromic shift
(D) hyperchromic shift

(　) 21. 有關近紅外光分析(near-infrared analysis, NIRA)的敘述何者錯誤？
(A) 波長區段在 700～2500 nm 之間
(B) 係紅外光基本振動所出現的倍頻吸收
(C) 其優勢在於多成分檢品的組成鑑定與定量
(D) 所得訊號強度約比紅外光測得者高 1000 倍

(　) 22. 紅外光譜檢品製備法中，哪一項可測出檢品是否具多晶形 (polymorphism)？
(A) 溴化鉀錠法
(B) 溶液法
(C) 糊漿法
(D) 薄膜法

(　) 23. 在化合物 $CH_3CH_2OC\underline{H}_3$ 之 ^{1}H-NMR 圖譜中，劃底線之氫呈現之訊號為下列何者？
(A) singlet
(B) doublet
(C) triplet
(D) quartet

(　) 24. Acetylacetone($CH_3COCH_2COCH_3$)之氫核磁共振譜中，最可能會出現幾個訊號峰？
(A) 1
(B) 2
(C) 3
(D) 8

(　) 25. 質譜分析之電子撞擊法(electron impact)常用之游離能量為多少 eV？
(A) 30
(B) 50
(C) 70
(D) 90

(　) 26. 有 3 支分離管柱，其長度與理論板數分別為：管柱甲 10 cm、20000；管柱乙 12 cm、30000；管柱丙 15 cm、32000。下列何者分離效率(column efficiency)最佳？
(A) 管柱甲
(B) 管柱乙
(C) 管柱丙
(D) 皆相同

( ) 27. 以 C18 HPLC 分析 prednisolone 和 betamethasone 時，下列移動相溶劑何者不適用？

(A) 甲醇(methanol)　　　　　　(B) 乙腈(acetonitrile)

(C) 氯仿(chloroform)　　　　　(D) 四氫呋喃(tetrahydrofuran)

( ) 28. 下列 pH 值變動，何者對 ibuprofen(pKa 4.4)在逆相層析法的滯留時間有最大的影響？

(A) pH 2 → pH 3　　　　　　　(B) pH 4 → pH 5

(C) pH 6 → pH 7　　　　　　　(D) pH 8 → pH 9

( ) 29. 利用逆相層析建立 diclofenac 的不純物分析方法時，何者無法減少分析時間？

(A) 增加移動相流速

(B) 增加移動相中有機溶劑之比例

(C) 增加移動相中水相之比例

(D) 增加移動相之梯度變化速度(斜率)

( ) 30. 根據 Van Deemter equation，下列何者與層析帶加寬無關？

(A) 樣品注射量

(B) 靜相厚度

(C) 靜相顆粒大小

(D) 分析物於移動相之擴散係數

( ) 31. 下列何種物質不適用氣相層析法分析？

(A) limonene　　　　　　　　(B) β-cyclodextrin

(C) pivalic acid　　　　　　　(D) ethyl acetate

( ) 32. 有關逆相層析與正相層析之敘述，何者錯誤？

(A) 強陰離子交換樹脂可用於逆相層析

(B) 甲醇可用於正相層析與逆相層析

(C) HILIC 管柱分離效果通常較接近正相層析

(D) 相較於 C18 管柱，高極性樣品在 C8 管柱之滯留時間較短

( ) 33. 何者最不適宜當氣相層析法的移動相？

(A) He　　　　　　　　　　　(B) N_2

(C) H_2　　　　　　　　　　(D) CO_2

( ) 34. 於超臨界流體層析分析中，下列何者與 selectivity factor 最相關？

(A) 分析之壓力　　　　　　　(B) 加入之有機溶媒

(C) 分析之溫度　　　　　　　(D) 偵測器之種類

( ) 35. 何者無法提高毛細管電泳的離子電泳淌度(ion mobility)？

(A) 增加電壓　　　　　　　　(B) 增加離子電荷數

(C) 減少離子半徑　　　　　　(D) 減少電泳液黏滯度

( ) 36. 層析圖中，某待測物波峰與波峰前段(自波峰頂端到波峰最前緣)
在 5%高度處之寬度分別為 0.5 min 與 0.2min，則其對稱因子(As)
為何？

(A) 1.25   (B) 1.5

(C) 2.5   (D) 5

( ) 37. 使用薄層層析法分析胺基酸時，下列何種呈色劑最適當？

(A) iodine vapor   (B) potassium permanganate

(C) ninhydrin solution   (D) 20% sulfuric acid/ethanol

( ) 38. 何者非用於離子對－逆相液相層析之離子對試劑？

(A) sodium heptanesulfonate   (B) ammonium acetate

(C) tetrabutylammonium chloride   (D) sodium decanesulfonate

( ) 39. 下列四個藥物使用 C18 管柱進行液相層析，若以 acetonitrile : Tris-
HCl(60:40，v/v；pH＝8.4)為動相，則哪個藥物之滯留時間最短？

(A) prilocaine(pKa 7.9)   (B) bupivacaine(pKa 8.1)

(C) morphine(pKa 8.4)   (D) procaine(pKa 9.0)

( ) 40. 相較於螢光光譜分析法，UV 光譜分析法之優勢為下列何者？

(A) robustness 較佳   (B) selectivity 較佳

(C) system suitability 較佳   (D) sensitivity 較佳

( ) 41. 有關天然藥物記載之敘述，下列何者錯誤？

(A) 本草綱目收載約 2,000 個藥材

(B) Vedas 是印度之藥典，收載藥材 1,000 個以上

(C) rauwolfia 源自於 Ayurvedic medicine

(D) Ayurvedic medicine 屬於古埃及之醫藥

( ) 42. Karaya gum 為主要具有下列何種取代基的雜多醣(heteroglycan)？

(A) 乙醯基   (B) 甲基

(C) 胺基   (D) 硫酸基

( ) 43. K-strophanthin-β 經 strophanthobiase 水解後，其產物為何？

(A) cymarin＋glucose   (B) cyamrin＋cymarose

(C) strophanthidin＋cymarose   (D) strophanthidin＋glucose

( ) 44. Digoxin 在血液中之含量，用何種方式檢測之靈敏度可達毫微克
(ng)層次？

(A) radioimmune assay   (B) NMR technique

(C) IR technique   (D) fluorescence assay

( ) 45. Sinigrin(如圖)經過 myrosinase 催化水解後，產生 allyl isothiocyanate，即其 allyl group 會轉移至下列哪個位置？

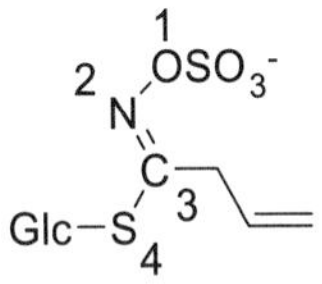

(A) 1 (B) 2

(C) 3 (D) 4

( ) 46. 有關甘草之敘述，何者正確？

(A) glycyrrhetic acid 之甜度比蔗糖高

(B) glycyrrhizin 水解後可得到葡萄糖

(C) 高血壓患者不宜過度使用

(D) glycyrrhizin 屬於二萜類皂苷

( ) 47. Emodin anthrone 經由下列何種反應可得到 emodin dianthrone？

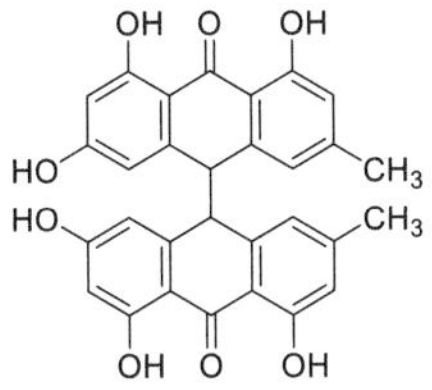

(A) 氧化 (B) 還原

(C) 水解 (D) 去醣苷化

( ) 48. 何者不是 2,6-去氧己糖？

(A) L-thevetose (B) D-digitoxose

(C) L-oleandrose (D) D-cymarose

( ) 49. 瓊麻(agave)含哪種皂元(sapogenin)，被用來作為製造 corticosteroids 的原料？

(A) sarmentogenin (B) hecogenin

(C) sarsapogenin (D) trigonelline

( ) 50. 前列腺素(prostaglandins, PGs)之基本骨架(prostanoic acid)如圖所示，下列敘述何者錯誤？

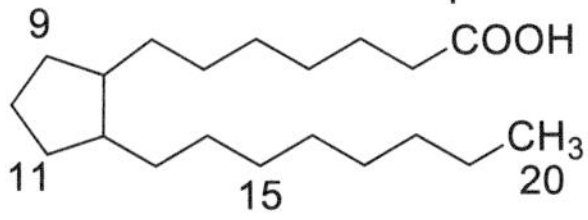

(A) PGE2 在支鏈上具有 2 個雙鍵

(B) 在環烷結構上，PGE 與 PGF 的差異為其氧化程度

(C) C-9 的 OH 最易受氧化作用而失去活性

(D) 其生合成前驅物(precursor)為花生四烯酸(20：4)

( ) 51. 含 Δ^9-tetrahydrocannabinol 之生藥及該成分之化學結構分類為何？
(A) myrrh；phenylpropanoid
(B) marihuana；terpenoid
(C) colophony；indole alkaloid
(D) yerba santa；phenol glycoside

( ) 52. β-Carotene 為生合成 vitamin A 之重要中間物，如過度使用易造成何種副作用？
(A) 貧血
(B) 高血壓
(C) 皮膚色素沉積
(D) 高血脂

( ) 53. 薑之主要揮發油成分屬於下列哪一類化合物？
(A) 單萜類
(B) 倍半萜類
(C) 雙萜類
(D) 三萜類

( ) 54. 有關 podophyllum 之敘述，下列何者錯誤？
(A) 其植物科別為 Berberidaceae
(B) 活性成分 podophyllotoxin 屬於 lignan 類
(C) podophyllotoxin 在弱鹼性條件下，其內酯環(lactone ring)會產生 epimerization，形成 *trans* isomer
(D) 基原植物為 *Podophyllum peltatum*

( ) 55. 紫錐菊(echinacea)之活性成分為 chicoric acid，其化學結構具有幾個 phenylpropanoid 單元？
(A) 1
(B) 2
(C) 3
(D) 4

( ) 56. 辣椒的辛辣成分 capsaicin，在果實哪一部位之含量最高？
(A) 種子
(B) 種皮
(C) 隔膜
(D) 果蒂

( ) 57. 何者為製備揮發油之油脂吸附法？
(A) direct steam distillation
(B) expression
(C) enfleurage
(D) ecuelle

( ) 58. Kava-kava 之生藥基原植物科別為何？
(A) 繖形科(Apiaceae)
(B) 松科(Pineaceae)
(C) 胡椒科(Piperaceae)
(D) 棕櫚科(Arecaceae)

( ) 59. 何者為毒扁豆的基原植物？
(A) *Physostigma venenosum*
(B) *Strychnos nux-vomica*
(C) *Glycine hispida*
(D) *Chondrodendron tomentosum*

( ) 60. 金雞納樹雜交種栽種多少年時，其生物鹼的產率最高？
(A) 6~9
(B) 2~4
(C) 11~13
(D) 15~17

( ) 61. 下列生物鹼，何者不具 purine 結構？
  (A) theobromine   (B) mescaline
  (C) xanthine   (D) caffeine

( ) 62. 下列麥角生物鹼(ergot alkaloids)，何者之水溶性最佳？
  (A) ergonovine   (B) ergotamine
  (C) methylergonovine   (D) ergotaminine

( ) 63. 有關長春花(Catharanthus)所含 indole 類生物鹼的敘述，下列何者錯誤？
  (A) 抗癌主成分具 bisindole 結構
  (B) vindestine 為半合成產物
  (C) sesquiterpenoid 為其生合成前驅物之一
  (D) 抗癌機轉之一為抑制細胞有絲分裂

( ) 64. 下列化合物何者為檳榔(areca)的主要活性生物鹼？

( ) 65. 常用生物鹼試劑 Dragendorff's reagent 所含之試藥為何？
  (A) potassium mercuric iodide
  (B) iodine in potassium iodide
  (C) potassium bismuth iodide
  (D) saturated solution of picric acid

( ) 66. 下列中藥與其基原植物所屬科別之配對，何者錯誤？
  (A) 枸杞子－Solanaceae   (B) 大棗－Rhamnaceae
  (C) 蒼耳子－Labiatae   (D) 栝樓根－Cucurbitaceae

( ) 67. 有關白芨之敘述，下列何者錯誤？
  (A) 係蘭科植物，使用部位為鱗莖
  (B) 主要黏液成分為 glucomannan
  (C) 為避免降低其療效，不宜加熱處理
  (D) 為收斂止血藥

( ) 68. 中藥續斷所含成分中，下列何者具有鬆弛平滑肌之作用？
(A) sweroside (B) loganin
(C) hederagenin 3-*O*-glycosides (D) cantleyine

( ) 69. 何種中藥具寧心安神，且有斂汗作用？
(A) 遠志 (B) 酸棗仁
(C) 茯神 (D) 細辛

( ) 70. 何者為中藥紅花所含之主要色素？
(A) zeaxanthin (B) carotene
(C) carthamin (D) lycopene

( ) 71. 梔子之基原植物科別為何？
(A) Apocynaceae (B) Papaveraceae
(C) Rosaceae (D) Rubiaceae

( ) 72. 何種中藥之植物基原為唇形科，且其主成分為 baicalein？
(A) 黃芩 (B) 夏枯草
(C) 薄荷 (D) 益母草

( ) 73. 何者不是中藥半夏的歸經？
(A) 脾 (B) 肝
(C) 胃 (D) 肺

( ) 74. 下列中藥，何者不屬於「辛溫解表藥」？
(A) 荊芥 (B) 生薑
(C) 薄荷 (D) 紫蘇葉

( ) 75. 下列中藥，何者具有 labdane type(如圖示)二萜苷的成分？

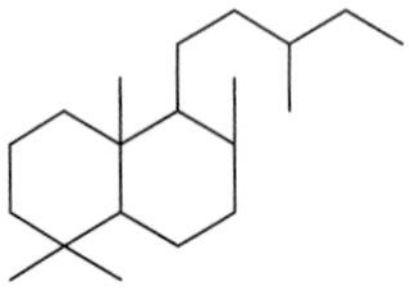

(A) 覆盆子 (B) 五味子
(C) 木通 (D) 茯苓

( ) 76. 中藥辛夷主治鼻炎及鼻蓄膿，其基原植物科別為何？
(A) 木蘭科 (B) 五加科
(C) 大戟科 (D) 樟科

( ) 77. 有關中藥連翹的敘述，下列何者錯誤？
(A) arctiin 屬 flavonoid 類成分
(B) forsythin 與 phillyrin 為同構異名
(C) 為散結瀉火、消腫排膿藥
(D) 基原植物為木犀科之 *Forsythia suspensa*

( ) 78. 下列中藥成分何者不具 δ-lactone？
(A) psoralen (B) osthole
(C) ligustilide (D) gentiopicrin
( ) 79. 何者不是 dendrobine 之主要活性？
(A) 止痛 (B) 解熱
(C) 抗真菌 (D) 降血糖
( ) 80. 中藥延胡索(Corydalis Rhizoma)所含之 l-tetrahydropalmatine 具有
下列何種藥理作用？
(A) 促進傷口癒合 (B) 鎮痛鎮痙作用
(C) 免疫抑制作用 (D) 預防化學性肝損傷

科目：藥物分析與生藥學(含中藥學)

( ) 1. 以非水滴定法進行 neostigmine bromide 含量分析時，可加入何種試劑來避免溴離子之干擾？
(A) 乙酸
(B) 乙酸汞
(C) 硝基苯
(D) 乙酐

( ) 2. 下列關於非水滴定法的敘述，何者錯誤？
(A) 當酸性化合物的 pKa < 4 時，可使用本法進行測定
(B) 可用於滴定弱酸性或弱鹼性的化合物
(C) 須使用可以溶解檢品的有機溶劑
(D) 常用過氯酸之乙酸溶液滴定弱鹼性化合物

( ) 3. 下列酸鹼指示劑中，何者會隨溶液的 pH 值升高而由紅色變化為黃色？
(A) phenolphthalein
(B) thymol blue
(C) methyl red
(D) phenol red

( ) 4. 在 Volhard method 中，以 Fe(III)做為指示劑，再以 NH4SCN 進行反滴定。氯化物產生的氯化銀須以下列何物包覆，以免溶解而造成誤差？
(A) sodium carboxymethyl cellulose
(B) nitrobenzene
(C) acacia gum
(D) Tween 80

( ) 5. 費氏水分測定儀(Karl Fischer titrator)所使用的測量法屬於何者？
(A) argentimetric titration
(B) compleximetric titration
(C) amperometric titration
(D) iodometric titration

( ) 6. 在 25°C時，下列何種半反應的還原電位(E°)最低？
(A) $Zn^{2+} + 2e^- \rightarrow Zn$
(B) $Fe^{3+} + e^- \rightarrow Fe^{2+}$
(C) $MnO_4^- + 8H^+ + 5e^- \rightarrow Mn^{2+} + 4H_2O$
(D) $I_2 + 2e^- \rightarrow 2I^-$

( ) 7. 關於乙醇測定法的敘述，下列何者錯誤？
(A) 對含醇量超過 30%的液體，是測定其折射率
(B) 對含醇量少於 30%的液體，是測定其比重
(C) 主要有蒸餾法和氣相層析法二種方法
(D) 測量時應注意防止乙醇因蒸發而損失

（　）8.　下列各檢查法與其錯合試劑之配對組合中，何者錯誤？
(A) 砷檢查法：二乙胺二硫甲酸銀
(B) 鉛檢查法：二苯硫腙
(C) 硒檢查法：二胺萘
(D) 汞檢查法：硫氰酸銨

（　）9.　下列何項成分不易出現於總灰分中？
(A) magnesium oxide　　　　　(B) calcium sulfate
(C) ammonium nitrate　　　　　(D) aluminum phosphate

（　）10.　下列何者是皂化價的定義？
(A) 皂化 0.1 g 油脂或蠟所需之氫氧化鉀克數
(B) 皂化 1.0 g 油脂或蠟所需之氫氧化鉀克數
(C) 皂化 0.1 g 油脂或蠟所需之氫氧化鉀毫克數
(D) 皂化 1.0 g 油脂或蠟所需之氫氧化鉀毫克數

（　）11.　關於 refractive index detector 用於液相層析之敘述，何者錯誤？
(A) 係利用光通過檢品時產生角度偏折現象
(B) 須同時檢測固定相之背景值
(C) 為各類化合物之通用檢測器
(D) 溫度會影響其偵測效果

（　）12.　在 prednisolone acetate(如圖)之紅外光光譜中，何者最可能為 1、2 號羰基(carbonyl group)之吸收峰位置？

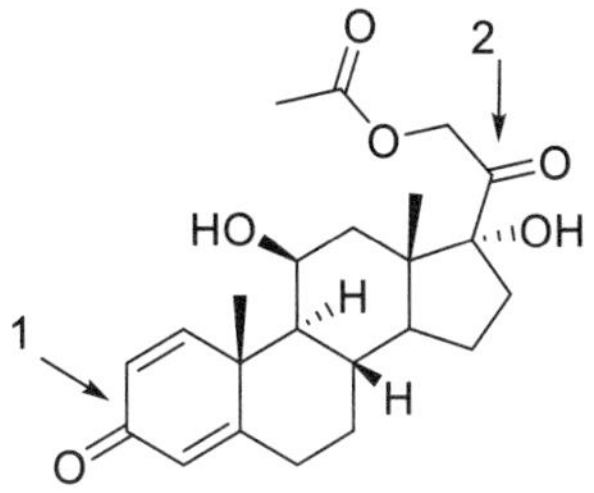

(A) 1610 cm^{-1}；1780 cm^{-1}　　　(B) 1710 cm^{-1}；1660 cm^{-1}
(C) 1660 cm^{-1}；1710 cm^{-1}　　　(D) 1780 cm^{-1}；1610 cm^{-1}

（　）13.　利用 MeOH-d_4 作為溶劑所測得之 ^{13}C-核磁共振譜中，其溶劑呈現之訊號為何？
(A) triplet　　　　　(B) quartet
(C) quintet　　　　　(D) septet

（　）14.　下列有關核磁共振譜的敘述，何者正確？
(A) 解析度不受磁場均勻度影響
(B) 偶合常數(J)會隨外加磁場增強而變大
(C) 一般 ^{13}C-核磁共振譜化學位移之測定範圍為-10～250 ppm
(D) 氫核磁共振譜之化學位移可利用氘代溶劑上的氫訊號作為內標準

( ) 15. 在 ^{13}C-核磁共振譜中，procaine 之酯基碳的化學位移約多少(ppm)？
(A) 170 (B) 150
(C) 185 (D) 205

( ) 16. 2D-NOESY(Nuclear Overhauser Effect Spectroscopy)圖譜可提供
下列何種資訊？
(A) 化合物相對立體結構 (B) 碳與氫的偶合常數
(C) 碳與氫經單鍵鍵結之關聯 (D) 碳與氫經多鍵鍵結之關聯

( ) 17. 有關旋光度測定之敘述，下列何者錯誤？
(A) 在相同條件下，光學活性化合物的比旋光度為常數
(B) 旋光度會受測定光源波長所影響
(C) 所用旋光計之精確度至少應達 0.02°
(D) 可用來測定異丙醇水溶液中異丙醇的含量

( ) 18. 何者常應用於藥物分配係數、溶解度及藥物溶離的測定？
(A) 紅外光光譜法 (B) 質譜法
(C) 拉曼光譜法 (D) 紫外光／可見光光譜法

( ) 19. 有關微分光譜(derivative spectra)的敘述，下列何者錯誤？
(A) 可應用於解析層析峰(peaks of chromatogram)的純度
(B) 一次微分曲線的最大值對應於原光譜的最高點
(C) 一次微分曲線的零點對應於原光譜的最高點
(D) 二次微分曲線的最小值對應於原光譜的最高點

( ) 20. 關於拉曼光譜分析應用的敘述，下列何者錯誤？
(A) 常用於建立藥物的指紋區
(B) 可直接檢測製劑中的有效成分
(C) 常用於定量分析
(D) 可鑑定原料藥晶形

( ) 21. 關於原子放射光譜分析之敘述，何者較不適當？
(A) 可檢測 albumin 溶液中的鈉含量
(B) 可檢測透析溶液中的鉀含量
(C) 可檢測白喉疫苗中的鈣含量
(D) 可檢測血液檢品中的鋰濃度

( ) 22. 分子內能(internal energy)中電子遷移、振動遷移與轉動遷移之相對
能量比約為：
(A) 1：10：100 (B) 10：5：1
(C) 10：1：0.1 (D) 100：1：0.01

( ) 23. 含一個氯原子之化合物，其 EIMS 圖譜中之分子離子峰[M]$^+$與
[M+2]$^+$之訊號強度比為何？
(A) 1：1 (B) 2：1
(C) 3：1 (D) 24：1

( ) 24. 有關質譜分析的敘述，下列何者正確？
  (A) 化學游離法(CI)適用於蛋白質的分子量測定
  (B) 測定蛋白質的分子量時，可用電子撞擊離子法(EI)
  (C) 常壓下的離子化技術尚未被開發
  (D) 質譜圖通常以 m/z 為橫軸，各離子的相對強度為縱軸

( ) 25. 有關螢光光譜測定法之敘述，下列何者錯誤？
  (A) 激發波長及發射波長皆可經掃描選擇最佳值，以提高靈敏度及專一性
  (B) 核黃素須加低亞硫酸鈉(sodium hydrosulfite)還原，才具有螢光
  (C) 一般激發光源與偵測器呈 90 度
  (D) 樣品貯液槽四面透明

( ) 26. 利用 HPLC 定量飲料中之維生素 B_2(riboflavin)含量時，下列何種偵測器有最好的選擇性？
  (A) UV detector
  (B) fluorescence detector
  (C) evaporative light-scattering detector
  (D) refractive index detector

( ) 27. 何者不適合充當 matrix-assisted laser desorption ionization(MALDI) 法之介質？
  (A) 2,5-dihydroxy benzoic acid   (B) nicotinic acid
  (C) butyric acid   (D) ferulic acid

( ) 28. 關於高效液相層析法之應用，下列何者正確？
  (A) 使用粒徑篩析(size-exclusion)層析法時，苯丙胺酸的滯留時間比膠原蛋白短
  (B) 相較於苯甲酸，苯甲醛更不易滯留在矽膠管柱上
  (C) 氧化鋁通常用作離子交換充填劑的基礎材料
  (D) 使用逆相管柱分離時，benzene 比 amylbenzene 的滯留時間更長

( ) 29. C_s 為液相層析中分子在固定相中質量轉移的阻力，若固定相厚度增加為 2 倍，則 C_s 變為幾倍？
  (A) 2   (B) 4
  (C) 0.5   (D) 0.25

( ) 30. 關於固相萃取的操作程序，下列何者正確？
  ① conditioning   ② washing
  ③ eluting   ④ sample loading
  (A) ②①④③   (B) ④①②③
  (C) ①④②③   (D) ④③②①

( ) 31. A、B 混合物以 HPLC 進行分析，移動相流速為 1.2 mL/min，已知 A 之滯留因子(capacity factor，k'_A)為 12.0，滯留時間 13.0 min。 若 B 之滯留因子(k'_B)為 15.0 時，則其滯留時間約為多少 min？
(A) 16
(B) 13
(C) 19
(D) 12

( ) 32. 採用 C18 管柱分析 betamethasone 時，哪一個移動相可使分析物的滯留時間最短？
(A) methanol-water(30：70)
(B) methanol-water(20：80)
(C) acetonitrile-water(30：70)
(D) acetonitrile-water(70：30)

( ) 33. 下圖 5 個皮質類固醇化合物利用 C18 層析管，以甲醇／水 (75：25)為移動相沖提，則下列何者的滯留時間排第 3 位？

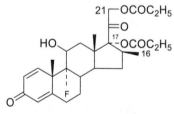

Prednisolone

Betamethasone

Betamethasone 17-valerate

Betamethasone 21- valerate

Betamethasone 17, 21-dipropionate

(A) betamethasone

(B) betamethasone 21-valerate

(C) betamethasone 17-valerate

(D) betamethasone 17,21-dipropionate

( ) 34. 以液相層析法分析含化合物 A 與 B 之混合檢品，若其滯留因子(k') 分別為 $k'_A = 3$、$k'_B = 5$，下列敘述何者正確？
(A) 化合物 A 的滯留時間較長
(B) 化合物 B 的滯留體積較大
(C) 化合物 B 之含量較多
(D) 化合物 B 之分子量較大

( ) 35. 何者非二氧化碳應用於超臨界流體萃取法之優點？
(A) 經濟
(B) 不可燃
(C) 高極性
(D) 可用於熱不安定樣品之萃取

( ) 36. 以氣相層析法進行脂質分析時，下列固定相何者能對同碳數的飽和及不飽和脂肪酸提供較佳的分離效果？
(A) squalene(hydrocarbon)
(B) OV-1(methylsilicone)
(C) OV-17(50% methylsilicone, 50% phenylsilicone)
(D) Carbowax(polyethylene glycol)

( ) 37. 何種方法無法增加毛細管電泳的電滲流(electro-osmotic flow)？
(A) 提高背景電解質離子強度   (B) 減小背景電解質黏滯度
(C) 提高背景電解質 pH 值   (D) 增加電場強度

( ) 38. 關於層析法中滯留時間(t_R)的敘述，下列何者最適當？
(A) 與流速成反比   (B) 與 capacity factor(k')成反比
(C) 與 void time(t_0)成反比   (D) 與滯留容積(V_R)成反比

( ) 39. 有關薄層層析檢測之敘述，下列何者錯誤？
(A) 皮質類固醇化合物，可用硫酸之乙醇溶液呈色
(B) 鹼性 tetrazolium blue 對皮質類固醇具專一性，產生紅色斑點
(C) 碘蒸氣呈色反應一般是可逆性的
(D) ninhydrin 溶液可和 Dragendorff TS 併用，分析含胺基藥物

( ) 40. 有關氣相層析法之火焰離子偵測器之敘述，下列何者錯誤？
(A) 主要分析有機化合物   (B) 燃料為氫氣／空氣
(C) 對 CO_2 及 SO_2 之靈敏度佳   (D) 會破壞檢體

( ) 41. 下列生藥成分與其作用之配對，何者正確？
(A) quinine－antineoplastic
(B) physostigmine－anticholinergic
(C) khellin－antiasthmatic
(D) cocaine－narcotic analgesic

( ) 42. 菊糖(inulin)屬於下列何種多醣類？
(A) fructan   (B) glucan
(C) xylan   (D) galactan

( ) 43. 下列熊果葉(uva ursi)所含之成分，何者屬於醣苷(glycoside)？
(A) ursolic acid   (B) ellagic acid
(C) arbutin   (D) quercetin

( ) 44. 下列哪一個結構不含共軛基團？

(A)

(B)

(C)

(D)

( ) 45. 哪種生藥所含之配醣體，其苷元(aglycon)不屬於 anthraquinone 類？
    (A) cascara sagrada   (B) aloe
    (C) rhubarb   (D) wild cherry

( ) 46. 下列生藥與其使用部位之配對，何者錯誤？
    (A) *Rhamnus purshianus*－bark   (B) *Veratrum viride*－seed
    (C) *Digitalis lanata*－leaf   (D) *Cassia acutifolia*－leaflet

( ) 47. 有關強心配醣體(cardiac glycoside)基本骨架之敘述，何者錯誤？
    (A) C-3 位上 OH 為 β-型式
    (B) lactone ring 取代在 C-17 上
    (C) C-14 位上之 OH 為 α-型式
    (D) A/B/C/D 四個環連接方式為 *cis-trans-cis*

( ) 48. 下列何者為不飽和脂肪酸？
    (A) erucic acid   (B) lauric acid
    (C) myristic acid   (D) palmitic acid

( ) 49. 哪一項香膠(balsam)類生藥可應用於殺寄生蟲及作為痔瘡治療劑？
    (A) Tolu balsam   (B) Peruvian balsam
    (C) benzoin   (D) storax

( ) 50. 何者為 cannabinoids 生合成之中間物(intermediate)？
    (A) thymol pyrophosphate
    (B) geranyl pyrophosphate
    (C) farnesyl pyrophosphate
    (D) geranylgeranyl pyrophosphate

( ) 51. 有關 ginkgolide A 之敘述，何者錯誤？
    (A) 具內酯(lactone)結構   (B) 分離自銀杏葉
    (C) 具有 anti-PAF 作用   (D) 化學性質不穩定

( ) 52. 青蒿素可治療瘧疾，是從哪一屬植物中提煉出來？

(A) *Artemisia*　　　　　　　　(B) *Pyrethrum*

(C) *Valeriana*　　　　　　　　(D) *Magnolia*

( ) 53. 何者屬於 hydrolyzable tannin？

(A) proanthocyanidin　　　　　(B) hamamelitannin

(C) leucocyanidin　　　　　　(D) pycnogenol

( ) 54. 有關類苯基丙烷(phenylpropanoid)之敘述，何者錯誤？

(A) phenylalanine 和 tyrosine 是其主要前驅物(precursor)

(B) 生合成路徑為 shikimic acid pathway

(C) 黃酮類(flavonoid)屬於 bisphenylpropanoid

(D) 木脂素(lignan)屬於此成分分類

( ) 55. 中藥丹參含水溶性成分 magnesium lithospermate B(如圖)，其屬於下列何類化合物？

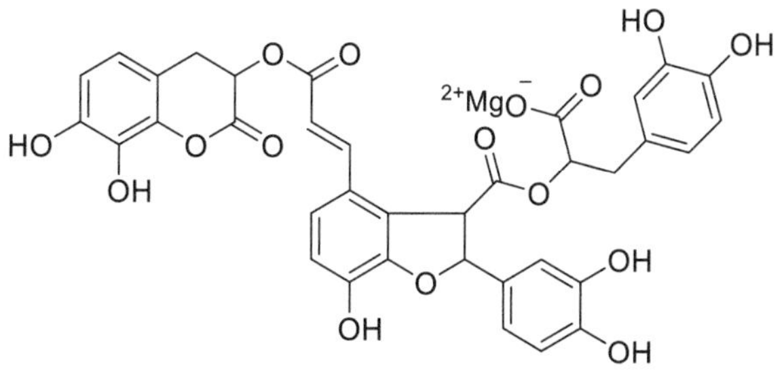

(A) 三萜類(triterpenoid)

(B) 類黃酮(flavonoid)

(C) 類苯基丙烷(phenylpropanoid)

(D) 皂苷(saponin)

( ) 56. 何種生藥與乳香(mastic)屬於同一科植物？

(A) 西黃耆膠　　　　　　　　(B) 甘草

(C) 五倍子　　　　　　　　　(D) 沒食子

( ) 57. 何者為 nutmeg oil 之製備方法？

(A) steam distillation　　　　　(B) expression

(C) enfleurage　　　　　　　　(D) ecuelle

( ) 58. 沒藥(myrrh)之基原植物科別為何？

(A) 芸香科(Rutaceae)　　　　(B) 木犀科(Oleaceae)

(C) 橄欖科(Burseraceae)　　　(D) 薑科(Zingiberaceae)

( ) 59. Quinine 生合成之前驅物為何？

(A) tryptophan、secologanin　　(B) tyramine、loganin

(C) phenylalanine、secologanin　(D) dopamine、loganin

( ) 60. 下列生物鹼，何者不是分離自北美黃連(goldenseal)？

(A) hydrastine   (B) berberine

(C) canadine   (D) cephaeline

( ) 61. 何者不屬於茄科生物鹼(Solanaceous alkaloids)？

(A) hyoscyamine   (B) atropine

(C) scopolamine   (D) hygroline

( ) 62. 下列生物鹼與其藥理作用之配對，何者正確？

(A) reserpine－升血壓   (B) ephedrine－降血壓

(C) physostigmine－散瞳   (D) pilocarpine－縮瞳

( ) 63. Strychnine 化學結構如下，其生合成前驅物(precursor)及骨架類型為何？

(A) ornithine；ajmaline

(B) phenylalanine；aspidospermane

(C) tryptophan；corynane

(D) tyrosine；ibogane

( ) 64. 何種生藥具抗癌作用且其植物基原為夾竹桃科？

(A) *Catharanthus roseus*   (B) *Colchicum autumnale*

(C) *Rauvolfia serpentina*   (D) *Taxus brevifolia*

( ) 65. 下列生藥所含之主成分，何者屬於 alkaloidal amine？

(A) ergot   (B) green hellebore

(C) abyssinian tea   (D) nux vomica

( ) 66. 下列中藥，何者所含多醣之主要作用非「增強免疫力」？

(A) 黃耆   (B) 澤瀉

(C) 車前子   (D) 黃精

( ) 67. 下列中藥與其拉丁生藥名之配對，何者錯誤？

(A) 天花粉－Trichosanthis Radix

(B) 地骨皮－Paeoniae Radicis Cortex

(C) 桑白皮－Mori Radicis Cortex

(D) 五加皮－Acanthopanacis Radicis Cortex

( ) 68. 下列成分何者不屬於 iridoid glycoside？

(A) catalpol   (B) villoside

(C) acteoside   (D) sweroside

( ) 69. 何種中藥之基原為唇形科之 *Scutellaria baicalensis*？
    (A) 何首烏   (B) 黃芩
    (C) 紅花   (D) 女貞子

( ) 70. 下列何組中藥其藥效屬性為辛涼解表藥？
    (A) 葛根、防風   (B) 荊芥、薄荷
    (C) 柴胡、升麻   (D) 辛夷、紫蘇

( ) 71. 何者為中藥枇杷葉之特有成分？
    (A) scabioside A   (B) akeboside St_b
    (C) eriojaposide A   (D) jujuboside A

( ) 72. 何種中藥為祛風勝濕之要藥？
    (A) 防風   (B) 半夏
    (C) 貝母   (D) 蒼朮

( ) 73. 利水滲濕中藥，何者主要成分屬於倍半萜類(sesquiterpenoid)？
    (A) 茯苓   (B) 木通
    (C) 白朮   (D) 澤瀉

( ) 74. 下列中藥，何者在方劑煎煮時，應後下、不宜久煎？
    (A) 柴胡   (B) 薄荷
    (C) 覆盆子   (D) 黃連

( ) 75. 下列中藥，何者經現代藥理實驗證實具增加冠狀動脈血流量及抗血小板凝集作用？
    (A) 川芎   (B) 薑黃
    (C) 半夏   (D) 蒲公英

( ) 76. 遠志皂苷 onjisaponin E 之苷元化學架構(如下圖)，其醣基連接位置為何？

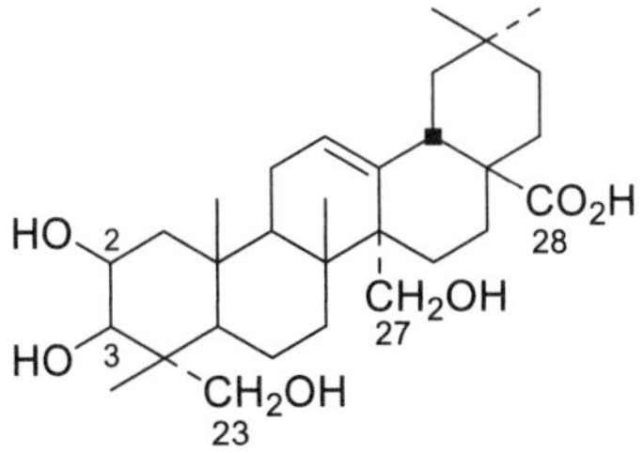

    (A) 2, 3   (B) 2, 23
    (C) 3, 27   (D) 3, 28

( ) 77. 中藥補骨脂(Psoraleae Fructus)所含 psoralen 之結構(如下圖)，具有下列何種骨架？

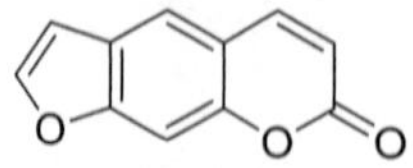

(A) furocoumarin
(B) chalcone
(C) flavonoid
(D) monoterpenoid phenol

( ) 78. 下列清熱解毒中藥，其 chlorogenic acid 含量最高者為：

(A) 敗醬草
(B) 北板藍根
(C) 金銀花
(D) 連翹

( ) 79. 何者不是中藥鉤藤所含生物鹼 rhynchophylline 之主要藥理作用？

(A) 降血壓
(B) 抗心律不整
(C) 抗發炎作用
(D) 安神作用

( ) 80. 有關 berberine 之敘述，下列何者錯誤？

(A) 具 indole 構造
(B) 屬四級生物鹼
(C) 為黃柏皮之主成分
(D) 具抗菌作用

科目：藥物分析與生藥學(含中藥學)

( ) 1. I₂、SO₂、C₅H₅N、CH₃OH 為 X 測定法的試劑，主要用來測定 Y 的含量，X 與 Y 依序應為下列何者？
(A) Karl Fischer；水
(B) Kjeldahl；氮
(C) Fehling；糖
(D) Volhard；氯

( ) 2. 依據中華藥典，有關六次甲四胺(hexamine, 分子量：140.2 g/mol)之含量測定，下列敘述何者錯誤？

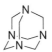

(A) 為鹼滴定法，利用 1 N 氫氧化鈉為滴定液
(B) 加入過量 1 N 硫酸，煮沸後之產物為甲醛及硫酸銨
(C) 必要時可用變色酸(chromotropic acid)溶液測試六次甲四胺是否分解完全
(D) 此含量測定法中，六次甲四胺之 1 當量重為 35.05 g

( ) 3. 下列何種指示劑常用於弱酸的非水滴定分析？
(A) 偶氮紫(azo violet)
(B) 孔雀石綠(malachite green)
(C) 結晶紫(crystal violet)
(D) 喹吶啶紅(quinaldine red)

( ) 4. 一個分析方法適用之檢品濃度範圍與下列何者有關？
(A) 靈敏度(sensitivity)
(B) 選擇性(selectivity)
(C) 重覆性(repeatability)
(D) 再現性(reproducibility)

( ) 5. 以甲苯蒸餾法測定生藥中水分含量，下列敘述何者錯誤？
(A) 低於 100°C時水與甲苯會共沸蒸出
(B) 蒸餾液收集於水分管(moisture tube)，由刻度讀取上層水之體積
(C) 一般而言，檢品取量以能蒸餾出 2〜4 mL 的水為度
(D) 甲苯可以用二甲苯(xylene)取代

( ) 6. 在非水滴定時，下列何者最常用於配置 0.1 N 的過氯酸試劑？
(A) 98% 過氯酸
(B) 70% 過氯酸水溶液
(C) 1 N 過氯酸水溶液
(D) 1 N 過氯酸甲醇溶液

( ) 7. 有關以澱粉做為指示劑之敘述，下列何者錯誤？
(A) 於微酸性環境中靈敏度較大
(B) 強電解質溶液會使其靈敏度降低
(C) 可用於高濃度碘之滴定，於滴定前加入
(D) 因澱粉液易變質，須每日新鮮配製

( )8. 中華藥典中規定之比合液係用於下列何項雜質檢查？
(A) 重金屬 (B) 易碳化物
(C) 殘留溶劑 (D) 氯化物

( )9. 於測定某橄欖油的碘價時，若每公克檢品可吸收 0.8 公克的碘，則下列有關此油之敘述何者正確？
(A) 碘價為 0.8，屬於乾性油 (B) 碘價為 0.8，屬於非乾性油
(C) 碘價為 80，屬於乾性油 (D) 碘價為 80，屬於非乾性油

( )10. 下列何者是固相萃取之缺點？
(A) 溶劑需求量大 (B) 易出現乳化現象
(C) 可能產生不可逆吸附 (D) 可濃縮檢品

( )11. GC-MS 不適用於下列何者之分析？
(A) 揮發油之成分
(B) 抗體藥物之不純物
(C) 小分子藥物製程之中間產物
(D) 尿液中之管制藥品及其代謝物

( )12. 關於紅外光光譜測定法在結構鑑定的應用敘述，下列何者錯誤？
(A) $600\sim950$ cm^{-1} 間廣泛用於解析化合物的詳細結構
(B) C≡N 的 stretching band 約在 $2200\sim2300$ cm^{-1}
(C) 醯胺基之 N-H stretching band 約在 $3100\sim3400$ cm^{-1}
(D) 芳香環之 C=C stretching band 約在 1500 cm^{-1} 和 1600 cm^{-1}

( )13. 在氫核磁共振譜中，其化學位移的範圍為何(ppm)？
(A) $-1\sim15$ (B) $-1\sim30$
(C) $-5\sim125$ (D) $-5\sim250$

( )14. 關於核磁共振法的敘述，下列何者錯誤？
(A) 均以連續的無線電波進行激發
(B) 氘化溶劑常用於配置測試樣品
(C) 300 MHz 核磁共振儀代表氫的共振頻率約為 300 MHz
(D) 儀器的磁場強度越強，其靈敏度和解析度愈高

( )15. 稱取甘露醇 400 mg，以鉬酸銨溶液溶解過濾後，加稀硫酸稀釋至 100 mL 混勻，在 25℃時以 10 cm 貯液管測定旋光度，計算所得比旋光度為+150～+160，則所測得旋光度約為多少？
(A) +0.40° (B) +0.50°
(C) +0.80° (D) +0.62°

( )16. 在紫外光光譜中，中藥麻黃主成分 ephedrine 的最大吸收波長約為 250 nm，其來自於下列何種電子能階躍升？
(A) n→π* (B) π→π*
(C) σ→π* (D) σ→σ*

( ) 17. 關於折光率測定之敘述，下列何者正確？
(A) Laurent half-shadow polarimeter 為折光率測定儀
(B) 中華藥典中規定所使用之光源為氖燈
(C) 可測量乙醇水溶液中之乙醇濃度
(D) 測定波長與折光率大小無關

( ) 18. 有關莫耳吸光度(molar absorptivity, ε)值之敘述，下列何者錯誤？
(A) 與測定之波長無關
(B) 與測定之溶媒有關
(C) 與檢品之結構有關
(D) 值愈大，愈可進行微量分析

( ) 19. 分別滴入 0.1 M HCl 及 0.1 M NaOH 於藥物之乙醇溶液中所測得之紫外光光譜，下列何種藥物於後者條件中會發生顯著 bathochromic 及 hyperchromic shift？

(A)

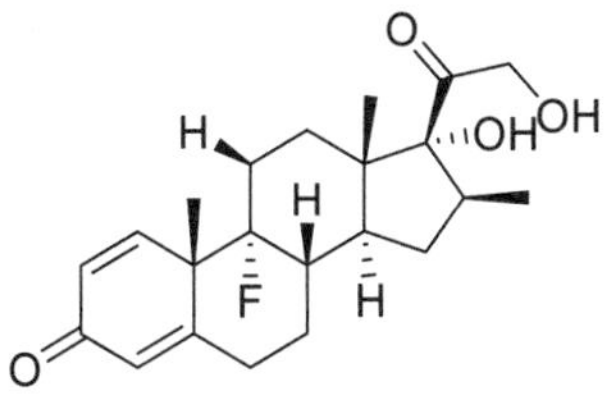

betamethasone

(B)

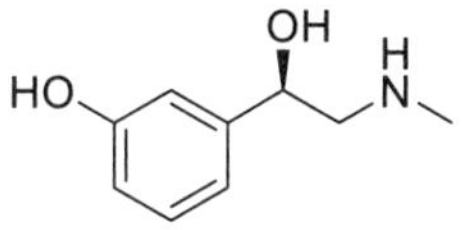

phenylephrine

(C)

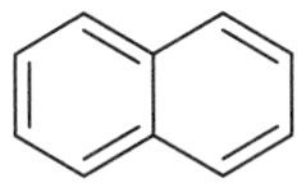

naphthalene

(D)

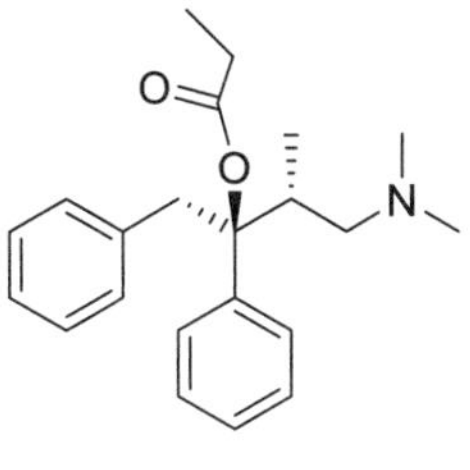

dextropropoxyphene

( ) 20. 下列何者非傅立葉轉換紅外線光譜儀之組件？
(A) 光電倍增管(electrophotomultiplier)
(B) 光束分歧鏡(beam splitter)
(C) 熱電偶偵測器(thermocouple detector)
(D) 紅熱棒(globar)

( ) 21. 於原子放射光譜中，鈉原子由激發態回至基態時放出波長 589 nm 的光，係由下列何種電子遷移產生？
(A) $3p \rightarrow 3d$
(B) $4s \rightarrow 4p$
(C) $3s \rightarrow 3p$
(D) $3p \rightarrow 3s$

( ) 22. 在氫核磁共振譜中，下列標示的 H 何者的化學位移最大？

(A)

H⎓

(B)

H△

(C)

H⎯<

(D)

H⎯⬡

( ) 23. 如在 achiral D-solvent 中測氫核磁共振譜，則下列標記的氫訊號何者為雙重峰(doublet)？

(A) $\underline{C}H_2FOCH_3$
(B) $\underline{C}H_2ClOCH_3$
(C) $\underline{C}HCl_2OCH_3$
(D) $\underline{C}HF_2OCH_3$

( ) 24. 下列何種電子躍遷之莫耳吸光度(molar absorptivity)最大？

(A) $\sigma \rightarrow \sigma^*$
(B) $n \rightarrow \sigma^*$
(C) $n \rightarrow \pi^*$
(D) $\pi \rightarrow \pi^*$

( ) 25. 下列質譜儀分析器中，何者利用靜電及磁場進行分析？

(A) 四極柱式分析器
(B) 飛行時間分析器
(C) 雙聚焦分析器
(D) 扇形磁場分析器

( ) 26. 質譜分析中，下列何種離子化方式最有助於蛋白質結構解析？

(A) electron impact ionization

(B) negative ion chemical ionization

(C) positive ion chemical ionization

(D) matrix-assisted laser desorption ionization

( ) 27. 某化合物經質譜分析其 $[M]^+$ 為奇數，除含碳、氫、氧之外，最可能含有下列何種元素？

(A) N
(B) S
(C) P
(D) K

( ) 28. 下列 LC/MS 分析檢測流程何者正確？

① 離子化　　② 離子分離　　③ 離子檢測　　④ LC 分離

(A) ①②③④
(B) ①③②④
(C) ④①②③
(D) ④②①③

( ) 29. 玻尿酸(hyaluronic acid)為多醣類化合物，其分離純化何者最適當？

(A) 正相液相層析法
(B) 離子交換層析法
(C) 逆相液相層析法
(D) 分子篩層析法

( ) 30. 添加下列何種試劑可以提高 (R)-(+)- and (S)-(−)-mepivacaine 在毛細管電泳中的分離效果？

(A) β-cyclodextrin
(B) sodium dodecyl sulfate
(C) methanol
(D) pyromellitic acid

( ) 31. 以相同之移動相進行逆相液相層析分析低極性檢品時，檢品滯留時間最長之層析管為何？
(A) C18 管柱
(B) C8 管柱
(C) cyano 管柱
(D) diol 管柱

( ) 32. 下列 HPLC 所使用之檢測器，其偵測化合物之選擇性由高至低排序，何者正確？
① 紫外光檢測器(UV)
② 電化學檢測器(ECD)
③ 蒸發光散射檢測器(ELSD)
④ 折射率檢測器(RID)
(A) ②①③④
(B) ①②③④
(C) ②④①③
(D) ①②④③

( ) 33. 利用 HPLC 分析 150 mg 之 paracetamol 錠劑，該檢品標示含 paracetamol 120 mg。檢品溶液稀釋倍率 40 倍至最終體積 250 mL 進行分析，得到分析樣品溶液濃度為 1.2 mg/100 mL。下列何者為錠劑中 paracetamol 的實際含量百分比？
(A) 96%
(B) 100%
(C) 108%
(D) 90%

( ) 34. 下列層析法參數，何者與不同波峰間之滯留時間有關？
(A) asymmetry factor
(B) separation factor
(C) height equivalent to a theoretical plate
(D) the number of theoretical plates

( ) 35. 下列何者與液相層析管柱之效率(column efficiency)有關？
① 充填物之顆粒大小
② 靜相塗覆層厚度
③ 靜相塗覆層均勻度
④ 分析物之擴散速率
(A) 僅②③
(B) 僅③④
(C) 僅①④
(D) ①②③④

( ) 36. 何者為液相層析法中使樣品帶變寬的原因？
(A) 固定相顆粒愈小且形狀愈規則
(B) 在移動相中，待測物的擴散係數愈小
(C) 固定相之被覆愈薄且均勻
(D) 流速愈慢

( ) 37. 使用薄層層析法分離 methionine、alanine、serine 及 leucine 四種胺基酸，若使用矽膠做為固定相，n-butanol acetic acid-water (5:1:5) 為移動相時，則此四種胺基酸何者 Rf 值最小？
(A) methionine
(B) alanine
(C) serine
(D) leucine

( ) 38. 某弱酸性藥物之 pKa=4，用逆相高效液相層析分析時，最適當之動相 pH 值為何？
(A) 8   (B) 3
(C) 6   (D) 7

( ) 39. 在正相液相層析中，下列何者為溶劑沖提能力由大至小之順序？
(A) 甲醇、乙酸乙酯、二氯甲烷、正己烷
(B) 乙酸乙酯、二氯甲烷、甲醇、正己烷
(C) 乙酸乙酯、甲醇、二氯甲烷、正己烷
(D) 甲醇、乙酸乙酯、正己烷、二氯甲烷

( ) 40. 有關氣相層析的熱傳導檢測器的敘述，下列何者錯誤？
(A) 靈敏度低於火焰離子化檢測器
(B) 係一種破壞性的檢測法
(C) 檢測的線性範圍廣
(D) 屬通用型檢測器

( ) 41. 有關「De materia medica libri cinque」一書之資料，何者錯誤？
(A) 作者為 P. Dioscorides   (B) 共有五卷
(C) 含有 600 個植物性藥物   (D) 於 1815 年出版

( ) 42. 鹿角菜(carrageenan)和瓊脂(agar)化學構造上之最大差異為何？
(A) 前者有較高的硫酸酯基
(B) 單醣組成，後者以半乳糖為主，前者以葡萄糖為主
(C) 單醣間之鍵結，前者以 1,3 鍵結為主，後者以 1,6 鍵結為主
(D) 後者具 3,6-anhydro 之架構，前者則否

( ) 43. Prunasin 與 sambunigrin 在化學結構上互為：
(A) 非鏡像異構物   (B) 鏡像異構物
(C) 順式異構物   (D) 反式異構物

( ) 44. 下列化合物，何者之完全水解產物不含鼠李糖(rhamnose)？
(A) rutin   (B) naringin
(C) hesperidin   (D) hyperoside

( ) 45. 下列生藥之活性成分，何者不屬強心苷(cardiac glycoside)？
(A) strophanthus   (B) centella
(C) squill   (D) convallaria

( ) 46. 下列生藥之主要醣苷成分，何者不具 C-glycoside 結構？
(A) cascara sagrada   (B) aloe
(C) cochineal   (D) senna

( ) 47. 生藥 frangula 所含的醣苷屬於下列何種 glycoside？
(A) C-   (B) O-
(C) S-   (D) C-及 O-

( ) 48. 何者非 sinigrin 經 myrosinase 水解後的產物？
(A) glucose (B) allyl isothiocyanate
(C) rhamnose (D) potassium hydrogen sulfate

( ) 49. Curacao aloe 之基原植物為：
(A) *Aloe barbadensis* (B) *Aloe ferox*
(C) *Aloe africana* (D) *Aloe spicata*

( ) 50. 下列植物油與其基原之配對，何者錯誤？
(A) sesame oil－*Sesamum indicum*(Pedaliaceae)
(B) safflower oil－*Helianthus annuus*(Asteraceae)
(C) cottonseed oil－*Gossypium hirsutum*(Malvaceae)
(D) almond oil－*Prunus amygdalus*(Rosaceae)

( ) 51. 脂肪酸之生合成路徑為何？
(A) mevalonic acid pathway (B) acetate-malonate pathway
(C) shikimic acid pathway (D) amino acid pathway

( ) 52. 以下關於生藥成分 forskolin 之敘述，何者錯誤？
(A) 屬於 sesquiterpenoid 類成分
(B) 基原植物為 *Coleus forskohlii*
(C) 得自基原植物之根部
(D) 具治療青光眼及高血壓之潛力

( ) 53. 下列生藥成分，何者具有兩個五碳環結構？
(A) *d*-camphor (B) *d*-α-pinene
(C) l-thujone (D) l-menthol

( ) 54. 有關生藥成分 khellin 的敘述，何者錯誤？
(A) 結構屬於 furochromone type
(B) 具有抗尿道痙攣(urethral spasm)與腎絞痛(renal colic)作用
(C) 具有擴張冠狀動脈及氣管作用
(D) 主要由 *Ammi visnaga* 的根部得到

( ) 55. 中藥陳皮之成分 hesperidin 又稱為：
(A) vitamin A (B) vitamin D
(C) vitamin E (D) vitamin P

( ) 56. 藥理上具降血壓功效之補肝腎中藥為何？
(A) 黃芩 (B) 女貞子
(C) 杜仲 (D) 鎖陽

( ) 57. 生藥與其所含樹脂類型之配對，下列何者錯誤？
(A) rosin－resin (B) turpentine－oleoresin
(C) storax－oleo-gum-resin (D) benzoin－balsam

(　) 58. Δ⁹-THC 之化學結構具有下列何種官能基？
(A) 酯基 　　　　　　　　　　(B) 醚基
(C) 醛基 　　　　　　　　　　(D) 羧基

(　) 59. 何種成分之生合成前驅物不是 tryptophan？
(A) strychnine 　　　　　　　　(B) physostigmine
(C) quinine 　　　　　　　　　(D) papaverine

(　) 60. 下列何者為具有 γ-lactone 環之生物鹼？
(A) berberine 　　　　　　　　(B) sanguinarine
(C) hydrastine 　　　　　　　　(D) emetine

(　) 61. 下列何者非生物鹼之檢測試劑？
(A) Dragendorff's 試劑 　　　　(B) Mayer's 試劑
(C) Fehling's 試劑 　　　　　　(D) Wagner's 試劑

(　) 62. 下列何者可作為農業用有機磷殺蟲劑中毒之解毒劑？
(A) atropine 　　　　　　　　　(B) lobeline
(C) cocaine 　　　　　　　　　(D) deserpidine

(　) 63. 下列生藥，何者不富含 caffeine？
(A) coffee bean 　　　　　　　(B) guarana
(C) maté 　　　　　　　　　　(D) tonka bean

(　) 64. 下列生藥與其基原植物科別之配對，何者正確？
(A) catharanthus－Loganiaceae 　(B) pilocarpus－Rutaceae
(C) peyote－Rubiaceae 　　　　(D) kola－Celastraceae

(　) 65. 下列何種生藥之使用部位為種子？
(A) areca 　　　　　　　　　　(B) sanguinaria
(C) ipecac 　　　　　　　　　(D) ergot

(　) 66. 下列何種中藥之使用部位為果實且屬於辛溫解表藥？
(A) 枸杞子 　　　　　　　　　(B) 五味子
(C) 蒼耳子 　　　　　　　　　(D) 茺蔚子

(　) 67. 下列中藥成分，何者屬於 steroid glycoside？
(A) geniposide 　　　　　　　(B) paeoniflorin
(C) timosaponin A-III 　　　　　(D) syringin

(　) 68. 中藥知母所含芒果苷(mangiferin，結構如下圖)之苷元具何種骨架？

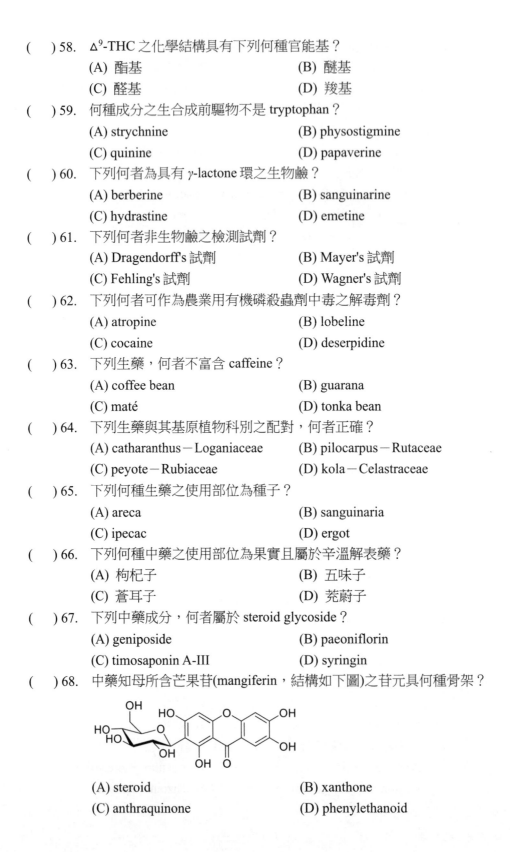

(A) steroid 　　　　　　　　　(B) xanthone
(C) anthraquinone 　　　　　　(D) phenylethanoid

( ) 69. 中藥女貞子之基原植物所屬科別為何？
(A) Cornaceae　　　　　　　　(B) Rosaceae
(C) Rhamnaceae　　　　　　　(D) Oleaceae

( ) 70. 下列中藥與其功效分類之配對，何者錯誤？
(A) 山藥、甘草－補氣藥
(B) 酸棗仁、遠志－安神藥
(C) 北板藍根、敗醬草－清熱解毒藥
(D) 天麻、赤芍－平肝息風藥

( ) 71. 下列清熱燥濕中藥，何者主含 secoiridoid 配醣體成分？
(A) 黃芩　　　　　　　　　　　(B) 黃連
(C) 苦參　　　　　　　　　　　(D) 龍膽

( ) 72. 有關中藥與其使用部位及用途之配對，何者錯誤？
(A) 車前子：種子，瀉下　　　　(B) 訶子：果實，收斂
(C) 黃耆：根，補氣　　　　　　(D) 敗醬草：葉部，止咳平喘

( ) 73. 有關中藥覆盆子之敘述，下列何者錯誤？
(A) 基原植物科別為 Rosaceae　　(B) 使用部位為種子
(C) 含有機酸　　　　　　　　　(D) 其功用為補肝益腎

( ) 74. 何者為興安升麻之最大產量地區之一？
(A) 青海　　　　　　　　　　　(B) 陝西
(C) 山西　　　　　　　　　　　(D) 吉林

( ) 75. 何種科別之中藥，其揮發油主要存在於腺毛(glandular hairs)？
(A) 唇形科，如：荊芥　　　　　(B) 木蘭科，如：辛夷
(C) 芸香科，如：陳皮　　　　　(D) 繖形科，如：小茴香

( ) 76. 有關杜仲的敘述，下列何者錯誤？
(A) 經炮製後之樹皮，其白絲相連更加明顯
(B) 含有 lignan、iridoid 及 triterpenoid 等類成分
(C) 具降血壓作用
(D) pinoresinol diglucoside 為其活性成分

( ) 77. 有關中藥五味子之敘述，下列何者錯誤？
(A) 北五味子植物基原為 *Schisandra chinensis*
(B) 五味為甘、酸、苦、辛及鹹
(C) 使用部位為成熟之果實
(D) schizandrin 與 gomisin A 均為具 γ-lactone 之 lignan

( ) 78. 下列有關中藥陳皮之敘述，何者正確？
(A) 基原植物科別與黃柏不同　　(B) 使用部位為未成熟果皮
(C) 含有 flavonoids 及 limonoids　(D) 為止血藥

(　) 79. 中藥大棗(Jujubae Fructus)中生物鹼 stepharine(如圖)之骨架為何？

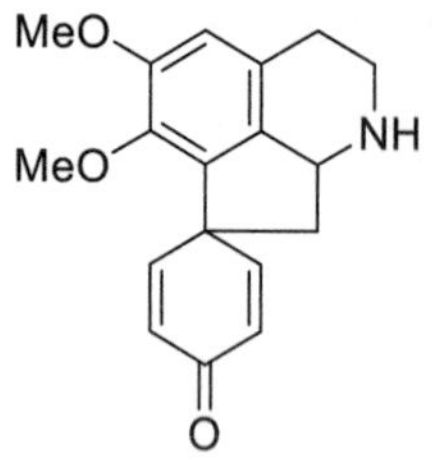

Stepharine

(A) quinoline
(B) isoquinoline
(C) indole
(D) pyrrolidine

(　) 80. 中藥川芎(Chuanxiong Rhizoma)所含生物鹼 ligustrazine，下列何者非其藥理作用？
(A) 抗心律不整
(B) 降血壓
(C) 免疫抑制
(D) 抑制子宮平滑肌收縮

科目：**藥物分析與生藥學(含中藥學)**

( ) 1.　在無水乙酸中，下列四種酸所呈現的酸性強度由大至小的順序，何者正確？
　　　　① HCl　　　　② HBr　　　　③ HNO₃　　　　④ HClO₄

$$① HCl \qquad ② HBr \qquad ③ HNO_3 \qquad ④ HClO_4$$

　　　　(A) ①③②④　　　　　　　　　(B) ④②①③
　　　　(C) ④③①②　　　　　　　　　(D) ①②③④

( ) 2.　容量分析器皿依其用途可分為轉移(deliver)或裝載(contain)定量液體之容器，下列何項容器非屬轉移用器皿？
　　　　(A) 滴定管(burette)　　　　　　(B) 球型吸管(bulb pipette)
　　　　(C) 容量瓶(volumetric flask)　　(D) 刻度吸管(graduated pipette)

( ) 3.　以酸鹼滴定分析順丁烯二酸(pKa 1.85, 6.05)和反丁烯二酸(pKa 3.03, 4.44)，其滴定曲線依序各有多少個明顯彎曲？
　　　　(A) 1；1　　　　　　　　　　(B) 1；2
　　　　(C) 2；1　　　　　　　　　　(D) 2；2

( ) 4.　關於非水鹼滴定法的敘述，下列何項錯誤？
　　　　(A) 無法以電位滴定法進行終點檢測
　　　　(B) 典型的滴定劑之一是 lithium methoxide 的甲醇溶液
　　　　(C) 滴定劑之配製可使用無質子溶劑(aprotic solvent)
　　　　(D) 瑞香草藍(thymol blue)可作為滴定終點的指示劑

( ) 5.　費氏(Karl Fischer)水分測定法在反應終了時，係因何者生成過量而使電位急遽下降？
　　　　(A) 二氧化硫　　　　　　　　(B) 甲醇
　　　　(C) 吡啶　　　　　　　　　　(D) 碘

( ) 6.　關於比重之敘述，下列何者錯誤？
　　　　(A) 不受溫度影響
　　　　(B) 氣體、固體亦可測定
　　　　(C) 在 25℃下，乙醇之比重小於水
　　　　(D) pycnometer 可用於比重測定

( ) 7.　鉛檢查法可利用與下列何種試劑之呈色反應來檢查？
　　　　(A) 四乙酸乙二胺(EDTA)
　　　　(B) 二苯硫腙(diphenylcarbazone)
　　　　(C) 二乙胺基二硫甲酸銀(silver diethyldithiocarbamate)
　　　　(D) 氰化鉀(KCN)

( ) 8. 在硼酸鹽的鑑定中，取硼酸鹽溶液加鹽酸使成酸性，能使哪一種
試紙變成棕色，若放置乾燥後，顏色即變深，若用氨試液濕潤，
則變成墨綠色？
(A) 廣用試紙　　　　　　　　(B) 薑黃試紙
(C) 殘氯試紙　　　　　　　　(D) 氯化亞鈷試紙

( ) 9. 關於丁香油(clove oil)的含量測定敘述，下列何者錯誤？
(A) 係分析主成分丁香酚(eugenol)
(B) 用貝氏瓶(Babcock bottle)測定
(C) 檢品與氫氧化鉀振搖後，體積會減少
(D) 需加熱使乙酸丁香酯(eugenyl acetate)皂化

( ) 10. 以滴定法進行顛茄鹼(atropine)的含量測定時，應於待測溶液中加入
下列何者？
(A) Mayer 試劑　　　　　　　(B) Wagner 試劑
(C) methyl red　　　　　　　(D) phenolphthalein

( ) 11. 取一顆標稱含量為 20.0 mg 之 warfarin sodium 錠劑，配成之檢品
溶液稀釋 10 倍至最終體積 100 mL，在 307 nm 測量溶液之吸收值
為 0.760，溶液之吸光係數(A：1%, 1 cm)為 400。錠劑實際含量與
標稱含量的比值為何？
(A) 1.05　　　　　　　　　　(B) 1.01
(C) 0.98　　　　　　　　　　(D) 0.95

( ) 12. 關於利用紅外光光譜測定樣品的敘述，下列何者錯誤？
(A) 一般固態檢品常以氟化鉀做為介質
(B) 一般固態檢品經壓製成片後進行測定
(C) 一般可用聚苯乙烯薄膜進行波數校正
(D) 固態檢品須與對照標準品具相同晶形

( ) 13. 下圖為何者之氫核磁共振圖譜？

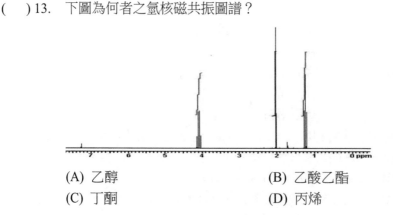

(A) 乙醇　　　　　　　　　　(B) 乙酸乙酯
(C) 丁酮　　　　　　　　　　(D) 丙烯

( ) 14. 有關圖示化合物之核磁共振譜(CD$_3$OD)資訊，何者錯誤？
(B 含 B1 和 B2)

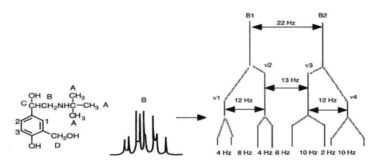

(A) 質子 B1 與 B2 的偶合常數為 12 Hz

(B) 質子 B1 與 C 的偶合常數為 4 Hz

(C) 質子 B2 與 C 的偶合常數為 10 Hz

(D) 質子 B1、B2 與 C 的偶合屬於 AMX 系統

( ) 15. 苯環鄰位氫的偶合常數約為多少 Hz？

(A) 8 　　　　　　　　　　(B) 12

(C) 16 　　　　　　　　　(D) 4

( ) 16. 在氫核磁共振譜中，一般無法獲得下列何種資訊？

(A) 鹵素原子種類及數量

(B) 分子中各種氫的大致數量及比例

(C) 分子中各種氫的化學位移

(D) 鄰近氫之間的偶合常數

( ) 17. 何者較不適合利用基質輔助雷射脫附游離法(matrix-assisted laser desorption ionization, MALDI)進行分析？

(A) warfarin 血中濃度 　　　(B) 蛋白質結構

(C) DNA 序列 　　　　　　(D) 製劑中聚合物

( ) 18. 關於比旋光度值計算式：[α]$_D$ = 100α／lc 之敘述，下列何者錯誤？

(A) 貯液槽之長度為 10 cm 　　(B) 使用光源之波長為 589 nm

(C) 檢品濃度 c 之單位為 g/mL 　(D) 水可作為溶媒

( ) 19. 若欲得到 promethazine 製劑中不純物的分子式，利用何者最合適？

(A) 氣相層析－四極柱質譜儀(gas chromatography-quadrupole mass spectrometry)

(B) 液相層析－四極柱質譜儀(liquid chromatography-quadrupole mass spectrometry)

(C) 液相層析－離子阱質譜儀(liquid chromatography-ion trap mass spectrometry)

(D) 液相層析－傅立葉轉換質譜儀(liquid chromatography-fourier transform mass spectrometry)

( ) 20. Methoxamine HCl 在 290 nm 之 A (1%，1 cm) 值為 150。取 1mL 的此藥品注射液以水稀釋 500 倍，在 290 nm 以紫外光譜儀測定，其吸收值為 0.45。該注射液中 methoxamine HCl 的含量為多少 w/v？

(A) 1.50 %   (B) 0.15 %

(C) 0.30 %   (D) 3.00 %

( ) 21. 於 292 nm 波長下測定相同濃度的 phenylephrine，在 0.1 M NaOH 及 0.1 M HCl 中所測得之吸光值分別為 1.11 及 0.01。在 pH 7.9 時所測得的吸光值為 0.11，則此藥物的 pKa 值為多少？

(A) 6.9   (B) 7.9

(C) 8.9   (D) 9.9

( ) 22. 關於螢光度分析法影響因子之敘述，下列何者正確？

(A) 樣品中含有重金屬，可增加放射光的強度

(B) 樣品可使用低於 UV 測試之濃度

(C) 可直接使用本法分析樟腦(camphor)

(D) 提高溫度會增加螢光強度

( ) 23. 關於原子放射光譜分析的敘述，下列何者正確？

(A) 用於檢測製劑中特定鹼金族元素，如鈉、鉀與鋰

(B) 原理是偵測原子吸收所提供之能量

(C) 主要用於定性分析

(D) 不適用於檢測製劑中鈣與鋇之含量

( ) 24. 有關紫外光／可見光光譜法之敘述，下列何者錯誤？

(A) 檢品容槽應以固定面向置入儀器

(B) 檢品溶於有機溶媒進行測定時，應防止溶媒揮發

(C) 檢品溶液內含懸浮顆粒時將導致吸光值減少

(D) 檢品溶液使用之溶媒，在測定波段應儘量不具吸光性

( ) 25. 有關質譜法中各種離子分離器(analyzer)之原理描述，何者錯誤？

(A) 磁場式(magnetic sector)：利用靜電場裝置將離子動能侷限在較小範圍

(B) 四極柱(quadrupole)：利用控制直流電場及無線電波頻率電場以選擇特定質荷比離子

(C) 飛行時間(time of flight)：利用離子通過相同飛行區域所需時間作為質荷比之計算依據

(D) 離子阱(ion trap)：利用直流電場將離子留置在阱內

( ) 26. 有關紅外光光譜法中官能基團吸收波數之敘述，下列何者正確？
(A) C−H：1500～1700 cm^{-1} (B) O−H：3200～3600 cm^{-1}
(C) C＝O：1050～1300 cm^{-1} (D) C＝C：2100～2260 cm^{-1}

( ) 27. 使用 GC 分析 bupivacaine 製劑中的不純物 dimethylaniline 時，
下列敘述何者錯誤？

Dimethylaniline　　Bupivacaine

(A) 使用 cyclohexane 萃取樣品時，可先將樣品酸化以增加回收率
(B) dimethylaniline 相較於 bupivacaine 有較短的滯留時間
(C) 可使用溫度梯度增加解析度與效率
(D) 可使用內標準品法定量

( ) 28. 關於 GC-MS 定量方法確效的敘述，下列何者錯誤？
(A) 利用重複注射檢體，評估分析方法的重複性
(B) 將樣品在不同天進行定量，比較定量結果的差異，以評估分析
方法的再現性
(C) 利用添加標準品評估分析方法的準確度
(D) 添加內標準品可提升此定量方法的準確度與精密度

( ) 29. 關於 HPLC 層析管柱的敘述，下列何者錯誤？
(A) 利用封端(endcapped)方法，可增加充填物對高 pH 溶液的
穩定性
(B) 相較於矽石，以有機聚合物為核心的充填物在高 pH 下有更好
的穩定性
(C) 相較於矽石，以有機聚合物為核心的充填物對高親脂性移動相
有更好的穩定性
(D) 將矽石顆粒表面的羥基置換成烷基可增加其穩定性

( ) 30. 以 C18 管柱進行 aspirin (pKa = 3.5)的高效液相層析分析時，下列
何者正確？
(A) C18 管柱為正相的固定相
(B) 紫外光檢測器的光源通常為氘燈
(C) 以 0.05 M 乙酸／乙腈(85：15)為移動相，若 pH 值由 3 提高至
5，則滯留時間縮短
(D) 提高移動相中乙腈的比例時，滯留時間延長

( ) 31. 使用高效液相層析法分析未經衍生化的醣類分子時,最適合使用下列何種檢測器?
    (A) 火焰離子化檢測器(flame ionization detector)
    (B) 電子捕捉檢測器(electron capture detector)
    (C) 蒸發光散射檢測器(evaporative light scattering detector)
    (D) 螢光偵測器(fluorescence detector)

( ) 32. 關於 HPLC 檢測器的敘述,下列何者錯誤?
    (A) 紫外光檢測器(UV)為高靈敏之通用型檢測器
    (B) 蒸發光散射檢測器(ELSD)可用於醣類的分析
    (C) 電化學檢測器(ECD)常運用於選擇性的生物檢品分析
    (D) 螢光檢測器之光源通常為氘燈

( ) 33. 關於固相萃取與液相/液相萃取之比較,何者正確?
    (A) 固相萃取較易形成乳化現象
    (B) 固相萃取樣品回收率較高
    (C) 液相/液相萃取所需使用的溶劑量較大
    (D) 液相/液相萃取可選擇的溶劑種類較多

( ) 34. 關於各項萃取法或樣品前處理之敘述,下列何者錯誤?
    (A) 皮質類固醇乳膏可用己烷－甲醇進行分配萃取
    (B) 生物液體之 HPLC 分析可先利用微透析方法去除蛋白質干擾
    (C) 固相萃取法不會產生乳化現象
    (D) 進行二氧化碳超臨界流體萃取時,常藉由加入己烷以調整溶劑強度

( ) 35. 下列參數何者之數值愈大,表示其層析分離效率愈佳?
    (A) theoretical plate number (N)
    (B) height equivalent to a theoretical plate (HETP)
    (C) capacity factor (K')
    (D) selectivity (α)

( ) 36. 下列哪一種層析原理最適於分離 chlorophenol 之三種異構物 (o-、m-、p-)?
    (A) partition   (B) adsorption
    (C) ion-exchange   (D) size exclusion

( ) 37. 在薄層層析(TLC)中,類固醇藥品在何種顯色劑下會呈現藍色點?
    (A) iodine vapor   (B) potassium permanganate
    (C) ninhydrin solution   (D) alkaline tetrazolium blue

( ) 38. 何者與毛細管電泳分析法之電滲透流(EOF)最無關?
    (A) 背景溶液之導電度   (B) 背景溶液之 pH 值
    (C) 毛細管之內徑   (D) 外加電場之強度

( ) 39. NH₂ 管柱可用在正相及逆相分離，下列何者為正逆相切換時最適用的沖提液？
(A) ethyl acetate
(B) dimethylformamide
(C) water
(D) ethanol

( ) 40. 以 HPLC 分析鏡像異構物時，鏡像異構物一般必須與具掌性 (chiral)之靜相至少有幾點接觸方具良好分離效果？
(A) 1
(B) 2
(C) 3
(D) 4

( ) 41. 下列生藥與主成分分類之配對，何者錯誤？
(A) *Claviceps purpurea*－ergot alkaloid
(B) *Eucalyptus globulus*－sesquiterpene
(C) *Strophanthus sarmentosus*－cardiac glycoside
(D) *Papaver somniferum*－benzylisoquinoline alkaloid

( ) 42. 有關中藥柴胡之敘述，下列何者錯誤？
(A) 其基原屬於繖形科植物
(B) 屬於辛溫解表藥
(C) 為逍遙散之組成藥材之一
(D) 具保肝作用

( ) 43. 中藥敗醬草之功用主治為何？
(A) 涼血破血
(B) 活血止血
(C) 排膿破血
(D) 祛風舒筋

( ) 44. 中藥三七具有止血作用之成分為：
(A) oleuropein
(B) morroniside
(C) echinacoside
(D) dencichine

( ) 45. 有關中藥地黃之敘述，下列何者正確？
(A) 基原為玄參科植物，使用部位為新鮮或乾燥塊莖
(B) 主成分 catalpol 為 iridoid glycoside
(C) 新鮮地黃所含醣類以 rhamnose 含量最高
(D) 生用為滋陰養血，炮製後轉為清熱涼血

( ) 46. 有關中藥牡丹皮之敘述，下列何者錯誤？
(A) 與芍藥同為毛茛科植物
(B) 又名洛陽花，以根皮入藥
(C) 主含 diterpenoid 苷 paeoniflorin
(D) 功用主治為破積血、通經脈

( ) 47. 何者為中藥方劑當歸補血湯之組成藥物之一？
(A) 人參
(B) 川芎
(C) 芍藥
(D) 黃耆

( ) 48. 哪一種中藥之功用主治為「暖子宮、止諸血，治崩帶、調經」？
(A) 金銀花
(B) 蒲公英
(C) 牛膝
(D) 艾葉

( ) 49. 哪一種中藥須以水漂炮製去除刺激性化合物尿黑酸(homogentisic acid)？
(A) 乳香
(B) 半夏
(C) 細辛
(D) 銀杏

( ) 50. 何者為紫蘇葉揮發油主要成分 perillaldehyde 之化學結構？

(A)

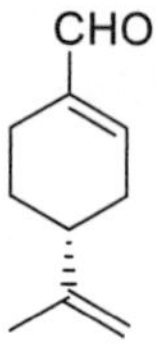

(B)

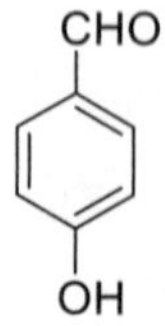

(C)

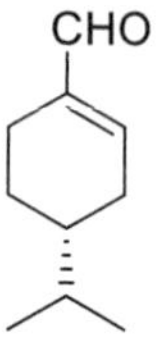

(D)

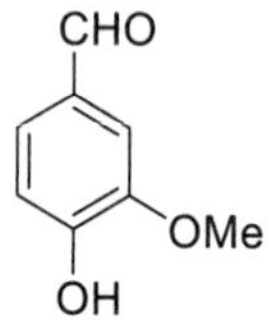

( ) 51. 中藥龍膽具清熱燥濕及瀉肝定驚之藥效，其主成分龍膽苦苷 (gentiopicrin)屬於何類配醣體？
(A) 單萜
(B) 倍半萜
(C) 雙萜
(D) 三萜

( ) 52. 有關淫羊藿之敘述，何者錯誤？
(A) 基原植物之一為 *Epimedium brevicornu*
(B) 使用部位為全草
(C) 活性成分為 icariin
(D) 功用主治為補腎陽、堅筋骨

( ) 53. 何者為紫草主成分 shikonin 之化學構造？

(A)

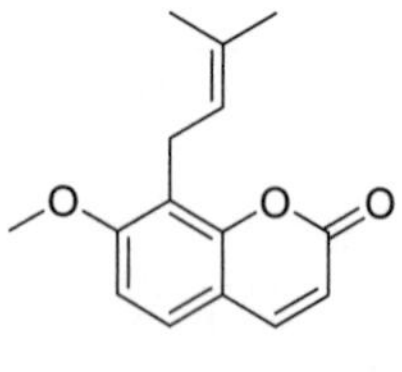

(B)

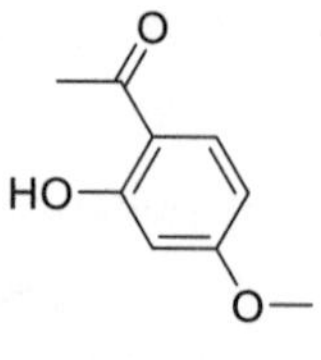

(C)

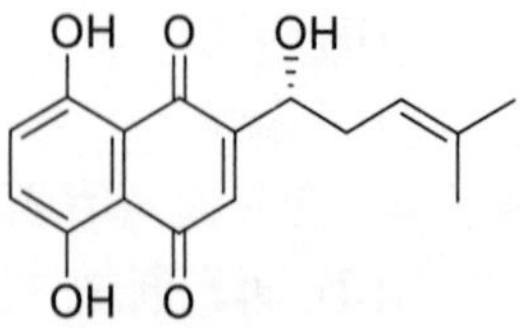

(D)

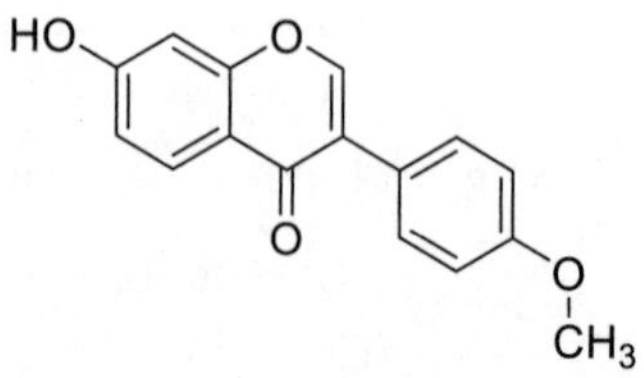

( ) 54. 中藥續斷(Dipsaci Radix)所含 cantleyine 具有下列何種藥理作用？
(A) 刺激子宮收縮作用　　　　　(B) 放鬆平滑肌作用
(C) 免疫抑制作用　　　　　　　(D) 預防化學性肝損傷

( ) 55. 中藥黃連(Coptidis Rhizoma)藥效成分 berberine 屬於何種生物鹼？
(A) quinoline　　　　　　　　　(B) isoquinoline
(C) pyridine-piperidine　　　　　(D) purine

( ) 56. 何者不是阿拉伯膠(acacia)的用途？
(A) 膨脹性瀉劑 (bulk laxative)　(B) 乳化劑 (emulsifying agent)
(C) 緩和劑 (demulcent)　　　　(D) 懸浮劑 (suspending agent)

( ) 57. 下列強心苷之苷元(aglycon)，何者屬於 bufadienolide 架構？
(A) ouabain　　　　　　　　　(B) scillaren A
(C) K-strophanthoside　　　　　(D) digitoxin

( ) 58. Frangulin A 酶解後可得到：
(A) glucose＋rhein　　　　　　(B) glucose＋emodin
(C) rhamnose＋emodin　　　　(D) rhamnose＋chrysophanol

( ) 59. Cascaroside A 化合物為含有 O-及 C-醣苷，其醣基與苷元連接位置
分別是：

(A) 4,6 位　　　　　　　　　　(B) 1,5 位
(C) 1,9 位　　　　　　　　　　(D) 8,10 位

( ) 60. 何者與 prunasin 生合成之過程無關？
(A) phenylalanine　　　　　　　(B) phenylacetaldoxime
(C) uridine diphosphate　　　　(D) prunasin hydrolase

( ) 61. 何種皂苷之苷元不屬於固醇類？
(A) sarsaponin　　　　　　　　(B) digitonin
(C) saikosaponin A　　　　　　(D) dioscin

( ) 62. Salicin 由柳樹皮製備過程中，須加入乙酸鉛以除去單寧，過剩之
鉛離子如何去除？
(A) 加入硫化氫　　　　　　　　(B) 加入鉻酸
(C) 加入硫酸　　　　　　　　　(D) 加入氫氧化鈉

( ) 63. 下列植物油何者取自果實之中果皮(mesocarp)？
(A) coconut oil　　　　　　　　(B) castor oil
(C) palm oil　　　　　　　　　(D) cottonseed oil

( ) 64. 下列何種蠟(waxes)來自植物？
(A) carnauba wax
(B) lac wax
(C) white wax
(D) yellow wax

( ) 65. 何種生藥可作為牙齒塗料(dental varnish)？
(A) eriodictyon
(B) colophony
(C) mastic
(D) myrrh

( ) 66. 桉葉(*Eucalyptus globulus*)之揮發油主成分為：
(A) cineole
(B) pinene
(C) borneol
(D) citronellal

( ) 67. 下列生藥之基原植物，何者不屬於繖形科？
(A) *Lavandula angustifolia*
(B) *Carum carvi*
(C) *Pimpinella anisum*
(D) *Foeniculum vulgare*

( ) 68. Etoposide 為何種生藥成分之衍生物且用於治療何種疾病？
(A) podophyllotoxin；癌症
(B) guaiacol；感冒
(C) coumarin；血栓
(D) methoxsalen；白斑症

( ) 69. 下列有關 psoralens 之敘述，何者錯誤？
(A) 化學結構屬於 furocoumarin 類
(B) 有光敏感性(photosensitizing)
(C) 可用於治療白內障
(D) Apiaceae 及 Rutaceae 植物含有此類成分

( ) 70. 下列關於 proanthocyanidin 之敘述，何者錯誤？
(A) 為 condensed tannin
(B) 加熱處理後單體間之 C-C 鍵結易斷裂
(C) 其單體大部分為 flavan-3-ol
(D) 具抗氧化作用

( ) 71. Δ^9-Tetrahydrocannabinol 主要分布在 *Cannabis sativa* 之何種部位？
(A) 莖部
(B) 皮部
(C) 根部
(D) 雌花

( ) 72. 下列何者之使用部位與另三者不同？
(A) anise
(B) caraway
(C) fennel
(D) thyme

( ) 73. 何者為 phthalideisoquinoline 類生物鹼？
(A) hydrastine
(B) physostigmine
(C) brucine
(D) physovenine

( ) 74. *N*-Methylpyrrolinium ion 是 nicotine 生合成之重要中間產物，其前驅物(precursor)為何？
(A) lysine
(B) glycine
(C) ornithine
(D) phenylalanine

( ) 75. 下列生藥何者之藥用部位不是葉部？
(A) lobelia　　　　　　　　　(B) coca
(C) khat　　　　　　　　　　(D) areca

( ) 76. 何者為血根(bloodroot)的基原植物？
(A) *Sanguinaria canadensis*　　(B) *Cephaelis ipecacuanha*
(C) *Hydrastis canadensis*　　　(D) *Strychnos castelnaei*

( ) 77. 何種生物鹼的基本骨架與其他三種不同？
(A) mescaline　　　　　　　　(B) cathinone
(C) ephedrine　　　　　　　　(D) theophylline

( ) 78. 下列生藥所含成分與其治療用途之配對，何者錯誤？
(A) vinca：vinblastine，anti-neoplasm
(B) cinchona：quinine，anti-malaria
(C) pilocarpus：physostigmine，anti-glaucoma
(D) ergot：ergotamine，anti-migraine

( ) 79. 何種成分因具有骨骼肌鬆弛作用，可用兔子垂頭試驗(head-drop)
作為效價測定？
(A) reserpine　　　　　　　　(B) hydrastine
(C) sanguinarine　　　　　　　(D) tubocurarine chloride

( ) 80. 下列具有抗焦慮、鎮靜安神作用之中藥，何者與其所含 flavone
C-glycosides 成分(如 spinosin 及 acylspinosins)有關？
(A) 鉤藤　　　　　　　　　　(B) 大棗
(C) 天麻　　　　　　　　　　(D) 遠志

科目：藥物分析與生藥學(含中藥學)

(　) 1. 何者不能用無水滴定法進行含量測定？
(A) prednisolone　　　　　　　(B) L-DOPA
(C) codeine　　　　　　　　　(D) phenobarbital

(　) 2. 何者最不適合以非水酸滴定法分析？
(A) codeine　　　　　　　　　(B) chlorpromazine
(C) acetaminophen　　　　　　(D) sodium benzoate

(　) 3. 以酸鹼滴定分析 1.0 M 乙醯水楊酸溶液之含量時，下列何種指示劑較不適用？
(A) cresol red pKa 8.3　　　　(B) chlorophenol blue pKa 6.0
(C) methyl orange pKa 3.4　　(D) phenolphthalein pKa 9.4

(　) 4. 何者為費氏(Karl Fischer)試劑之組成？
(A) iodide、sulfur dioxide、pyridine、methanol
(B) iodide、sulfuric acid、imidazole、methanol
(C) iodine、sulfur dioxide、pyridine、methanol
(D) iodine、sulfuric acid、imidazole、methanol

(　) 5. 有關檸檬酸鹼金屬鹽分析之敘述，下列何者錯誤？
(A) 可將樣品熾灼成鹼金屬之氧化物和碳酸鹽
(B) 將熾灼後所形成之碳酸鹽以直接滴定法測定
(C) 可用過氯酸之非水滴定法測定
(D) 使用非水滴定法測定不需預先將樣品熾灼

(　) 6. 關於鹼滴定分析法之敘述，下列何者正確？
(A) 標準鹼液之消耗量最好為 10～20 mL
(B) 滴定液之當量濃度最好超過樣品溶液
(C) 滴定有機酸時，以甲基紅當指示劑
(D) 通常進行空白試驗校正

(　) 7. 中華藥典中有關含量測定之檢品取量，若敘述為「精確取量約 250 mg」，則下列取量何者不當？
(A) 226.5 mg　　　　　　　　(B) 250.0 mg
(C) 265.2 mg　　　　　　　　(D) 278.3 mg

(　) 8. 中華藥典記載的甲氧基測定係以滴定法進行，其步驟包括加入氫碘酸(hydroiodic acid)煮沸生成碘甲烷(methyl iodide)，再經溴(bromine)氧化生成碘酸(iodic acid)，最後以何種溶液進行滴定？
(A) 過錳酸鉀溶液　　　　　　(B) 硫代硫酸鈉溶液
(C) 氯化鈉溶液　　　　　　　(D) 過氯酸之乙酸溶液

( ) 9. 某有機酸在乙醚及水中之分配係數為 4($C_{乙醚}$ / $C_{水}$ = 4)，若 1.5% 之此有機酸水溶液 100 mL 以等容積乙醚萃取，則有多少毫克的有機酸仍留在水層？

(A) 0.3 　　　　　　　　　　 (B) 1.2

(C) 300 　　　　　　　　　　 (D) 12000

( ) 10. 關於生物鹼的分析試劑與其主成分之配對，下列何者正確？

(A) Valser's reagent－mercuric chloride

(B) Wagner's reagent－mercuric iodide

(C) Mayer's reagent－mercuric potassium iodide

(D) Liebermann reagent－iodine solution

( ) 11. 利用下列何種質譜分析儀可進行 MS^3 之質譜分析？

(A) 雙聚焦磁場式(double focusing magnetic sector)

(B) 離子阱(ion trap)

(C) 飛行時間(time of flight)

(D) 三段式四極柱(triple quadrupole)

( ) 12. Aspirin 之氫核磁共振譜如下圖，約在 8.0 ppm 的氫訊號為何者？

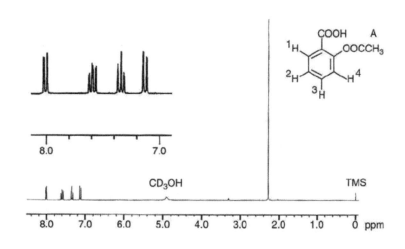

(A) 1 　　　　　　　　　　 (B) 2

(C) 3 　　　　　　　　　　 (D) 4

( ) 13. 根據 Karplus 公式，下列何種雙面夾角的偶合常數(^3J)值最大？

(A) 180° 　　　　　　　　　 (B) 45°

(C) 90° 　　　　　　　　　　 (D) 60°

(　　) 14. 在 ^{1}H-核磁共振譜中，下列結構中被圈選到的質子理論上會呈現何種多重峰訊號？

H$_2$N—CH—C(=O)—OH
          |
        (CH)—CH$_3$
          |
         CH$_3$

(A) octet (B) doublet of septet
(C) septet (D) sextet

(　　) 15. 關於旋光度測量之敘述，下列何者錯誤？

(A) 光源常使用鈉燈

(B) 使用 Nicol prism 做為光極化物質

(C) 溫度和溶劑對分析結果影響大

(D) 非光學活性物質亦有極化現象

(　　) 16. 關於紫外光微分光譜的敘述，下列何者錯誤？

(A) 本技術僅適用於簡單的光譜分析

(B) 微分的主要作用是去除 underlying broad absorption band

(C) 一次微分光譜的最高處位在原光譜的斜率最大處

(D) 二次微分光譜的最低處是相對於原光譜的最大吸收處

(　　) 17. 關於 UV-Vis 光譜法的應用，下列何者最不適合？

(A) 溶離度試驗 (B) 藥品主成分含量測定
(C) pKa 測定 (D) 官能基鑑定

(　　) 18. 以 UV 分析相同濃度的 phenylephrine 時，在 0.1 M HCl 及 0.1 M NaOH 中測得之最大吸收處的波長分別為 273、292 nm，吸光值 (A)分別為 110、182。在鹼性溶液中造成之差異係因下列何種現象產生？

HO—（苯環）—CH(OH)—CH$_2$—NH—CH$_3$

(A) hyperchromic and bathochromic shifts

(B) hypochromic and hypsochromic shifts

(C) hyperchromic and hypsochromic shifts

(D) hypochromic and bathochromic shifts

(　　) 19. 進行抗體藥物品管時，下列質譜游離法何者最適當？

(A) 電子撞擊游離法(electron impact ionization, EI)

(B) 正離子化學游離法(positive ion chemical ionization, PICI)

(C) 常壓化學游離法(atmospheric pressure chemical ionization, APCI)

(D) 電灑游離法(electrospray ionization, ESI)

( ) 20. 有關拉曼光譜法之敘述，下列何者錯誤？
(A) 入射光與偵測光之方向相互垂直
(B) 分析物須具備良好的發色基(chromophore)
(C) 使用近紅外光(near-IR)區光源激發可避免螢光干擾
(D) 所檢測之訊號為散射光

( ) 21. 中華藥典有關折光率測定之敘述，下列何者錯誤？
(A) 物質折光率(n)通常係指光線在空氣中與在該物質中之速度比
(B) 折光率不受溫度影響
(C) 測定時至少量測三次，求其平均值
(D) 折光率測定可用於鑑別藥物之純度

( ) 22. 關於近紅外光分析(near-infrared analysis, NIRA)之敘述何者錯誤？
(A) 可測定檢品之顆粒大小
(B) 可檢測藥品之攪拌均勻度
(C) 可測定製劑中的活性成分
(D) 係破壞性的藥品多形體檢測法

( ) 23. 有關螢光測定法之敘述，下列何者錯誤？
(A) 檢品濃度不應太高
(B) 溶液含氯離子時，會降低螢光強度
(C) 檢測溫度與螢光強度有關
(D) 在 caffeine 存在時，riboflavin 的螢光強度會增強

( ) 24. 下圖是何種儀器之裝置示意圖？

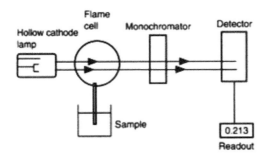

(A) 紫外光－可見光光譜儀　　　(B) 螢光光譜儀
(C) 原子吸收光譜儀　　　　　　(D) 紅外光光譜儀

( ) 25. 下列質譜的離子化方法中，何者最不易提供化合物之分子量？
(A) chemical ionization
(B) electrospray ionization
(C) fast atom bombardment ionization
(D) electron impact ionization

(　) 26. 使用固相微萃取法(solid-phase microextraction, SPME)萃取尿液中的 ketamine，再用 GC-MS 進行定量，下列敘述何者錯誤？
(A) SPME 的設計只適用於頂空萃取
(B) 可以加入衍生化步驟增加 ketamine 的揮發性
(C) polydimethylsiloxane 為常用的親脂性 SPME 吸附材質
(D) SPME 通常搭配熱脫附法進樣於 GC-MS

(　) 27. 相較於 HPLC，利用 UPLC(ultra-high-performance liquid chromatography)進行 acetaminophen 的不純物分析時，下列何者敘述錯誤？
(A) UPLC 管柱充填物之粒徑較大
(B) 同管柱長度下，UPLC 有較大的理論板數
(C) UPLC 系統需要較大的幫浦壓力
(D) UPLC 具更高的工作效率

(　) 28. 在分析確效(validation)中，回收率(recovery)與下列何者有關？
(A) accuracy (B) precision
(C) linearity (D) system suitability

(　) 29. 有關氣相層析法之敘述，何者正確？
(A) 具高分辨率之優點
(B) 只能在常溫下測量氣態物質
(C) 火焰離子化檢測器對有機鹵素化合物具有高選擇性
(D) GC-MS 適用於分析高分子化合物

(　) 30. 在矽膠層析中，以二氯甲烷(A)與正己烷(B)混合溶媒為移動相，在下列何種體積比例(A：B)下，移動相之極性最大？
(A) 10：1 (B) 2：1
(C) 1：2 (D) 1：10

(　) 31. $C_6H_5CH_2COOH$ 如以離子對－逆相層析分離法進行分析定量時，移動相加入下列何者，其滯留時間最長？
(A) $C_7H_{15}SO_3^-$ (B) $(CH_3)_4N^+$
(C) $(C_4H_9)_4N^+$ (D) Cl^-

(　) 32. 於連續監測活體動物腦中 dopamine 濃度時，結合下列哪一種技術最適合？
(A) 超臨界流體萃取 (B) 微透析
(C) 固相萃取 (D) 液相–液相分配

( ) 33. 以毛細管電泳分析法分析中性類固醇混合物時，哪一種分離條件
最適合？
(A) 5 mM pH 8.0 磷酸緩衝溶液
(B) 5 mM pH 7.5 磷酸緩衝溶液，內含 0.05 mM sodium dodecyl
sulphate
(C) 5 mM pH 8.0 硼酸緩衝溶液，內含 0.01 mM β-cyclodextrin
(D) 5 mM pH 7.5 硼酸緩衝溶液，內含 10%甲醇

( ) 34. 在液相層析中，下列何項參數不受層析管長度影響？
(A) 理論板數　　　　　　　　(B) 理論板高(HETP)
(C) 滯留時間　　　　　　　　(D) 解析度(R_s)

( ) 35. 何者是液相層析法中，產生波峰變寬的原因？
(A) 在動相中，待測物的擴散係數愈小
(B) 靜相顆粒愈小，形狀愈規則
(C) 靜相被覆愈薄且均勻
(D) 流速愈慢

( ) 36. 以 C18 管柱層析分析檢品，水(A)及甲醇(B)混合液為移動相，下列
何種體積比例(A：B)，其檢品之滯留時間(retention time)最長？
(A) 2：1　　　　　　　　　　(B) 1：1
(C) 1：2　　　　　　　　　　(D) 1：3

( ) 37. 採用氣相層析法測定乙醇含量，下列敘述何者錯誤？
(A) 常用 20%聚乙二醇 400(PEG 400)為固定相
(B) 常用氮氣或氦氣為攜行氣體
(C) 常用乙醚當做內部標準品
(D) 所測得之值應在兩種標準乙醇溶液濃度之間

( ) 38. 何種方法最適合用於揮發性化合物的分析？
(A) 高效液相層析法　　　　　(B) 毛細管電泳法
(C) 氣相層析法　　　　　　　(D) 薄層層析法

( ) 39. 有關 supercritical fluid extraction 的特點，下列何者錯誤？
(A) 溶劑強度可藉調整萃取槽中的壓力而改變
(B) 不適用於不安定化合物的萃取
(C) CO_2 為常用萃取溶媒
(D) 萃取速度快

( ) 40. 藉由離子進入磁場後產生不同偏移半徑而分離之質量分析器(mass
analyzer)為下列何者？
(A) magnetic sector　　　　　(B) quadrupole
(C) ion trap　　　　　　　　(D) time of flight

(　) 41. 有關瓜爾膠(guar gum)和刺槐豆膠(locust bean gum)之敘述，何者錯誤？
(A) 二者的製造都是將種子的外胚乳磨碎而得的產物
(B) 植物基原皆屬豆科
(C) 皆屬增稠劑(thickener)
(D) 二者皆含 galactomannan

(　) 42. 何者之主成分非 heteroglycans？
(A) acacia
(B) agar
(C) carrageenan
(D) potato starch

(　) 43. Digitoxin 經過水解後可產生之醣類為下列何者？
(A) 6-deoxy-D-glucopyranose
(B) 2,6-dideoxy-*β*-D-ribo-hexo-pyranose
(C) 2,6-dideoxy-3-O-methyl-*ribo*-hexose
(D) 6-deoxy-L-mannopyranose

(　) 44. 下列何種醣苷屬於 *C*-glycoside？
(A) sennoside A
(B) aloin B
(C) glycyrrhizin
(D) prunasin

(　) 45. Glucofrangulin A(如圖)結構中，葡萄糖基是接在苷元的哪個位置？

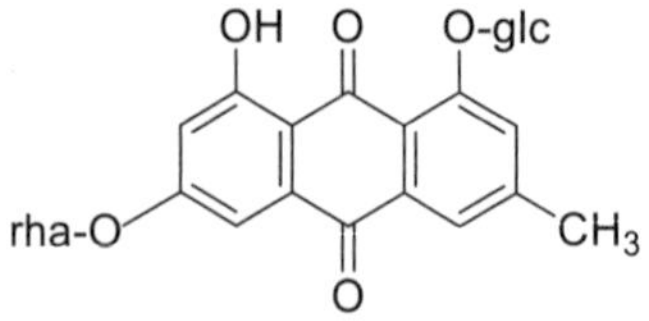

(A) 1
(B) 3
(C) 6
(D) 9

(　) 46. 何種生藥中所含的蒽醌苷(anthraquinone glycoside)主成分，其結構不含羧基(carboxyl)？
(A) cochineal
(B) senna
(C) rhubarb
(D) cascara sagrada

(　) 47. Glycyrrhizin 是屬於五環三萜類中的哪一型結構？
(A) α-amyrin
(B) β-amyrin
(C) lupane
(D) dammarane

(　) 48. 野櫻樹皮用於咳嗽製劑，其所含野櫻苷(prunasin)屬於何類成分？
(A) isothiocyanate glycoside
(B) cyanogenic glycoside
(C) anthraquinone glycoside
(D) flavonoid glycoside

(　) 49. 下列橄欖油(olive oil)製品中何者具有最高酸價(acid value)？
(A) technical oil
(B) tournant oil
(C) virgin olive oil
(D) sulfur olive oil

( ) 50. 中藥梔子活性成分 geniposide(結構如圖示)屬於下列何類化合物？

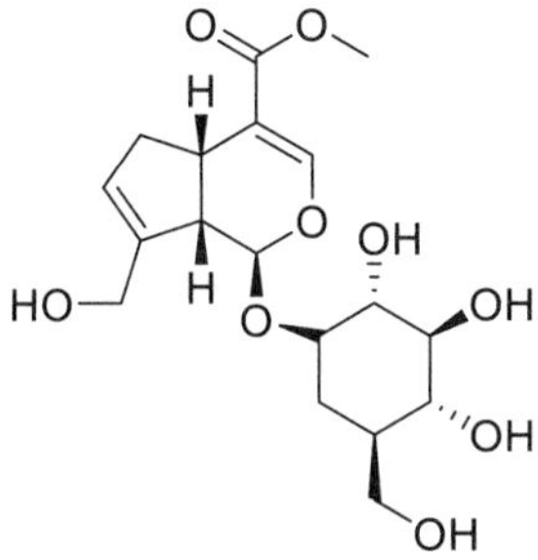

(A) monoterpene glycoside　　　(B) secoiridoid glycoside

(C) sesquiterpene glycoside　　　(D) diterpene glycoside

( ) 51. *Coleus forskohlii* 含 forskolin，其植物科別為何？

(A) Apiaceae　　　(B) Lamiaceae

(C) Asteraceae　　　(D) Valerianaceae

( ) 52. 何種香膠(balsam)具收斂作用，可治痔瘡(hemorrhoids)？

(A) storax　　　(B) Peruvian balsam

(C) Tolu balsam　　　(D) benzoin

( ) 53. 下列藥用植物與其所屬科別之配對，何者錯誤？

(A) *Echinacea angustifolia*－Asteraceae

(B) *Silybum marianum*－Labiatae

(C) *Foeniculum vulgare*－Apiaceae

(D) *Hamamelis virginiana*－Hamamelidaceae

( ) 54. Lignans 與 neolignans 為下列哪一類化合物的雙聚體(dimer)？

(A) coumarin　　　(B) gallic acid

(C) mevalonic acid　　　(D) phenylpropanoid

( ) 55. 有關 rutin 的敘述，何者錯誤？

(A) 屬於 flavonoid 類化合物

(B) 又稱 vitamin K

(C) 可強化微血管之通透性(permeability)

(D) 豆科 *Sophora* 屬植物含量豐富

( ) 56. 秘魯香膠(Peru balsam)基原植物 *Myroxylon pereirae* 之科別為何？

(A) 薔薇科　　　(B) 豆科

(C) 繖形科　　　(D) 橄欖科

( ) 57. 何者為 *Betula lenta* 樹皮之主成分？

(A) methyl salicylate　　　(B) pinene

(C) thymol　　　(D) eugenol

( ) 58. 何者不是 nicotine 生合成的前驅物或中間體？

(A) quinic acid　　　(B) quinolinic acid

(C) nicotinic acid　　　(D) ornithine

( ) 59. Stramonium 成熟種子所含之主要生物鹼為何？
(A) hyoscyamine (B) scopolamine
(C) atropine (D) tropine

( ) 60. 金雞納樹皮之水溶液加溴試液及氨試液即呈翠綠色，代表含有
quinine 及 quinidine 生物鹼，此檢驗方法稱為：
(A) thalleioquin test (B) Dragendorff's test
(C) Mayer's test (D) Fehling's test

( ) 61. 下列生藥與其作用之配對，何者錯誤？
(A) areca－驅蟲 (B) pomegranate－驅蟲
(C) lobelia－催吐 (D) pilocarpus－散瞳

( ) 62. 經生合成研究證實，下列何者非 caffeine 所含氮原子之來源？
(A) aspartic acid (B) glutamine
(C) glycine (D) serine

( ) 63. 何者為 colchicine 生合成之前驅物？
(A) lysine、aspartic acid (B) ornithine、mevalonic acid
(C) phenylalanine、tyrosine (D) tryptophan、secologanin

( ) 64. 何者與 quinine 之生合成無關？
(A) 經由 monoterpenoid-tryptophan pathway
(B) secologanin 為其前驅物之一
(C) 經重排形成 quinuclidine ring
(D) 具 N-methylpyrrolinium ion 之中間體

( ) 65. 何種中藥其主成分含多醣類及 sibiricosides？
(A) 大棗 (B) 麥門冬
(C) 知母 (D) 黃精

( ) 66. 何者屬於補陽類中藥且源自於真菌類？
(A) 天麻 (B) 冬蟲夏草
(C) 肉蓯蓉 (D) 鎖陽

( ) 67. 下列中藥何者之生藥拉丁名為 Ophiopogonis Radix？
(A) 麥門冬 (B) 木通
(C) 鎖陽 (D) 遠志

( ) 68. 何種中藥具有抑制立即性過敏反應(immediate-type allergic reaction)
與過敏性休克(anaphylatic shock)的作用？
(A) 牡丹皮 (B) 夏枯草
(C) 何首烏 (D) 山茱萸

( ) 69. 中藥白芷之主成分不含下列何者？
(A) volatile oils (B) flavonoids
(C) coumarins (D) furocoumarins

( ) 70. 有關中藥何首烏之敘述，下列何者錯誤？

(A) 基原為蓼科植物 *Polygonum multiflorum*

(B) 以塊莖入藥

(C) 性微溫，味苦、甘、澀

(D) 主成分屬 anthraquinone 類，生用能潤腸通便

( ) 71. 中藥知母之基原植物科別為何？

(A) Labiatae (B) Liliaceae

(C) Orchidaceae (D) Apiaceae

( ) 72. 下列中藥何者不含 berberine？

(A) 黃柏 (B) 黃耆

(C) 黃連 (D) 黃皮樹

( ) 73. 下列哪一個之功用主治為「祛瘀生新，治崩帶癥瘕、目赤疝痛、風痺不遂」等？

(A) 丹參 (B) 升麻

(C) 葛根 (D) 柴胡

( ) 74. 下列解表中藥，何者藥用部位為「完全成長之未開放的花蕾」？

(A) *Nepeta tenuifolia* (B) *Perilla frutescens*

(C) *Magnolia biondii* (D) *Zingiber officinale*

( ) 75. 哪項補氣中藥之活性成分屬於 cycloartane type triterpenoid(如圖)？

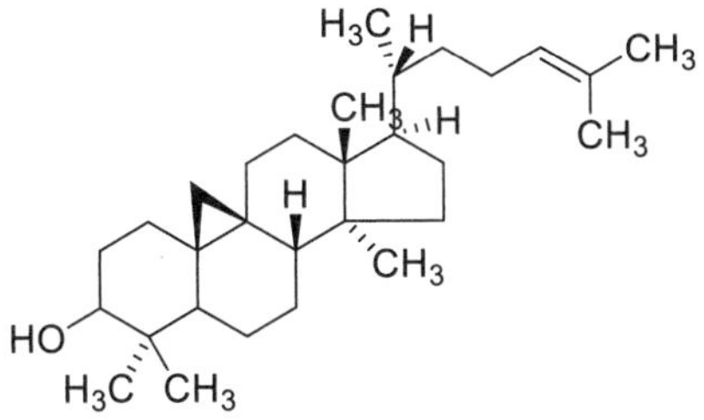

(A) 人參 (B) 山藥

(C) 大棗 (D) 黃耆

( ) 76. 以下哪種中藥之基原植物屬於繖形科，其藥效為辛涼解表、和解表裏？

(A) 麻黃 (B) 柴胡

(C) 葛根 (D) 升麻

( ) 77. 精油、基原植物與其所屬科別之配對，下列何者正確？

(A) Cinnamon oil－*Cinnamomum cassia*－Lauraceae

(B) Fennel oil－*Foeniculum vulgare*－Araliaceae

(C) Peppermint oil－*Mentha piperita*－Piperaceae

(D) Turpentine oil－*Pinus palustris*－Taxaceae

( ) 78. 有關中藥連翹之敘述，下列何者錯誤？

(A) 基原植物為 *Forsythia suspensa*

(B) 使用部位為花蕾

(C) 具消腫排膿作用

(D) 含有 lignan、monoterpenoid、triterpenoid 及 flavonoid 等類成分

( ) 79. 活血祛瘀藥益母草(Leonuri Herba)所含生物鹼 stachydrine(如圖示)
屬於下列何類結構的衍生物？

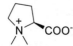

Stachydrine

(A) quinoline   (B) pyrrolidine

(C) pyridine-piperidine   (D) purine

( ) 80. 何者為罌粟科之中藥？

(A) 石斛   (B) 延胡索

(C) 黃柏   (D) 苦參

藥物分析與生藥學歷屆試題答案(106年第一次~111年第二次)

■ **106 年第一次專技高考藥師(一)階 藥物分析與生藥學 答案**

1. D	11. B	21. D	31. B	41. B	51. A	61. B	71. A
2. A	12. A	22. A	32. C	42. A	52. A	62. D	72. B
3. B	13. B	23. D	33. C	43. C	53. B	63. C	73. D
4. D	14. C	24. A	34. A	44. C	54. B	64. B	74. D
5. C	15. D	25. B	35. A	45. A	55. C	65. D	75. A
6. A	16. D	26. B	36. B	46. A	56. C	66. C	76. D
7. A	17. B	27. B	37. B	47. D	57. C	67. A	77. C
8. A	18. B	28. A	38. C	48. A	58. D	68. A	78. B
9. C	19. C	29. C	39. A	49. D	59. D	69. C	79. D
10. D	20. B	30. C	40. A	50. A	60. C	70. D	80. D

■ **106 年第二次專技高考藥師(一)階 藥物分析與生藥學 答案**

1. D	11. C	21. A	31. A	41. C	51. A	61. C	71. A
2. C	12. C	22. A	32. A	42. C	52. D	62. D	72. C
3. A	13. B	23. D	33. D	43. C	53. C	63. A	73. B
4. C	14. B	24. C	34. D	44. C	54. D	64. B	74. D
5. C	15. D	25. D	35. A	45. D	55. D	65. B	75. B
6. A	16. C	26. A	36. C	46. A	56. B	66. A	76. A
7. A	17. D	27. D	37. C	47. C	57. D	67. A	77. C
8. B	18. A	28. B	38. D	48. B	58. C	68. B	78. A
9. A	19. C	29. B	39. C	49. C	59. C	69. A	79. B
10. C	20. B	30. B	40. B	50. B	60. D	70. C	80. C

■ 107 年第一次專技高考藥師(一)階 藥物分析與生藥學 答案

1. A	11. A	21. B	31. B	41. C	51. C	61. D	71. A
2. D	12. D	22. C	32. D	42. A	52. A	62. D	72. C
3. D	13. B	23. B	33. D	43. D	53. D	63. A	73. B
4. C	14. C	24. A	34. C	44. D	54. D	64. A	74. D
5. B	15. C	25. C	35. C	45. A	55. D	65. A	75. D
6. A	16. A	26. D	36. D	46. A	56. C	66. A	76. B
7. C	17. B	27. D	37. A	47. A	57. C	67. C	77. C
8. C	18. A	28. C	38. C	48. B	58. B	68. D	78. A
9. C	19. C	29. D	39. B	49. D	59. B	69. A	79. A
10. A	20. A	30. A	40. A	50. D	60. C	70. C	80. A

■ 107 年第二次專技高考藥師(一)階 藥物分析與生藥學 答案

1. B	11. A	21. B	31. B	41. B	51. A	61. A	71. D
2. C	12. D	22. A	32. C	42. C	52. C	62. C	72. C
3. D	13. B	23. D	33. B	43. A	53. B	63. B	73. D
4. A	14. D	24. A	34. D	44. D	54. B	64. A	74. B
5. #	15. C	25. B	35. B	45. B	55. D	65. A	75. D
6. D	16. A	26. D	36. A	46. B	56. D	66. B	76. D
7. A	17. B	27. C	37. B	47. D	57. C	67. D	77. A
8. A	18. C	28. C	38. B	48. D	58. C	68. B	78. A
9. D	19. C	29. C	39. A	49. B	59. B	69. C	79. B
10. A	20. A	30. D	40. D	50. C	60. B	70. D	80. B
註：5. A、B、C 給分							

藥物分析與生藥學歷屆試題答案(106年第一次~111年第二次)

■ **108 年第一次專技高考藥師(一)階 藥物分析與生藥學 答案**

1. D	11. D	21. A	31. A	41. B	51. B	61. D	71. B
2. B	12. A	22. D	32. C	42. A	52. C	62. B	72. C
3. B	13. A	23. C	33. D	43. A	53. B	63. C	73. D
4. D	14. B	24. D	34. D	44. A	54. C	64. D	74. B
5. C	15. C	25. C	35. A	45. A	55. A	65. C	75. C
6. D	16. B	26. C	36. D	46. C	56. C	66. C	76. C
7. D	17. D	27. C	37. A	47. A	57. D	67. D	77. C
8. D	18. B	28. C	38. D	48. B	58. D	68. A	78. D
9. C	19. A	29. C	39. A	49. C	59. B	69. B	79. D
10. A	20. A	30. A	40. C	50. B	60. C	70. C	80. B

■ **108 年第二次專技高考藥師(一)階 藥物分析與生藥學 答案**

1. D	11. B	21. D	31. C	41. B	51. D	61. B	71. A
2. C	12. A	22. B	32. B	42. D	52. C	62. C	72. C
3. B	13. A	23. C	33. D	43. D	53. D	63. D	73. D
4. B	14. C	24. C	34. B	44. D	54. A	64. D	74. B
5. C	15. A	25. D	35. C	45. A	55. D	65. D	75. C
6. B	16. A	26. A	36. C	46. A	56. A	66. D	76. A
7. B	17. C	27. D	37. A	47. A	57. D	67. A	77. D
8. B	18. C	28. B	38. B	48. C	58. C	68. B	78. C
9. B	19. C	29. D	39. C	49. B	59. C	69.B	79. B
10. A	20. D	30. B	40. C	50. C	60. D	70. A	80. D

■ 109 年第一次專技高考藥師(一)階 藥物分析與生藥學 答案

1. B	11. A	21. D	31. B	41. B	51. B	61. C	71. B
2. D	12. B	22. C	32. C	42. A	52. D	62. B	72. A
3. A	13. C	23. B	33. C	43. D	53. A	63. D	73. D
4. A	14. D	24. B	34. C	44. A	54. D	64. A	74. A
5. D	15. B	25. B	35. B	45. A	55. C	65. D	75. D
6. C	16. C	26. A	36. C	46. C	56. D	66. D	76. A
7. D	17. C	27. D	37. A	47. A	57. A	67. B	77. B
8. C	18. C	28. D	38. D	48. C	58. A	68. C	78. C
9. B	19. A	29. C	39. B	49. C	59. B	69. D	79. C
10. #	20. B	30. A	40. A	50. A	60. C	70. C	80. B

註：10. 一律給分

■ 109 年第二次專技高考藥師(一)階 藥物分析與生藥學 答案

1. C	11. A	21. D	31. B	41. D	51. B	61. B	71. D
2. A	12. B	22. #	32. D	42. A	52. C	62. A	72. A
3. D	13. D	23. A	33. D	43. A	53. B	63. C	73. B
4. B	14. A	24. B	34. B	44. A	54. C	64. C	74. C
5. A	15. A	25. C	35. A	45. B	55. B	65. C	75. A
6. D	16. B	26. B	36. #	46. C	56. C	66. C	76. A
7. D	17. C	27. C	37. C	47. A	57. C	67. A	77. A
8. A	18. C	28. B	38. B	48. A	58. C	68. D	78. C
9. A	19. B	29. C	39. D	49. B	59. A	69. B	79. C
10. B	20. B	30. A	40. A	50. C	60. A	70. C	80. B

註：22. A、C 給分；36. 一律給分

■ **110 年第一次專技高考藥師(一)階 藥物分析與生藥學 答案**

1. B	11. B	21. #	31. A	41. C	51. D	61. D	71. C
2. A	12. C	22. D	32. D	42. A	52. A	62. D	72. A
3. C	13. D	23. C	33. C	43. C	53. B	63. C	73. C
4. B	14. C	24. D	34. B	44. C	54. C	64. A	74. B
5. C	15. A	25. B	35. C	45. D	55. C	65. C	75. A
6. A	16. A	26. B	36. D	46. B	56. C	66. C	76. D
7. A	17. D	27. C	37. A	47. C	57. A	67. B	77. A
8. D	18. D	28. B	38. A	48. A	58. C	68. C	78. C
9. C	19. B	29. B	39. B	49. B	59. A	69. B	79. C
10. D	20. C	30. C	40. C	50. B	60. D	70. C	80. A

註：21. 一律給分

■ **110 年第二次專技高考藥師(一)階 藥物分析與生藥學 答案**

1. A	11. B	21. D	31. A	41. D	51. B	61. C	71. D
2. A	12. A	22. D	32. A	42. A	52. A	62. A	72. D
3. A	13. A	23. A	33. B	43. A	53. A	63. D	73. B
4. A	14. A	24. D	34. B	44. D	54. D	64. B	74. C
5. B	15. D	25. C	35. D	45. B	55. D	65. A	75. A
6. B	16. B	26. D	36. D	46. D	56. C	66. C	76. A
7. C	17. C	27. A	37. C	47. B	57. C	67. C	77. D
8. B	18. A	28. C	38. B	48. C	58. B	68. B	78. C
9. D	19. B	29. D	39. A	49. A	59. D	69. D	79. B
10. C	20. A	30. A	40. B	50. B	60. C	70. D	80. C

藥物分析與生藥學歷屆試題答案(106年第一次~111年第二次)

■ 111 年第一次專技高考藥師(一)階 藥物分析與生藥學 答案

1. B	11. D	21. C	31. C	41. B	51. A	61. C	71. D
2. C	12. A	22. B	32. A	42. B	52. B	62. A	72. D
3. C	13. B	23. A	33. C	43. C	53. C	63. C	73. A
4. A	14. D	24. C	34. D	44. D	54. B	64. A	74. C
5. D	15. A	25. D	35. A	45. B	55. B	65. C	75. D
6. A	16. A	26. B	36. B	46. C	56. A	66. A	76. A
7. B	17. A	27. A	37. D	47. D	57. B	67. A	77. D
8. B	18. C	28. C	38. C	48. D	58. C	68. A	78. C
9. B	19. D	29. C	39. D	49. B	59. D	69. C	79. D
10. C	20. A	30. C	40. C	50. A	60. D	70. B	80. B

■ 111 年第二次專技高考藥師(一)階 藥物分析與生藥學 答案

1. A	11. B	21. B	31. C	41. A	51. B	61. D	71. B
2. C	12. A	22. D	32. B	42. D	52. B	62. D	72. B
3. C	13. A	23. D	33. B	43. B	53. B	63. C	73. A
4. C	14. B	24. C	34. B	44. B	54. D	64. D	74. C
5. B	15. D	25. D	35. #	45. A	55. B	65. D	75. D
6. D	16. A	26. A	36. A	46. D	56. B	66. B	76. B
7. D	17. D	27. A	37. C	47. B	57. A	67. A	77. A
8. B	18. A	28. A	38. C	48. B	58. A	68. B	78. B
9. C	19. D	29. A	39. B	49. B	59. A	69. B	79. B
10. C	20. B	30. A	40. A	50. A	60. A	70. B	80. B
註：35. A、D 給分							

科目：藥劑學與生物藥劑學

( ) 1. 一藥物(100 mg/mL)以零階次動力學降解，其反應速率常數為
0.2 mg/mL/h，其半衰期為多少小時？
(A) 10　　　　　　　　　　(B) 250
(C) 500　　　　　　　　　 (D) 1000

( ) 2. 下列哪一項資料在新藥申請(NDA)是必備的，但在簡易新藥申請
(ANDA)不需提供？
(A) 藥品的化學製造　　　　(B) 生體可用率／生體相等性
(C) 藥品之品管　　　　　　(D) 臨床試驗

( ) 3. 有關流浸膏的敘述，下列何者錯誤？
(A) 流浸膏為生藥以適當浸溶劑抽提，所製得之一種含乙醇液體
製劑。每 mL 所含之有效成分，相當於標準生藥 1 g
(B) 法定之流浸膏，多以浸漬法製備之，其使用之浸溶劑，則照
中華藥典第七版正文之個別規定
(C) 流浸膏製備時所稱的「中速率」，係指每分鐘流出之滲出液
為 1～3 mL 而言
(D) 流浸膏貯置相當時間後，常有沉澱發生，可予過濾，或將
澄明部分傾出，再調整其濃度使符合規定標準

( ) 4. 有關糖漿劑的敘述，下列何者正確？
(A) 蔗糖的水解反應在鹼性環境特別容易發生
(B) 單糖漿最高能和 20%乙醇混合不會產生結晶
(C) 當果膠和蔗糖溶液混合後會產生膠化(gelation)現象，主要是
因為蔗糖造成果膠的脫水現象
(D) 根據中華藥典第七版規定，糖漿應該滿置於緊密容器內，
放於 4°C貯之

( ) 5. 下列鈣離子化合物中，何者之水溶解度最差？
(A) calcium nitrate　　　　(B) calcium acetate
(C) calcium chloride　　　 (D) calcium carbonate

( ) 6. 就 sucrose、aspartame、saccharin 三者之物化性質比較，下列
排序何者最正確？
(A) 每克熱含量：sucrose＞aspartame＞saccharin
(B) 對熱安定性：saccharin＞sucrose＞aspartame
(C) 對酸安定性：sucrose＞aspartame＞saccharin
(D) 相對甜度：aspartame＞saccharin＞sucrose

( ) 7. 下列何者不是 gelatin 溶液降溫形成 gel 時之原因？
(A) 降低動能
(B) 增加 dipole-dipole 交互作用
(C) 活化能負值
(D) 增加聚合物交互作用

( ) 8. 已知水的表面張力是 72 dyne/cm，當溶解某溶質後依 Gibbs 吸著方程式求得表面超量之值是正值，則何者水溶液的表面張力值 (dyne/cm)較合理？
(A) 90
(B) 72
(C) 54
(D) 0

( ) 9. 非離子型界面活性劑 Tween 80 是具有多少數目的 ethylene oxide 之 sorbitan monooleate？
(A) 20
(B) 40
(C) 60
(D) 80

( ) 10. 流體的黏稠度是切應力與下列何者的比值？
(A) 單位變形度
(B) 加速度
(C) 切變速率
(D) 移動距離

( ) 11. 下列何種儀器或方法無法測量物質之分子量？
(A) 滲透壓器
(B) 光散射器
(C) 黏度器
(D) 過篩法

( ) 12. 擬降低懸浮液沉降速率時，下列何者最不適合？
(A) 降低固體顆粒直徑
(B) 提高連續相的黏度
(C) 降低固體粒子密度
(D) 提高分散相的黏度

( ) 13. 有關 starch 之敘述，下列何者錯誤？
(A) 適合利用熱水溶解
(B) 具有 dilatancy 特性
(C) 常做為稀釋劑
(D) 具較多 α-1, 4-glucosidic 鍵結

( ) 14. Cortisone 懸浮劑因呈現不同溶離速率而影響其生體可用率時，下列何者不為其原因？
(A) 顆粒大小不同
(B) 晶形不同
(C) 有無形成 cake 狀
(D) 分配係數不同

( ) 15. 有一球形粉體密度 1.3 g/mL，平均粒徑 2.5 μm，依據 Stokes' 方程式測得該粉體在密度 1.0 g/mL、黏稠度 1 cp 之水中沉降速率為 1.02×10^{-4} cm/sec，若該粉體平均粒徑減小至 0.5 μm，則在水中沉降速率為原來的多少倍？
(A) 0.0.4
(B) 0.2
(C) 5
(D) 25

(　) 16. Bismuth subnitrate 懸液劑，當加入之 monobasic potassium phosphate 量愈多時，下列敘述何者錯誤？

(A) 若不添加 monobasic potassium phosphate 時，該懸液劑易沉澱且結塊

(B) bismuth subnitrate 粒子之 apparent zeta potential 正值愈大者，沉澱較少傾向於結塊

(C) bismuth subnitrate 粒子之 apparent zeta potential 負值愈大者，沉澱較少傾向於不結塊

(D) bismuth subnitrate 粒子之 apparent zeta potential 為零時，沉澱較多但不結塊

(　) 17. 下列何者不是計算製作栓劑基劑量的方法？

(A) density factor method

(B) dosage replacement factor method

(C) occupied volume method

(D) viscosity factor method

(　) 18. 下列何者屬於乳劑型軟膏基劑？

(A) aquabase　　　　　　　　(B) cold cream

(C) Macrogol ointment　　　　(D) plastibase

(　) 19. 下列何者在軟膏中不作為穿皮促進劑？

(A) dimethyl formamide(DMF)　(B) sodium benzoate

(C) petroleum ether　　　　　(D) sodium lauryl sulfate

(　) 20. 下列何種劑型不供外用？

(A) 浸膏劑　　　　　　　　　(B) 膠漿劑

(C) 溶液劑　　　　　　　　　(D) 凝膠劑

(　) 21. 下列哪一個栓劑材料主要靠吸收體液而釋出藥物？

(A) theobroma oil　　　　　　(B) fatty base

(C) PEG base　　　　　　　　(D) Wecobee

(　) 22. 下列何者可作為油水型軟膏基劑的乳化劑？

(A) chlorhexidine gluconate　　(B) edetate disodium

(C) propylparaben　　　　　　(D) sodium lauryl sulfate

(　) 23. 下列何者不是半固體基劑用於皮膚投與之目的？

(A) 活化膠原蛋白　　　　　　(B) 保護皮膚

(C) 軟化角質層　　　　　　　(D) 作為藥物載體

(　) 24. 油／水型乳劑，是屬於下列哪一種軟膏基劑？

(A) 烴基基劑　　　　　　　　(B) 吸收性基劑

(C) 水和性基劑　　　　　　　(D) 水溶性基劑

( ) 25. 下列何者不是延遲性(delayed-release)口服劑型設計之目的？
(A) 防止藥物被胃酸破壞　　　　(B) 保護胃不受藥物損傷
(C) 提高藥物生體可用率　　　　(D) 加速藥物排空至小腸

( ) 26. 下列何者屬於 level C 的 IVIVC(in vitro-in vivo correlations)？
(A) 體外溶離時間和體內吸收量
(B) 體外平均溶離和體內平均釋出時間
(C) 體外 3 小時之溶離量和體內 AUC
(D) 體外平均溶離時間和體內滯留時間

( ) 27. 下列何種製錠過程，最不會影響藥物的生體可用率？
(A) 以濕式造粒法後壓錠
(B) 以 slugging 造粒後壓錠
(C) 以冷凍乾燥法造粒後壓錠
(D) 以藥品和賦形劑混合後壓錠

( ) 28. 某錠劑標誌重量為 324 mg，其重量差異度規定應在哪個範圍內？
(A) ±3%　　　　　　　　　(B) ±5%
(C) ±7%　　　　　　　　　(D) ±10%

( ) 29. 若使用 20 號篩製粒，選粒時最好使用幾號篩？
(A) 10　　　　　　　　　　(B) 16
(C) 20　　　　　　　　　　(D) 30

( ) 30. 何者不是長效性口服劑型在臨床使用時病人所能得到的優點？
(A) 延長病人維持有效濃度的期間
(B) 依據病人需求可調整給藥劑量
(C) 提高病人使用方便性與依順性
(D) 降低病人服用產生不良副作用

( ) 31. 哪一種長效性(extended-release)劑型的製備與傳統錠劑的製備沒有太大差異？
(A) ion-exchange resin tablets　　(B) microencapsulation tablets
(C) pellet tablets　　　　　　　(D) matrix tablets

( ) 32. 有關冷凍乾燥法之敘述，下列何者較正確？
(A) 操作條件通常設定於溫度 0.0099°C以上，而壓力 4.57 mm 汞柱以上時來進行
(B) 乾燥後易成非晶型之產物，故其製劑通常不易吸潮
(C) 冷凍過程易使蛋白質變性，故欲乾燥蛋白質製劑時通常要添加適量保護劑抗凍
(D) 與乾熱法比較，本法乾燥時之能源消耗通常較低、乾燥效率較高，而耗時則較短

( ) 33. 在粒徑大於 1 μm 以上時，難溶性固體藥物之何種物性受粒徑大小之影響最大？
(A) 熔點 　　　　　　　　　　 (B) 溶離速率
(C) 溶解度 　　　　　　　　　 (D) 溶解熱

( ) 34. 欲將薄荷與水楊酸以等量(w/w)比例研合時，為避免共熔物或液化之現象出現，通常可預行添加下列何者以避免之？
(A) 三酸甘油酯 　　　　　　　 (B) 乳酸
(C) 聚乙二醇 　　　　　　　　 (D) 碳酸鎂

( ) 35. 假設"acetaminophen with codeine capsules"之配方組成為：acetaminophen 325 mg; codeine phosphate 30 mg; sodium starch glycolate q.s.; magnesium stearate q.s.及 stearic acid q.s.；其中所含 sodium starch glycolate 之主要用途為何？
(A) 填充劑 　　　　　　　　　 (B) 潤滑劑
(C) 崩散劑 　　　　　　　　　 (D) 黏合劑

( ) 36. 下列何者不是將藥物組合進行造粒(granulation)之主要目的？
(A) 使藥物組合形成能自由流動的顆粒
(B) 提高藥物組合的密度而提供壓縮性
(C) 使藥物組合疏鬆的結合而易於崩散
(D) 增強藥物組合的黏合性而提高硬度

( ) 37. 藥品以油液製成溶液或懸液劑以加熱滅菌時，應使每一容器全部內容物之溫度保持在下列何種條件？
(A) 115℃；30 分鐘 　　　　　 (B) 115℃；60 分鐘
(C) 150℃；60 分鐘 　　　　　 (D) 300℃；30 分鐘

( ) 38. 有關多劑量注射劑的敘述，下列何者最正確？
(A) 是供貯存靜脈注射劑的容器
(B) 是供貯存心內注射劑的容器
(C) 一般容量不得超過 10 個單位劑量
(D) 總容量不可超過 20 毫升

( ) 39. 有關熱原(pyrogen)的敘述，下列何者最正確？
(A) 是一種病毒的內毒素
(B) 革蘭氏陽性菌的代謝物所引起
(C) 在靜脈注射液中只要有微量存在即可引起發燒
(D) 除了會引起發燒，也會引起低血壓

( ) 40. 下列何者可以用靜脈注射方式給予？
(A) insulin aspart 　　　　　　 (B) regular insulin
(C) isophane insulin 　　　　　 (D) insulin glargine

( ) 41. 1.8% dextrose 注射液在 27°C時的滲透壓為多少 atm？

　　『註：氣體常數(gas constant)為 0.082(L×atm)/(mol×K)；
　　　　dextrose 分子量為 180』

(A) 0.22　　　　　　　　　　　　(B) 1.23

(C) 1.48　　　　　　　　　　　　(D) 2.46

( ) 42. 下列何者為擬人化(humanized)的單株抗體？

(A) rituximab　　　　　　　　　(B) omalizumab

(C) ibritumomab　　　　　　　　(D) muromonab-CD3

( ) 43. LAL(*Limulus* amebocyte lysate)test 適用於何種物質的測試？

(A) 細菌　　　　　　　　　　　(B) 病毒

(C) 內毒素　　　　　　　　　　(D) 粉塵顆粒

( ) 44. 中華藥典法定注射劑玻璃容器試驗法不包含下列哪一項？

(A) 可溶性鹼　　　　　　　　　(B) 可溶性鐵

(C) 砷　　　　　　　　　　　　(D) 硼

( ) 45. 下列何者不屬於注射給藥途徑？

(A) intradermal route　　　　　　(B) intramuscular route

(C) intranasal route　　　　　　　(D) intraspinal route

( ) 46. 有關含增稠劑之眼用溶液，下列敘述何者錯誤？

(A) 可用 methylcellulose 作為眼用溶液的增稠劑

(B) 眼用溶液的黏度以 15 至 25 cp 被認為最適宜

(C) 一般來說眼藥之生物鹼製劑為酸性溶液

(D) 通常一溶液的黏度會隨溫度增加而增加

( ) 47. 下列何物質可用於測試層流設備(laminar airflow equipment)過濾
空氣效能之 smoke test？

(A) diethyl phthalate　　　　　　(B) dibutyl phthalate

(C) dihexyl phthalate　　　　　　(D) dioctyl phthalate

( ) 48. 下列何種過濾法不能濾去病毒？

(A) microfiltration　　　　　　　(B) ultrafiltration

(C) nanofiltration　　　　　　　(D) reverse osmosis

( ) 49. 線性一室模式藥物經口服 200 mg 後，當利用殘值法可推估其
吸收速常為 1.74 h^{-1}, 但經靜脈注射 100 mg 後，血中濃度(mg/L)
與時間(h)關係式為 Cp=10 e$^{-1.74t}$，則此藥物在吸收及排除具有何項
特性？

(A) lag time distribution

(B) Wagner - Nelson pharmacokinetics

(C) lag time absorption

(D) flip - flop

( ) 50. 某線性一室模式藥物，在健康人群中排除半衰期約為 3～7 小時，當以靜脈輸注 6 小時，血中藥物濃度為 4.0 mg/L，持續給藥三天後，血中藥物濃度為 6.0 mg/L，該藥在體內的排除速率常數約為多少 h^{-1}？(log 0.33 = -0.48)

(A) 0.18　　　　　　　　　　　(B) 0.36

(C) 1.8　　　　　　　　　　　 (D) 3.6

( ) 51. 靜脈注射後，各時間點的血藥濃度如下表所示，給藥後瞬間初始血藥濃度為 40.0 ng/mL，估算給藥後 4 小時到∞時間的血藥濃度－時間曲線下面積(ng·h /mL)約為多少？

時間(hour)	血中藥物濃度(ng/mL)
0.5	38.5
1.0	29.3
2.0	19.8
3.0	14.6
4.0	9.7
5.0	7.4

(A) 21.4　　　　　　　　　　　(B) 30.0

(C) 36.4　　　　　　　　　　　(D) 42.0

( ) 52. 某線性二室模式藥物，經長時間的靜脈輸注後，其血中濃度呈穩定狀態時之擬似分布體積為 200 L，該藥物之中央室分布體積為多少 L？(微常數 k_{12} 為 1.2 h^{-1}，k_{21} 為 0.3 h^{-1})

(A) 240　　　　　　　　　　　(B) 160

(C) 80　　　　　　　　　　　 (D) 40

( ) 53. 當靜脈輸注(IV infusion)給藥的速率增加一倍時，何者正確？
(A) 到達穩定狀態的時間減半，穩定狀態下的血中藥物濃度不變
(B) 到達穩定狀態的時間減半，穩定狀態下的血中藥物濃度加倍
(C) 到達穩定狀態的時間不變，穩定狀態下的血中藥物濃度不變
(D) 到達穩定狀態的時間不變，穩定狀態下的血中藥物濃度加倍

( ) 54. 藥物經靜脈輸注給藥，於體內達到 90%的穩定狀態濃度需要經過幾個半衰期？

(A) 2.84　　　　　　　　　　　(B) 3.32

(C) 4.32　　　　　　　　　　　(D) 6.65

( ) 55. 下列何者不是藥物血中濃度呈現雙峰現象的可能原因？
(A) 胃酸分泌的複雜性　　　　(B) 胃排空的多種變化
(C) 食物存在的影響　　　　　(D) 腸肝循環的發生

( ) 56. 下列哪一圖中之何條曲線可用來代表某二室模式藥品以快速輸注
(R/k)投與速效劑量，並以恆速靜脈輸注繼續投與後之血漿中藥品
濃度－時間關係？

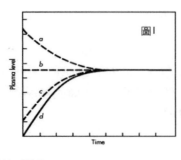 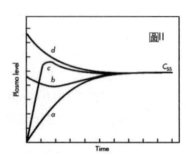

(A) 圖 I a
(B) 圖 II b
(C) 圖 I c
(D) 圖 II d

( ) 57. 某藥於快速靜脈注射 10 mg 後，血中濃度(C_p)之變化為
C_p(ng/mL)=$45e^{-1.5t}+15e^{-0.3t}$，t 之單位為 h。則在注射後之血中濃度
曲線下面積(ng・h/mL)為多少？
(A) 80
(B) 60
(C) 45
(D) 15

( ) 58. 某藥的排除依循一次動力學，藥物之排除速率常數為 0.1155 h^{-1}，
分布體積為 0.6 L/kg，以靜脈注射 600 mg 劑量投藥給一體重 70 kg
的病人，經 24 小時其血中濃度為多少 mg/L？
(A) 0.89
(B) 1.39
(C) 1.79
(D) 2.59

( ) 59. 已知鹽酸四環黴素半衰期為 10 小時，每 6 小時，每次 1 粒膠囊
給藥可達療效；為立即達到抑菌效用，則療程第一次投藥應服用
若干粒膠囊？
(A) 1
(B) 2
(C) 3
(D) 4

( ) 60. 有關口服藥物血中濃度經時變化的敘述，下列何者正確？
(A) 吸收相時，排除速率趨近於零
(B) 排除相時，吸收速率趨近於零
(C) 吸收相時，吸收速率小於排除速率
(D) 排除相時，排除速率小於吸收速率

( ) 61. 有關藥品中有效成分吸收進入全身循環的程度與速率，下列何者正確？
① 血中最高濃度與吸收程度有關
② 血中最高濃度與吸收速率有關
③ 達到血中最高濃度的時間與吸收程度有關
④ 達到血中最高濃度的時間與吸收速率有關
(A) ①③④   (B) ②③④
(C) ①②③   (D) ①②④

( ) 62. 下列何者為影響 BCS class 2 藥品其口服生體可用(bioavailability)的決定步驟？
(A) 崩散   (B) 溶離
(C) 腸道吸收   (D) 腸胃蠕動

( ) 63. 有關 Fick's law of diffusion，下列敘述何者正確？
① 用來探討 facilitated diffusion 的速率
② 用來探討 passive diffusion 的速率
③ 擴散速率與 diffusion coefficient 呈反比
④ 擴散速率與 permeability coefficient 呈正比
(A) ①②   (B) ①③
(C) ②④   (D) ③④

( ) 64. 下列藥物併用時生體可用率改變，其影響因子何者錯誤？
(A) digoxin+amiodarone：後者抑制 p-glycoprotein
(B) ritonavir+lopinavir：前者抑制 CYP 3A
(C) ritonavir+clarithromycin：前者抑制 CYP 3A
(D) tolbutamide+rifampin：後者抑制 CYP 450

( ) 65. 某抗生素 100 mg 經靜脈注射後，其血中濃度時間曲線下面積(AUC)為 50 mg · h/mL，若此抗生素以 200 mg 錠劑口服後，AUC 為 60 mg · h/mL，則其 absolute bioavailability 為何？
(A) 20%   (B) 50%
(C) 60%   (D) 80%

( ) 66. 藥品具多晶型態(polymorphism)時，對不同晶型之敘述，下列何者正確？
(A) 溶解速率相同   (B) 分子量相同
(C) 壓縮性質相同   (D) 安定性相同

( ) 67. 有關 haloperidol 肌肉注射劑之敘述，下列何者正確？
(A) haloperidol deconate 為水溶性注射劑，排除速率較慢
(B) haloperidol lactate 溶於 sesame oil，吸收速率較快
(C) haloperidol deconate 較 haloperidol lactate 達尖峰濃度時間較短
(D) haloperidol deconate 注射劑建議之給藥間隔為 4 週

( ) 68. 臨床上使用 albuterol 時，當發生支氣管擴張反應下降，可能來自
於何種基因遺傳多型性的影響？
(A) multidrug resistance gene
(B) beta-2 adrenergic receptor gene
(C) sulphonylurea receptor gene
(D) angiotensin-converting enzyme gene

( ) 69. 某病人因藥物中毒正在進行血液透析(hemodialysis)治療，他所
服用藥品之 total clearance 為 40 mL/min，dialysis clearance 為 20
mL/min，則透析進行時該藥品之半衰期($t_{1/2}$)為若干小時？
(假設分布體積為 300 L)
(A) 86   (B) 58
(C) 43   (D) 36

( ) 70. 下列敘述何者屬時間依賴型(time-dependent)藥物動力學？
(A) 藥品排除完全遵循一階次反應
(B) 當劑量改變，原型藥與代謝物組成及比例也改變
(C) 藥的排除半衰期隨固定劑量的重複給藥次數而變短
(D) 藥品血漿濃度－時間曲線下面積(AUC)與生體可吸收藥量
不成定比例

( ) 71. 某藥品的 renal clearance 是 total clearance 的 80%，一般口服
建議劑量為每 6 小時 200 mg，若病人的 creatinine clearance 為
正常值的 1/4，則劑量應調整為每 6 小時若干 mg？
(A) 160   (B) 120
(C) 80   (D) 40

( ) 72. 某氣喘病人(80 公斤，48 歲)，有長期嚴重菸癮。於急診以
aminophylline 6 mg/kg 靜脈注射加上 0.75 mg/kg/h 靜脈輸注治療
2 小時後，評估發現病人的療效不佳，故欲將 theophylline 濃度由
6 µg/mL 調高至 10 µg/mL。計算以靜脈注射 aminophylline 的速效
劑量。(已知 aminophylline 含 80% theophylline，theophylline 擬似
分布體積為 0.45 L/kg，清除率為 0.65 mL/min/kg)
(A) 120   (B) 150
(C) 180   (D) 225

( ) 73. 某病人男性 52 歲，身高 163 公分，體重 60 公斤，血漿中肌酸酐
濃度(C_{cr})為 2.5 mg/dL。Gentamicin sulfate 對腎功能正常成人劑量
為每隔 8 小時靜脈注射 1 mg/kg，多次投與。則依腎臟殘餘功能
比率估算在此病人每隔 8 小時所需給與的劑量(mg)？
(已知 gentamicin sulfate 之尿中原型藥排除分率(fe)為 0.98。)
(A) 18.4   (B) 24.8
(C) 30.7   (D) 45.6

( ) 74. 下列何者為敘述在一條同源染色體上發生多處 DNA 序列的單一
鹼基對(base pair)變異？
(A) 藥物遺傳學(pharmacogenetics)
(B) 單型(haplotype)
(C) 表現型(phenotype)
(D) 單核苷酸基因多型性(single-nucleotide polymorphism, SNP)

( ) 75. 某病人年齡 50 歲、體重 80 公斤，每天 tid 口服某藥，每次
100 mg，經一週後其平均血中藥物濃度(μg/mL)為何？(已知
該藥物之半衰期為 2.4 小時，分布體積為體重的 30%，F=1)
(A) 1.80   (B) 3.76
(C) 21.6   (D) 36.0

( ) 76. Sulfisoxazole 口服劑量為每天 8.0 g，分四次給藥，已知該藥品之
擬似分布體積為 78 L，排除半衰期為 6 小時，蛋白質結合分率為
85%，口服完全吸收，則在給藥後平均血中濃度為若干 mg/L？
(A) 15   (B) 37
(C) 49   (D) 62

( ) 77. 已知某藥在體內之排除依 Michaelis-Menten 動力學，其給藥速率
R(mg/h)與穩定狀態血中濃度 C_{ss}(mg/L)之關係圖如下。則此藥之
Michaelis-Menten 常數 K_M(mg/L)為何？

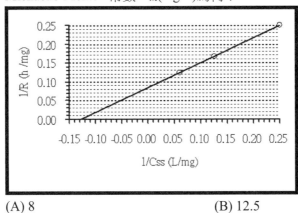

(A) 8   (B) 12.5
(C) 16   (D) 25

( ) 78. 學名藥(generic drug products)之開發，基於下列何項藥品特性之
考量，最需要進行生體相等性評估？
(A) 水溶解度大於 5 mg/mL
(B) 賦形劑對主成分之比例大於 5 倍
(C) 於 15 分鐘藥品之溶離率大於 85%
(D) 在療效範圍內屬 dose-independent 藥動特性

( ) 79. 已知 tobramycin 排除半衰期 2 小時，隨腎功能衰退而延長，一般劑量為 160 mg q8h(Cl$_{cr}$=80～100 mL/min)，某 70 歲老先生體重 56 公斤，其血清肌酸酐(serum creatinine）為 1.8 mg/dL，依其腎功能之變化，若劑量不變，則給藥間隔應如何調整？
(A) 維持 q8h
(B) 延長為 q12h
(C) 延長為 q24h
(D) 延長為 q36h

( ) 80. 某抗生素以靜脈注射投與，在年輕成年病人半衰期為 110 分鐘，在 70 歲以上病人半衰期為 165 分鐘。已知在年輕成年病人的給藥方式為每 12 小時 7.5 mg/kg。若治療濃度與分布體積不因年紀而改變，則此抗生素用於 75 歲病人的多劑量療程可調整為何？
(A) 每 18 小時 7.5 mg/kg
(B) 每 12 小時 7.5 mg/kg
(C) 每 8 小時 7.5 mg/kg
(D) 每 6 小時 7.5 mg/kg

科目：藥劑學與生物藥劑學

( ) 1. 下列何者無法改善不具有解離常數藥物之溶解度？
(A) 錯合化法(complexation)　　(B) 共溶媒(cosolvent)
(C) 微小顆粒(micronization)　　(D) pH 調整

( ) 2. 一般而言，下列何者不是觀察藥物晶形方法？
(A) 高溫載臺顯微鏡(hot stage microscopy)
(B) 微差掃描熱量測定法(differential scanning calorimetry)
(C) 微差熱分析(differential thermal analysis)
(D) 動態光散射(dynamic light scattering)

( ) 3. 已知某單質子酸藥物之 pKa 為 4，濃度為 5 mg/mL，在下列四個 pH 中，何者具有最高比例的離子態(ionized)藥物？
(A) 2　　　　　　　　　　　　(B) 4
(C) 6　　　　　　　　　　　　(D) 8

( ) 4. 抽提生藥成分時，若以浸漬法(maceration)與滲漉法(percolation) 來比較，浸漬法之特色為何？
(A) 以較少溶媒可得近乎完全抽提之效果
(B) 最適合於抽提非屬軟性細胞組織之生藥
(C) 浸漬容器最好選用內徑窄而長度長之圓筒，其抽提將可更有效率
(D) 藥材浸漬時，通常不宜加熱也不宜振搖

( ) 5. 碘之水溶液若不形成碘鹽複合體，其溶解度約為多少(%)？
(A) 0.03　　　　　　　　　　　(B) 0.5
(C) 2　　　　　　　　　　　　(D) 3

( ) 6. 在製備芳香氨醑(Aromatic Ammonia Spirit)時，有關其操作步驟及 產物之敘述，下列何者錯誤？
(A) 製備時選用之主藥碳酸銨，應呈半透明之塊狀
(B) 製備時宜先以 10%之氫氧化鈉溶液將碳酸銨溶解
(C) 溶解碳酸銨後再加入酒精混合均勻即得
(D) 本產品具驅風、制酸、醒腦等作用

( ) 7. 已知水的表面張力是 72 dyne/cm，硫的臨界表面張力是 30 dyne/cm，水對硫的接觸角是 90 度，若在水中加入界面活性劑 使水的表面張力變成 18 dyne/cm，則水對硫的接觸角為多少度？
(A) 108　　　　　　　　　　　(B) 90
(C) 18　　　　　　　　　　　　(D) 0

( ) 8. 使帶負電之金膠溶體產生凝結所需添加之陽離子最小凝結濃度，下列何者正確？
(A) $Na^+ > Al^{3+}$
(B) $Al^{3+} > Ca^{2+}$
(C) $Mg^{2+} > Ca^{2+}$
(D) $Mg^{2+} > Na^+$

( ) 9. 下列何者是無機親水膠體？
(A) tragacanth jelly
(B) pectin paste
(C) carbowax bases
(D) bentonite gel

( ) 10. 有關 sodium stearate 的敘述，下列何者正確？
(A) 對等離子(counterion)是陰離子
(B) 屬陰離子界面活性劑
(C) 屬硫酸烷結構
(D) 稱為綠肥皂

( ) 11. 當帶正電荷 procaine 與帶負電荷 penicillin 形成較低溶解度的 Procaine Penicillin，此現象為何？
(A) complex coacervation
(B) flocculation
(C) coalescence
(D) creaming

( ) 12. Colloid 顆粒大小範圍為下列何者？
(A) < 0.01 nm
(B) 0.01～0.5 nm
(C) 2～500 nm
(D) 1～5 μm

( ) 13. 下圖為何種流體特性？

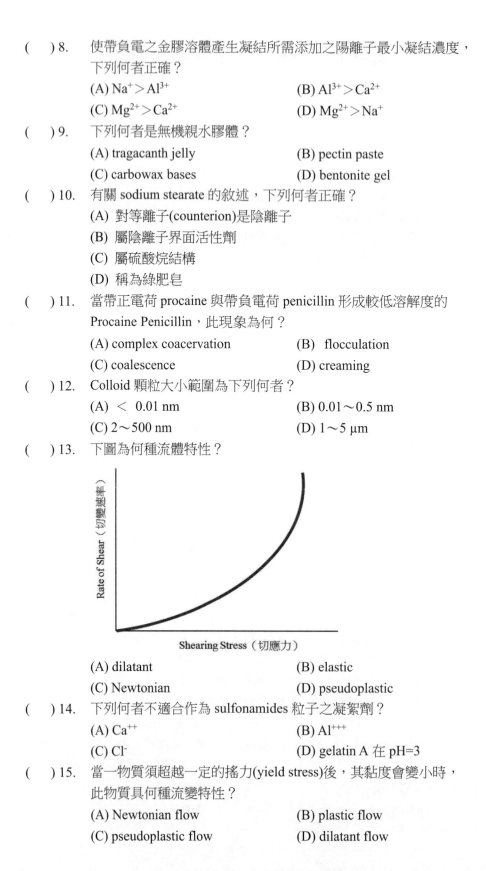

(A) dilatant
(B) elastic
(C) Newtonian
(D) pseudoplastic

( ) 14. 下列何者不適合作為 sulfonamides 粒子之凝絮劑？
(A) Ca^{++}
(B) Al^{+++}
(C) Cl^-
(D) gelatin A 在 pH=3

( ) 15. 當一物質須超越一定的搖力(yield stress)後，其黏度會變小時，此物質具何種流變特性？
(A) Newtonian flow
(B) plastic flow
(C) pseudoplastic flow
(D) dilatant flow

( ) 16. 有關粒子密度大小之比較，下列何者正確？
(A) bulk density > granule density > true density
(B) bulk density > true density > granule density
(C) true density > granule density > bulk density
(D) true density > bulk density > granule density

( ) 17. 有關栓劑的敘述，下列何者錯誤？
(A) 使用於不同體腔，如肛門、尿道、陰道
(B) 常用於局部，鮮少應用在全身作用
(C) 可可脂栓劑，適用於內痔治療製劑
(D) 甘油明膠栓劑，適用於製作陰道製劑

( ) 18. 水溶性軟膏基劑具有下列哪些性質？
① 無水　　　　② 可吸水　　　　③ 不可吸水
④ 可用水來移除　⑤ 不黏膩
(A) 僅①②　　　　　　　　(B) ③④
(C) 僅②④⑤　　　　　　　(D) ①②④⑤

( ) 19. 有關軟膏劑型的敘述，下列何者錯誤？
(A) 冷霜多屬於 W/O 軟膏基劑
(B) 親水軟膏屬於 O/W 軟膏基劑
(C) 單軟膏屬於吸收性軟膏基劑
(D) 親水軟石蠟屬於吸收性軟膏基劑

( ) 20. 依 Fick's law，藥物之皮膚吸收速率與下列何者成反比？
(A) 分配係數(partition coefficient)
(B) 藥物於劑型內之濃度
(C) 藥物於劑型內之溶解度
(D) 皮膚厚度

( ) 21. 下列何者不適合用於栓劑基劑？
(A) 可可脂　　　　　　　　(B) 半乳糖
(C) 甘油明膠　　　　　　　(D) 聚乙二醇

( ) 22. 下列何者可增加 vaseline 的吸水能力？
(A) beeswax　　　　　　　(B) glyceryl monostearate
(C) paraffin oil　　　　　　(D) stearic acid

( ) 23. 軟膏中添加之 azone，其作用為何？
(A) 穿透促進劑　　　　　　(B) 硬化劑
(C) 抗氧化劑　　　　　　　(D) 防腐劑

( ) 24. 經皮輸送製劑可分為 backing layer、control membrane、drug reservoir、adhesive layer 和 protective peel strip 等層，依接觸皮膚距離由近到遠依序為：
(A) adhesive layer → control membrane → drug reservoir → backing layer
(B) drug reservoir → control membrane → adhesive layer → protective peel strip
(C) adhesive layer → drug reservoir → control membrane → backing layer
(D) protective peel strip → control membrane → adhesive layer → drug reservoir

( ) 25. Oramorph SR tablets 是一種含有 morphine sulfate 的親水性纖維素基質錠片(matrix tablets)，其主要之控釋材料為何？
(A) ethyl cellulose
(B) hydroxypropyl methylcellulose
(C) carboxymethyl cellulose
(D) hydroxyethyl cellulose

( ) 26. 通常咀嚼錠(chewable tablets)不含下列何項賦形劑？
(A) 稀釋劑(diluents)
(B) 黏合劑(binders)
(C) 崩散劑(disintegrants)
(D) 潤滑劑(lubricants)

( ) 27. 下列何者不具腸溶特性？
(A) cellulose acetate phthalate
(B) hydroxypropylcellulose
(C) hydroxypropyl methylcellulose phthalate
(D) shellac

( ) 28. 製備膜衣錠時，配方中 castor oil 的作用為何？
(A) film former
(B) glossant
(C) opaquant
(D) plasticizer

( ) 29. 依據 biopharmaceutics classification system(BCS)分類，低溶解度高穿透性的藥是屬於下列何類？
(A) class 1
(B) class 2
(C) class 3
(D) class 4

( ) 30. 藥物具有下列何種特性是不適合或不需要製備成長效性(extended-release)劑型？
(A) 藥物劑量為不高不低者
(B) 藥理機轉非抑制酵素者
(C) 排除或吸收速率適中者
(D) 臨床使用於急性症狀者

( ) 31. 有些藥物能與藥學可接受的化學物質形成複合體(complex)，此種複合體的藥物溶離會依據外在體液的酸鹼值而緩慢釋出，因此達到長效型的藥物劑型，最常用的藥學可接受性化學物質為何？
(A) succinic acid (B) tartaric acid
(C) citric acid (D) tannic acid

( ) 32. 下列設備或儀器都常用於粒徑之測定，但對於其相關用途之敘述，何者並不恰當？
(A) 標準篩主要係用以測定 surface diameter
(B) Andreasen apparatus 主要係用以測定 Stokes'diameter
(C) Coulter Counter 主要係用以測定 volume diameter
(D) 顯微鏡主要係用以測定 projected area diameter

( ) 33. 有關噴霧乾燥機之使用，下列敘述何者較正確？
(A) 以油壓滾輪混合粉末 (B) 使用乾式黏合劑造粒
(C) 以微波乾燥顆粒 (D) 可用於藥物之包衣

( ) 34. 比較 methylprednisolone 之晶型 I(安定型)與晶型 II(次安定型)，下列何種特性會顯著地呈現出晶型 I 大於晶型 II？
(A) 溶解度 (B) 熔點
(C) 體外溶離速率 (D) 口服吸收速率

( ) 35. 有關膠囊劑之敘述，下列何者較正確？
(A) 主成分含量通常不需標示出
(B) 硬或軟膠囊劑進行崩散試驗時，其使用之裝置及規範稍有不同
(C) 溶離試驗之時程，依各品目之規定而異
(D) 軟膠囊劑通常只允許填充液體溶液

( ) 36. 水性膜衣包覆處方中添加塑化劑(plasticizer)之主要目的為改善膜衣的何種特性？
(A) 易於被乾燥 (B) 較易於貼附
(C) 易溶解於水 (D) 易軟化成膜

( ) 37. 有關乾熱滅菌(dry heat sterilization)之敘述，何者最正確？
(A) 其滅菌效率較濕熱滅菌為佳
(B) 常使用滅菌的溫度是 250～270℃
(C) 適合各種石油類產品(petroleum)，如石蠟(petrolatum)的滅菌
(D) 在同樣的溫度下，滅菌的時間較濕熱滅菌為短

( ) 38. 下列何種注射方式必須用單劑量容器貯存？
(A) 靜脈注射
(B) 皮下注射
(C) 皮內注射
(D) 超過 1 公升之容量注射劑，且一次用量超過 20 毫升以上者

( ) 39. 若中華藥典正文收載之注射劑未載明完整的配方時，液體注射劑的標籤應標示下列何者之使用量或含量百分比？
(A) 藥品 　　　　　　　　　(B) 調節酸鹼值的附加物
(C) 調節等張性的附加物 　　(D) 溶劑

( ) 40. 容量 100 毫升以下之注射劑的微粒物質，以鏡檢微粒測計法進行檢查時，以每容器計算，等於或大於 25 微米者，依中華藥典規定不得超過多少個？
(A) 30 　　　　　　　　　　(B) 60
(C) 600 　　　　　　　　　 (D) 3,000

( ) 41. 下列何者為人類胰島素製劑(insulin lispro)的最佳貯存方式？
(A) 室溫，避光貯存 　　　　(B) 冷藏貯存
(C) 冷凍貯存 　　　　　　　(D) 30°C貯存

( ) 42. 關於生物技術及相關產品之敘述，下列何者正確？
(A) 重組 DNA(rDNA)技術可用來生產蛋白質藥物
(B) 當抗原進入體內時，會使得 T 淋巴球增生並分泌抗體
(C) 反義(antisense)藥物之主要作用機轉為促進細胞合成更多所需之標的蛋白質
(D) 對同一抗體而言，其 Sfv 片段一般都會比 Fab'片段大

( ) 43. 含有下列何種離子之電解質，一般不建議加入全靜脈營養輸注液(total parenteral nutrition, TPN)？
(A) sodium 　　　　　　　　(B) magnesium
(C) iron 　　　　　　　　　 (D) calcium

( ) 44. 下列何者不可直接與乾粉針劑混合，進行皮下注射？
(A) 無菌純淨水 　　　　　　(B) 無菌注射用水
(C) 葡萄糖注射液 　　　　　(D) 氯化鈉注射液

( ) 45. 何種乳化劑可用於靜脈注射的脂肪乳劑(例如：Intralipid)？
(A) acacia 　　　　　　　　(B) Tween 80
(C) sodium lauryl sulfate 　　(D) egg yolk phospholipids

( ) 46. Pilocarpine hydrochloride 眼用溶液之 pH 值何者最適宜？
(A) 5 　　　　　　　　　　(B) 6
(C) 7.4 　　　　　　　　　 (D) 8

( ) 47. 依中華藥典對於黴菌之無菌試驗檢查，應用何種培養基？
(A) 馬鈴薯葡萄糖瓊脂培養基(potato dextrose agar medium)
(B) 甘露糖醇鹽瓊脂培養基(mannitol-salt agar medium)
(C) 硫醇乙酸鹽培養基(fluid thioglycollate medium)
(D) 大豆分解蛋白質－乾酪素培養基(soybean-casein digest medium)

( ) 48. 相對而言，下列滅菌法中何者之整體成本最高？
(A) 高壓蒸汽滅菌法   (B) 氣體滅菌法
(C) 放射滅菌法   (D) 乾熱滅菌法

( ) 49. 某藥物總清除率為 50 L/h，由腎排除 20%原型藥物，則此藥的生體可用率為多少？(肝血流每小時 90 L)
(A) 0.22   (B) 0.33
(C) 0.44   (D) 0.55

( ) 50. 某藥物以 2.0 g 靜脈注射後，收集尿液檢品，以尿中藥物排除速率之對數值(Y 軸，mg / h)與收集區間時段之中點時間(X 軸，h)作圖，經線性迴歸，該直線與 Y 軸之截距值為 325，下列參數何者正確？
(A) 排除速率常數為 $0.16\ h^{-1}$ (B) 清除率為 1.6 L/h
(C) 腎排除速率常數為 $0.16\ h^{-1}$ (D) 腎清除率為 1.6 L/h

( ) 51. 某抗癌藥具一室線性藥動學特性，經靜脈注射後，於 3 小時與 5 小時血中濃度分別為 40.0 mg/L 與 14.0 mg/L，該藥之排除半衰期約為多少小時？(ln40 = 3.68, ln14 = 2.64)
(A) 2.66   (B) 1.33
(C) 0.52   (D) 0.26

( ) 52. 某線性一室模式抗生素其排除半衰期為 3 小時，以 4.0 mg/h 之速率進行靜脈輸注，可達到穩定狀態濃度 2.0 mg/L，若欲立即到達穩定狀態濃度，則應靜脈注射多少 mg 速效劑量最適當？
(A) 8.7   (B) 17.3
(C) 26   (D) 35

( ) 53. 某藥物具一室線性藥動學性質，經靜脈注射後 7 小時，體內僅存留原投藥量的 25%，其擬似分布體積為 20 L。若以靜脈輸注給藥，欲達穩定狀態濃度為 0.01 mg/mL，其最適當之給藥速率為多少 mg/h？
(A) 0.4   (B) 4
(C) 40   (D) 400

( ) 54. 有關藥物的擬似分布體積(apparent volume of distribution，V_D)之敘述，下列何者最正確？
(A) 不一定需要經過計算後才能知道
(B) 需知道藥物是屬於何種藥動分室模式(compartment model)才能被計算
(C) V_D 值的大小，可做為藥物是否分布於血管外組織的指標
(D) 藥物之 V_D 是一常數，並不會因疾病狀況而改變

( ) 55. 研究胃排空對藥品吸收的影響時，常會使用下列哪種藥物來增加胃排空速率？

(A) amitriptyline (B) cholestyramine

(C) metoclopramide (D) propantheline

( ) 56. 下列哪一血中濃度－時間關係圖，最可能是在口服給與腸溶錠劑後所得？

(A)
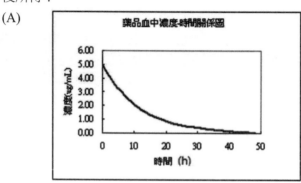

(B)
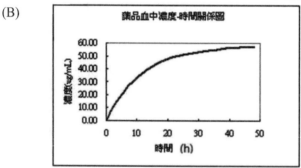

(C)
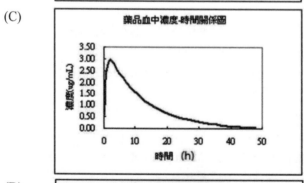

(D)
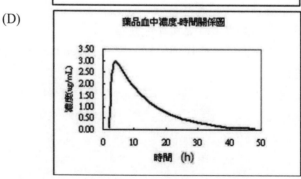

( ) 57. 某藥遵循一室模式，半衰期為 3 小時，當體內藥量為 50 mg 時，其排除速率為多少 mg/h？

(A) 11.55　　　　　　　　　(B) 16.67

(C) 21.16　　　　　　　　　(D) 26.52

( ) 58. 某藥在體外執行微粒體實驗，研究其在體內受細胞色素代謝之影響。發現只給本藥，其代謝速率與藥品濃度之關係如下圖中 Control 所示；若加入某代表性抑制劑後，則如下圖中 Inhibitor 所示。依此下列何者正確？

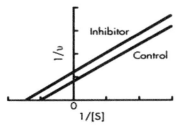

(A) K_M 改變，V_{max} 不變，顯示「競爭性抑制」(competitive inhibition)的特質

(B) K_M 改變，V_{max} 改變，顯示不清楚的(mixed type inhibition)的特質

(C) K_M 不變，V_{max} 變小，顯示「非競爭性抑制」(noncompetitive inhibition)的特質

(D) K_M 變小，V_{max} 變小，顯示「未競爭性抑制」(uncompetitive inhibition)的特質

( ) 59. 某藥的半衰期為 8 小時，分布體積為 1.5 L/kg，以 145 mg/h 的靜脈輸注速率給與體重 56 公斤的病人，則可達穩定血中濃度約若干 mg/L？

(A) 10　　　　　　　　　(B) 20

(C) 50　　　　　　　　　(D) 75

( ) 60. 假設皆為一室模式藥品，由下表何項敘述最適當？

	A 藥	B 藥	C 藥
靜脈輸注速率 (mg/h)	10	15	20
排除速率常數(h⁻¹)	0.5	0.1	0.05
清除率(L/h)	5	5	20

(A) 需時最久達穩定狀態: A 藥；穩定狀態濃度最高者: B 藥

(B) 需時最久達穩定狀態: B 藥；穩定狀態濃度最高者: C 藥

(C) 需時最久達穩定狀態: A 藥；穩定狀態濃度最高者: C 藥

(D) 需時最久達穩定狀態: C 藥；穩定狀態濃度最高者: B 藥

( ) 61. 下列哪些條件符合 biopharmaceutics classification system (BCS) biowaiver：
① 具有 BCS Class 1 特性的原料藥
② 原料藥在 Caco-2 的穿透程度至少 90%
③ 藉由裝置一(apparatus 1)測試溶離速率，30 分鐘內至少有 85%原料藥經由速放劑型溶離
④ 原料藥的物化性質需符合 rule of five
(A) ①②　　　　　　　　　　(B) ②③
(C) ①③　　　　　　　　　　(D) ②④

( ) 62. 評估藥品 bioavailability/bioequivalence 的方法中，不包括測定哪個參數？
(A) peak plasma drug concentration
(B) maximum pharmacodynamic effect
(C) renal excretion rate constant
(D) time for maximum urinary excretion

( ) 63. 病人服用 Theo-24 控釋錠 1,500 mg(theophylline)，為了避免產生 dose-dumping 現象，下列建議何者正確？
(A) 空腹服用　　　　　　　　(B) 餐間服用
(C) 飯後服用　　　　　　　　(D) 不受食物影響

( ) 64. 下列藥物生體可用率不佳，其影響因子何者錯誤？
(A) cyclosporine：低溶解度的藥物
(B) didanosine：胃酸中不安定
(C) propranolol：首渡效應達 75%
(D) rifampin：高溶解度的藥物

( ) 65. 於評估藥品生體可用率時，下列何種試驗結果的靈敏度與準確性最差？
(A) 血漿藥物濃度　　　　　　(B) 藥物尿液中的排泄
(C) 藥效學參數　　　　　　　(D) 臨床試驗的結果

( ) 66. 大劑量的藥品製成錠劑，下列何種形狀較易吞嚥？
(A) 圓形　　　　　　　　　　(B) 橢圓形
(C) 三角形　　　　　　　　　(D) 正方形

( ) 67. 下列何種特性較不影響藥物溶離及釋放速率？
(A) 顆粒大小　　　　　　　　(B) 晶型
(C) 不純物含量　　　　　　　(D) 總表面積

( ) 68. 對口服速放錠劑而言，何者不是影響藥物由製劑進入全身循環之速率步驟？
(A) 崩散　　　　　　　　　　(B) 溶離
(C) 分布　　　　　　　　　　(D) 吸收

( ) 69. Vancomycin 的治療波峰濃度範圍(therapeutic range)為若干 μg/mL？
(A) 50～100　　　　　　　　　(B) 20～40
(C) 5～10　　　　　　　　　　(D) 1～4

( ) 70. 某藥在體內之排除完全經由 CYP2D6 及 CYP3A4 兩種酵素之代謝作用，已知 CYP2D6 及 CYP3A4 對此藥之代謝參數如下表，當藥物之穩定狀態血中濃度為 0.1mg/L 時，經由 CYP2D6 及 CYP3A4 代謝之排除速率約占總排除速率分別為何？

代謝酵素	最大排除速率(V_{max})，mgh	Michaelis-Menten 常數(K_M)，mg/L
CYP2D6	10	1
CYP3A4	100	50

(A) 82% 及 18%　　　　　　　(B) 67% 及 33%
(C) 33% 及 67%　　　　　　　(D) 18% 及 82%

( ) 71. K_M 是 Michaelis constant；V_{max} 是代謝酵素最大排除速率。已知酒精的 K_M 是 100 mg/L，V_{max} 是 12.8 mL/h；生體可用率為 100 %。若今知一般交通法規所允許的呼氣酒精濃度為 0.25 mg/L (相當於血液濃度 525 mg/L)，此時酒精代謝速率為何(mL/h)？
(A) 0.025　　　　　　　　　　(B) 0.032
(C) 8.4　　　　　　　　　　　(D) 10.75

( ) 72. 某透析病人流入血液透析儀的血流量設定在 400 mL/min，採樣分析發現透析前後之血液樣本濃度分別為 30 及 12 mg/L，估算該儀器透析清除率(mL/min)為下列何者？
(A) 180　　　　　　　　　　　(B) 240
(C) 300　　　　　　　　　　　(D) 400

( ) 73. Tobramycin 之建議維持劑量為每 8 小時 1.7 mg/kg，若調整為每 24 小時 5.1 mg/kg，下列敘述何者正確？
(A) 調整後 peak 與 trough 濃度皆不變
(B) 調整後 peak 濃度減少，trough 濃度增加
(C) 調整後 peak 濃度增加，trough 濃度減少
(D) 調整後 peak 與 trough 濃度皆增加

( ) 74. 若 V 為代謝速率，C 為藥物濃度，K_M 為藥物與代謝酵素的親合常數，V_{max} 為代謝最大反應速率，關於 Michaelis-Menten equation 之敘述，下列何者正確？
(A) $V = V_{max} - K_M \frac{V}{C}$ 　　　　(B) $V = K_M - V_{max} \frac{V}{C}$

(C) $\frac{1}{V} = \frac{V_{max}}{K_M \times C} + \frac{1}{K_M}$ 　　　　(D) $\frac{1}{V} = \frac{1}{V_{max} \times C} + \frac{K_M}{V_{max}}$

( ) 75. 下列敘述何者正確？
　　　(A) 肌酸酐清除率(creatinine clearance)比菊糖清除率(inulin clearance)高
　　　(B) 肌酸酐清除率(creatinine clearance)不受體重高低影響
　　　(C) 腎絲球過濾速率(glomerular filtration rate；GFR)與年紀無關
　　　(D) 腎絲球過濾速率(glomerular filtration rate；GFR)等於藥物在腎臟的清除率(renal clearance)

( ) 76. 當藥物濃度增加時，何者不會造成非線性(nonlinear)動力學過程？
　　　(A) 腎小管主動分泌(renal active secretion)
　　　(B) 被動擴散(passive diffusion)
　　　(C) 飽和性代謝(saturable metabolism)
　　　(D) 飽和性蛋白質結合(saturable plasma protein binding)

( ) 77. 某藥物(f_e=1、V_D=0.5 L/kg)在腎功能正常病人半衰期約為 2.2 小時。某位 73 歲男性病人，體重 60 公斤，靜脈注射該藥物 (1 mg/kg)後其半衰期為 48 小時，在給藥 48 小時後進行 4 小時的血液透析，在透析期間該藥物之半衰期為 8 小時，則在透析期間，因透析而損失的藥物比例(fraction)為何？
　　　(A) 0.083　　　　　　　　　(B) 0.5
　　　(C) 0.25　　　　　　　　　(D) 0.05

( ) 78. 文獻得知 CYP2C9 有 CYP2C9*1、CYP2C9*2 及 CYP2C9*3 等不同的基因型。根據此一敘述可稱 CYP2C9*1、CYP2C9*2 或 CYP2C9*3 為 CYP2C9 的：
　　　(A) single nucleotide polymorphism(SNP)
　　　(B) allele
　　　(C) phenotype polymorphism
　　　(D) wild type gene

( ) 79. 王先生(體重 70 kg、身高 170 cm)，腎功能正常，目前接受某抗生素治療菌血症，藥品的半衰期為 10 小時，清除率為 50 mL/min，若經重複靜脈注射後，穩定狀態 peak 濃度為 30 mg/L，trough 濃度為 10 mg/L，則給藥間隔約為若干小時？
　　　(A) 6　　　　　　　　　　(B) 8
　　　(C) 12　　　　　　　　　(D) 16

( ) 80. 承上題，其維持劑量(maintenance dose)約為多少 mg？
　　　(A) 970　　　　　　　　　(B) 870
　　　(C) 770　　　　　　　　　(D) 670

科目：藥劑學與生物藥劑學

( ) 1. 有關藥品有效期限之決定，哪一類藥品是不採安定性試驗數據？
(A) antibiotics (B) allergenic extracts
(C) antihistamines (D) diuretic drugs

( ) 2. 下列何者可降低藥物的溶離速率？
(A) 增加藥物的表面積
(B) 增加溶離媒液的攪拌速度
(C) 增加藥物粒子的粒徑
(D) 增加藥物在擴散層(diffusion layer)的濃度

( ) 3. 若使用乙醇來作為糖漿劑(65% w/v，50 mL)的抑菌劑，假設所需乙醇為 18%，則所需乙醇的量最接近多少 mL？
(A) 0.5 (B) 1.7
(C) 5 (D) 8

( ) 4. 下列化合物做為糖漿劑的保存劑(preservatives)時，何者所需濃度最低？
(A) butylparaben (B) benzoic acid
(C) methylparaben (D) sorbic acid

( ) 5. 下列氯化合物中，何者之水溶解度最差？
(A) $BaCl_2$ (B) $MgCl_2$
(C) $HgCl$ (D) $HgCl_2$

( ) 6. 中華藥典中有關甜橙皮糖漿(orange syrup)中可加入下列何者，因其具有分散及助濾作用？
(A) 滑石粉(talc)
(B) 酒精(alcohol)
(C) 檸檬酸(citric acid)
(D) 碳酸鎂(magnesium carbonate)

( ) 7. 下列粒徑大小何者不屬於膠體範圍？
(A) 0.01 mm (B) 10^{-6} m
(C) 0.01 μm (D) 10^{-5} cm

( ) 8. 疏水性藥物製成下列何種製劑時會使水的蒸氣壓下降最大？
(A) 微膠粒水溶液 (B) w/o 乳劑
(C) 水質懸液劑 (D) o/w 乳劑

(　) 9. 甲乙兩液體均是牛頓流體，今混合 100 mL 液體甲(黏度=1.0 cP)與 400 mL 液體乙(黏度=4.0 cP)，則均勻混合液的黏度值為多少 cP？
(A) 1.0 　　　　　　　　　　(B) 2.5
(C) 3.5 　　　　　　　　　　(D) 4.0

(　) 10. 皂土乳漿(bentonite magma)靜置後形成 gel，使用時需搖晃，此為下列何種現象？
(A) cold flow 　　　　　　　(B) dilatant
(C) Newtonian 　　　　　　 (D) thixotropy

(　) 11. 利用下列何種染劑可以從顯微鏡下觀察 W/O 乳劑的外相？
(A) Congo Red 　　　　　　 (B) fluorescein isothiocyanate
(C) methylene blue 　　　　 (D) Orange II

(　) 12. 一般製備乳劑時，應選擇下列何種 mortar？
(A) Wedgwood mortar 　　　(B) glass mortar
(C) Mica mortar 　　　　　 (D) plastic mortar

(　) 13. 一懸浮液塗抹於皮膚表面上如下圖所示，此流體特性為何？

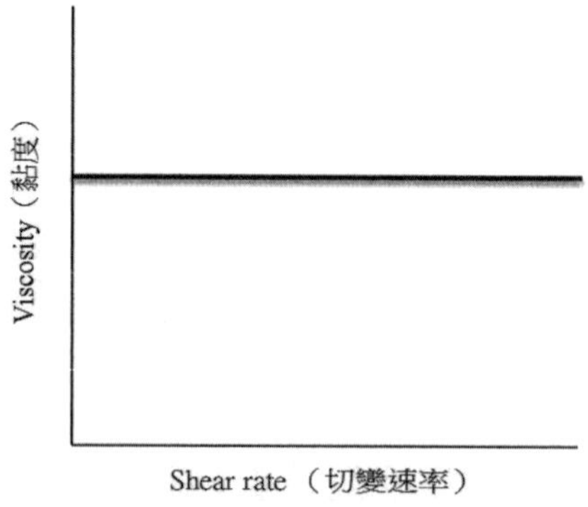

(A) dilatant 　　　　　　　(B) elastic
(C) pseudoplastic 　　　　 (D) Newtonian

(　) 14. Carbopol(carbomer)於下列何種 pH 時一定無法形成 gel？
(A) 2 　　　　　　　　　　(B) 5
(C) 7 　　　　　　　　　　(D) 9

(　) 15. 利用 HLB＝8 與 12 之二種界面活性劑混合調配 HLB 值為 9 之溶液時，其比例為何？
(A) 1：2 　　　　　　　　 (B) 1：1
(C) 2：1 　　　　　　　　 (D) 3：1

( ) 16. 有關利用 polyoxyethylate 材質製備溫控型藥物貼片之敘述，下列何者正確？
   (A) 利用溫度上升，該材質產生吸熱與脫水，進而釋放藥物
   (B) 利用溫度上升，該材質產生放熱與脫水，進而釋放藥物
   (C) 利用溫度下降，該材質產生吸熱與脫水，進而釋放藥物
   (D) 利用溫度下降，該材質產生放熱與脫水，進而釋放藥物

( ) 17. 下列有效成分的栓劑，何者主要作用於局部？
   (A) chlorpromazine (B) indomethacin
   (C) morphine (D) miconazole

( ) 18. 下列何者屬於水和性軟膏基劑？
   (A) 親水軟膏 (B) 聚乙二醇軟膏
   (C) 羊毛脂 (D) 單軟膏

( ) 19. 有關親水軟膏(hydrophilic ointment)的敘述，下列何者錯誤？
   (A) 關於此軟膏的製備，首先須將油相加溫至約 75°C
   (B) 此軟膏可以用水稀釋
   (C) 此軟膏的油相主要是由 stearyl alcohol 和 yellow petrolatum
     所組成
   (D) 由於此軟膏含水，在製備過程中需添加 methylparaben 和
     propylparaben 做為防腐保存劑

( ) 20. 藥物經由皮膚吸收之被動擴散效應最主要是遵循：
   (A) Beer-Lambert law (B) Fick's law
   (C) Stokes' law (D) Moore's law

( ) 21. 何種可可脂之晶型在室溫不能固化，且屬亞穩定晶型，需放置數日
   才能轉變為穩定晶型？
   (A) alpha (B) beta
   (C) gamma (D) delta

( ) 22. 下列何者不屬於 hydrocarbons 類之軟膏基劑？
   (A) liquid paraffins (B) propylene glycol
   (C) white petrolatum (D) microcrystalline wax

( ) 23. Petrolatum 基劑作為眼用製劑時，其滅菌溫度與所需時間為何？
   (A) 145°C、1 小時 (B) 175°C、1 小時
   (C) 145°C、2 小時 (D) 175°C、2 小時

( ) 24. 下列何種裝置，常用於藥物經皮吸收的研究？
   (A) Coulter Counter
   (B) disintegration testing apparatus
   (C) Franz diffusion cell
   (D) friabilator

( ) 25. 紅黴素延遲性釋放膠囊(erythromycin delayed-release capsules)的
劑型設計之主要目的為何？
(A) 降低紅黴素對胃部的刺激　　(B) 保護紅黴素不受胃酸降解
(C) 加速排空增加紅黴素吸收　　(D) 提高抑制大腸細菌的毒性

( ) 26. 下列何者最適合作為咀嚼錠的稀釋劑？
(A) avicel　　　　　　　　　　(B) dibasic calcium phosphate
(C) lactose　　　　　　　　　　(D) xylitol

( ) 27. 下列何者比較適合用來當作製備固醇類錠劑時的稀釋劑？
(A) calcium sulfate　　　　　　(B) lactose
(C) sorbitol　　　　　　　　　(D) starch

( ) 28. 壓錠時需要部分細粉充填在顆粒間，以減少顆粒間之空隙，通常
細粉量約占多少量較為理想？
(A) ＜5%　　　　　　　　　　(B) 5～8%
(C) 10～20%　　　　　　　　(D) 25～30%

( ) 29. 下列何種賦形劑最適用於直接壓錠？
(A) lactose
(B) microcrystalline cellulose
(C) hydroxyl propylmethylcellulose(HPMC)
(D) starch

( ) 30. 當一個藥物具有極長的血漿半衰期，何者是其最方便的劑型
設計？
(A) 速放型(immediate-release)　(B) 長效型(extended-release)
(C) 腸溶型(enteric-release)　　(D) 黏著型(adhesive-release)

( ) 31. Colorcon 公司所出產的 Surelease，是含有下列何種包覆材料的
水性分散液？
(A) 纖維素醋酸酯(cellulose acetate)
(B) 巴西棕櫚蠟(carnauba wax)
(C) 蟲膠(shellac)
(D) 乙基纖維素(ethylcellulose)

( ) 32. 以噴霧乾燥法進行藥物乾燥時偶遇藥物會發生降解之情況，下列
藥物何者最容易降解？
(A) epinephrine　　　　　　　(B) insulin
(C) pepsin　　　　　　　　　(D) vitamin A and D

( ) 33. 明膠膠囊殼內若添加了二氧化鈦之成分，其目的通常是欲使囊殼呈現何種效用？
(A) 具抗氧化作用
(B) 具彈性
(C) 具阻光性
(D) 使其內所含之不溶性成分能均勻分散

( ) 34. 散劑中若混合有不同粒徑之粉末時，在自動裝填過程中有時會發生粉末分離(segregation)的現象，為降低此缺失，以下敘述何者較適當？
(A) 增加粉末混合時之攪拌時間
(B) 減少操作過程中粉塵之產出
(C) 增加粉末貯料斗(hopper)之長度及流動時程
(D) 若粉末流動時有靜電產生，則粉末流動性會增加

( ) 35. 自動化生產硬膠囊劑時，有時為了增加藥物粉末流動性，可添加下列何種物質來改善？
(A) lactose
(B) fumed silicon dioxide
(C) magnesium oxide
(D) titanium dioxide

( ) 36. 某藥廠研發以下的直接打錠片處方，初步結果發現錠片之硬度不足，下列何者可以最簡單的解決問題？

Antihistamine	50 mg
Directly compressible lactose	150 mg
Magnesium stearate	10 mg
Starch	100 mg
Talc	25 mg

(A) 調整提高壓錠力量
(B) 降低壓錠顆粒粒徑
(C) 增加硬脂酸鎂用量
(D) 改以濕式造粒製備

( ) 37. 有關注射用水(water for injection, USP)之敘述，何者最正確？
(A) 必須是無菌的
(B) 沒要求需具備無熱原反應(pyrogen free)
(C) 儲存於一般容器即可
(D) 一般是在收集後 24 小時內使用

( ) 38. 以環氧乙烯進行滅菌時，下列敘述何者最正確？
(A) 不需受專門訓練人員亦可操作
(B) 橡膠或塑膠物質滅菌後可立即使用
(C) 環氧乙烯具有毒性
(D) 環氧乙烯很安定，在空氣中不具爆炸性

( ) 39. 有關執行熱原試驗之敘述,下列何者最正確?
    (A) 給與之劑量是每公斤體重使用檢品 5 毫升
    (B) 注射的時間不得超過 10 分鐘
    (C) 動物無一隻超過 0.3°C即視為無熱原
    (D) 試驗動物如已供熱原試驗使用,但並無熱原反應者,則應經
        24 小時以上的休養方可再使用

( ) 40. 在醫院或藥局內調配靜脈營養溶液(parenteral nutrition solutions)是
    屬於何種程度的風險?
    (A) 無風險   (B) 低度風險
    (C) 中度風險   (D) 高度風險

( ) 41. Paraffin 較適合以下列何種滅菌法進行滅菌?
    (A) steam   (B) dry heat
    (C) filtration   (D) ionizing radiation

( ) 42. 下列生物技術產品何者不屬於蛋白質藥物?
    (A) epoetin alpha(Epogen)   (B) fomivirsen(Vitravene)
    (C) interferon a-2b(Intron A)   (D) trastuzumab(Herceptin)

( ) 43. 酒石酸腎上腺素注射溶液之 pH 值宜為若干?
    (A) 3.5   (B) 5.7
    (C) 7.4   (D) 8.0

( ) 44. 琥珀色的玻璃容器上,易溶出何種重金屬會催化氧化反應之
    進行?
    (A) 鉀   (B) 鉛
    (C) 鐵   (D) 鋁

( ) 45. 依中華藥典第七版,下列何藥之注射劑係使用無水酒精製成的
    滅菌溶液?
    (A) alprostadil   (B) digoxin
    (C) haloperidol   (D) ondansetron

( ) 46. 硝酸鹽藥品多劑量眼藥水不適合加入下列哪一項作為抑菌劑?
    (A) 0.5%氯丁醇   (B) 0.5%苯乙醇
    (C) 0.01%氯化苯甲烴銨   (D) 0.002%乙酸苯基汞

( ) 47. 下列何者屬於無菌製劑?
    (A) 舌下錠   (B) 眼用製劑
    (C) 口服錠劑   (D) 外用軟膏製劑

( ) 48. 下列滅菌法中,何者不適合於滅菌操作時加入 biological indicator
    作為滅菌效果確認之用?
    (A) 氣體滅菌法   (B) 過濾滅菌法
    (C) 乾熱滅菌法   (D) 高壓蒸汽滅菌法

( ) 49. 下列何者對細胞膜上運輸蛋白 P-glycoprotein 的敘述最正確？
(A) 主要外排親水性的毒性分子
(B) 在迴腸與結腸的表現量高
(C) 被證實與造成抗癌藥耐藥性的相關性小
(D) 腸腔上皮細胞膜中表現量高時，會造成投藥後體內藥物濃度
　　增加

( ) 50. 下列何者屬於 solute carrier transporters？
(A) P-醣蛋白(P-glycoprotein)
(B) 乳腺癌耐藥蛋白(breast cancer resistance protein)
(C) 有機陰離子運送蛋白(organic anion transporter protein)
(D) 多重耐藥蛋白 2(multidrug resistance-associated protein 2)

( ) 51. 某藥品之體內動態遵循線性一室模式。依文獻數值投與病人單次
劑量後，其藥動圖形如圖中虛線所示，而正常人的藥動圖形如圖中
實線。若病人與正常人的血中療效濃度一致，有關劑量調整的藥動
原則下列敘述何者正確？

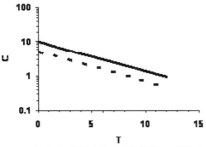

(A) 病人之擬似分布體積為正常人的 2 倍，應將速效劑量調為 2 倍
(B) 病人之擬似分布體積為正常人的 1/2 倍，應將速效劑量調為
　　一半
(C) 病人之半衰期不變，維持劑量不變
(D) 病人清除率為正常人的一半，維持劑量為正常人的一半

( ) 52. 下列何者屬於 phase I 代謝反應？
(A) methylation   (B) sulfoxidation
(C) acetylation   (D) mercapturic acid synthesis

( ) 53. 某藥經口服吸收，已知 k_a 大於 k，則當 k_a 增加而 k 維持不變，
下列敘述何者最正確？
(A) T_{max} 增加   (B) C_{max} 增加
(C) AUC 增加   (D) Cl 降低

( ) 54. 靜脈注射某藥品 50 mg 後之血中濃度-時間關係圖如圖中實線所示
(圖中虛線為利用殘差法解析之結果)，則中央室體積(V_p)為何？

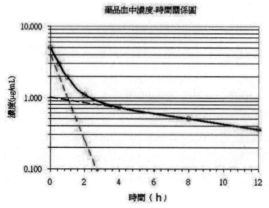

藥品血中濃度-時間關係圖

(A) 12.5 mL   (B) 50 mL

(C) 10 L   (D) 50 L

( ) 55. 有關藥品的尿中排除速率常數(k_e)之敘述，下列何者最正確？

(A) 不一定需要經由收集尿液來得到

(B) 可使用 excretion rate method 計算得到

(C) 須使用 Wagner-Nelson method 才能計算得到

(D) 須使用 method of residuals 才能計算得到

( ) 56. 某藥品遵循線性藥動學模式，以靜脈快速注射單劑量 50 mg 後，
其 0 小時到 3 小時之血中濃度曲線下面積(AUC_{3h})為 20 mg·h/L
，而整個血中濃度曲線下面積(AUC_∞)為 40 mg·h/L，該藥品一天
內由尿液以原型排泄之總藥量為 10 mg。則此藥品由腎臟排泄分率
(f_e)為何？

(A) 0.1   (B) 0.2

(C) 0.25   (D) 0.5

( ) 57. 某藥每 8 小時口服給與 200 mg，持續給與兩週後，已知該藥之
生體可用率為 0.5，清除率為 5 L/h，則其到達穩定狀態時的平均
血中藥物濃度是多少 µg/mL？

(A) 2.5   (B) 5.0

(C) 7.5   (D) 15

( ) 58. 某藥遵循一階次藥動學性質，其半衰期為 6 小時，經給與 400 mg
快速靜脈注射，在 24 小時中有多少百分比藥量被排除？

(A) 87.5   (B) 90

(C) 93.75   (D) 95

( ) 59. 靜脈注射後呈現二室性動力學，藥物的血中濃度與時間作圖，具有下列何種特性？
(A) 方格紙上呈現一條直線
(B) 方格紙上呈現二段直線
(C) 半對數紙上呈現一條直線
(D) 半對數紙上呈現一轉折曲線

( ) 60. 鹽酸四環黴素以 250 mg/cap 每 6 小時給藥 1 次，已知病人體重 70 kg，藥物吸收率為 72.5%，半衰期為 10 小時，分布體積為體重 50%，若治療疾病的 MIC 為 25 mg/L，則此病人每次應投藥若干粒膠囊？
(A) 0.5   (B) 1.0
(C) 1.5   (D) 2.0

( ) 61. 下列有關生體可用率(BA)或生體相等性(BE)的敘述何者正確？
(A) 腸道吸收是影響生體可用率最重要的因素
(B) 原料藥在劑量範圍內的藥動性質為線性，才能正確評估其 BA 或 BE 性質
(C) 原料藥經由尿液排泄的速率可作為評估任何藥品 BE 的方式
(D) AUC 與吸收速率有密切關係

( ) 62. 有關評估藥品生體相等性之試驗設計，下列何者正確？
① 交叉試驗設計可降低因個體差異所造成的不同
② 平行試驗設計適合評估半衰期較長的藥物
③ 平行試驗設計適合評估具有高度個體差異的藥物
④ 多劑量試驗設計適合用於分辨藥品吸收速率的不同
(A) ①②   (B) ①④
(C) ②④   (D) ③④

( ) 63. 藥品體外溶離速率可以藉由 Noyes-Whitney equation 來探討，下列敘述何者正確？
① 增加攪拌速率可增加擴散速率常數
② 增加攪拌速率可降低停滯層(stagnant layer)的厚度
③ 增加攪拌速率可增加藥物粒子表面積
④ 藥物在停滯層的濃度與溶解度有關
(A) ①②   (B) ②④
(C) ①③   (D) ③④

( ) 64. 何種藥物不會影響 P-glycoprotein 及 digoxin 的生體可用率？
(A) amiodarone   (B) fenofibrate
(C) quinidine   (D) verapamil

( ) 65. 有關藥物多晶型態(polymorphism)及非結晶型態(amorphous forms)
之敘述，下列何者正確？
(A) 多晶型藥物其不同結晶型態之溶解速率均相同
(B) 多晶型藥物其不同結晶型態之安定性均相同
(C) 非結晶型藥物其安定性較結晶型藥物為佳
(D) 非結晶型藥物其溶解速率通常較結晶型藥物為快

( ) 66. 下列何種溶離設備，適用於軟膏及乳膏等半固體劑型經皮穿透
能力評估時使用？
(A) rotating basket   (B) paddle
(C) flow cell   (D) Franz diffusion cell

( ) 67. Erythromycin 製成不溶性鹽類主要目的是：
(A) 遮蔽不良氣味，以增加服藥依順性
(B) 增加於胃中安定性
(C) 增加藥物的溶離速率
(D) 增加藥物的吸收速率

( ) 68. 當使用 codeine 為止痛劑時，病人具有下列何種代謝酶多型性時較
不易產生止痛作用？
(A) CYP2C19 之 extensive metabolizer
(B) CYP2C19 之 poor metabolizer
(C) CYP2D6 之 extensive metabolizer
(D) CYP2D6 之 poor metabolizer

( ) 69. Gentamicin 之成人半衰期為 2.5 小時，新生兒的半衰期為 5 小時，
成人之用法用量為每 8 小時靜脈注射 1.7 mg/kg，估算體重 4 kg
新生兒之用法用量為何？
(A) 每 8 小時注射 6.8 mg   (B) 每 8 小時注射 3.4 mg
(C) 每 12 小時注射 6.8 mg   (D) 每 12 小時注射 3.4 mg

( ) 70. 根據 2003 年美國 FDA 產業指導原則，下列何者目前未列在肝臟
功能的標識物(marker)測試？
(A) indocyanine green   (B) Evan blue
(C) galactose   (D) antipyrine

( ) 71. 下列哪個代謝酵素基因型與 omeprazole 及 diazepam 療效有關？
(A) CYP3A4   (B) CYP2C19
(C) CYP2C9   (D) CYP1A2

( ) 72. 一位癲癇病人分別接受 150 mg/day 與 300 mg/day 的 phenytoin 後，
其血中穩定狀態濃度分別為 9 mg/L 與 25 mg/L，該病人 phenytoin
代謝的親合常數(K_M)值為何？
(A) 32.1 mg/mL   (B) 32.1 mg/L
(C) 23.1 mg/mL   (D) 23.1 mg/L

( ) 73. 有關 diazepam 因併服 cimetidine 所產生的藥動學參數變化，下列
何者錯誤？
(A) 最高血中藥物濃度增加　　　　(B) 曲線下面積增加
(C) 分布體積減小　　　　　　　　(D) 代謝清除率減小

( ) 74. 已知某藥物主要經由 CYP2C9 代謝，在治療濃度範圍內其代謝為
非線性。此藥在 CYP2C9 poor metabolizers (PMs)體內代謝的 K_M 與
V_{max} 分別為 27 mg/L 與 600 mg/day。為使該藥物於 CYP2C9 PMs
的血中濃度可達 9 mg/L，則每天給藥量多少 mg？
(A) 125　　　　　　　　　　　　(B) 150
(C) 175　　　　　　　　　　　　(D) 200

( ) 75. 下列何種治療方式有可能會縮短 aspirin 在體內之半衰期？
(A) 口服 sodium carbonate　　　　(B) 靜脈注射 sodium bicarbonate
(C) 口服 calcium carbonate　　　　(D) 靜脈注射 ascorbic acid

( ) 76. 某藥品之排除速率常數為 0.116 h^{-1}，分別以靜脈注射 2 mg、口服
糖漿劑 10 mg 及錠劑 20 mg，於三種方式給藥後均收集 48 小時
尿液，測得尿液中累積藥品量分別為 0.3 mg、0.8 mg 及 1.2 mg，
則該藥品錠劑之絕對生體可用率為若干？
(A) 0.25　　　　　　　　　　　　(B) 0.40
(C) 0.65　　　　　　　　　　　　(D) 0.80

( ) 77. 承上題，該藥品之糖漿劑相對於錠劑之相對生體可用率為若干？
(A) 0.67　　　　　　　　　　　　(B) 0.83
(C) 1.33　　　　　　　　　　　　(D) 1.67

( ) 78. 張先生 55 歲、體重 70 kg、身高 175 cm，因心房顫動
(atrial fibrillation)住院接受 digoxin 治療，目前的 serum creatinine
為 1.2 mg/dL。依序回答下列 3 題。
1. 張先生的 creatinine clearance 為多少 mL/min？
(A) 25.0　　　　　　　　　　　　(B) 44.6
(C) 68.9　　　　　　　　　　　　(D) 86.4

( ) 79. 2. 張先生之 digoxin clearance 經估算為 130 mL/min，今欲達到的
目標治療濃度為 1.2 ng/mL，則靜脈注射給藥之維持劑量約為
多少 μg/day？
(A) 375　　　　　　　　　　　　(B) 280
(C) 225　　　　　　　　　　　　(D) 125

( ) 80. 3. Digoxin 的分布體積為 7 L/kg，今欲以靜脈注射投與速效劑量
(loading dose)時，其劑量為若干 μg？
(A) 588　　　　　　　　　　　　(B) 488
(C) 688　　　　　　　　　　　　(D) 388

科目：藥劑學與生物藥劑學

( ) 1. 利用 Q10 方法估算架儲期時，假設 Q 值為 3，若有一藥物溶液在 5°C時的架儲期為 120 小時，將此藥物於 35°C存放時的架儲期為多少小時？
(A) 1.5
(B) 4.4
(C) 13.3
(D) 40.0

( ) 2. 下列何者表示之重量最重？
(A) 0.02 kg
(B) 0.1 pound
(C) 1 ounce
(D) 50 grain

( ) 3. 已知某藥品在水中溶解度為 5mg/mL，其溶解度是屬於何種範圍？
(A) 微溶(slightly soluble)
(B) 可溶(soluble)
(C) 略溶(sparingly soluble)
(D) 易溶(freely soluble)

( ) 4. 有關「長葉毛地黃苷酏(digoxin elixir)」之敘述，何者正確？
(A) 本品通常含有約 10%乙醇
(B) 本品與「長葉毛地黃苷錠劑」比較，將其投藥於成人時通常比於小孩更適合
(C) 本品每 mL 約含 digoxin 100 mg
(D) 「長葉毛地黃苷」錠劑之生體可用率通常優於其酏劑

( ) 5. 依中華藥典，有關普維酮－碘溶液(povidone-iodine solution)之敘述，何者錯誤？
(A) 本品為聚乙烯砒咯酮(polyvinyl pyrrolidone)與碘(iodine)所組成之複合物(complex)
(B) 含碘量應為標誌含量之 85~120%
(C) 常用普維酮－碘溶液之 pH 值應為 7.0-8.5
(D) 用途分類為外用藥

( ) 6. 有關糖漿劑特性之敘述，下列何者錯誤？
(A) 25°C時，蔗糖之飽和水溶解度為 67.9%(w/w)
(B) 單糖漿貯存於 4°C以下時，將會有蔗糖結晶析出
(C) 糖漿劑中通常都含有約 15~20%乙醇，故一般都具防腐能力
(D) 濃度為 15%(w/w)之蔗糖水溶液，具光學右旋性

( ) 7. 下列長鏈正脂肪酸的何種鹽類對水溶解度最佳？
(A) Al^{+3}
(B) Ca^{+2}
(C) Mg^{+2}
(D) Na^+

( ) 8. 膠體質粒的電位分別以甲(Zeta 電位)、乙(表面電位)與丙(電性雙層界限電位)表示之,則三者大小關係何者正確?
(A) 甲 > 乙 > 丙   (B) 甲 > 丙 > 乙
(C) 乙 > 丙 > 甲   (D) 乙 > 甲 > 丙

( ) 9. 兩種界面活性劑甲與乙之 HLB 值分別為 6 與 12,將二者以甲比乙之重量比 3:1 的比例混合,則混合界面活性劑之功能為何者?
(A) O/W 乳化劑   (B) W/O 乳化劑
(C) 潤濕劑   (D) 清潔劑

( ) 10. 已知液體甲是牛頓流體,施以 15 dyne/cm² 的力可產生 500 sec⁻¹ 的切變速率,若改施以 30 dyne/cm² 的力,則切變速率應為多少 sec⁻¹?
(A) 250   (B) 500
(C) 750   (D) 1000

( ) 11. 何種界面活性劑是藉由與微生物細胞膜發生陽離子交換而具有抑菌活性?
(A) sodium dodecyl sulfate   (B) dodecyl-β-alanine
(C) benzalkonium chloride   (D) polyoxyl 40 stearate

( ) 12. 預製備懸浮液(顆粒直徑為 18μm,密度為 2.25mg/mL),當懸浮於 glycerin(密度 1.25mg/mL,黏度 490cp)時,沉降速率為何?
(A) 2.0×10^{-6} cm/s   (B) 1.44×10^{-4} cm/s
(C) 3.6×10^{-5} cm/s   (D) 2.0×10^{-7} cm/s

( ) 13. 有關乳劑之變化,下列何者為不可逆反應?
(A) o/w 分層   (B) w/o 分層
(C) 聚合(aggregation)   (D) 合併(coalescence)

( ) 14. 某軟膏在切應力分別為 5, 10, 15, 20 dyne/cm² 下,切變速率分別為 10, 20, 30, 40 sec⁻¹,則此軟膏為下列何種特性?
(A) elastic   (B) Newtonian
(C) pseudoplastic   (D) dilatant

( ) 15. 利用滲透壓儀器測量,以 π/C 為縱軸對溶質濃度(C)作圖時,截距相同而斜率越大者,代表溶質與溶媒的:
(A) 吸引力越大   (B) 吸引力越小
(C) 排斥力越大   (D) 排斥力與吸引力相同

( ) 16. 某藥粉末之質粒粒徑 d_{vs} 等於 1μm,其密度為 0.5 g/mL,則其比表面積為多少 m²/g?
(A) 0.5   (B) 2
(C) 12   (D) 24

( ) 17. 根據中華藥典第八版，下列何者非製造栓劑常用之基劑？
(A) 氫化植物油 (B) 可可脂
(C) 甘油明膠 (D) 軟石蠟

( ) 18. 何種軟膏劑，除具軟膏劑之功能外，亦可供陰道投藥之用？
(A) 單軟膏 (B) 乳霜
(C) 無水羊毛脂 (D) 聚乙二醇軟膏

( ) 19. 依中華藥典，下列何者屬於吸收性軟膏基劑？
(A) 白軟膏 (B) 親水軟膏
(C) 白軟石蠟 (D) 親水軟石蠟

( ) 20. 下列何種鹽類和 stearic acid 所製成的乳霜會比較雪白，但較容易產生顆粒感？
(A) 硼酸鈉 (B) 氫氧化鈉
(C) 氫氧化鉀 (D) 硼酸鉀

( ) 21. 有關可可脂栓劑的敘述，下列何者錯誤？
(A) 在體溫下緩慢溶化，可與體液互溶
(B) 常用於製備抑製刺激的栓劑
(C) 成人用陰道栓劑中約 5 克，呈卵圓形
(D) 成人用肛門栓劑重約 2 克，呈圓錐形

( ) 22. 下列配方屬於哪一種軟膏基劑？

Cholesterol	30 g
Stearyl alcohol	30 g
White wax	80 g
White petrolatum	860 g

(A) 烴基基劑 (B) 吸收性基劑
(C) 水和性基劑 (D) 水溶性基劑

( ) 23. 下列何者不屬於 silicon 類之軟膏基劑？
(A) bentonite (B) carnauba wax
(C) hectorite (D) Veegum

( ) 24. 何者可用於鋁製軟管內膜材料，以減少內容物與軟管間之交互作用？
(A) epoxy resin (B) zinc
(C) glass (D) acrylic acid

( ) 25. 當建立 IVIVC(in vitro-in vivo correlations)時，何者是最佳的溶離裝置(apparatus type)與溶離液酸鹼值？
(A) apparatus type II and pH 7.4 溶離液
(B) apparatus type III and pH 4.5 溶離液
(C) apparatus type I and pH 6.8 溶離液
(D) apparatus type IV and pH 1.2 溶離液

( ) 26. 下列何者不是發泡錠常添加的賦形劑？
(A) citric acid
(B) sodium bicarbonate
(C) sodium sulfate
(D) tartaric acid

( ) 27. 欲產生局部作用，下列何種劑型最適合？
(A) 吞下錠(sublingual)
(B) 口腔錠(buccal tablets)
(C) 皮下植入錠(implants)
(D) 口含錠(lozenges)

( ) 28. 將粉末狀藥品和稀釋劑混合後直接壓錠，通常藥品含量最好不要超過多少百分比(%)，否則較不易壓製成型？
(A) 20~25
(B) 25~30
(C) 30~35
(D) 35~40

( ) 29. 典型的口服長效性(extended-release)劑型之藥物釋放速率的設計模式為下列何者？
(A) 部分劑量以速放釋出，部分以腸溶釋出
(B) 部分劑量以速放釋出，部分以脈衝釋出
(C) 部分劑量以速放釋出，部分以緩速釋出
(D) 部分劑量以腸溶釋出，部分以緩速釋出

( ) 30. 有關藥物由滲透壓型劑型(osmotic pump tablets)釋出速率之敘述，下列何者正確？
(A) 不受共服食物之影響
(B) 胃腸酸鹼值會影響
(C) 離子強度會有影響
(D) 胃腸蠕動度會影響

( ) 31. 製備固體製劑時，有時會先將原料及副料粉末混勻後預製成顆粒劑，顆粒劑後續可製成膠囊劑甚至成為錠劑，而製粒主要目的通常不包括下列何者？
(A) 增加粉體流動性，當在自動生產時，其會影響劑型之內容物均一度
(B) 使粒徑均一，無細粉
(C) 減少粉粒分離(segregation)，縱使會分離亦不易導致含量不均之問題
(D) 減少粉塵之飛揚

( ) 32. 製備軟膠囊劑時，不宜使用下列何種液體為原料藥之媒液，因易使膠殼軟化？
(A) 含乙醇水溶液
(B) 氫化植物油
(C) 聚乙二醇
(D) 異丙醇

( ) 33. Aminophylline 與 theophylline 兩者之比較，下列何者正確？
(A) theophylline 為含 ethylenediamine 之 complex
(B) theophylline 水中溶解度約為 aminophylline 之 5 倍
(C) theophylline 具鹼性，可溶於弱酸中成溶液劑
(D) aminophylline 可直接溶於水製備成溶液劑

(　) 34. 何者最能降低錠劑與錠模之黏合力，最有助於錠劑自訂模中彈出？
(A) magnesium stearate　　　　(B) Span 60
(C) talc　　　　　　　　　　(D) Tween 80

(　) 35. 何者常作為口服之親水性間質系統(hydrophilic matrix system)製劑中，主要之控釋材質？
(A) ethylcellulose
(B) microcrystalline cellulose
(C) hydroxypropyl methylcellulose
(D) carnauba wax

(　) 36. 依中華藥典於硬膠囊殼之製造及膠囊劑貯藏，何者不適當？
(A) 膠囊殼通常於製造初期係以沾模沾取熱的明膠液
(B) 將製作膠囊殼之沾模取出後，使成膜冷卻及乾燥，並完成收取之步驟
(C) 空膠囊於填充前必須貯放於緊密容器，防止吸潮
(D) 明膠常為酸或鹼水解而得，故囊殼並無微生物汙染之虞

(　) 37. 有關注射用水之敘述，下列何者最正確？
(A) 為已經過滅菌處理可供製造注射用製劑使用
(B) 可用氯化鉀來調成等張溶液
(C) 可供靜脈注射用
(D) 每 mL 所含細菌內毒素不得超過 0.25 IU

(　) 38. 標誌容量 50 毫升以上的易流動液體注射劑，其注射所需增加容量的最少限度為多少？
(A) 1 毫升　　　　　　　　　(B) 2 毫升
(C) 容量之 1%　　　　　　　(D) 容量之 2%

(　) 39. 下列何類物質是絕對禁止添加於注射劑中？
(A) 緩衝劑　　　　　　　　　(B) 安定劑
(C) 著色劑　　　　　　　　　(D) 抗菌劑

(　) 40. 下列何種抗菌劑與硝酸鹽藥品之眼用製劑是配伍禁忌？
(A) 氯丁醇　　　　　　　　　(B) 苯乙醇
(C) 硝酸苯基汞　　　　　　　(D) 氯化苯甲烴銨

(　) 41. 水的冰點下降常數為-1.86°C，1,000 mL 水中含 50 g 葡萄糖，冰點為幾°C？
(A) 0.5　　　　　　　　　　(B) 0
(C) -0.52　　　　　　　　　(D) -1.86

(　) 42. 依中華藥典，下列品項何者定義為：標準飲用水經蒸餾或逆滲透法製成，供製造注射用製劑之用？
(A) 無菌注射用水　　　　　　(B) 抑菌注射用水
(C) 注射用水　　　　　　　　(D) 氯化鈉注射液

( ) 43. 使用植物性脂肪油作為注射液溶媒時，下列何者不符合規格？
(A) 皂化價 190 (B) 皂化價 290
(C) 碘價 80 (D) 碘價 120

( ) 44. 以家兔進行注射劑的熱原試驗時，應採何種注射方式？
(A) 耳靜脈 (B) 頸靜脈
(C) 皮下 (D) 肌肉

( ) 45. 何者為 ethylenediaminetetraacetic acid(EDTA)添加於注射劑之主要功能？
(A) 保藏劑(preservatives)
(B) 抗氧化劑(antioxidants)
(C) 螯合劑(chelating agents)
(D) 張力調節劑(tonicity adjustments)

( ) 46. 依美國衛生系統藥師協會(ASHP)出版之「藥局製備無菌產品指引」，對藥局製備的無菌產品之危險水平區分為幾個等級？
(A) 2 (B) 3
(C) 4 (D) 5

( ) 47. 下列何者不是過濾滅菌法的優點？
(A) 可有效選擇去除特定細菌
(B) 滅菌所需時間短
(C) 可用於不耐熱物質
(D) 適用於需臨時調配之注射用藥品溶液

( ) 48. 哪種注射用水在 USP 要求標示「不得用於新生兒」之警語？
(A) water for injection
(B) sterile water for injection
(C) bacteriostatic water for injection
(D) sodium chloride injection

( ) 49. 有關「血中藥物濃度－時間曲線下面積」的敘述，何者最正確？
(A) 為藥物全身平均吸收量與速率的參數
(B) 為藥物全身吸收速率常數的精確參數
(C) 為藥物全身吸收量的參數
(D) 為藥物全身分布狀態的參數

有關藉由收集尿液檢測藥品濃度以計算藥動參數時，利用「排泄速率法(excretion rate method)」與「待排泄藥量法(sigma-minus method)」的敘述，下列何者最正確？

    (A) 待排泄藥量法是利用體內待排泄的藥量與採樣中點時間之關係推估參數

    (B) 排泄速率法在基礎研究應用上優於且可取代待排泄藥量法

    (C) 尿液未完全排空，對利用「排泄速率法」推估參數並無影響

    (D) 尿液檢體收集不完整，對利用「待排泄藥量法」推估參數，會造成明顯影響

(   ) 51. 某男性病人以靜脈注射投與抗生素 300 mg，該藥品屬一室線性藥動學，收集其尿液分析計算後得到 $\frac{dDu}{dt}=49e^{-0.34t}$，則此藥之腎排除速率常數 ke 是多少 h^{-1}？

    (A) 0.16   (B) 0.34

    (C) 0.52   (D) 0.81

(   ) 52. Propranolol 以相同劑量的錠劑、溶液劑及注射劑投與受試者，得到錠劑之生體可用率 70% 及 21.6%(分別與溶液劑及注射劑比較)，求溶液劑之絕對生體可用率為多少%？

    (A) 30.9   (B) 32.4

    (C) 40.7   (D) 48.5

(   ) 53. 某藥具一室藥動性質，半衰期為 6 小時，一孩童病人每 12 小時靜脈注射 300 mg，可得穩定狀態平均血中濃度 15mg/L，則分布體積為多少 L？

    (A) 5.2   (B) 10.3

    (C) 14.4   (D) 31.1

(   ) 54. 某藥在體內完全由肝臟排除，且其於血中之清除率 300mL/min，則其清除率的主要決定因素為何？

    (A) 血中蛋白結合率   (B) 在肝之分布體積

    (C) 肝臟血流量   (D) 膽汁流量

( ) 55. 已知某一室模式藥品單次投與後，得到下列血中濃度-時間關係圖，下列何者正確？

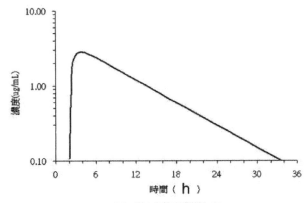

藥品血中濃度-時間關係圖

 (A) 本藥品為快速靜脈注射給藥，可能之公式為：
  $Cp=Ae^{-kt}+Be^{-kat}$
 (B) 本藥品最可能之劑型為溶液劑，代表公式為：
  $Cp=Ae^{-kt}-Ae^{-kat}$
 (C) 本藥品可能具延遲吸收現象的口服給藥，代表公式為：
  $Cp=Be^{-kt}-Ae^{-kat}$
 (D) 圖形顯示本藥品之 k 及 k_a 有翻筋斗(flip-flop)現象，代表公式為：$Cp=Ae^{-k(t-t0)}-Ae^{-ka(t-t0)}$

( ) 56. 下列何組檢品之取得均屬於非侵犯性(noninvasive)取樣方法？
 (A) spinal fluid，synovial fluid (B) urine，tissue biopsy
 (C) saliva，synovial fluid (D) expired air，feces

( ) 57. 何項方程式在應用時需用到平均採樣時間(average time, t*)？
 (A) 處理尿液資料時之 excretion rate method
 (B) 處理尿液資料時之 sigma-minus method
 (C) 處理血液資料時之 method of residuals
 (D) 處理血液資料時之 Wagner-Nelson method

( ) 58. 某抗生素已知其排除半衰期介於 2 至 5 小時之間，以每小時 15 mg 靜脈輸注方式給藥，量測第 6 及 24 小時的血中濃度分別為 1.39 及 2.01 mg/L，則排除半衰期為若干小時？
 (A) 2.5   (B) 3.0
 (C) 3.5   (D) 4.0

( ) 59. 根據酸鹼分配理論，弱酸性藥品最可能在胃吸收的原因為何？
 (A) 藥品在胃內主要以解離型式存在，水溶性較高
 (B) 藥品在胃內主要以未解離型式存在，脂溶性較高
 (C) 弱酸性藥品較易溶於酸性媒液
 (D) 解離型藥品可促進溶離

( ) 60. 藥物血中濃度方程式為 $C_p=70e^{-1.5t}+20e^{-0.2t}+24e^{-0.03t}$，有關此藥物的敘述下列何者錯誤？
(A) 符合三室藥物動力學特性　　(B) 分為吸收、分布與排除相
(C) 模式中至少有五個速率常數　(D) 應具有二種周邊組織室

( ) 61. 根據 biopharmaceutics classification system(BCS)，某藥物具有低溶解度及高穿透度，若其溶離速率改變，哪些藥動參數會受到影響？
① C_{max} 　　② T_{max} 　　③ AUC 　　④ clearance
(A) ①② (B) ①④
(C) ②③ (D) ③④

( ) 62. 有關各藥品原料藥特性與其生物藥劑學性質的敘述何者錯誤？
(A) erythromycin 水合物(hydrates)與無水物(anhydrates)，因為溶解度不同，在腸胃道的安定性也不同
(B) 降低 griseofulvin 顆粒大小可增加其溶離速率
(C) ampicillin trihydrate 口服後，吸收較 ampicillin anhydrate 差
(D) chloramphenicol palmitate 的多形體(polymorphs)中，α form 因為比 β form 的結晶顆粒大，因此其溶離速率比 β form 低

( ) 63. 下列敘述何者正確？
① Wagner-Nelson 或 Loo-Riegelman 等方法可用於建立 level A IVIVC
② Wagner-Nelson 或 Loo-Riegelman 等方法可用於建立 level B IVIVC
③ MRT 或 MDT 可用於建立 level B IVIVC
④ AUC 可用於建立 level A IVIVC
(A) ①② (B) ①③
(C) ②③ (D) ②④

( ) 64. 當靜脈注射製劑組成中添加足量 mannitol 時，會改變該製劑主成分的體內動態(disposition)，其原因為何？
(A) 改變藥物的蛋白結合率　　(B) 改變腎臟的藥物清除率
(C) 改變肝臟的酵素代謝率　　(D) 改變藥物的腸肝再循環

( ) 65. 某藥以 50 mg/h 恆速輸注後血中濃度(C_p：mg/L)變化可用 $C_p = 10(1-e^{-0.4t})$ 來描述，當口服此藥 500 mg 後之血中濃度變化可用 $C_p = 8(e^{-0.4t} - e^{-1.0t})$ 來描述，t 之單位為 h。則此藥口服之生體可用率為何？
(A) 12% (B) 16%
(C) 20% (D) 24%

( ) 66. 依 USP 規定，下列何種溶離試驗方法的溶離媒液須維持 32℃？
(A) 圓筒型往復式法(reciprocating cylinder method)
(B) 川流槽式法(flow-through-cell method)
(C) 圓筒法(cylinder method)
(D) 轉籃法(rotating basket method)

( ) 67. 若體外與體內溶離速率相似，依生物藥劑分類系統
(biopharmaceutical classification system)，何類藥物可預期會有
體外－體內相關性(in vitro-in vivo correlation)？
(A) Class 1　　　　　　　　　(B) Class 2
(C) Class 3　　　　　　　　　(D) Class 4

( ) 68. 有關硬脂酸鎂(magnesium stearate)作為賦形劑之敘述，下列何者
正確？
(A) 其使用量太高會降低溶離速率
(B) 常於製劑作為稀釋劑使用
(C) 常於製劑作為崩散劑使用
(D) 其和藥物顆粒混合時間增加可加快溶離速率

( ) 69. 下列藥品中，何者之治療濃度範圍 50~100μg/mL？
(A) phenytoin　　　　　　　　(B) theophylline
(C) carbamazepine　　　　　　(D) valproic acid

( ) 70. 已知某藥在體內之排除可用 Michaelis-Menten 動力學敘述，其給藥
速率 R(mg/day)與穩定狀態血中濃度 Css(mg/L)間之關係如下圖，
則 V_{max} 為若干 mg/day？

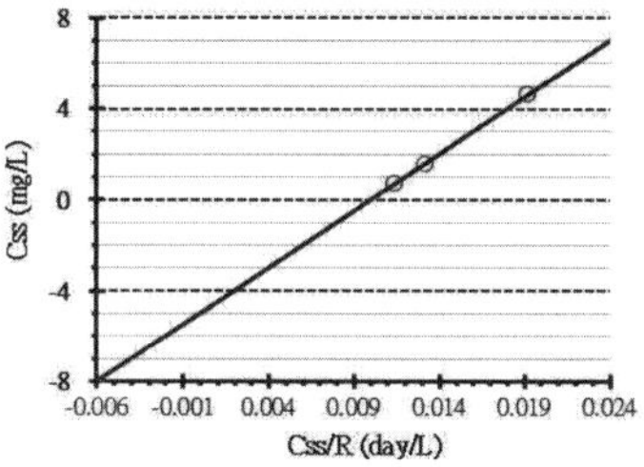

(A) 600　　　　　　　　　　　(B) 500
(C) 400　　　　　　　　　　　(D) 300

( ) 71. 某抗心律不整藥品的理想血中濃度為 10 μg/mL，分布體積
150 mL/kg，排除半衰期為 2 小時，若以靜脈輸注時其 infusion rate
為若干 mg/h？(假設體重為 70kg)
(A) 36　　　　　　　　　　　(B) 105
(C) 48　　　　　　　　　　　(D) 52

高元 X 麒麟 323 藥學夜總會

( ) 72. 某男性病人 52 歲,身高 163 公分,體重 103 公斤,血漿中肌酸酐
濃度(Ccr)為 2.5mg/dL。當病人投與 gentamicin sulfate,估算在此
病人的 Giusti-Hayton 因子(G)為何?
(已知 gentamicin sulfate 之尿液原型藥排除比率(fe)為 0.98)

(A) 0.50   (B) 0.40

(C) 0.30   (D) 0.20

( ) 73. 林先生為氣喘病人因控制不佳入院,期間以靜脈輸注
aminophylline(S=0.8),輸注速率為 32 mg/h,可維持穩定之血中
濃度,現病況控制佳擬改以口服 theophylline(S=1),應如何給與?

(A) 100 mg,q8h   (B) 200 mg,q12h

(C) 300 mg,q12h   (D) 750 mg,q24h

( ) 74. 下列何者的代謝受 CYP2D6 之基因多型性影響較小?

(A) codeine   (B) dextromethorphan

(C) fluoxetine   (D) losartan

( ) 75. 已知 A、B 及 C 三藥的肝臟內生性清除率($f_uCl'_{int}$)分別為:
12,000 mL/min、1,200 mL/min 及 12 mL/min,此三藥之 f_u 皆為
1%,何者最可能在臨床上發現血漿蛋白濃度下降時(f_u 皆變為
2%),肝臟清除率增加比率為最高?

(A) A 藥   (B) B 藥

(C) C 藥   (D) 三藥相同

( ) 76. 藥物經由酵素代謝的速率可用 Michaelis-Menten 方程式表示,
何種情形下,酵素代謝的速率以一階次(first-order)速率進行?

(A) 藥物濃度遠小於親和常數($C \ll K_M$)

(B) 藥物濃度等於親和常數($C = K_M$)

(C) 藥物濃度遠大於親和常數($C \gg K_M$)

(D) 藥物濃度略大於親和常數($C > K_M$)

( ) 77. 某抗生素在體內完全由腎臟排泄,以靜脈注射單劑量 400 mg 於
腎功能損傷病人後,血中濃度(C_p)之變化可用 $C_p(mg/L) = 10e^{-0.2t}$ 來
描述,t 之單位為 h。病人肌酸酐清除率由入院時 50mL/min 上升至
100 mL/min。若欲持續給與此抗生素並將血中濃度維持在
20 mg/L,則靜脈恆速輸注速率應為若干 mg/min?

(A) 1.0   (B) 2.0

(C) 2.67   (D) 5.33

( ) 78. 已知 CYP2C9、CYP2C19 與 CYP2D6 等代謝酵素皆可能因為
基因多型性而影響其活性,這些代謝活性上的改變對哪一類
藥物的清除率(clearence)影響比較大?

(A) 蛋白質結合度低的藥物   (B) 高生體可用率藥物

(C) 低生體可用率藥物   (D) 小腸吸收度良好的藥物

( ) 79. 已知某藥之藥動特性：口服生體可用率為 100%，血漿蛋白
結合率為 10%，擬似分布體積為 40L。將該藥給一特定病人，
分別口服日劑量為 96、144 及 192 mg 後，得到血漿穩定狀態
平均血中濃度依序為 4.0、8.0 及 16.6 mg/L。有關該藥在投與
劑量範圍下之藥動學特性敘述，何者正確？
(A) 排除遵循線性藥物動力學特徵
(B) 排除遵循非線性藥物動力學特徵
(C) 清除率為定值
(D) 清除率不具有飽和的特徵

( ) 80. 承上題，其給藥速率 R(mg/h)與穩定狀態血中濃度 Css(mg/L)
間之關係如下圖。則此藥在體內之最大排除速率(V_{max})對
Michaelis-Menten 常數(K_M)之比值(即 V_{max}/K_M)為何？

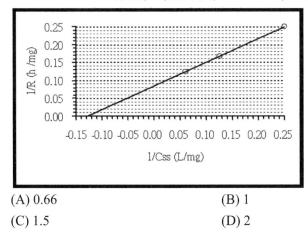

(A) 0.66   (B) 1
(C) 1.5   (D) 2

科目：藥劑學與生物藥劑學

( ) 1.　下列單位換算何者錯誤？
(A) 1mm = 1,000,000 nm
(B) 1dm = 100 cm
(C) 1ng = 1,000 pg
(D) 1L = 1,000 mL

( ) 2.　若 0.5 mole 的 NaOH 加到體積為 1L 的 0.2M HCl 溶液中，pH 從 1.8 升到 2.6，其緩衝容量(buffer capacity)為多少 M？
(A) 0.25
(B) 0.625
(C) 1.60
(D) 3.125

( ) 3.　中華藥典第八版所記載之巔茄酊劑，藥品成分含量符合哪一項規定標準？
(A) 每 100mL 代表藥品 5g 之效能
(B) 每 100mL 代表藥品 10g 之效能
(C) 每 100mL 代表藥品 20g 之效能
(D) 每 100mL 代表藥品 50g 之效能

( ) 4.　依據中華藥典第八版，有關注射用水(water for injection)之敘述，下列何者最正確？
(A) 是經過滅菌處理之水
(B) 可添加抑菌劑
(C) 必須為等張溶液
(D) 可供製造注射劑之用

( ) 5.　甲醛溶液產生白色結晶時，可能是產生下列何種反應？
(A) 水解反應
(B) 氧化反應
(C) 聚合反應
(D) 水合反應

( ) 6.　下列何種糖漿最適合用於苦味藥品之矯味劑？
(A) cherry syrup
(B) orange syrup
(C) cocoa syrup
(D) raspberry syrup

( ) 7.　以流體受力之切變速率(Y 軸)對應力(X 軸)作圖，當 A 與 B 兩流體為通過原點的直線，且 A 的直線斜率大於 B，下列何者正確？
(A) A 為牛頓流體
(B) B 為塑性流體
(C) A 的黏稠度大於 B
(D) 二者具有搖變性

( ) 8.　已知水的表面張力是 72 dyne/cm，加入界面活性劑開始出現微膠粒的濃度是 0.232(w/v)，此時水的表面張力是 60 dyne/cm，假使界面活性劑濃度增加為原本 2 倍，則水的表面張力為多少(dyne/cm)？
(A) 72
(B) 66
(C) 60
(D) 48

( ) 9. 若醋酸溶液被活性碳吸著時之雙對數關係圖為直線，則該吸著現象遵循下列何種等溫曲線方程式？
(A) Freundlich isotherm
(B) Langmuir isotherm
(C) Brunauer-Emmett-Teller equation
(D) Gibbs adsorption equation

( ) 10. 有 80mL 的懸液劑，凝絮沉降物的沉降體積 0.625，若凝絮度是 5，則解凝絮沉降物的沉降體積為多少？
(A) 50
(B) 5
(C) 1.25
(D) 0.125

( ) 11. 將明膠膠體受力之變形度(Y 軸)對應力大小(X 軸)作圖，在彈性限度內所得的直線斜率值為 5×10^{-7}，則楊氏係數(Young's modulus)為多少 dyne/cm^2？
(A) 5×10^{-7}
(B) 2×10^{6}
(C) 2×10^{-7}
(D) 5×10^{6}

( ) 12. 皂土(bentonite)不適合與 benzalkonium chloride 抗菌劑一起調配之原因為何？
(A) 有物理性吸附
(B) 有化學性吸附
(C) 因 pH 值為 4
(D) 皂土會形成 gel

( ) 13. 預製備懸浮液，當顆粒直徑減為原來的十分之一時，沉降速率變化為何？
(A) 增加 10 倍
(B) 增加 100 倍
(C) 減緩 10 倍
(D) 減緩 100 倍

( ) 14. 一懸浮液沉降體積 F 與 F∞值分別為 0.5 與 0.1 時，凝絮度(β)為何？
(A) 0.1
(B) 0.2
(C) 0.5
(D) 5

( ) 15. 經酸處理之明膠 A 型(gelatin A)，其等電點在 pH 7~9，則明膠 A 型在 pH 為多少時，具有最佳的乳化力？
(A) 3.2
(B) 6.4
(C) 8
(D) 11

( ) 16. 有關 amoxicillin for oral suspension 之敘述，下列何者正確？
(A) 為眼用懸液劑
(B) 為乾燥藥品使用時加適當媒液形成懸液劑
(C) 藥品加適當媒液完全溶解才可使用
(D) 藥品加適當媒液靜置只取上清液使用

( ) 17. 下列何者非中華藥典第八版所列之可可脂栓劑製備方法？
(A) 熔合法
(B) 壓製法
(C) 捏合法
(D) 乳化法

( ) 18. 根據中華藥典第八版所述，聚乙二醇軟膏中，如需加入少量水或水溶液時，可加入下列何種物質以減少軟化現象？
(A) 甘油   (B) 十二醇
(C) 十八醇   (D) 明膠

( ) 19. 下列何者不是 glycerin 常在劑型中可能扮演的角色？
(A) 糖漿的 preservative   (B) 糖漿的 sweetening agent
(C) 軟膏的 stiffening agent   (D) 軟膏的 humectant

( ) 20. 消散乳霜(vanishing creams)配方中的 stearic acid 所佔的百分比為：
(A) 0~5   (B) 10~25
(C) 30~40   (D) 45~50

( ) 21. 下列何種基劑較適合用來製備治療內痔之栓劑？
(A) 可可脂   (B) 聚乙二醇
(C) 甘油明膠   (D) 氫化植物油

( ) 22. 下列何者不屬於醇類之軟膏基劑？
(A) cetyl alcohol   (B) glycerol
(C) pastibase   (D) lanolin

( ) 23. 粉末藥品添加入軟膏基劑時，先與研合劑(levigating agent)研合之目的為何？
(A) 增加滋潤性   (B) 降低顆粒感
(C) 增加水溶性   (D) 降低平滑度

( ) 24. 軟膏劑中含有下列何種成分時，不宜以鋼製藥刀調製？
(A) 水楊酸   (B) 氧化鋅
(C) 澱粉   (D) 沉澱硫

( ) 25. 何種材料可保護劑型通過胃部到達迴腸(ileum)後溶解而釋出藥物？
(A) hydroxyl propylmethylcellulose phthalate (HPMCP)
(B) cellulose acetate phthalate (CAP)
(C) shellac
(D) methacrylic acid copolymer B (Eudragit S)

( ) 26. 下列何者最具甜味，且遇水為放熱反應，咀嚼時有清涼感？
(A) Avicel   (B) mannitol
(C) sucrose   (D) xylitol

( ) 27. 有關 compression coating 之敘述，下列何者正確？
(A) 較利用 pans 進行糖衣包衣時，使用較多的包衣材料
(B) 適用於對濕氣不穩定的藥品
(C) 較利用 pans 進行糖衣包衣時，其產品之均一度較差
(D) 製備之成品一般較大，不易吞嚥

( ) 28. 製備膜衣錠時，通常可添加何種賦形劑，以增加膜衣的柔韌性 (flexibility)？
(A) film former　　　　　　　　(B) opaquant
(C) plasticizer　　　　　　　　(D) surfactant

( ) 29. 有關吞下錠之敘述，下列何者錯誤？
(A) 較不會被胃酸破壞
(B) 作用比吞服的劑型快
(C) 易受肝臟酵素代謝
(D) 錠劑在口腔並不崩散而是溶解

( ) 30. 何者不適合做為包覆性圓粒(coated beads)劑型的包覆材料？
(A) beeswax
(B) glyceryl monostearate
(C) hydroxypropyl methylcellulose
(D) ethylcellulose

( ) 31. 對於利用惰性塑化(inert plastic)材料如聚乙烯製備的含藥基質性 錠片(matrix tablets)而言，下列敘述何者正確？
(A) 可以完全的溶解於胃腸道　　(B) 其製備方法為擠出而成型
(C) 主要釋出機制是藥物擴散　　(D) 需要再與速放性錠片共服

( ) 32. 於相同混合條件下，就藥品之粗粒與細粒比較，細粒通常有何 特性？
(A) 流動性較佳
(B) 於儲存時較不會因為振動而產生分離狀態
(C) 較不易溶解或分散於水中
(D) 較易與其他細粉末混合均勻

( ) 33. 有關以吹泡法製備「軟膠囊劑」之敘述，何者錯誤？
(A) 可得無縫圓球狀之軟膠囊
(B) 製備時常須借助冷卻媒劑之冷卻
(C) 可連續大量生產
(D) 通常先預製膠殼，再行內液之填充，即進行階段式製程

( ) 34. Polyox®為高分子量之 ethylene oxide polymer，有時會添加於 吹入劑(insufflated powders)的配方中，通常其添加之主要目的 為何？
(A) 延長藥物於黏膜之作用時間
(B) 增加藥物溶解度及溶離
(C) 使於黏膜處具等張性
(D) 具抗菌作用，輔以增強藥效

( ) 35. 有關硬膠囊劑製備時之敘述，下列何者錯誤？
(A) 混合藥物與稀釋劑時，若將這些粉末預行研磨，再行混合，通常可提升混合效率
(B) 空膠殼最大者為 0 號
(C) 主藥與稀釋劑之粒徑與密度相近時較易混勻
(D) 膠囊劑可填充之粉末通常約為 65mg~1g 之間

( ) 36. 將粉體藥物製備成錠片時，通常不一定需要添加的賦形劑為？
(A) 稀釋劑(diluents)
(B) 安定劑(stabilizers)
(C) 黏合劑(binders)
(D) 潤滑劑(lubricants)

( ) 37. 滅菌注射用水(sterile water for injection, USP)之敘述何者正確？
(A) 一般是供多次使用的容器包裝
(B) 內毒素(endotoxin)之容許含量上限是 2.5 USP EU/mL
(C) 不可添加抗菌劑
(D) 任何體積之包裝均可以直接以靜脈注射給與

( ) 38. 以光阻微粒測定法進行微粒物質檢查時，容量 100 毫升以上的注射劑，每毫升等於或大於 10 微米者，容許範圍的規定是不得超過幾個？
(A) 5
(B) 10
(C) 25
(D) 50

( ) 39. 有關注射劑標誌的敘述，下列何者最正確？
(A) 標誌係指注射劑容器上的文字，不包括圖形在內
(B) 標籤係指直接容器上的任何標誌
(C) 為標示完整，注射劑直接容器不必保留適當的空餘面積
(D) 若直接容器上的標籤面積過小，只須標示製造者名稱與標誌即可

( ) 40. 下列何者屬於長效型的胰島素注射劑？
(A) insulin aspart
(B) regular insulin
(C) isophane insulin
(D) insulin glargine

( ) 41. 何者可作為乾熱滅菌法確效之生物指示劑(biologic indicator)？
(A) *Bacillus subtilis*
(B) *Bacillus pumilus*
(C) *Bacillus stearothermophilus*
(D) *Bacillus thermophilus*

( ) 42. 何謂基因療法(gene therapy)？
(A) 利用一小段的 DNA 去尋找病毒感染或基因缺陷的細胞
(B) 將外源性基因物質轉入人體細胞以糾正遺傳性或後天性基因缺陷的過程
(C) 識別並結合特定 mRNA 分子的核苷酸序列，以預防非需要的蛋白質合成
(D) 識別並結合特定 DNA 分子的核苷酸序列，以抑制蛋白質合成

( ) 43. 下列何種注射劑不應使用多劑量容器貯存？
(A) 皮下注射　　　　　　　　(B) 心內注射
(C) 肌內注射　　　　　　　　(D) 皮內注射

( ) 44. 依中華藥典之規定，若某注射劑之標誌容量為 10.0mL，且其為黏性液體，則該注射劑製備時每一容器充填量需增加容量之最少限度為多少 mL？
(A) 0.5　　　　　　　　　　(B) 0.7
(C) 0.9　　　　　　　　　　(D) 1.2

( ) 45. 依中華藥典，apomorphine hydrochloride 注射液可加入下列何者作為安定劑？
(A) disodium EDTA 0.01%　　(B) cysteine 0.5%
(C) sodium bisulfite 0.05%　　(D) sodium metabisulfite 0.1%

( ) 46. 依中華藥典眼用軟膏金屬粒檢查法中，檢測 50μm 及以上各型粒子，第一階段檢查共用 10 個檢品，其合格標準為 10 個檢品中含 8 粒以上者，不得超過 a 個，粒子總數不得超過 b 個，(a，b)分別為多少？
(A) (1，5)　　　　　　　　(B) (1，50)
(C) (5，50)　　　　　　　　(D) (5，100)

( ) 47. 依中華藥典，除標示為「無菌具管路醫療器材」外，所有醫療器材進行無菌試驗檢查時，下列何者正確？
(A) 使用孔徑 0.45μm 濾膜　　(B) 使用孔徑 0.22μm 濾膜
(C) 使用 PE 材質濾膜　　　　(D) 不適用微孔濾膜過濾法

( ) 48. 下列哪些物質可以使用乾熱滅菌法來滅菌？
① 甘油　　　　② 石蠟　　　　③ 氧化鋅
(A) 僅①　　　　　　　　　(B) 僅②③
(C) 僅①②　　　　　　　　(D) ①②③

( ) 49. 某藥品屬一室藥動性質，每 12 小時靜脈注射 500mg，已達穩定狀態，注射一劑後抽血得到數據如下表，此藥的半衰期約為多少小時？

Time(h)	1	12
Cp(mg/L)	30	3

(A) 2.8　　　　　　　　　　(B) 3.3
(C) 4.5　　　　　　　　　　(D) 6.6

( ) 50. 藥品以下列何種劑型使用時，最有可能受首渡效應的影響？
(A) 栓劑　　　　　　　　　(B) 舌下錠
(C) 吸入劑　　　　　　　　(D) 發泡錠

( ) 51. 藥品 R 於體內為一室線性動力學模式，靜脈注射給藥後，於
2 小時與 4 小時其血中濃度分別 30.0 μg/mL 與 12.0 μg/mL，藥品
R 之排除速率常數約為多少 h^{-1}？(ln30 = 3.40，ln12 = 2.48)

(A) 2 　　　　　　　　　　　　　(B) 1
(C) 0.5 　　　　　　　　　　　　(D) 0.25

( ) 52. 某降壓藥為線性一室模式藥物，其擬似分布體積為 10L，該藥經
靜脈注射 6 小時後，排除了給藥量的 87.5%。若改以靜脈輸注給藥
(此注射劑濃度為 10mg/mL)，欲達目標濃度 0.01mg/mL，則輸注
速率應為多少 mL/h？

(A) 70 　　　　　　　　　　　　(B) 35
(C) 7 　　　　　　　　　　　　(D) 3.5

( ) 53. 藥物於尿中排泄速率(Y 軸)與血中藥物濃度(X 軸)關係圖中之斜率
所代表的意義為何？

(A) 代謝速率常數 　　　　　　　(B) 排泄速率常數
(C) 全身清除率 　　　　　　　　(D) 腎清除率

( ) 54. 何種酵素代謝反應所產生的代謝物之極性會較原型藥物低？

(A) ester hydrolysis 　　　　　　(B) acetylation
(C) ester glucuronide 　　　　　(D) sulfate conjugation

( ) 55. 某藥物口服後可以用 $C_p = Be^{-kt} - Ae^{-kat}$ 來描述該藥在體內藥物濃度
隨時間變化，下列何者最正確？

(A) 此為二室分室模式 　　　　　(B) B > A
(C) 具有 flip-flop 性質 　　　　　(D) 具有 lag time

( ) 56. 下圖實線為某藥給藥後之血漿濃度-時間關係圖(圖中虛線為
利用殘差法解析之結果)，下列敘述何者錯誤？

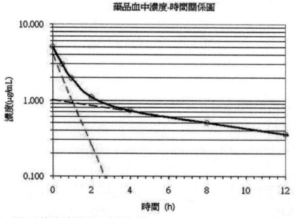

(A) 最可能為靜脈注射給藥
(B) 為二室模式藥品
(C) 服藥後任一時間血中濃度可用二個指數方程式表述
(D) 服藥後 2 小時之血液樣本濃度代表藥品排除相動態

( ) 57. 口服單劑量後，何者不是造成藥物血中濃度呈現雙峰現象的原因？
(A) 胃食道間逆流　　　　　　(B) 胃排空的延遲
(C) 腸肝的再循環　　　　　　(D) 錠劑崩散不完全

( ) 58. 藉由靜脈輸注給藥是何種階次的藥物輸入過程？
(A) 零次　　　　　　　　　　(B) 一次
(C) 二次　　　　　　　　　　(D) 不規律

( ) 59. 某藥排除依循一次動力學，靜脈注射 460mg 後其血中濃度(mg/L)
與時間(h)關係為 $C_p(mg/L)=46e^{-0.23t}$(t 為 h)，若此藥之 MIC 為
2.875mg/L，則注射此藥後的作用時間(duration)約為若干小時？
(A) 10　　　　　　　　　　　(B) 12
(C) 16　　　　　　　　　　　(D) 20

( ) 60. 有關藥物動力學中藥物呈現翻筋斗(flip-flop)現象的敘述何者正確？
(A) 藥物的排除半衰期大於 20 小時
(B) 藥物的排除速率常數大於吸收速率常數
(C) 口服後計算所得的排除與吸收速率常數應相同
(D) 口服與靜脈注射後計算所得的吸收速率常數應相同

( ) 61. 下列何種賦形劑對於含有 BCS class 2 原料藥的製劑，口服後藥品
達到血中最高濃度的時間(T_{max})影響最大？
(A) talc　　　　　　　　　　(B) magnesium stearate
(C) cellulose acetate phthalate　　(D) starch

( ) 62. 評估口服藥品生體相等性時，下列何種試驗方式可降低不同
受試者 P-glycoprotein(P-gp)表現不同所造成的影響？
(A) 交叉試驗設計　　　　　　(B) 平行試驗設計
(C) 空腹試驗　　　　　　　　(D) 食物併用試驗

( ) 63. 有關溶離試驗(dissolution test)結果及其應用，下列何者正確？
(A) 含相同有效成分之不同藥品，體外溶離速率相同，代表體內
吸收速率相同
(B) IVIVC 不容易建立於含 BCS class 1 原料藥之速放劑型藥品
(C) 對同一藥品之劑型變更，可藉由 Level B IVIVC 來判斷其溶離
速率及吸收速率是否相同
(D) 含 BCS class 2 原料藥之藥品，其體外溶離速率與達到血中
最高濃度的時間無關

( ) 64. CYP 同功酶多型性對於藥物 poor metabolizer 的影響，何者錯誤？
(A) CYP 2D6 – clopidogrel 增加血小板生成
(B) CYP 2C19 – omeprazole 降胃酸鹼值
(C) CYP 3A4 – nifedipine 增加低血壓危機
(D) CYP 2C9 – warfarin 增加出血性危機

( ) 65. 當口服錠劑處方含有 magnesium stearate 時，其作用及影響為何？
(A) 為親水性潤滑劑   (B) 加速藥品之溶離速率
(C) 減少藥品之溶離速率   (D) 增加藥品之吸收總量

( ) 66. 某口服速放錠劑之學名藥，其 200mg 錠劑和原開發廠具生體相等性，若 100mg 和 200mg 錠劑配方成比例且製程相同，則 100mg 錠劑可由下列何種試驗取代生體相等性試驗？
(A) 動物之藥理比對試驗   (B) 溶離率曲線比對試驗
(C) 製程確效試驗   (D) 毒理試驗

( ) 67. 對 propranolol 而言，造成口服生體可用率不佳最主要的原因為何？
(A) 在胃中不安定   (B) 易受腸道細菌分解破壞
(C) 肝臟首渡效應   (D) 水溶性高不易吸收

( ) 68. 臨床上以口服給藥之頭孢子菌抗生素(cephalosporins)，如 cefixime 或 cephalexin，主要經由何種 transporter 進行吸收？
(A) p-glycoprotein
(B) phosphate transporter
(C) oligopeptide transporter
(D) monocarboxylic acid transporter

( ) 69. 依據下表，哪一個藥品的血液透析效果最佳？

drug	digoxin	ethchlorvynol	phenytoin	salicylic acid
V_D(L)	560	300	100	40
CL(mL/min)	150	35	5	20

(A) digoxin   (B) ethchlorvynol
(C) phenytoin   (D) salicylic acid

( ) 70. 某男性心衰竭病人(體重 70kg，BMI 24.5)，口服 digoxin 每日維持劑量 0.25mg，計算該病人之穩定狀態血中濃度為多少 ng/mL？
(假設清除率為 150mL/min，錠劑生體可用率為 0.7)
(A) 0.81   (B) 1.15
(C) 1.70   (D) 1.93

( ) 71. 某藥在體內之排除完全經由 CYP2D6 及 CYP3A4 兩種酵素之代謝作用，已知 CYP2D6 及 CYP3A4 對此藥之代謝參數如下表，當藥物之穩定狀態血中濃度為 20 mg/L 時，下列敘述何者正確？

代謝酵素	最大排除速率(Vmax)，mg/h	Michaelis-Menten 常數 (K_M)，mg/L
CYP2D6	10	1
CYP3A4	100	50

(A) 此時藥主要是由 CYP3A4 代謝排除，其排除速率約占總排除速率之 90%
(B) 此時藥經由 CYP3A4 及 CYP2D6 代謝之排除速率分別占總排除速率之 75% 及 25%
(C) 此時藥經由 CYP3A4 及 CYP2D6 代謝之排除速率分別占總排除速率之 25% 及 75%
(D) 此時藥主要是由 CYP2D6 代謝加以排除，其排除速率約佔總排除速率之 90%

( ) 72. 某藥品之平均藥動學參數如表所示，根據表中資訊，當用法用量相同時，年長者的穩定狀態平均血中濃度約為年輕者的幾倍？

Subjects(age)	Bioavailability (%)	Clearance (L/h)	Volume of distribution(L/kg)
Elderly patients (67~79 years)	15.5	248	6
Young subjects (20~34 years)	15.3	619	10

(A) 0.4
(B) 2.5
(C) 1.7
(D) 1.5

( ) 73. 某 aminoglycoside 於年長者的半衰期是一般年輕成人的 2.5 倍(假設分布體積相同)，該藥之一般成人建議劑量為每 12 小時 7.5mg/kg；有一位 75 歲病人，體重 60kg，須接受此藥治療，若給藥間隔為 24 小時，則劑量應為多少 mg？
(A) 450
(B) 360
(C) 225
(D) 180

(　　) 74. 李先生入院給某藥品，其排除速率常數為 $0.116h^{-1}$，其血中濃度若大於 20mg/L 時易發生不良反應，一般治療濃度範圍 5~15mg/L 之間，此藥品最適當之給藥間隔為多少小時？

(A) 2 ~ 4　　　　　　　　　　(B) 4 ~ 6

(C) 8 ~ 11　　　　　　　　　　(D) 12 ~ 24

(　　) 75. Phenytoin 治療血中濃度約為 10~20mg/L，已知 phenytoin 口服生體可用率大於 70%，主要經由 CYP2C9 與 CYP2C19 代謝，血中蛋白結合率大約 90%，則下列何種因素對 phenytoin 的血中濃度影響最小？

(A) 併用葡萄柚汁　　　　　　　(B) 併用 tolbutamide

(C) 併用 warfarin　　　　　　　(D) 併用 omeprazole

(　　) 76. 已知某藥在體內排除依 Michaelis-Menten 動力學，其給藥速率 R(mg/h) 與穩定狀態血中濃度 C_{ss}(mg/L) 間關係如下圖。其最大排除速率(V_{max})對 Michaelis-Menten 常數(K_M)之比值(即 V_{max} / K_M)為若干 L/h？

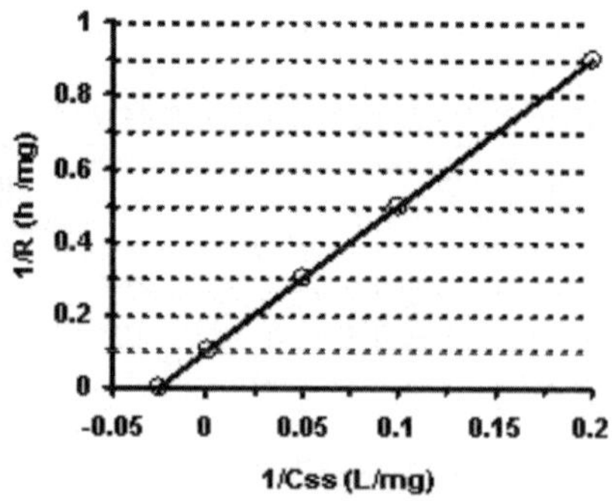

(A) 0.10　　　　　　　　　　(B) 0.15

(C) 0.20　　　　　　　　　　(D) 0.25

(　　) 77. 某病人在透析時接受抗生素治療，已知入透析機之血流速率 50mL/min，進出透析機之藥物濃度分別是 5μg/mL 和 2μg/mL。該藥物清除率為 10mL/min，欲維持此抗生素之平均有效血中濃度時，則劑量應增加為多少倍？

(A) 2　　　　　　　　　　　　(B) 3

(C) 4　　　　　　　　　　　　(D) 5

(　　) 78. 某尿毒症(uremia)病人在 24 小時內的尿液量為 1.8 公升，其尿中肌酸酐(creatinine)及平均血中肌酸酐濃度分別為 0.1mg/mL 及 2.2mg/dL。則該病人肌酸酐清除率(creatinine clearance)為多少 mL/min？

(A) 5.08　　　　　　　　　　(B) 5.68

(C) 6.08　　　　　　　　　　(D) 6.68

林先生 40 歲，60 公斤，因感染入院接受口服抗生素 500mg q8h 之療程，已知該藥品生體可用率為 0.8，排除半衰期約為 6 小時，擬似分布體積為 1.2L/kg，則經 2 天後其平均血中濃度為多少 mg/L？

(A) 2 　　　　　　　　　　　　(B) 4

(C) 6 　　　　　　　　　　　　(D) 8

(　　) 80. 承上，若已知該藥品在體內約有 20%經肝臟代謝，其餘由腎臟排泄，則其腎清除率為若干 L/h？

(A) 8.32 　　　　　　　　　　(B) 6.65

(C) 3.33 　　　　　　　　　　(D) 1.66

科目：藥劑學與生物藥劑學

( ) 1. 一藥物以零階次動力學降解，其反應速率為 0.025 mg/mL/day，若起始藥物濃度為 2% w/v，經過兩週後，藥物濃度剩多少(mg/mL)？
(A) 1.65　　　　　　　　　(B) 1.95
(C) 19.65　　　　　　　　(D) 19.95

( ) 2. 25°C水的密度最接近下列何者？
(A) 0.04 lb/in^3　　　　　(B) 0.9 oz/in^3
(C) 1 g/L　　　　　　　　(D) 500 kg/m^3

( ) 3. 欲製備 0.25% w/v neomycin sulfate 溶液 120 mL，需使用此藥的原液(1 g/10 mL)多少 mL？
(A) 1.5　　　　　　　　　(B) 3.0
(C) 4.5　　　　　　　　　(D) 6.0

( ) 4. 有關固體在液體中溶解度的敘述，何者正確？
(A) 若物質的溶解過程為放熱反應時，提高溫度可以提高該物質的溶解度
(B) 將氯化鈉放在比較高溫的環境可以達到提高氯化鈉溶解度的目的
(C) 將氫氧化鈣放在比較低溫的環境可以達到提高氫氧化鈣溶解度的目的
(D) 在溶解過程中加快攪拌的速度可以提高該物質的溶解度

( ) 5. 「酏劑」為被廣用於口服之液體製劑，其特性何者除外？
(A) 矯味佳而口感好
(B) 與其他大部分液劑比較，其安定性尚佳
(C) 含有酒精
(D) 通常不含糖，很適合糖尿病患服用

( ) 6. 下列何者可與水任意混合(miscible)？
(A) 乙醚　　　　　　　　(B) 丙酮
(C) 礦油　　　　　　　　(D) 液體酚

( ) 7. 有關纖維素之衍生物的水溶解度敘述，下列何者正確？
(A) 甲基纖維素溶於熱水　　(B) 甲基纖維素溶於冷水
(C) 乙基纖維素溶於冷水　　(D) 乙基纖維素溶於熱水

( ) 8. 下列分散系統何者在肉眼下較有可能呈現澄清狀？
(A) 微膠粒水溶液　　　　(B) O/W 乳劑
(C) W/O 乳劑　　　　　　(D) 去凝絮化懸液

( ) 9. 當假塑性流體(pseudoplastic liquid)以受力之切變速率(Y 軸)對切應力(X 軸)作圖，若切應力大小為甲＞乙＞丙，則同一稠度曲線之斜率的大小關係為何？
(A) 甲＞乙＞丙 　　　　　(B) 乙＞丙＞甲
(C) 丙＞甲＞乙 　　　　　(D) 丙＞乙＞甲

( ) 10. 皂土溶液其扁平質粒(platelet)利用何項效應可觀察到其布朗運動？
(A) 丁道爾(Tyndall) 　　(B) 擴散
(C) 滲透 　　　　　　　　(D) 電泳

( ) 11. 使用同一套毛細管黏度計測流體的黏稠度，除了需檢測流體的流動時間，尚需下列何項數據？
(A) 毛細管半徑 　　　　　(B) 滲透壓
(C) 兩側液面落差 　　　　(D) 液體密度

( ) 12. 一般有關乳劑顆粒大小越小時，黏度會如何？
(A) 越小 　　　　　　　　(B) 不變
(C) 越大 　　　　　　　　(D) 無法判斷

( ) 13. 下列何種方法不適合測量藥物粒子大小？
(A) Fisher sub-sieve sizer 　(B) optical microscopy
(C) sedimentation 　　　　(D) sieve analysis

( ) 14. 粉末之真密度(true density)為 3 mg/mL，擬調配一 6 mg 藥物於 10 mL 懸浮液時，bulk porosity 為下列何者？
(A) 30% 　　　　　　　　(B) 60%
(C) 80% 　　　　　　　　(D) 100%

( ) 15. 破傷風類毒素製劑中添加氫氧化鋁的作用為何？
(A) 吸著劑 　　　　　　　(B) 抑菌劑
(C) 界面活性劑 　　　　　(D) 等滲調節劑

( ) 16. 界面活性劑濃度大於臨界微膠體濃度(CMC)時會影響溶液之特性，下列何者正確？
(A) 黏度變小 　　　　　　(B) 混濁度變小
(C) 擴散係數變小 　　　　(D) 滲透壓變小

( ) 17. 依據美國藥典通則中「非無菌品之調劑」規定，經藥局藥師以市售不含水藥品(尚有 2 年使用期)調劑製得的藥物栓劑，其使用期限稱為？此製品可使用多久？
(A) beyond-use date，3 個月 　(B) beyond-use date，6 個月
(C) expiration date，3 個月 　　(D) expiration date，6 個月

( ) 18. 根據中華藥典第八版，有關眼用軟膏金屬粒子檢查法之敘述，何者
錯誤？
(A) 採樣 10 支，內容物分別擠入培養皿
(B) 軟膏徐徐加熱至 85℃，保持 2 小時
(C) 以顯微鏡觀測，目鏡需放大 20 倍
(D) 計算 50 微米及以上粒子的數目

( ) 19. 有關以研合法製作軟膏的敘述，下列何者錯誤？
(A) 含碘製劑可使用金屬或橡膠藥刀反覆研合
(B) 粉末製劑可採幾何稀釋法反覆研合到均勻
(C) 祕魯香膠可添加等量的蓖麻油以降低張力
(D) 樟腦製劑可使用乙醇作干預性粉碎再研合

( ) 20. 下列何種劑型最不具有搖變性？
(A) 凝膠劑   (B) 乳漿劑
(C) 膠漿劑   (D) 流浸膏

( ) 21. 陰道栓劑又可稱為：
(A) pessaries   (B) bougies
(C) paregoric   (D) laudanum

( ) 22. 長效型嗎啡栓劑的基劑中，可加入何種成分以延長藥物釋放時間？
(A) 海藻酸   (B) 鋅明膠
(C) 聚乙二醇   (D) 甲基纖維素

( ) 23. 若藥物對熱安定性不佳，以加熱熔法製備軟膏劑時，下列方法
何者最適當？
(A) 先將熔點最高者加熱熔化後，再依序將熔點次高者加入熔解，
直到完全熔化後再將藥物加入，隨即攪拌冷卻即可
(B) 先將熔點最低者加熱熔化後，再依序將熔點略高者加入熔解，
直到完全熔化後再將藥物加入，隨即攪拌冷卻即可
(C) 將固體成分與藥物一併加熱，熔化後隨即攪拌冷卻即可
(D) 將固體成分加熱熔化後，隨即倒入藥物一同攪拌，放置使其
冷卻

( ) 24. 依中華藥典，經皮貼片進行溶離度試驗時，下列何者正確？
(A) 溶離裝置 I
(B) 溶離裝置 II
(C) 溶離裝置 IV
(D) 尚未收載經皮貼片溶離度試驗

( ) 25. 一般而言，延遲性釋放劑型(delayed-release)的藥物主要釋放部位在
胃腸道何處？
(A) 胃部   (B) 小腸
(C) 大腸   (D) 直腸

( ) 26. 有關口服修飾性藥物釋放劑型(modified-release dosage forms)的
臨床使用考量之敘述，下列何者錯誤？
(A) 不能壓碎錠片圓粒給幼兒使用
(B) 不能使用作為調配成其他劑型
(C) 不能與一般速放劑型交替使用
(D) 不必告知病人會排出劑型空殼

( ) 27. 下列何種錠劑比較適合幼兒吞嚥服用？
(A) buccal tablet
(B) dissolving tablet
(C) film coating tablet
(D) sugar coating tablet

( ) 28. 打錠機哪一部位是控制錠劑之重量的最主要部位？
(A) 上沖模(upper punches)的位置
(B) 下沖模(lower punches)的位置
(C) 中模(die)的位置
(D) 加料漏斗出口的大小

( ) 29. 依中華藥典第八版「單位劑量均一度試驗法」規定，對於檢品
各別所含有效成分百分率的敘述，下列何者錯誤？
(A) 壓製錠劑：10 個檢品各別所含有效成分均在標誌含量的
85.0~115.0%，且相對標準差小於或等於 6.0%
(B) 壓製錠劑：合計 30 個檢品含量，僅 3 個超出標誌含量的
85.0~115.0%，但未超出 75.0~125.0%，且相對標準差小於
或等於 7.8%
(C) 膠囊劑：10 個檢品至少 9 個未超出標誌含量的 85.0~115.0%，
且均未超出標誌含量的 75.0~125.0%，且相對標準差小於或
等於 6.0%
(D) 膠囊劑：合計 30 個檢品含量，僅 3 個超出標誌含量的
85.0~115.0%，但均未超出 75.0~125.0%，且相對標準差小於
或等於 7.8%

( ) 30. 一般而言，服用速放性(immediate-release)藥物劑型太過於頻繁，
往往會導致下列何種狀況發生？
(A) 縮短達到最低毒性血漿濃度的時間
(B) 穩定緩慢達到最佳有效血漿濃度
(C) 延長達到最低有效血漿濃度的時間
(D) 緩慢達到穩定狀態時的血漿濃度

( ) 31. 複寫紙的碳粉微膠囊化(microencapsulation)包覆技術可應用於藥物
包覆，下列天然材料中何者常用於作為微膠囊化包覆之材料？
(A) 明膠(gelatin)
(B) 膠原蛋白(collagen)
(C) 纖維素膠(CMC)
(D) 蟲膠(shellac)

( ) 32. 有關 repeat-action 長效性劑型的錠片設計，下列何者正確？
(A) 速放藥層+半透膜層+核蕊藥錠
(B) 速放藥層+腸溶膜層+核蕊藥錠
(C) 速放藥層+控釋膜層+核蕊藥錠
(D) 控釋膜層+腸溶膜層+核蕊藥錠

( ) 33. 有關發泡性顆粒劑之敘述，下列何者最正確？
(A) 主藥通常為難溶性藥物
(B) 此類劑型對於鹽類性藥物通常具有相對有效之矯味作用
(C) 常併用酒石酸、檸檬酸及碳酸鈉為配方中之基本成分
(D) 應貯存於易開啟之廣口容器中

( ) 34. 有關軟膠囊殼之性質，下列敘述何者最正確？
(A) 含 plasticizer 量多時則較硬
(B) 通常不含水
(C) 通常含防腐劑
(D) 大小一致

( ) 35. 依中華藥典第八版所述丸劑之性質，下列敘述何者最不恰當？
(A) 係供內服之一種固體製劑，常呈球狀，大小均等
(B) 製造時常用稀釋劑為乳糖、葡萄糖、澱粉等
(C) 常用之黏合劑可為水、稀醇、亞拉伯膠漿等
(D) 丸衣必須能在消化道中溶解或崩散

( ) 36. 硝化甘油製備成速溶錠(rapidly dissolving tablets, RDTs)的最主要優點為何？
(A) 迅速溶解吸收達到療效
(B) 製程穩定使其含量均一
(C) 低溫製備提高其安定性
(D) 單片包裝易於取出服用

( ) 37. 下列何者是氣體滅菌法中最常使用的氣體？
(A) 甲醛(methylene oxide)
(B) 環氧乙烯(ethylene oxide)
(C) 一氧化碳(carbon mono-oxide)
(D) 一氧化氮(nitric oxide)

( ) 38. 於 regular insulin 注射劑中，添加少量 glycerin 的作用為何？
(A) 助溶劑
(B) 安定劑
(C) 增稠劑
(D) 防腐劑

( ) 39. 細菌內毒素檢驗法利用 *Limulus polyphemus* 的 amoebocyte lysate 製成之 BET 試劑，其檢測原理是與細菌內毒素結合後會：
(A) 形成沉澱物
(B) 顏色改變
(C) 形成凝膠
(D) 吸光波長改變

( ) 40. 以生物安全櫃(biological safety cabinets)調配對人體有害藥物時，
應於何種 ISO Class 環境下來執行？
(A) 2 (B) 4
(C) 5 (D) 7

( ) 41. 下列哪一項注射劑較適合用 LAL(Limulus Amebocyte Lysate)內毒素
檢驗法來作檢驗？
(A) heparin sodium (B) meperidine HCl
(C) oxacillin sodium (D) sulfisoxazole

( ) 42. 下列何者是用來提供被動免疫力(passive immunity)？
(A) 卡介苗 (B) 肉毒桿菌抗毒素
(C) 破傷風類毒素 (D) B 型肝炎疫苗

( ) 43. 下列何者可作為注射劑之抗氧化劑？
(A) acetic acid
(B) ascorbic acid
(C) dextrose
(D) ethylenediaminetetraacetic acid

( ) 44. 下列何種 nonaqueous vehicle 最不適合使用於注射劑？
(A) alcohol (B) glycerin
(C) mineral oil (D) castor oil

( ) 45. 依中華藥典，下列何藥之注射液是溶於聚乙二醇 300
(polyethylene glycol 300)水液中製成？
(A) amitriptyline (B) methocarbamol
(C) reserpine (D) stibophen

( ) 46. 依美國衛生系統藥師協會(ASHP)出版之「藥局製備無菌產品
指引」，將「從終端滅菌前之非無菌成分調配的產品」列為
對藥局製備的無菌產品之第幾級危險水平？
(A) 2 (B) 3
(C) 4 (D) 5

( ) 47. 淚液冰點為-0.52°C，硼酸分子量 61.8 g/mole，水的冰點下降常數
為-1.86°C，1,000 克水中加入多少克硼酸可為等張溶液？
(A) 0.9 (B) 5.0
(C) 17.3 (D) 61.8

( ) 48. 有關微脂粒的敘述，下列何者錯誤？
(A) 在微脂粒表面加上 PEG，可以增加其在血漿中停留時間
(B) 在微脂粒表面加上 PEG，可有效增加藥物集中於肝及腎
(C) 可因選用的脂質不同而做成表面帶正電、帶負電或是不帶電微脂粒
(D) 在微脂粒表面加上 PEG，可以降低單核巨噬細胞系統對於微脂粒的吸收

( ) 49. 線性動力學二室模式藥物，經靜脈注射給藥後，其血中藥物濃度經時變化，呈現前段時間下降速度比後段時間快的現象，造成此現象最可能的原因為？
(A) 前段時間藥物在中央室排除速率常數較大
(B) 後段時間藥物在周邊室的清除率變小
(C) 前段時間藥物在中央室同時進行分布與排除
(D) 後段時間藥物在周邊室的代謝速率常數變小

( ) 50. 口服投與藥物後，下列何者對其最高血中濃度(maximum plasma drug concentration)之影響程度最低？
(A) 劑量 (B) 吸收速率常數
(C) 分布速率常數 (D) 排除速率常數

( ) 51. 靜脈注射給藥後，瞬間初始血中濃度為 40.0 ng/mL，於各時間點的藥物血中濃度如下表所示，以梯形法推算給藥後 1～3 小時的血中藥物濃度曲線下面積(ng · h /mL)約為多少？

時間(h)	血中藥物濃度(ng/mL)
0.5	38.9
1.0	30.3
2.0	19.9
3.0	15.6
4.0	9.7
5.0	7.4

(A) 25.1 (B) 36.4
(C) 42.9 (D) 45.9

( ) 52. 何種檢品不適合作為單一劑量給藥後測定藥物濃度的採樣樣本？
(A) 血液 (B) 唾液
(C) 頭髮 (D) 尿液

(　　) 53. 某藥靜脈注射後，在體內之藥物動力學是遵循一室模式，下列
何者最能清楚及正確顯示該藥之血漿中藥物濃度對時間之關係？
(A)

(B)

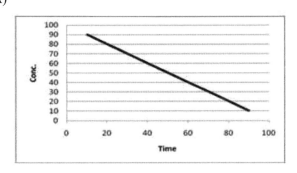

(C)

(D)

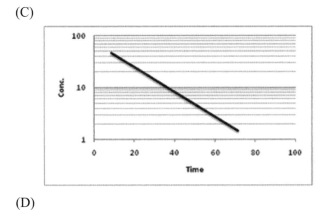

( ) 54. 某藥物在體內之藥動學依循二室模式，且可以用 $C_p = Ae^{-\alpha t} + Be^{-\beta t}$ 來描述該藥在體內藥物濃度隨時間之變化，其中 $\alpha > \beta$，若以殘餘法(method of residuals)來處理此藥物濃度隨時間之變化時，最先求得的斜率是下列何者？

(A) A (B) α
(C) B (D) β

( ) 55. 若藥動特性屬「線性藥動學模式」的藥物，下列何者與給藥劑量呈比例關係？

(A) 吸收速率常數 (B) 排除速率常數
(C) 血中藥物濃度曲線下面積 (D) 清除率

( ) 56. 造成血漿蛋白質濃度降低的機轉，下列何者正確？

① 降低蛋白質生成(synthesis)
② 增加蛋白質的代謝(catabolism)
③ 阻斷白蛋白(albumin)分布到血管外的空間(extravascular space)
④ 更多的蛋白質經腎排除，特別是白蛋白

(A) 僅①② (B) 僅③④
(C) 僅①②④ (D) ①②③④

( ) 57. 下列 chlorpheniramine maleate 之不同口服製劑中，給藥後理論上最快可在血中看到濃度的劑型為何？

(A) 散劑 (B) 錠劑
(C) 溶液劑 (D) 硬膠囊劑

( ) 58. 何種藥物是藉由小胞輸送(vesicular transport)的方式進行吸收？

(A) 鹽酸四環黴素 (B) 口服沙賓疫苗
(C) 水和三氯乙醛 (D) 葡萄糖

( ) 59. 口服某藥後得到藥動方程式為 $C_p(mg/L) = 38(e^{-0.12t} - e^{-1.45t})$，t 單位為小時，當服用若干小時後可達最高血中濃度？

(A) 1.9 (B) 3.2
(C) 4.8 (D) 5.8

( ) 60. 某藥單劑量口服給與後 AUC_∞ 為 240 µg·h/mL，在給與相同劑量之多劑量投與(250 mg/8 h)到達穩定狀態時之最高血中藥物濃度為 60 µg/mL，最低血中藥物濃度為 20 µg/mL，其平均血中藥物濃度是多少 µg/mL？

(A) 20 (B) 30
(C) 40 (D) 50

( ) 61. 有關藥物溶於乳糜微粒(chylomicrons)的敘述，下列何者錯誤？
(A) 主要經由淋巴系統吸收
(B) 可避免口服首渡代謝效應
(C) 可提升 bleomycin 的口服吸收
(D) 可降低 aclarubicin 的口服吸收

( ) 62. 根據 biopharmaceutics drug disposition classification system(BDDCS) 的觀念，細胞膜轉蛋白(membrane transporter)對具有下列哪一種 biopharmaceutics classification system(BCS)特性之原料藥的影響 最小？
(A) class 1   (B) class 2
(C) class 3   (D) class 4

( ) 63. 已知某病人對 debrisoquine 代謝不良，則使用 dextromethorphan 時 之血中濃度會與代謝正常者有何不同？原因為何？
(A) 血中濃度會較低，因缺少 CYP1A2
(B) 血中濃度會較低，因缺少 CYP2C19
(C) 血中濃度會較高，因缺少 CYP2D6
(D) 血中濃度會較高，因缺少 CYP3A4

( ) 64. 口服相同的 metoprolol 藥品後，A 君的 AUC 較其他病人平均值 高出三倍，最可能的原因為何？(假設其餘試驗條件皆相同)
(A) A 君為女性且年齡高於 70 歲
(B) A 君為男性且年齡低於 20 歲
(C) A 君屬 poor metabolizer
(D) A 君屬 extensive metabolizer

( ) 65. 有關溶解度之敘述，下列何者正確？
(A) 弱酸性藥品在胃中溶解度較在腸中為佳
(B) 弱鹼性藥品在腸中溶解度較在胃中為佳
(C) 賦形劑酸鹼特性對弱酸或弱鹼性藥品之溶解度可造成影響
(D) aspirin 之溶解度可藉由加入酸性緩衝液而增加

( ) 66. 有關錠劑經口服投藥後，於腸胃道吸收過程之敘述，下列何者 正確？
(A) 對速放錠劑而言，崩散通常為速率決定步驟
(B) 對控釋錠劑而言，崩散通常為速率決定步驟
(C) 對速放錠劑而言，若藥物之溶解度甚差，則藥物之溶離通常 為速率決定步驟
(D) 對控釋錠劑而言，若藥物之溶解度甚差，則藥物通透腸胃道 細胞膜通常為速率決定步驟

( ) 67. 在執行生體相等性試驗時常使用交叉試驗設計(crossover design)之主要原因為何？
(A) 減少因個體間不同所造成之變異
(B) 降低血中濃度之波動度
(C) 減少試驗執行之取樣時間
(D) 減少投與藥物之劑量

( ) 68. 下列何組數據在評估藥品製劑之體外-體內相關性(in vitro-in vivo correlation)時，屬最高層次之相關性？
(A) 某特定時間之藥品溶離百分比 vs 最高血中藥品濃度
(B) 藥品溶離百分比 vs 達尖峰濃度時間
(C) 藥品溶離百分比 vs 藥品吸收百分比
(D) 藥品平均溶離時間 vs 藥品於體內之平均停留時間(MRT)

( ) 69. 某抗生素的半衰期為 2 小時，分布體積為體重的 40%，給藥劑量為每 8 小時 1 mg/kg， 若病人體重 80 公斤，則以靜脈注射重複給藥後，穩定狀態之平均血中濃度為多少 μg/mL？
(A) 0.9   (B) 1.1
(C) 1.5   (D) 2.0

( ) 70. 某藥品其藥物動力學參數如下表，下列敘述何者正確？

oral availability (%)	90±3
urinary excretion (%)	2
bound in plasma (%)	90±20
clearance	Vmax=450 mg/day K_M=5 mg/L
volume of distribution (L)	50
effective concentration range (mg/L)	10-20

① 重複持續給藥下，達穩定狀態的時間可用約 5 個半衰期估算
② 重複持續給藥下，加倍日劑量時，新穩定狀態平均濃度(Css)傾向大於原劑量之兩倍
③ 加倍單次靜脈注射劑量，血漿濃度—時間曲線下面積(AUC)將大於原劑之兩倍；但初始血漿濃度(Cp^0)則仍為原劑量之兩倍
(A) 僅①②   (B) 僅①③
(C) 僅②③   (D) ①②③

( ) 71. Tobramycin 的常用劑量為 15 mg/kg q24h，fe = 0.9，若病人只有 30%的剩餘腎功能(residual renal function)，假設給藥間隔不變，則劑量應調整為多少 mg/kg？
(A) 4.05   (B) 5.55
(C) 13.5   (D) 4.5

( ) 72. 某氣喘病人(80 公斤，48 歲)，有長期嚴重菸癮。於住院期間以
靜脈輸注 aminophylline 0.75mg/kg/h 達穩定後，評估發現病人的
療效不佳，故欲將 theophylline 濃度由監測得到的 6 μg/mL 調高至
10 μg/mL，則 aminophylline 適合之靜脈輸注速率應為若 mg/h？
(已知 aminophylline 含 80% theophylline，theophylline 擬似分布
體積為 0.45 L/kg，清除率為 0.65 mL/min/kg)
   (A) 64   (B) 80
   (C) 100   (D) 200

( ) 73. 某男性病人 52 歲，身高 163 公分，體重 103 公斤，血漿中肌酸酐
濃度(Ccr)為 2.5 mg/dL。計算此病人的 lean body weight 為幾 kg？
   (A) 60   (B) 70
   (C) 80   (D) 90

( ) 74. 某病人(65 歲，80 公斤)以靜脈注射每 6 小時投與某藥 300 mg，
若其分布體積為 0.5 L/kg，排除速率常數為 1.034 h^{-1}，則一週後
其最高血中濃度為若干 μg/mL？
   (A) 1.88   (B) 3.76
   (C) 7.52   (D) 15.04

( ) 75. 張先生因感染入院治療，接受口服 clindamycin 200 mg 每 8 小時
給藥一次，已知其口服吸收完全，擬似分布體積為 15 L，排除
速率常數為 0.25 h^{-1}，則達穩定狀態之平均濃度為若干 mg/L？
   (A) 2.33   (B) 4.55
   (C) 6.67   (D) 9.12

( ) 76. 下列何者不是肝功能測試？
   (A) galactose single point(GSP)   (B) alkaline phosphatase(ALP)
   (C) bilirubin   (D) blood urea nitrogen(BUN)

( ) 77. 某藥屬非線性之藥動特性，分別以 160 mg/day 及 200 mg/day，
給予同一病人，其達 C_{ss} 分別為 8 mg/L 及 25mg/L，依此計算
該病人的 V_{max}(mg/day)為：
   (A) 222   (B) 226
   (C) 260   (D) 266

( ) 78. 某藥物在平均年齡 25 歲的病人體內之平均清除率為 4.4 L/h，而在
平均年齡 65 歲的病人之平均清除率為 1.1L/h。為了達到相同穩定
狀態血中濃度，則投與至年齡較大病人的劑量應為年輕人的百分之
多少？
   (A) 25   (B) 75
   (C) 125   (D) 175

( ) 79. 已知 A、B 及 C 三藥的肝臟內生性清除率($f_uCl'_{int}$)分別為：12,000 mL/min、1,200 mL/min 及 12 mL/min，若臨床上發生肝血流由 1.5 L/min 減少到 1 L/min 時，比較可能會顯著減少何者之肝臟清除率？
(A) A 藥   (B) B 藥
(C) C 藥   (D) 三藥皆不會改變

( ) 80. 某藥物的口服生體可用率為 0.72，總清除率為 3.0 L/h，其治療濃度區間為 1～2 ng/mL。下列何種口服療法可達到此藥的治療濃度？
(A) 每 6 小時 40 mg   (B) 每 6 小時 40 μg
(C) 每 8 小時 85 mg   (D) 每 8 小時 85 μg

科目：藥劑學與生物藥劑學

( ) 1. 某藥物(6% w/v)以零階次動力學降解，其反應速率為 0.05 mg/mL/h，此藥物的半衰期為多少天？
(A) 12.5
(B) 25
(C) 60
(D) 300

( ) 2. 哪一項不是 5FU(fluorouracil)前驅藥 capecitabine 設計之主要目的？
(A) 增加溶解度
(B) 口服吸收
(C) 降低全身毒性
(D) 對腫瘤具選擇性

( ) 3. 有關密度單位表示法，下列何者錯誤？
(A) mg/in
(B) g/pint
(C) gr/mL
(D) lb/gal

( ) 4. 有關影響溶解度的因素之敘述，下列何者錯誤？
(A) 溶質和溶劑的分子性質越接近時，通常其溶解度會越高
(B) 四氯化碳由於結構中有四個 C-Cl 共價鍵，使其成為極性分子
(C) 溶質和溶劑的分子性質越接近，通常此溶質在此溶劑溶解的速率會越快
(D) 離子化合物在極性溶劑中的溶解度較高，非極性化合物在非極性溶劑中的溶解度較高

( ) 5. 眼用溶液中，增加眼用溶液之黏稠度最主要目的為何？
(A) 可增進滅菌之效果
(B) 可增進藥品之安定性
(C) 可增進用藥時之抗菌性
(D) 可延長與眼睛接觸之時間

( ) 6. Lugol's solution 為下列何種溶液劑？
(A) 碘溶液(iodine solution)
(B) 複方碘溶液(compound iodine solution)
(C) 碘化鉀溶液(potassium iodine solution)
(D) 普維酮－碘溶液(povidone-iodine solution)

( ) 7. 膠體粒子布朗運動的位移與下列何項因素無關？
(A) 濃度
(B) 絕對溫度
(C) 粒徑
(D) 液體黏稠度

( ) 8. 甲乙丙三種物質，其彈性係數分別是甲：2×10^{12} dyne/cm^2；乙：2×10^{11} dyne/cm^2；丙：1×10^{9} dyne/cm^2，若施以相同的應力，則在彈性限度內三種物質之單位伸長量的大小關係為何？
(A) 甲＞乙＞丙
(B) 丙＞乙＞甲
(C) 乙＞丙＞甲
(D) 乙＞甲＞丙

( ) 9. 下列何者不能作為膠體質粒平均分子量的測量方法？
(A) 掃描式電子顯微鏡測粒徑
(B) 超速離心機測沉降速率
(C) 滲透壓儀測滲透壓
(D) 濁度計測散射光

( ) 10. 具有搖變性之塑性流體，下列敘述何者正確？
(A) 流變曲線經過原點
(B) 受力時流變曲線有啟動值
(C) 減小應力後流變曲線為凹面向上
(D) 布朗運動越快則滯後環區域越大

( ) 11. 依據愛因斯坦黏滯係數方程式，溶液的黏稠度除以溶劑的黏稠度
，其比值稱為下列何者？
(A) relative viscosity   (B) reduced viscosity
(C) specific viscosity   (D) intrinsic viscosity

( ) 12. 在 24°C下，利用 Langmuir isotherm 以不同的 Y 座標，畫出下面
二個圖形，何者正確？   (X：吸附溶質的量；m：吸附劑的量)

(A) 1 與 A 有較佳單層吸附量   (B) 1 與 B 有較佳單層吸附量
(C) 2 與 A 有較佳單層吸附量   (D) 2 與 B 有較佳單層吸附量

( ) 13. 一軟膏擬以 20 cm/s 速度， 塗抹於皮膚之厚度為 0.05 cm，則其
切變速率為何？
(A) 400 s^{-1} (B) 1 s^{-1}
(C) 400 cm^2/s   (D) 1 cm^2/s

( ) 14. 某懸浮液之沉降體積 F 與 F∞值分別為 0.1 與 0.1 時，此懸浮液
性質為何？
(A) 凝絮(flocculation)   (B) 無凝絮現象(no flocculation)
(C) β 值小於 1   (D) β 值大於 1

( ) 15. 有關 W/O 乳劑之敘述，下列何者錯誤？
(A) 此油相為外相   (B) 此水相為分散相
(C) 此劑型易形成透明狀   (D) 此乳劑須添加界面活性劑

( ) 16. 某液體以受力時之切應力與切變速率作圖呈現通過原點的直線，
今改以切變速率為 X 軸，黏稠度為 Y 軸作圖，隨著切變速率增加
，則該液體的黏稠度值如何變化？
(A) 增加   (B) 降低
(C) 不變   (D) 先增加後降低

(　) 17. 以可可脂製作基準為 2 克的栓劑，現擬製作含有水合三氯乙醛 500 mg(藥量替換因子為 0.67)之栓劑，則依 dosage replacement factor method 計算，製出之每個成品應為多少重量(g)？
(A) 2.000　　　　　　　　　　(B) 2.019
(C) 2.085　　　　　　　　　　(D) 2.180

(　) 18. 哪一個軟膏基劑中具有不含水、可吸水但不溶於水、無法用水洗掉的特性？
(A) 水溶性軟膏基劑　　　　　(B) 乳劑型軟膏基劑
(C) 吸收性軟膏基劑　　　　　(D) 油脂性軟膏基劑

(　) 19. 有關糊劑的敘述，下列何者錯誤？
(A) 由水合果膠製成軟膏狀的外用製劑
(B) 氧化鋅糊屬脂肪質糊劑，局部保護用
(C) 糊劑在體溫時軟化，有助於藥物的吸收
(D) 含有較多粉末藥品，容易吸收傷口滲出液

(　) 20. 何種因子替代法常用於計算栓劑中藥物與基劑間的替代量？
(A) 重量　　　　　　　　　　(B) 體積
(C) 密度　　　　　　　　　　(D) 黏度

(　) 21. 苯甲酸與聚乙二醇製作軟膏時，應在基劑中加入何者，以增進二者的相容性？
(A) cetyl alcohol　　　　　　　(B) stearyl alcohol
(C) 1,6-hexanediol　　　　　　(D) 1,2,6-hexanetriol

(　) 22. W/O 型乳劑，是屬於下列哪一種軟膏基劑？
(A) 烴基基劑　　　　　　　　(B) 吸收性基劑
(C) 水和性基劑　　　　　　　(D) 水溶性基劑

(　) 23. 經皮貼片產品進行溶離試驗時，依 USP-NF 及 Non-USP-NF 可採用下列何種裝置？
(A) Apparatus 1　　　　　　　(B) Apparatus 3
(C) Apparatus 4　　　　　　　(D) Apparatus 5

(　) 24. 下列何種藥物釋出機轉是最具代表性的延遲性(delayed-release)口服劑型？
(A) 腸溶機制(enteric coating)
(B) 蝕溶機制(eroding)
(C) 酵素消化機制(enzyme digesting)
(D) 細菌水解機制(hydrolyzing)

( ) 25. 親水性纖維素基質錠片(matrix tablets)的製備常採用直接打錠
方式。當高速旋轉式打錠機(rotary tabletting machine)的轉速越快
，則對此類錠片打錠最常見之影響為何？
(A) 重量偏差度可能越大　　　　(B) 錠片的硬度可能增大
(C) 含量均勻度可能越佳　　　　(D) 錠片的脆度可能越高

( ) 26. 通常錠劑厚度的誤差度應控制在下列何範圍內？
(A) ±5%　　　　　　　　　　　(B) ±7%
(C) ±10%　　　　　　　　　　(D) ±12%

( ) 27. 下列何者比較不會造成壓錠時重量差異過大的問題？
(A) 顆粒流動性不良　　　　　　(B) 顆粒大小差異大
(C) 下沖模下降幅度不一　　　　(D) 上沖模下降幅度不一

( ) 28. 有關錠劑的評估，下列敘述何者錯誤？
(A) 一般錠劑厚度的誤差標準值應在±5%以內
(B) 脆度分析時重量損失應小於 1%
(C) 硬度應大於 5 公斤
(D) 壓錠壓力應大於 3,650 磅

( ) 29. 微膠囊化(microencapsulation)包覆之過程，藉由引發溶解的包覆
材料相分離(coacervation)而包覆於蕊物質表面所致，何者不可用來
引發相分離？
(A) 不同溶解度的溶媒　　　　　(B) 不同分子量的膠體
(C) 不同電荷性的材料　　　　　(D) 不同酸鹼值的溶液

( ) 30. 極難溶性藥品由親水性纖維素(hydrophilic cellulose)材質製備的
基質性錠片(matrix tablet)，其主要釋出機轉為何？
(A) 溶蝕機轉(erosion)　　　　　(B) 滲透機轉(diffusion)
(C) 離子交換(ion exchange)　　　(D) 滲透壓力(osmosis)

( ) 31. 欲將結塊之樟腦於研缽中研成細粉，為增加研磨效率可添加少量的
溶劑來助研，下列溶劑何者較適合？
(A) 乙醇　　　　　　　　　　　(B) 甘油
(C) 聚乙二醇　　　　　　　　　(D) 丙二醇

( ) 32. 粉末質粒在重力作用下，其流動性常受到粉末間之磨擦力及
吸附力之影響，就此相關敘述之比較，何者最正確？
(A) 粉末粒徑大於 10 μm 以上時，顆粒間吸附力會相對性地增大
(B) 當混合不同材質之粉末時，粉末間之密度差異性通常對整個
粉體之流動性影響很小
(C) 評估粉末流動性時，通常以 flow meter 之測定值比評估粉末
安息角較具實用參考價值
(D) 膠囊劑之重量差異受粉末流動性之影響小

( ) 33. 以沉降速率法測量藥物粉末之粒徑時，下列敘述何者正確？
(A) 測定原理與 Smoluchowski equation 有關
(B) 粒徑平方與分散媒液之黏度成反比
(C) 測量粉末粒徑時，需先得知其密度
(D) 一般檢測時常用之儀器為立體雷射攝影機

( ) 34. 下列製劑何者係為 zinc insulin 之 amorphous form？
(A) insulin solution
(B) prompt insulin zinc suspension
(C) extended insulin zinc suspension
(D) insulin zinc suspension

( ) 35. 以壓製法(compression)製備速溶錠(rapidly dissolving tablets)時，
為加速崩解溶離，除添加超級崩散劑(super-disintegrants)外，尚須
添加何種材質來增強速溶效果？
(A) 界面活性劑(surfactants)   (B) 潤滑劑(lubricants)
(C) 發泡劑(effervescents)   (D) 抗黏劑(antiadherents)

( ) 36. 有關抑菌滅菌用水(bacteriostatic water for injection, USP)之敘述，
下列何者最正確？
(A) 使用小瓶容器時，至少要充填超過 50 毫升
(B) 主要是供製備大容量(large volume；如大於 10 毫升)注射劑之
溶劑使用
(C) 不需標示添加的抑菌劑的名稱與比例
(D) 不可供新生兒(neonates)使用

( ) 37. 有關氣體滅菌使用的環氧乙烯之敘述，下列何者最正確？
(A) 不具有可燃性
(B) 須與惰性氣體(如二氧化碳)稀釋後使用
(C) 其滅菌機轉是抑制細菌養分的吸收
(D) 不適合對熱與濕氣不穩定的物質或材料選用的滅菌方法

( ) 38. 細菌內毒素檢驗方式是用何種生物細胞液製成的試劑？
(A) 猴子   (B) 鱟
(C) 鱉   (D) 蟾蜍

( ) 39. 在醫院或藥局內以非無菌粉末(nonsterile bulk powder)調配成為
無菌產品，此屬於何種程度的風險？
(A) 不能調配   (B) 低度風險
(C) 中度風險   (D) 高度風險

( ) 40. 何者最不適合作為嬰幼兒注射劑之保藏劑？
(A) benzyl alcohol   (B) chlorobutanol
(C) cresol   (D) benzakonium chloride

( ) 41. 有關聚合酶鏈反應(polymerase chain reaction)之步驟，下列何者為正確順序？
① 核酸引子和 DNA 雜交
② DNA 被分離成兩股
③ 加入 DNA 聚合酶以複製標的(target)的核酸序列
(A) ①②③　　　　　　　　　　(B) ①③②
(C) ②①③　　　　　　　　　　(D) ③②①

( ) 42. 何者不屬於藥物的依數性質(colligative properties)？
(A) 蒸氣壓　　　　　　　　　　(B) 滲透壓
(C) 折射率　　　　　　　　　　(D) 沸點

( ) 43. 何者主要使用於藥廠製備注射劑之用？
(A) 純淨水(purified water)
(B) 注射用水(water for injection)
(C) 無菌注射用水(sterile water for injection)
(D) 加抑菌劑之無菌注射用水(bacteriostatic water for injection)

( ) 44. 依中華藥典第八版，何藥須冷藏避光貯之，且其注射液不得冷凍？
(A) cyclosporine　　　　　　　　(B) digoxin
(C) perphenazine　　　　　　　　(D) vasopressin

( ) 45. 何種防腐劑不可添加於含有 salicylate 的眼用製劑？
(A) benzalkonium chloride　　　　(B) phenylmercuric nitrate
(C) phenylmercuric acetate　　　　(D) chlorobutanol

( ) 46. 何者為 Class 100 之定義？
(A) 每立方英吋空間中不小於 5 μm 的總粒子數不可超過 100 粒
(B) 每立方公尺空間中不小於 0.5 μm 的總粒子數不可超過 100 粒
(C) 每立方公尺空間中不大於 0.5 μm 的總粒子數不可超過 100 粒
(D) 每立方英吋空間中不小於 0.5 μm 的總粒子數不可超過 100 粒

( ) 47. 下列滅菌法中，何者可用於最終包裝產品之滅菌？
(A) 高壓蒸汽滅菌法　　　　　　(B) 氣體滅菌法
(C) 過濾滅菌法　　　　　　　　(D) 乾熱滅菌法

( ) 48. 某男性病人(23 歲，75kg)，經靜脈注射某降血壓藥 20 mg/kg 後，該藥屬二室式線性動力學特性，其血中藥物濃度經時變化關係式為 $C_p = 8.8e^{-1.9t} + 3.2e^{-0.3t}$($C_p$: mg/L，t: h)，其中央室擬似分布體積為多少 L？
(A) 12.5　　　　　　　　　　　(B) 17
(C) 125　　　　　　　　　　　(D) 170

( ) 49. 下列圖形何者可判定該藥物具有非線性藥物動力學的特性？

(A)

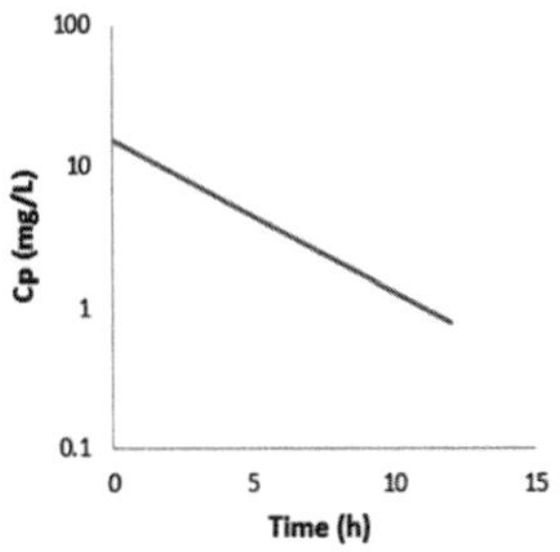

(B)

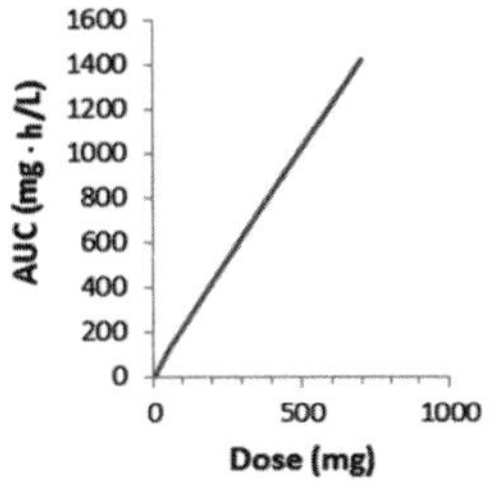

(C)

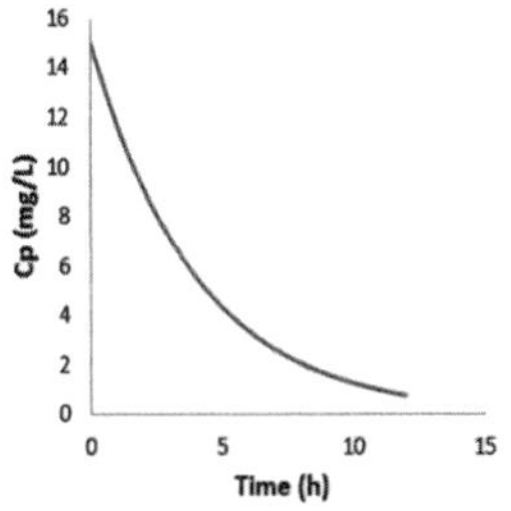

(D)

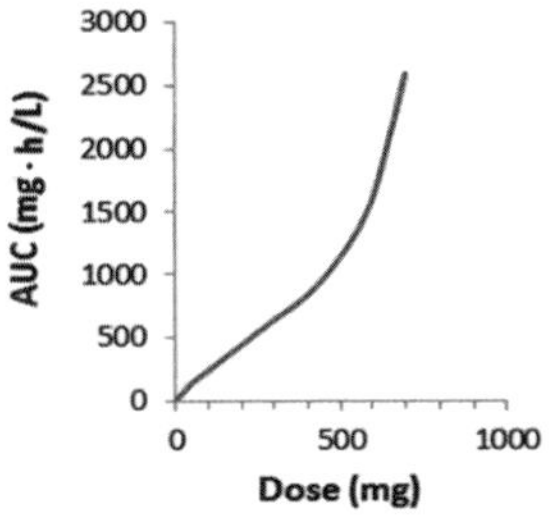

( ) 50. 有關藥品擬似分布體積的敘述，下列何者正確？
① 為體內藥量和藥品血中濃度的特定數學關係
② 是個人血液體積的測量值
③ 是個人身體體積的大小
④ 可用來估算合理的速效劑量
(A) ②④   (B) ①③
(C) ①④   (D) ②③

( ) 51. 何項物質是用於測定有效腎血漿流速(effective renal plasma flow)？
(A) insulin   (B) inulin
(C) creatinine   (D) p-aminohippuric acid

( ) 52. 某藥物在體內之藥物動力學遵循二室分室模式，已知該藥的排除
速率常數(elimination rate constant)$k=0.4$ h^{-1}，該藥的中央室分布
體積(V_p)是 5 L，而擬似分布體積(V_D)是 40 L，則該藥的清除率是
多少 L/h？
(A) 2   (B) 4
(C) 8   (D) 16

( ) 53.

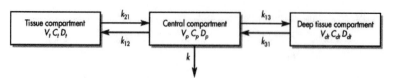

由文獻得知一藥靜脈注射劑量 D_0 後的體內動力學符合上述模室理論。藥品血中濃度公式為 $C_p = Ae^{-at} + Be^{-bt} + Ce^{-ct}$。下列何者錯誤？

(A) 採樣排除相的兩點血中濃度，所得的速率常數為 k

(B) $K = \dfrac{(A+B+C)abc}{Abc+Bac+Cab}$

(C) $V_p = \dfrac{D_0}{A+B+C}$

(D) 若採樣的血液樣本僅在排除相，無法準確計算 V_p

( ) 54. 下圖是同時給與不同之速效劑量(loading dose，D_L)與不同靜脈輸注速率組合之血漿中藥物濃度對時間之關係圖，若藥物輸注速率是 R，藥物之排除速率常數是 k，排除相之排除速率常數以 β 表示，則下列哪一曲線可能以 $D_L = (R/\beta)$ 與靜脈輸注之結果？(C_{ss} 表示穩定狀態下之血中藥物濃度)

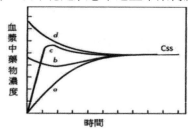

(A) 只有 b   (B) 只有 c
(C) b 與 c   (D) c 與 d

( ) 55. 傳統速放錠劑遇水裂成小顆粒的現象稱為：

(A) 吸收(absorption)   (B) 崩散(disintegration)
(C) 溶離(dissolution)   (D) 水合(hydration)

( ) 56. 某藥的半衰期為 6 小時，以 50 mg/h 的靜脈連續輸注速率給藥，可達穩定濃度 10 mg/L，若要立即達穩定濃度則應給與若干速效劑量(D_L , mg)？

(A) 300   (B) 433
(C) 500   (D) 578

( ) 57. 生理藥動學模式(physiologic pharmacokinetic model)常應用在何種領域？

(A) 套合指數方程式求藥動學參數

(B) 藥物生體可用率之計算

(C) 探討不同物種間之藥物分布特性

(D) 體外與活體試驗之相關性

( ) 58. 同一病人分別以 0.5D、1D、2D 劑量靜脈注射某藥品後，均呈現一室式藥動學特性，則其血中濃度對數值與時間圖將呈現下列何種模式？
(A) 三條線相交於橫作標上
(B) 三條線相交於縱作標上
(C) 三條線呈直線且互相平行
(D) 三條線呈曲線且互相交錯

( ) 59. 何者常用來增加藥品之經皮吸收的程度？
① ultrasound　② iontophoresis　③ ethanol　④ PEG400
(A) ①③④
(B) ②③④
(C) ①②③
(D) ①②④

( ) 60. 對於具有 BCS class 2 特性原料藥的口服製劑而言，顯著增加何種賦形劑的比例，將會延長其藥品達到血中最高濃度的時間(T_{max})？
(A) starch
(B) magnesium stearate
(C) microcrystalline cellulose
(D) lactose

( ) 61. 下列藥品與其 CYP 代謝酵素配對，何者正確？
(A) antipyrine－CYP2D6
(B) fluvoxamine－CYP1A2
(C) dextromethorphan－CYP3A4
(D) vindesine－CYP2C9

( ) 62. 有關藥物基因多型性的敘述，下列何者錯誤？
(A) 族群間發生小於 1% 之基因排序上的變異
(B) 變異常發生在基因單一的核苷酸鹼對基上
(C) 經特定酶代謝的藥物，族群間有不同的半衰期
(D) 經特定酶代謝的藥物，族群間有不同的清除率

( ) 63. 何種口服製劑之賦形劑可增加其吸收速率常數(k_a)？
(A) microcrystalline cellulose
(B) hydrogenated vegetable oil
(C) magnesium stearate
(D) ethylcellulose

( ) 64. 下列敘述何者最正確？
(A) ampicillin anhydrate 的溶解度較 ampicillin trihydrate 為差
(B) erythromycin anhydrate 的吸收較 erythromycin dihydrate 為佳
(C) 一般非結晶型態藥物的溶離速率較其結晶型態為佳
(D) 加入過量的界面活性劑有助於藥物的溶離

( ) 65. 在評估生體可用率時，哪個藥動參數最常用於評估藥物吸收速率？
(A) 排除半衰期($t_{1/2}$)
(B) 平均滯留時間(MRT)
(C) 血中最高藥物濃度(C_{max})
(D) 藥物清除率(Cl)

( ) 66. 某抗生素 50 mg 經靜脈注射後其血中濃度對時間曲線下面積(AUC)為 25 μg·h/mL，若口服此抗生素 300 mg 錠劑後，其 AUC 為 90 μg·h/mL，則其 absolute bioavailability 為何？
(A) 20%
(B) 30%
(C) 60%
(D) 90%

( ) 67. 以 digoxin 治療心衰竭，每日口服一次達穩定狀態後，最適當之
採血時間為何？
(A) 服藥後立即   (B) 服藥後 2 小時
(C) 服藥前 30 分鐘內   (D) 服藥後任一時間

( ) 68. K_M 是 Michaelis constant；V_{max} 是代謝酵素最大排除速率。已知
酒精生體可用率為 100%，K_M 是 0.01g% (100 mg/L)，V_{max} 是
10g/h(12.8 mL/h)。若啤酒的濃度為 5%，每小時最少喝多少 mL
啤酒，血中酒精濃度會持續累增，無法達穩定狀態濃度？
(A) 100   (B) 200
(C) 260   (D) 660

( ) 69. 某 48 歲氣喘病人體重 80 公斤，有長期嚴重菸癮。以 aminophylline
0.75 mg/kg/h 靜脈輸注治療達穩定狀態後，評估發現病人的療效
不佳，故欲將 theophylline 濃度由 6 μg/mL 調高至 10 μg/mL。在
穩定狀態此病人 theophylline 清除率為若干 L/h？
(已知 aminophylline 含 80%的 theophylline 擬似分布體積為 0.45
L/kg，清除率為 0.65 mL/min/kg)
(A) 8.0   (B) 6.5
(C) 5   (D) 3.1

( ) 70. 某男病人 52 歲，身高 163 公分，體重 103 公斤。Gentamicin
sulfate 對腎功能正常的成人，以靜脈注射多次投與劑量為每隔
8 小時 1 mg/kg。Gentamicin sulfate 製劑濃度為 40 mg/mL，其包裝
為每小瓶(vial)2mL。估算在此病人每隔 8 小時所需給與的劑量，
相當於約多少 mL？
(A) 2.5   (B) 2
(C) 1.5   (D) 1

( ) 71. 當 ketoconazole 局部用產品須進行生體相等性評估時何者最適當？
(A) 血中濃度曲線下面積   (B) 最終累積尿液中藥物量
(C) 尖峰藥效之作用   (D) 臨床效能評估

( ) 72. 對於代謝速率(V)遵循 Michaelis-Menten equation 的藥物，C 為
藥物濃度，K_M 為藥物與代謝酵素的親合常數，V_{max} 為最大代謝
速率。以作圖法(V 為 Y 軸，V/C 為 X 軸)預測 K_M 或 V_{max}，下圖
Y 軸的截距為何？

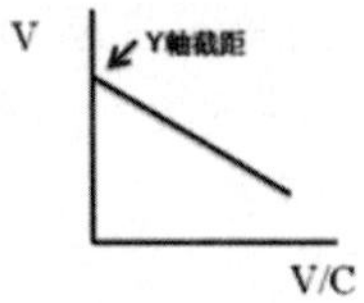

(A) $1/V_{max}$ (B) V_{max}
(C) V_{max}/K_M (D) K_M/V_{max}

( ) 73. 下列敘述何者正確？
(A) 吸菸會增加 theophylline 的清除率
(B) 高蛋白質食物會增加 theophylline 的排除半衰期
(C) 葡萄柚會增加 terfenadine 的代謝
(D) 葡萄柚會增加 cyclosporine 的代謝

( ) 74. 下列四種藥品，其輸注速率及相關之藥動學參數如下，就「達穩定濃度最高」、「達穩定濃度需時最久」及「分布體積最大」三選項，何藥品具備其中二項特性？

項目/藥品	甲	乙	丙	丁
輸注速率(mg/h)	15	30	20	10
排除速率常數(h^{-1})	0.25	0.05	0.1	0.2
出清率(L/h)	10	10	5	5

(A) 甲   (B) 乙
(C) 丙   (D) 丁

( ) 75. 有關基因多型性(genetic polymorphism)對藥動學影響之敘述，下列何者正確？
(A) CYP2C9 之基因多型性會顯著影響 phenytoin 之代謝
(B) CYP2C19 之基因多型性會顯著影響 propranolol 之代謝
(C) CYP2D6 之基因多型性會顯著影響 omeprazole 之藥動學性質
(D) CYP1A2 之基因多型性會顯著影響 codeine 之代謝

( ) 76. 線性動力學二室模式藥物，經靜脈注射 300 mg 後，其血中藥物濃度經時變化如下圖，分布相與排除相之速率常數分別為 1.90 與 0.22。代表此藥物血中濃度經時變化的關係式：
$C_p = Ae^{-\alpha t} + Be^{-\beta t}$，依據圖文資訊 A、α、B、β 之數值為何？
(Y 軸：μg/mL；X 軸：h)

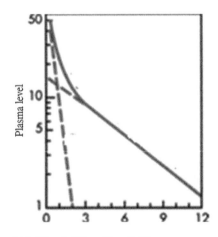

(A) 15、1.90、48、0.22   (B) 15、0.22、48、1.90
(C) 50、1.90、15、0.22   (D) 50、0.22、15、1.90

( ) 77. 承上題，則該藥物血中濃度－時間曲線下面積為多少 mg · h/L？

(A) 189   (B) 94.5

(C) 0.10   (D) 0.05

( ) 78. 某藥品的治療濃度範圍為 10～20 μg/mL，半衰期為 8 小時，分布體積為 30 L，依序回答下列 3 題。

1：此藥品以靜脈注射重複給藥之最大給藥間隔
(maximum possible dosage interval)約為多少小時？

(A) 16   (B) 8

(C) 4   (D) 2

( ) 79. 2：每次投與的劑量為多少 mg？

(A) 100   (B) 150

(C) 200   (D) 300

( ) 80. 3：穩定狀態平均濃度為多少 μg/mL？

(A) 13.7   (B) 14.4

(C) 15.0   (D) 15.2

科目：藥劑學與生物藥劑學

( ) 1. 已知某藥物以一階次動力學降解，且其在 37℃的降解速率為 27℃
時的 10 倍，此藥物之活化能為多少 kcal/mole？
(A) 456.6　　　　　　　　　　(B) 42,502
(C) 177,836　　　　　　　　　(D) 425,019

( ) 2. 一藥物(3% w/v)以零階次動力學降解，其反應速率為 0.02 mg/mL/h
，此藥物的半衰期為多少天？
(A) 1.1　　　　　　　　　　　(B) 1.4
(C) 31.3　　　　　　　　　　 (D) 34.7

( ) 3. 中華藥典第八版所記載之檸檬酊，藥品成分含量應符合之規定標準
為何？
(A) 每 100 mL 代表藥品 5 g 之效能
(B) 每 100 mL 代表藥品 10 g 之效能
(C) 每 100 mL 代表藥品 20 g 之效能
(D) 每 100 mL 代表藥品 50 g 之效能

( ) 4. 依中華藥典規定，有關流浸膏劑(fluidextracts)之敘述，何者錯誤？
(A) 法定之流浸膏劑，均係以滲漉法製備
(B) 每 mL 所含之有效成分相當於標準生藥 1 g
(C) 須用低溫蒸發濃縮，濃縮時之溫度應保持在 70℃以下
(D) 若須測定其含量，則於滲漉第三份生藥時，僅收集滲出液
420 mL

( ) 5. 依中華藥典，有關氫氧化鈣溶液(calcium hydroxide solution)之
敘述，下列何者錯誤？
(A) 本品每 100 mL 所含 $Ca(OH)_2$ 於 25℃時應在 140 mg 以上
(B) 本品於製造時取氫氧化鈣 3 g 加入適量蒸餾水，共製成
1,000 mL
(C) 本品如溶液之溫度增高，則氫氧化鈣之含量也會增加
(D) 別名為 lime water

( ) 6. 依中華藥典，有關單糖漿(simple syrup)之敘述，下列何者錯誤？
(A) 含蔗糖 85% w/v　　　　　(B) 可用加熱溶解法製備
(C) 可用滲漉法製備　　　　　(D) 比重約為 1.133

( ) 7. 硝酸銀與氯化鈉水溶液的沉澱反應，若氯化鈉為過量，則沉澱
質粒將帶何種電荷？
(A) Ag^+　　　　　　　　　　(B) Na^+
(C) Cl^-　　　　　　　　　　 (D) NO_3^-

(　　) 8. 所謂金數是指為防止因加入甲 cm³ 之乙%氯化鈉而使丙 cm³ 的紅色金膠溶體凝聚變為藍色，所需的乾燥聚合物的小重量單位為丁，則下列何者正確？
(A) 甲是 10
(B) 乙是 10
(C) 丙是 1
(D) 丁是 g

(　　) 9. 將邊長 1 cm 的正立方體切割成邊長 0.1μm 相同大小的正立方體，下列敘述何者正確？
(A) 比表面積是 6,000 cm⁻¹
(B) 可切割成 10^9 個邊長 0.1μm 的正立方體
(C) 比表面積變為原來的 10,000 倍
(D) 切割後的粒徑大小屬於膠體

(　　) 10. 製備懸浮液當顆粒與溶媒密度差增加 3 倍時，沉降速率增加幾倍？
(A) 0.09 倍
(B) 1 倍
(C) 3 倍
(D) 9 倍

(　　) 11. 6%皂土(bentonite)分散於水中時，靜置後會形成下列何者？
(A) gel
(B) suspension
(C) emulsion
(D) lotion

(　　) 12. 急診病患需利用吸附劑去毒，下圖為 24℃時相同重量吸附劑下，利用 Langmuir 作圖，下列敘述何者正確？
x：吸附溶質的量(mg)；m：吸附劑的量(g)

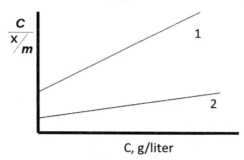

(A) 選吸附劑 1 有較大單層吸附極限量
(B) 選吸附劑 2 有較大單層吸附極限量
(C) 選吸附劑 1 有較大吸附速率
(D) 選吸附劑 2 有較大吸附速率

(　　) 13. 何者是利用特定油：水：acacia 比例下，acacia 與油先混合後再與水混合之製備方法？
(A) continental method
(B) English method
(C) wet gum method
(D) bottle method

( ) 14. 一懸浮液在 USP 溶離器進行溶離,藥品分別於 1、2、6、8 小時溶離出 1、2、6、8 mg,則符合下列何種釋放模式?
(A) 0 級
(B) 1 級
(C) 2 級
(D) 3 級

( ) 15. 眼用懸液劑其粒徑至多不得大於多少 μm?
(A) 0.5
(B) 1
(C) 5
(D) 10

( ) 16. 下列何者可測量質粒之體積?
(A) air permeability
(B) Coulter Counter
(C) microscopic method
(D) sedimentation method

( ) 17. 有關局部用藥經皮吸收的影響因素,下列何者錯誤?
(A) 分子量在 100〜800 間,並有適當的脂溶性及水溶性的藥物分子,有機會利用經皮路徑進入體內
(B) 極性藥物傾向走 transcellular route 進入皮膚
(C) 藥物給與到角質層較薄的部位可有比較好的經皮吸收
(D) 一般而言,非離子態藥物比離子態藥物有較佳的經皮吸收效果

( ) 18. 根據中華藥典第八版軟膏劑之規定,有關軟膏的敘述何者錯誤?
(A) 眼用軟膏應置於滅菌之緊密容器內,於 4°C 以下貯存
(B) 所製備之軟膏如因氣候改變,軟膏之質地可能過軟或過硬而不適用,則所用蜂蠟、羊毛脂、鯨蠟或液體石蠟等量可酌予增減
(C) 烴類基劑雖與皮膚有較長的接觸時間,但其吸收量並不多
(D) 一般軟膏劑應置密蓋容器內,於 30°C 以下貯存

( ) 19. 何者為適合用於烴類軟膏基劑的研合劑(levigating agent)?
(A) glycerin
(B) mineral oil
(C) PEG 400
(D) propylene glycol

( ) 20. 以可可脂(cocoa butter)製成之栓劑貯存溫度不得高於攝氏幾度?
(A) 15
(B) 20
(C) 25
(D) 30

( ) 21. 有關可可脂之敘述,下列何者正確?
(A) 是三醯甘油的混合物,大約含有 1/3 月桂酸
(B) 加入過多水分,儲存時易發生酸敗不安定
(C) 加入 chloral hydrate 會降低固化時間
(D) metastable form 可可脂的凝固點約 24°C

( ) 22. 以熔合法製備可可脂栓劑時,其溫度宜維持在何範圍最適當?
(A) 24〜28°C
(B) 30〜33°C
(C) 34〜35°C
(D) 37〜40°C

( ) 23. 若欲將 10%藥物水溶液調配成均質之軟膏劑，下列軟膏基劑中，何者較不適合？
(A) 親水軟石蠟(hydrophilic petrolatum)
(B) 含 6%丙二醇之聚乙二醇軟膏劑
(C) 含 10%無水羊毛脂之軟石蠟
(D) aquaphor

( ) 24. 製作氧化鋅軟膏時，氧化鋅粉末在加入軟膏基劑之前，應先與下列何種成分研合？
(A) 甘油   (B) 丙二醇
(C) 液體石蠟   (D) 冬青油

( ) 25. White ointment 是屬於下列何種類型之軟膏基劑？
(A) oleaginous ointment base   (B) absorption ointment base
(C) emulsion ointment base   (D) water-soluble ointment base

( ) 26. 建立 IVIVC(in vitro-in vivo correlations)的關係是開發何種劑型時最屬關鍵之步驟過程？
(A) extended-release   (B) immediate-release
(C) sublingual-release   (D) buccal-release

( ) 27. 下列黏合劑何者最不溶於水？
(A) alginate
(B) ethylcellulose
(C) methylcellulose
(D) sodium carboxymethylcellulose

( ) 28. 依中華藥典規定，口腔錠(buccal tablets)作崩散度試驗時，應在多少小時內崩散？
(A) 1   (B) 2
(C) 4   (D) 8

( ) 29. 崩散度試驗是指錠劑必須在一定時間內崩解，且所產生的粒子要能通過幾號篩網？
(A) 10   (B) 20
(C) 30   (D) 40

( ) 30. 何者會產生 bubble action 而幫助錠劑崩散促進溶離？
(A) chewable tablet   (B) dispensing tablet
(C) effervescent tablet   (D) rapidly disintegrating tablet

( ) 31. 何種特性的藥物最不適合或不需要製備成延長釋放性(extended-release)劑型？
(A) 吸收速率極慢者   (B) 治療指數適中者
(C) 使用劑量低者   (D) 胃腸道皆吸收者

( ) 32. Adalat CR®是含有 nifedipine 的 OROS(oral release osmotic system)
劑型，下列敘述何者錯誤？
(A) 藥物釋出速率為常數 　　　(B) 蕊錠包覆一層半透膜
(C) 滲透壓啟動藥物釋出 　　　(D) 蕊錠是單層錠的設計

( ) 33. 中華藥典第八版，甘草流浸膏係以甘草粗粉按照流浸膏劑製法(1)
來製備，依此選用之甘草粗粉應可完全通過第幾號標準試驗篩？
(A) 4 　　　　　　　　　　　(B) 8
(C) 10 　　　　　　　　　　 (D) 20

( ) 34. 明膠為製備明膠膠殼時主要之材質，有關明膠之使用或特性，下列
何者錯誤？
(A) 宜選用來自豬皮或豬骨頭的單一來源之明膠為佳，若混用時
膠殼較易破碎
(B) 明膠原料之粒徑應適當調配，粗粉及細粉皆不宜太多
(C) 明膠原料內若含有磷酸鈣雜質太多時易導致膠殼製造時之
困難度增加
(D) 明膠應符合膠凝結力(bloom strength)及微生物限量之規定

( ) 35. 難溶性固體藥物之晶型會影響其生體可用率，就下列相關性質
比較何者最正確？
(A) 口服 novobiocin 散劑後之最高血中濃度：amorphous form 小於
crystal form
(B) 口服 tolbutamide 散劑後之降血糖作用：sodium salt 小於其
free base
(C) 體外溶離速率：anhydrous caffeine 大於 caffeine hydrate
(D) 口服 griseofulvin 散劑後之最高血中濃度：micronized particle
(2.6 μm)和 10 μm particle 一樣

( ) 36. 固體化合物之晶型會影響藥物之物化性質及生體可用率，下列
敘述何者最正確？
(A) 口服 ampicillin 時，選用其 trihydrate form 通常比 anhydrous
form 較易產生藥效
(B) 口服 chloramphenicol palmitate 時，選用其 crystalline form
通常比 amorphous form 較易產生藥效
(C) sodium penicillin G 供肌肉注射時，其 crystalline form 通常
可產生令人滿意之藥效
(D) sodium penicillin G 之 amorphous form 比其 crystalline form
有較好之化學安定性

( ) 37. 男性使用哪個藥物時，不可將精液射入孕婦或準備受孕女性體內？
(A) penicillin 　　　　　　　　(B) terbutaline
(C) finasteride 　　　　　　　 (D) digoxin

( ) 38. 有關注射劑中添加 sulfur dioxide 為抗氧化劑時，其含量上限為多少百分比？
(A) 0.01　　　　　　　　　　(B) 0.1
(C) 0.2　　　　　　　　　　(D) 0.5

( ) 39. 灌洗用與透析用滅菌溶液之容量超過 1 公升者，其容器上應標示下列何者？
(A) 不得經口服用　　　　　　(B) 不得供動物使用
(C) 不得供靜脈注射用　　　　(D) 僅供醫護人員使用

( ) 40. 注射劑使用何種類型的玻璃容器安定性最佳？
(A) Type I　　　　　　　　　(B) Type II
(C) Type III　　　　　　　　(D) Type IV

( ) 41. 有關無菌製劑注射途徑和可注射量的關係，下列敘述何者錯誤？
(A) intraspinal route 可一次注射 8 mL
(B) intramuscular route 可一次注射 6 mL
(C) subcutaneous route 可一次注射 1.3 mL
(D) intradermal route 可一次注射 0.1 mL

( ) 42. 下列何種劑型最適合以高壓蒸氣進行滅菌？
(A) 溶液劑　　　　　　　　　(B) 乳劑
(C) 懸液劑　　　　　　　　　(D) 軟膏劑

( ) 43. 1,000 mL 水中含 50 g 葡萄糖，則水的莫耳分率為多少？
(A) 0.634　　　　　　　　　(B) 0.835
(C) 0.995　　　　　　　　　(D) 0.999

( ) 44. 有關注射用水(water for injection, USP)之敘述，下列何者錯誤？
(A) 需經過蒸餾或逆滲透法純化
(B) 總固體含量不得超過 1 mg/100 mL
(C) 必須為無菌
(D) 必須無熱原

( ) 45. 下列何者有助於無菌懸浮液凝膠化？
(A) Tweens
(B) sodium metabisulfite
(C) ethylenediamine tetraacetic acid
(D) lecithin

( ) 46. 有關滅菌動力學所定義之「D」值(decimal reduction time-the D Values)，係指在某一滅菌條件下，將一微生物群滅掉若干百分比菌數所需之時間？
(A) 90%　　　　　　　　　　(B) 70%
(C) 50%　　　　　　　　　　(D) 10%

依中華藥典,注射劑直接容器標籤上要求標註事項中,如因標籤面積過小,下列何者不是「至少須註明」之項目?

(A) 藥名
(B) 含量
(C) 容量
(D) 有效期限

( ) 48. 有關無菌產品所使用之玻璃容器的相關規定及敘述,何者錯誤?

(A) Type II 玻璃適用於乾粉及油溶液
(B) Type III 玻璃適用於乾粉及油溶液
(C) Type II 玻璃適用於鹼性緩衝溶液
(D) Type I 為矽酸硼玻璃

( ) 49. 依中華藥典的規定,無菌試驗法(滅菌檢查法)應在何種等級之潔淨環境下進行?

(A) Class 100
(B) Class 1,000
(C) Class 10,000
(D) Class 100,000

( ) 50. 某降血脂藥具線性動力學一室模式,主要排除途徑為肝與腎,靜脈注射 400 mg 後,從尿液收集原型藥物總量為 320 mg,若該藥物的腎排除速率常數為 0.80 h^{-1},則此藥的排除半衰期為多少小時?

(A) 0.50
(B) 0.69
(C) 1.00
(D) 1.38

( ) 51. 給藥後尿中藥物累積排泄量(Y 軸)對其血中藥物濃度－時間曲線下面積(AUC)(X 軸)作圖,經線性迴歸後所得直線的斜率,代表此藥物何種藥物動力學參數?

(A) 總排除速率常數
(B) 總清除率
(C) 腎排除速率常數
(D) 腎清除率

( ) 52. 有關藥物跨膜(transmembrane)運輸機制的敘述,何者最正確?

(A) 小胞運輸(vesicular transport)耗能,且需靠載體
(B) 細胞間轉運(paracellular transport)耗能,且僅能運送脂溶性分子
(C) 促進性擴散(facilitated diffusion)不耗能,且不靠載體之運輸方式
(D) 被動擴散(passive diffusion)不耗能,且不靠載體之運輸方式

( ) 53. 某線性二室模式藥物，經靜脈注射 600 mg 後，其血中藥物濃度經時變化如圖，分布相與排除相之速率常數分別為 1.88、0.24。則此藥物之外插分布體積(extrapolated volume of distribution)為多少 L？
(Y 軸：μg / mL；X 軸：h)

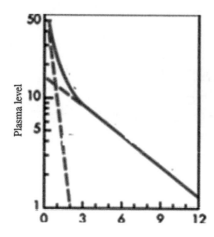

(A) 400
(B) 125
(C) 40
(D) 12.5

( ) 54. 何項 conjugation 過程，在臨床治療濃度下，最不易呈現非線性動力性質(nonlinear kinetics)？
(A) sulfate conjugation
(B) glucuronidation
(C) glycine conjugation
(D) glutathione conjugation

( ) 55. 某抗菌藥物以單劑量 6 mg/kg 給與一位 60 公斤的病人，已知在排除相(elimination phase)最後的採血點(t=18 小時)的血漿藥物濃度是 0.52 μg/mL，且其排除相半衰期是 4 小時，則該藥物之 $AUC_{18-\infty}$ 是多少 μg · h/mL？
(A) 0.13
(B) 3.0
(C) 4.8
(D) 9.4

( ) 56. 已知某藥品在人、公鼠及母鼠的肝微粒體執行代謝實驗後，得相關資訊如下表：

	人	公鼠	母鼠
V_{max} (pmol/min/mg protein)	75±4	25±2	50±4
K_M (mM)	10±1	75±10	60±7

依平均值計算，有關本藥品內生性清除率(intrinsic clearance)的敘述，下列何者正確？
(A) 母鼠最大、人最小
(B) 人最大、母鼠最小
(C) 人最大、公鼠最小
(D) 公鼠最大、人最小

( ) 57. 某藥物之排除半衰期為 3 小時，在體內之動態依循一室分室模式，經由靜脈注射 600 mg 後血中藥物初濃度為 20 mg/L，則其清除率為若干 mL/min？

(A) 85   (B) 115

(C) 145   (D) 175

( ) 58. Cephalosporin 的半衰期為 1 小時，以 200 mg/h 的靜脈輸注速率給藥，可達穩定濃度 35 mg/L，則其分布體積為若干(L)？

(A) 5.71   (B) 8.25

(C) 10.1   (D) 12.37

( ) 59. 某病人食用了大量的蛋與瘦肉後，導致其尿液的酸鹼性產生變化，下列何者的排泄最不易受此現象影響？

(A) 葡萄糖   (B) 麻黃鹼

(C) 水楊酸   (D) 四環素

( ) 60. 何者可以於尿液資料中同時求得藥物之排除速率常數(elimination rate constant，k)及腎臟排泄速率常數(renal excretion rate constant，k_e)？

(A) excretion rate method   (B) sigma-minus method

(C) method of residuals   (D) Wagner-Nelson method

( ) 61. 何種方式可用於評估 biopharmaceutics classification system(BCS)中藥品的滲透性(permeability)：

① in situ intestinal perfusion study in rats

② in vitro permeation experiments across a monolayer of cultured Caco-2 cells

③ in vivo intestinal perfusion studies in humans

④ octanol/water partition coefficient

(A) ①②③   (B) ②③④

(C) ①③④   (D) ①②④

( ) 62. 某學名藥與原廠藥 BE 試驗的結果，二者生體可用率並無差異；但學名藥之吸收速率較低。則下列學名藥之參數的變化何者錯誤？

(A) 較低的 C_{max} (B) 較短的 T_{max}

(C) 較長的 t^∞ (D) Du^∞不變

( ) 63. Wagner-Nelson process 可用於建立下列哪種 IVIVC(in vitro-in vivo correlations)？

(A) level A correlation   (B) level B correlation

(C) level C correlation   (D) multiple level C correlation

( ) 64. 依據國際醫藥法規協和會(ICH)準則 Q6A，固體劑型藥品製程品管時，可以進行崩散試驗替代溶離試驗的首要條件何者正確？
(A) 藥物符合 BCS 分類特性為低溶解度、高穿透性
(B) 藥品在 15 分鐘內可溶出大於 75%的有效成分
(C) 藥物溶解媒液的酸鹼值需介在 1.2～7.5 之間
(D) 於胃腸道酸鹼值條件下，藥物的 dose/solubility volume 需小於 250 mL

( ) 65. Leflunomide 是類風濕性關節炎治療前驅藥，臨床使用常與 cholestyramine 併服以避免副作用的產生，可能的機轉為何？
(A) 增加代謝物濃度，減少膽汁排泄
(B) 吸附代謝物，避免腸道中再吸收
(C) 鹼化代謝物，促進腎臟過濾排泄
(D) 增加脂溶性，避免淋巴循環排除

( ) 66. 當修飾釋放劑型(modified-release dosage forms)含有溶解度不佳之主成分時，宜採用下列何種溶離裝置評估其溶離速率最適合？
(A) paddle method (B) rotating basket method
(C) reciprocating cylinder method (D) flow-through-cell method

( ) 67. 某藥物在腸道之穿透甚佳且吸收相當好，但其溶解度不佳。若依生物藥劑分類系統(biopharmaceutics classification system)分類，其最可能屬下列何者？
(A) Class 1 (B) Class 2
(C) Class 3 (D) Class 4

( ) 68. 鬱血性心衰竭病人給與 furosemide 時，有可能造成病人藥物作用延遲的主要原因為何？
(A) 吸收減緩 (B) 分布體積增加
(C) 代謝下降 (D) 排泄延長

( ) 69. 以 phenytoin 治療癲癇時，若劑量由 300 mg/day 增加為 350 mg/day，下列敘述何者正確？
(A) 達到穩定狀態的時間增加
(B) 穩定狀態濃度隨劑量增加而成比例增加
(C) 半衰期縮短
(D) 清除率增加

( ) 70. 根據表列資料，下列敘述何者正確？

	drug A	drug B	drug C
Therapeutic level (μg/mL)	10	50	30
Half-life (h)	10	5	2
Cl (L/h)	10	5	2

(A) time to reach steady-state: drug B > drug C > drug A

(B) infusion rate: drug B > drug A > drug C

(C) loading dose: drug A > drug B > drug C

(D) volume of distribution: drug A= drug B= drug C

( ) 71. 某病人接受 phenytoin 治療，先後以靜脈注射重複投與兩測試日劑量，分別測得其血漿中穩定狀態濃度如下圖。今欲將穩定狀態血中濃度維持在 12 mg/L，則此時的給藥速率應約為何最適宜 (mg/day)？

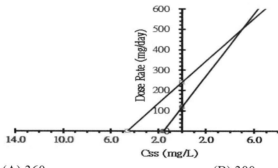

(A) 360   (B) 300

(C) 240   (D) 180

( ) 72. 哪些體內藥品動態機轉會飽和且會造成非線性藥物動力學的結果？

① 經酵素作用的藥品代謝　　② 腎絲球過濾

③ 血漿蛋白質結合　　④ 口服高劑量的低溶解度藥品

(A) ①②③   (B) ②③④

(C) ①②④   (D) ①③④

( ) 73. 某男性病人 52 歲，身高 163 公分，體重 103 公斤，血漿中肌酸酐
濃度(C_{cr})為 2.5 mg/dL。以 Siersback-Nielsen 圖解法估算此病人的
肌酸酐清除率(mL/min)。結果是否與 Cockcroft and Gault 法所計算
出來的數值相當？

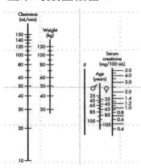

(A) 20，相當　　　　　　　　　　(B) 29，相當
(C) 20，不相當　　　　　　　　　(D) 29，不相當

( ) 74. 哪些基因突變型態會造成體內藥物代謝酵素/輸送蛋白/接受器幾乎
完全喪失活性，而造成致命的醫療風險？
① 啟動子單核苷酸基因多型性(promoter SNPs)
② 早期終止基因密碼子(early stop codons)
③ 基因缺失(deletions)
④ 基因外顯子跳躍(exon skipping)
(A) ①②③　　　　　　　　　　　(B) ①②④
(C) ①③④　　　　　　　　　　　(D) ②③④

( ) 75. 某藥品主要經由腎臟排泄，在適當取樣時間下當測定之血中藥物
濃度高於預期濃度時，最可能的原因為何？
(A) 以控釋劑型替代速放劑型　　　(B) 擬似分布體積增加
(C) 腎臟功能衰退　　　　　　　　(D) 生體可用率不佳

( ) 76. 某抗生素在體內遵循線性藥物動力學，當以靜脈快速注射 100 mg
後之血中濃度(C_p)經時關係如表。若處方為每 4 小時靜脈注射此藥
100 mg，則在第四次注射給藥前，低血中濃度為多少(mg/L)？

Time(h)	0	2	4	8	12	16	24
Cp(mg/L)	10.0	7.1	5.0	2.5	1.25	0.625	0.156

(A) 1.25　　　　　　　　　　　　(B) 2.5
(C) 5　　　　　　　　　　　　　 (D) 8.75

( ) 77. 已知某藥在體內之排除依 Michaelis-Menten 動力學，其給藥速率 R(mg/h)與穩定狀態血中濃度 C_{ss}(mg/L)之關係圖如下。則此藥在體內之最大排除速率 V_{max}(mg/h)為下列何者？

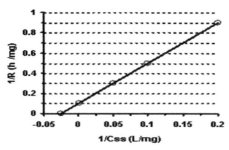

(A) 5 （B) 10
(C) 15 （D) 20

( ) 78. 利用適當之代用標記(surrogate)進行生體相等性評估，下列供局部使用藥品配對何者正確？
(A) albuterol－對膽酸的結合
(B) cholestyramine－強迫呼氣容積
(C) hydrocortisone－皮膚發白
(D) ketoconazole－對酸的中和

( ) 79. 某藥品之半衰期為 2.2 小時，分布體積為體重的 34%。某病人體重 75 kg，其獲得理想平均血中濃度 2.5 μg/mL，則每 8 小時應給與靜脈注射劑量多少 mg？
(A) 146 （B) 161
(C) 173 （D) 184

( ) 80. 某藥物在體內的排除半衰期、分布體積及口服生體可用率分別為 2.81 小時、0.627 L/kg 及 0.99。林先生體重 70 kg，住院治療以每 6 小時口服 150 mg 給與此藥，三天後之平均血中濃度最接近下列何者？
(A) 4.6 mg/mL （B) 7.6 mg/L
(C) 2.3 mg/L （D) 4.6 mg/L

科目：藥劑學與生物藥劑學

( ) 1. 有關溶解度之定義，「略溶」是指 1 g 或 1 mL 溶質能溶於若干 mL 溶劑？
(A) 1~10 (B) 10~30
(C) 30~100 (D) 100~1000

( ) 2. 某藥物之降解遵循一階次動力學過程，已知其在 77°C時之降解速率常數為 27°C時之 10 倍，其活化能為若干 cal/mol？
(A) 190 (B) 795
(C) 9597 (D) 40157

( ) 3. 依中華藥典，有關甘草浸膏及甘草流浸膏，下列敘述何者正確？
(A) 製造甘草浸膏時係以氯仿水為浸溶劑
(B) 製造甘草流浸膏時係以氨水為浸溶劑
(C) 兩者製造時皆以甘草中粉粉末為原料
(D) 兩者之用途均作為矯味用

( ) 4. 依中華藥典，哪一酊劑之製備方法是滲漉法(percolation)而得？
(A) 複方安息香酊 (B) 顛茄酊
(C) 碘酊 (D) 吐根酊

( ) 5. 製備異丙醇溶液，濃度標示為 5→100，下列敘述何者正確？
(A) 取異丙醇 5 mL 加溶媒到 100 mL
(B) 分別取異丙醇 5 mL 及溶媒 95 mL 混合均勻
(C) 取 95 mL 溶媒加異丙醇至 100 mL
(D) 取異丙醇 5 mL 加 100 mL 溶媒

( ) 6. 何者為加入環糊精(cyclodextrin)助溶之原理？
(A) 生成離子鍵 (B) 降低界面張力
(C) 形成複合物(complex) (D) 生成共價鍵

( ) 7. 有關 o/w 乳劑，下列敘述何者最適當？
(A) 油相為連續相 (B) 水相為內相
(C) 均為透明狀 (D) 須添加乳化劑

( ) 8. 有關 HLB 值之敘述，下列何者正確？
(A) 其值越大代表親脂性越大
(B) HLB=4~6 適合作為 w/o 乳劑之乳化劑
(C) HLB=25 適合作為潤濕劑
(D) HLB=18 適合作為抗發泡劑

(　) 9. 依中華藥典，有關空氣動力學粒徑檢測之敘述，下列何者正確？
　　　(A) 氣化噴霧劑之空氣動力學粒徑，等同於相同氣流流速下，上浮速度相同之球體粒徑
　　　(B) 依空氣動力學粒徑大小，階段式衝擊裝置可區分氣化噴霧式顆粒及液滴
　　　(C) 越接近最終階段之收集板所收集到之顆粒粒徑越大
　　　(D) 為避免再捲入效應，可採用不經塗膜之顆粒收集板，以證明取樣次數之影響在統計上不具顯著差異

(　) 10. Aluminum hydroxide 懸液劑之處方如下，則選項中所列，何者作為防腐劑使用？

Aluminum hydroxide compressed gel	326.8 g
Sorbitol solution	282 mL
Syrup	93mL
Glycerin	25mL
Methylparaben	0.9 g
Propylparaben	0.3 g
Flavor	qs
Purified water, to make	1000mL

　　　(A) sorbitol solution　　　　　　(B) syrup
　　　(C) glycerin　　　　　　　　　　(D) methylparaben

(　) 11. 何者代表 pseudoplastic 物質的流變性(rheology)？
　　　(A)　　　　　　　　　　　　　　(B)

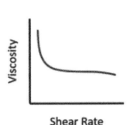　　　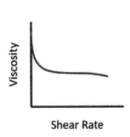

　　　(C)　　　　　　　　　　　　　　(D)

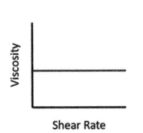　　　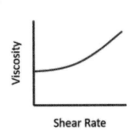

(　) 12. 利用 2 份 water 與 1 份 gum 先混合後，最後再與 4 份 oil 混合之製備方法為下列何者？
　　　(A) bottle method　　　　　　　(B) continental method
　　　(C) dry gum method　　　　　　(D) English method

( ) 13. 利用 gelatin 調配 sodium sulfathiazole 凝絮懸浮劑，應於何條件時最佳？
(A) gelatin A 在 pH=3.2 　　　　(B) gelatin A 在 pH=8
(C) gelatin B 在 pH=5 　　　　　(D) gelatin B 在 pH=8

( ) 14. 25°C時水的密度為 1 g/mL，以毛細管黏度計測得黏度值為 0.895 cP；50%甘油水性溶液密度為 1.216 g/mL，測得黏度值為 54.4 cP，若測量水需時 15 秒，則測量 50%甘油水性溶液需時幾秒？
(A) 550 　　　　　　　　　　(B) 650
(C) 750 　　　　　　　　　　(D) 850

( ) 15. 有關栓劑之貯藏，下列何者正確？
(A) 可可脂栓劑應置於緊密容器內，於 30°C 以下貯之
(B) 可可脂栓劑應置於密閉容器內，35°C 以下貯之
(C) 甘油明膠栓劑應置於緊密容器內，35°C 以下貯之
(D) 聚乙二醇栓劑需冷凍貯藏

( ) 16. Dibucaine 軟膏適用於昆蟲咬傷或皮膚刺激所引起之疼痛及搔癢，依中華藥典之規定，此軟膏不得檢出：
(A) 金黃色葡萄球菌 　　　　　(B) 大腸桿菌
(C) 酵母菌 　　　　　　　　　(D) 黴菌

( ) 17. 依據中華藥典對軟膏劑「最低內容量試驗法」之規定，第一階段取檢品 a 個檢驗，所取檢品平均內容量，不得少於標誌量，標誌量為 60 g 以下之軟膏劑，其單一內容量均不得低於標誌量的 b %，而標誌量為 60 g 以上，但在 150 g 以下者，其單一內容量均不得低於標誌量的 c %，其中 a、b、c 依序分別為下列何者？
(A) 10、95、90 　　　　　　(B) 10、90、95
(C) 20、95、90 　　　　　　(D) 20、90、95

( ) 18. 何者屬於同一類型軟膏基劑？
① lanolin 　　　　　　　　② white ointment
③ hydrophilic ointment 　　④ hydrophilic petrolatum
(A) ①② 　　　　　　　　　(B) ③④
(C) ②③④ 　　　　　　　　(D) ①④

( ) 19. 以不同成分製備的水性凝膠劑(gels)，有關其黏度變化之敘述何者錯誤？
(A) 鈣鹽會降低 alginic acid 凝膠之黏度
(B) 氫氧化鈉會增加 carbomer 凝膠之黏度
(C) 溫度對 colloidal silicon dioxide 凝膠之黏度無太大影響
(D) 高濃度電解質會增加 methylcellulose 凝膠之黏度

（　）20. 依中華藥典對軟膏基劑之敘述，下列何者最適用於說明親水軟膏之特性？
(A) 係水/油型乳劑，不易用水洗去
(B) 屬吸收性基劑，具滋潤作用
(C) 屬水和性基劑，通常稱為乳質軟膏
(D) 屬水溶性基劑，不油膩

（　）21. 有關栓劑之敘述，下列何者錯誤？
(A) 外型種類多，會因使用部位不同而有顯著差異
(B) 使用於體腔時，會呈現融化、溶解或軟化現象
(C) 就重量而言，直腸栓劑大多比陰道栓劑重
(D) 有些藥效只具局部作用，但有些可能具全身性作用

（　）22. 若栓劑模子體積固定，當使用 A 基劑(密度 0.9 g/cm^3)製得空白栓劑時，每粒重 2 g；今欲製備密度為 3.0 g/cm^3 之藥品栓劑，每粒栓劑含藥 200 mg，製備 10 粒栓劑，共需 A 基劑若干克？
(A) 20.0 　　　　　　　　　　(B) 19.4
(C) 18.6 　　　　　　　　　　(D) 18.0

（　）23. 冷凍乾燥的原理為何？
(A) 蒸發 　　　　　　　　　　(B) 脫氣
(C) 昇華 　　　　　　　　　　(D) 吸收

（　）24. 有關粉體之流動性，下列敘述何者最適當？
(A) 粒徑越小流動性越佳
(B) 壓縮比越大流動性越佳
(C) 以圓形粒子之流動性較佳
(D) 具較大安息角之流動性較佳

（　）25. 將重量 36 g 之粉末小心倒入 100 mL 之量筒，測得整體體積(bulk volume)為 72 mL，若此時之整體孔度(porosity)為 25%，該粉末之真密度(true density)為多少 g/mL？
(A) 0.36 　　　　　　　　　　(B) 0.48
(C) 0.54 　　　　　　　　　　(D) 0.67

（　）26. 藥師臨時調劑小數量膠囊劑時，以 punch method 進行充填，依各成分之密度計算其占據膠囊體積百分比，估算乳糖添加量，計算時應採用下列何種密度較為適當？
(A) bulk density 　　　　　　　(B) tapped density
(C) true density 　　　　　　　(D) granule density

（　）27. 若硬膠囊中含有易液化之藥品成分，可添加適當吸收劑改善，何種成分最不適合做為此用途之吸收劑？
(A) magnesium carbonate 　　　(B) colloidal silicon dioxide
(C) light magnesium oxide 　　　(D) polyethylene glycol

( ) 28. 何者無法達到粉末粒度小於 120 mesh？
(A) 錘擊式粉碎機 (impact crusher)
(B) 水飛法(water grinding)
(C) 流能磨 (fluid energy mill)
(D) 球磨機 (ball mill)

( ) 29. 製備發泡性顆粒劑時，下列敘述何者錯誤？
(A) 乾式法或熔合法製備時，黏合劑的來源是檸檬酸的結晶水
(B) 溼式法製備時，只以水作為黏合劑，將粉末潤溼，製得軟塊以造粒
(C) 製備過程所接觸之容器，必須為不銹鋼或其他抗酸之材質
(D) 乾燥後之顆粒，應立即放入容器中緊密封存

( ) 30. 依錠劑含量均一度試驗，測得 10 個檢品之個別有效成分，其中有 9 個檢品在標誌含量 90.0%～110.0%之範圍內，1 個檢品在標誌含量的 80.5%，而其相對標準差為 7.0%。依藥典規定應如何繼續進行該試驗？
(A) 再取 10 個檢品重複進行同一試驗
(B) 再取 20 個檢品重複進行同一試驗
(C) 再取 30 個檢品重複進行同一試驗
(D) 判定為不符規格，不須再進行試驗

( ) 31. 一般而言，下列錠劑何者之崩散及溶離最快？
(A) buccal tablets
(B) immediate-release tablets
(C) molded tablets
(D) rapidly dissolving tablets

( ) 32. 何者最不適合用於提高錠劑之崩散效率？
(A) mannitol
(B) starch
(C) microcrytalline celluose
(D) cellulose acetate phthalate

( ) 33. 何者不屬於 active immunizing agent？
(A) MMR vaccine
(B) Rabies vaccine
(C) Tetanus
(D) Typhoid

( ) 34. 有關生物製劑產品添加物之敘述，下列何者錯誤？
(A) cysteine hydrochloride 可作為抗氧化劑，協助維持蛋白質構型之穩定
(B) EDTA 作為螯合劑(chelating agent)，可與銅離子、鈣離子等結合
(C) mannitol 存在於劑型中，可作為防凍劑(cryoprotectant)
(D) Poloxamer 407 可作為防腐劑

( ) 35. 人類乳突病毒疫苗(HPV vaccine)可用於預防何種疾病？
(A) 肺結核
(B) 前列腺癌
(C) 破傷風
(D) 子宮頸癌

( ) 36. 依中華藥典，以脂肪油作為注射之溶媒時，其皂化價及碘價應分別為何？
(A) 185–200，79–141
(B) 79–141，185–200
(C) 160–225，69–151
(D) 69–151，160–225

( ) 37. 氣體滅菌法最常使用下列何者？
(A) chlorine dioxide
(B) ethylene oxide
(C) formaldehyde
(D) propylene oxide

( ) 38. 哪些製劑會因有效成分干擾結果，不建議以原液使用 LAL(*Limulus amebocyte lysate*)法測定內毒素？
① vancomycin HCl 注射液
② meperidine HCl 注射液
③ 血漿蛋白
④ 無菌注射用水
(A) 僅①②
(B) 僅②③
(C) 僅①④
(D) ①②③④

( ) 39. 有關滅菌法的選擇，下列何者錯誤？
(A) 依中華藥典，除另有規定外，油質懸液劑以乾熱法滅菌時，應於 150°C下加熱一小時
(B) 已裝填於包材中之醫療用插管，通常使用氣體滅菌法
(C) 進行無菌試驗時所需的培養基，應選用高壓蒸氣滅菌法
(D) 甘油不宜採用乾熱滅菌法

( ) 40. 何種賦形劑，可水解生成鹽酸，降低眼用溶液之酸鹼值？
(A) 氯丁醇
(B) 苯乙醇
(C) 氯化苯甲烴銨
(D) 乙酸苯基汞

( ) 41. 以矽硼酸玻璃(borosilicate glass)製造的容器是屬於哪一類型的玻璃容器？
(A) type I
(B) type II
(C) type III
(D) NP

( ) 42. 依中華藥典，下列何者用於微量好氧菌或黴菌之無菌試驗檢查？
(A) 大豆分解蛋白質－乾酪素培養基
(B) 甘露糖醇瓊脂培養基
(C) 四硫酸鹽培養基
(D) 乳糖培養基

( ) 43. 下列注射劑何者須標示「不可用於新生兒」？
(A) 純淨水
(B) 注射用水
(C) 抑菌注射用水
(D) 無菌注射用水

( ) 44. 有關注射劑貯存於多劑量容器中之敘述，下列何者最適當？
(A) 若使用高壓蒸氣滅菌，則不可再加入抑菌劑
(B) 使用過濾滅菌，則不可再加入抑菌劑
(C) 若主成分具有抗菌者，不須加入抑菌劑
(D) 若已加入抑菌劑，則不再經過滅菌處理

( ) 45. 於 OROS system，下列何者最不會影響藥物之釋放速率？
(A) 胃腸蠕動情形　　　　　　　(B) 製劑表面半透膜材質
(C) 製劑表面 orifice 孔徑　　　　(D) 製劑表面積

( ) 46. 何者最不適合作為緩釋劑型(sustained-release)包衣的材料？
(A) acrylic resins　　　　　　　(B) ethylcellulose
(C) polyethylene glycol　　　　　(D) shellac

( ) 47. 何者不是經皮藥物遞送系統(transdermal drug delivery systems, TDDS)之優點？
(A) 當需要停止給藥時，可以快速停藥
(B) 和口服相比，可以避開首渡效應(first-pass effect)
(C) 和其他給藥途徑相比，可以利用貼片達到延長單次給藥之療效及減少給藥次數之目的
(D) 可以達到快速將大量藥品遞送到血液循環之目的

( ) 48. 有關 Spansule 類包覆型圓粒膠囊劑型之敘述，下列何者正確？
(A) 圓粒包覆一種厚度的相同包材
(B) 圓粒包覆一種厚度的不同包材
(C) 圓粒包覆數種厚度的相同包材
(D) 圓粒包覆數種厚度的不同包材

( ) 49. 已知某抗生素半衰期為 3 hr，分布體積 20 L。 當以 IV 注射 500 mg Q6H 給藥，經過 2 天後，預期平均血中濃度約為若干 mg/L？
(A) 4　　　　　　　　　　　　(B) 7
(C) 18　　　　　　　　　　　 (D) 25

( ) 50. 有關藥物口服給藥 flip-flop 現象之敘述，下列何者正確？
① 吸收速率常數(k_a)＞排除速率常數(k)
② 吸收速率常數(k_a)＜排除速率常數(k)
③ 可經靜脈注射投藥來確認是否口服有 flip-flop 的現象
④ 增加藥物吸收速率可造成 flip-flop 的現象
(A) 僅①④　　　　　　　　　　(B) 僅②③
(C) 僅①③④　　　　　　　　　(D) 僅②③④

( ) 51. 某藥經口服符合一室模式，且吸收與排除皆依循一次動力特性，下列何者最不會直接影響 C_{max} 之估算？
(A) k_e　　　　　　　　　　　(B) k_a
(C) k　　　　　　　　　　　　(D) V_d

( ) 52. 口服某藥後血中濃度變化為 $C = 100(e^{-0.2} - e^{-1t})$，則其可達之最高血中濃度約為若干 ng/L？

(t：hr，C：ng/L， ln5＝1.609，$e^{-0.2}$＝0.819，e^{-2}＝0.135)

(A) 85 　　　　　　　　　　(B) 76

(C) 62 　　　　　　　　　　(D) 53

( ) 53. 有關藥物清除率之敘述，下列何者最適當？

(A) 排除速率(elimination rate)固定時，清除率也固定

(B) 在一級排除速率(first-order elimination)下，藥物血中濃度高低會影響清除率的大小

(C) 在線性藥動性質(linear pharmacokinetics)，清除率與藥物劑量成正比

(D) 在零級排除速率(zero-order elimination)下，藥物血中濃度高低會影響清除率的大小

( ) 54. 某藥以快速靜脈注射 10 mg 後，血中濃度(C：ng/mL)經時(hr)變化關係式為 $C = 15e^{-1.5t} + 8e^{-0.2t} + 12e^{-0.06t}$。已知其與血漿蛋白未結合分率為 0.5。則該藥物之清除率(L/h)為若干？

(A) 20 　　　　　　　　　　(B) 35

(C) 40 　　　　　　　　　　(D) 70

( ) 55. Warfarin 於體內之分布體積較小，最主要是受何種因素影響所致？

(A) 高血漿蛋白質結合率　　　(B) 低血漿蛋白質結合率

(C) 水溶性佳　　　　　　　　(D) 分子量小且易離開血管

( ) 56. 某 70 kg 男性接受抗生素單一劑量靜脈注射後，於給藥後 2 小時與 6 小時，血漿中濃度分別為 1.2 與 0.3 μg/mL，已知此抗生素屬一級動力學排除，則其半衰期為若干小時？

(A) 4 　　　　　　　　　　(B) 3

(C) 2 　　　　　　　　　　(D) 1

( ) 57. 某抗生素在體內遵循線性藥動學，當以靜脈注射 100 mg 後之經時血中濃度(C_p)如下表。若處方為每 8 小時靜脈注射 100 mg，若當因故遺漏第二次注射時，在第四次注射給藥後，最高血中濃度較未遺漏時減少若干 mg/L？

Time(h)	0	2	4	8	12	16	20	24
Cp(mg/L)	10.0	7.1	5.0	2.5	1.25	0.625	0.313	0.156

(A) 1.25 　　　　　　　　　(B) 0.625

(C) 0.313 　　　　　　　　　(D) 0.156

( ) 58. Wagner-Nelson method 主要適用於計算下列何項藥動參數？

(A) k(elimination rate constant) 　　(B) k_e(excretion rate constant)

(C) k_a(absorption rate constant) 　　(D) Cl_r(renal clearance)

( ) 59. 某藥半衰期為 4 小時，口服完全吸收後 60%原型藥物由腎臟排泄，今病人投與劑量為 250 mg，12 小時後在尿中約可排出多少 mg？
(A) 120 (B) 130
(C) 140 (D) 150

( ) 60. 藥物的擬似分布體積(apparent volume of distribution)是指：
(A) 人體的體液體積
(B) 體內游離藥物量與藥物血中濃度之比值
(C) 人體的總體積
(D) 體內藥物量與藥物血中濃度之比值

( ) 61. 學名藥(generic drug)要符合生體相等性試驗豁免(biowaivers)的條件，下列敘述何者最不適當？
(A) 可完整且快速地吸收進入體內
(B) 生體可用率與體外溶離試驗的相關性良好
(C) 使用安全性良好
(D) 僅適用於生物藥劑學分類系統 Class I 之藥物

( ) 62. Biopharmaceutics drug disposition classification system(BDDCS)在藥物分類上並未考量下列何項因素？
(A) 口服藥物的肝代謝 (B) 轉運蛋白(transporters)
(C) 口服藥物的總體清除率 (D) 藥物的溶解度及穿透度

( ) 63. Gentamicin 用於全身治療，主要由於何原因造成口服難以吸收？
(A) 在腸道解離度高 (B) 具水難溶性質
(C) 比重太小易漂浮 (D) 於腸道經酵素代謝

( ) 64. 何種賦形劑對藥物口服吸收速率之影響最小？
(A) Avicel
(B) talc
(C) cellulose acetate phthalate
(D) hydroxypropylmethyl cellulose

( ) 65. 藥物體外溶離試驗與體內藥動學性質的相關性(IVIVC)比較中，何者是屬於 level A 的相關層級？
(A) 體外溶離百分比 *vs.*體內吸收百分比
(B) 體外平均溶離時間 *vs.*體內平均滯留時間
(C) 體外溶離速率 *vs.*體內吸收速率
(D) 體外溶離 50%之時間 *vs.*體內最高血中濃度

( ) 66. 何者常用於增加難溶性藥品的溶離速率？
(A) 增加黏合劑之量 (B) 增加製劑總重量
(C) 將藥品有效成分微細化 (D) 將藥品加上膜衣層

( ) 67. 某藥物之 $K_M = 10$ mg/L，V_{max} 為 2.3 mg/L·hr，分布體積為 10 L/kg。以靜脈注射 5 mg/kg 投與病人，此藥排除 50%約需若干小時？

(A) 3 (B) 5

(C) 7 (D) 9

( ) 68. 一般而言，有關非線性藥動學(non-linear pharmacokinetics)特性之敘述，何者最適當？

(A) 排除速率常數會隨劑量改變 (B) 清除率不會隨劑量改變

(C) 半衰期不會隨劑量改變 (D) 分布體積會隨 V_{max} 改變

( ) 69. 具有非線性藥動學特性之藥品，在相同的 V_{max} 條件下，當(A) K_M 值為 2 mg/L，與(B) K_M 值為 10 mg/L 於劑量調整時，下列哪一項敘述最適當？

(A) A 與 B 排除速率相同 (B) A 的血中濃度變化大於 B

(C) B 的排除速率變化大於 A (D) A 與 B 的血中濃度變化相同

( ) 70. 王先生 68 歲、72 公斤、serum creatinine = 2.4 mg/dL 接受某藥物治療，已知該藥品之分布體積為 4 L，完全經由腎臟過濾排泄。若腎功能正常之病人以 6 mg/h 速率給藥，其穩定治療濃度為 1 mg/L。王先生在維持相同之治療濃度且分布體積維持不變，其適當之輸注速率為若干 mg/h？

(A) 2.6 (B) 1.8

(C) 0.9 (D) 3.0

( ) 71. 張先生 80 kg 須使用靜脈注射抗生素治療其感染症，欲達到穩定狀態血中濃度為 2.5 mg/L，則應該如何給藥最適當？

(已知 $t_{1/2} = 2$ hr；V_d 為體重的 30%)

(A) 250 mg Q12H (B) 300 mg Q12H

(C) 200 mg Q8H (D) 350 mg Q24H

( ) 72. 某藥物於腎功能正常年輕人之清除率為 40 mL/min，劑量為 200 mg，在 65 歲老年人之清除率為 8 mL/min 時，若欲維持相同血中濃度，則其劑量應為若干 mg 最適當？

(A) 120 (B) 100

(C) 80 (D) 40

( ) 73. 已知某藥分布體積為 10L，半衰期為 8 小時，若分別依下列四種快速靜脈注射方式給同一病人，至穩定狀態時，每次投藥間隔之血中濃度曲線下面積何者最大？

(A) 100 mg Q4H (B) 200 mg Q8H

(C) 400 mg Q12H (D) 500 mg Q24H

( ) 74. 某藥屬一室線性動力學特性，生體可用率為 0.75，排除半衰期為 6 小時，於腎功能正常的病人經口服投與 80 mg，經 2 天後可在尿中共收集 40 mg 原型藥物，若該病人 creatinine 清除率減為原來的 1/2，則其藥物排除半衰期為若干小時？

(A) 8   (B) 9

(C) 12   (D) 15

( ) 75. 服用 codeine 止痛時，若病人屬於 CYP2D6 ultrarapid metabolizer，基於藥動學觀點，有關其臨床結果(clinical outcome)之敘述，下列何者最適當？

(A) 快速代謝成 morphine，造成呼吸抑制作用機率較 CYP2D6 extensive metabolizer 大

(B) 快速代謝成 morphine，造成呼吸抑制作用機率較 CYP2D6 extensive metabolizer 小

(C) 代謝快慢均不會造成呼吸抑制作用

(D) 無法得知對呼吸抑制作用之影響

( ) 76. 何者對帶有 CYP2C19*17 基因者，會使其活性代謝物的血中濃度升高而產生副作用？

(A) clozapine   (B) tamoxifen

(C) omeprazole   (D) clopidogrel

( ) 77. 某藥以快速靜脈注射 300 mg 於人體後，其血中濃度經時變化為 $C = Ae^{-0.4t}$。當口服給與相同劑量後，血中濃度經時變化則為 $C = 6(e^{-0.1t} - e^{-0.4t})$。已知此藥品之口服生體可用率為 0.6，則其分布體積(L)約為若干？(C：mg/L；t：hr)

(A) 10   (B) 20

(C) 30   (D) 60

( ) 78. 承上題，其靜脈注射血中濃度經時變化公式中之 A 值(mg/L)為？

(A) 5   (B) 10

(C) 15   (D) 30

( ) 79. 某抗生素屬一室模式藥品，當以靜脈輸注 72 hr 後停藥，在停止輸注後 4 hr 及 12 hr 其在體內之血中濃度分別為 17.1 mg/L 及 4.3 mg/L。則在輸注 66 hr 時，藥品血中濃度(mg/L)約為若干？

(A) 20   (B) 24

(C) 34   (D) 68

( ) 80. 承上題，已知該藥輸注速率為 1,200 mg/h，則此藥品之清除率(L/h)約為若干？

(A) 18   (B) 35

(C) 50   (D) 60

科目：藥劑學與生物藥劑學

( ) 1. 依安定性試驗基準，在一般儲存條件下，並未建議使用何種相對
       濕度範圍(RH%)？
       (A) 60±5   (B) 65±5
       (C) 70±5   (D) 75±5

( ) 2. 下列不同濃度表示法，何者濃度最大？
       (A) 5% w/v   (B) 0.5 g/mL
       (C) 5 mg/mL   (D) 1：200

( ) 3. 有關「碘酊」與「複方安息香酊」之敘述，下列何者正確？
       (A) 均含有乙醇與水作為媒液   (B) 皆以簡單溶解法製備
       (C) 皆為局部外用酊劑   (D) 皆添加甘油以增加溶解度

( ) 4. 對於將酚(phenol)與水相混合之敘述，下列何者最適當？
       (A) 兩者互不相溶，因此會分層
       (B) 將混合物加熱至攝氏 70 度時，可形成均勻溶液
       (C) 當酚所占重量百分比小於 60%時，可形成均勻溶液
       (D) 當水所占重量百分比大於 60%時，可形成均勻溶液

( ) 5. 下列何者最不可能含有酒精成分？
       (A) 酊劑   (B) 醑劑
       (C) 糖漿劑   (D) 浸劑

( ) 6. 利用滲漉法抽提生藥 1,000 g，以每分鐘滲出 3.5 mL 滲漉液的速率
       製備流浸膏，此為何種滲漉速率製備法？
       (A) 慢速率   (B) 低速率
       (C) 中速率   (D) 快速率

( ) 7. 以乾膠法製備礦物油乳劑，初乳的組成中含 125 g 的 acacia 時，應
       混合礦物油若干 mL？
       (A) 125   (B) 250
       (C) 500   (D) 1000

( ) 8. 有關 o/w 型穩定乳劑之敘述，下列何者最適當？
       (A) 外觀透明   (B) 屬單相系統
       (C) 水為連續相   (D) 油滴呈橢圓形

( ) 9. 依中華藥典，下列何種裝置，最適合用於檢測吸入氣化噴霧劑之空氣動力學粒徑分布？
(A) 顯微鏡
(B) 馬普爾米勒衝擊取樣器
(C) 多段式液體衝擊取樣器
(D) 次世代衝擊取樣器(未配備預分離器)

( ) 10. 依中華藥典，可用下列何種方法製造氣化噴霧劑？
(A) 冷卻充填法
(B) 減壓充填法
(C) 高溫充填法
(D) 濃縮充填法

( ) 11. 何者最不可能為非牛頓性物質(non-Newtonian materials)？
(A) 乳劑
(B) 懸液劑
(C) 軟膏劑
(D) 稀乙醇

( ) 12. 以下何種方法無助於懸液劑分散相之 flocculation？
(A) 調整製劑 pH 值
(B) 加入電解質
(C) 加入非離子性界面活性劑
(D) 降低顆粒大小

( ) 13. 代碼 113 之氣化噴霧劑推進劑，其化學式為何？
(A) CCl_2FCClF_2
(B) $CClF_2CClF_2$
(C) CCl_2F_2
(D) $CHClF_2$

( ) 14. 液體 A(η=2.0 cP)300 mL 和液體 B(η=4.0 cP)200 mL 混合後，其液體黏度為多少 cP？
(A) 0.4
(B) 1.3
(C) 2.5
(D) 5.0

( ) 15. 依 USP 規定溶離裝置中，何者最適合用於評估藥品自栓劑之釋放？
(A) Apparatus 1
(B) Apparatus 2
(C) Apparatus 5
(D) Apparatus 6

( ) 16. 依中華藥典，製備含防腐劑之栓劑藥品，最適合的基劑為何？
(A) 可可脂
(B) 甘油明膠
(C) 氫化植物油
(D) 聚乙二醇

( ) 17. 何者作為軟膏劑基劑時，使用上較無油膩感？
(A) white wax
(B) yellow wax
(C) carbowax
(D) simple ointment

( ) 18. 依中華藥典「眼用軟膏金屬粒子檢查法」，下列敘述何者正確？
(A) 初次檢查時，檢品數量為六支
(B) 係利用金屬粒子導電性進行檢查
(C) 若初檢結果，≧50 μm 之粒子總數在八粒以上之檢品數為 0，且所有檢品粒子總數為三十，即符合規定
(D) 如初次檢查不符規定，則再取檢品十支檢查

( ) 19. 依中華藥典，聚乙二醇軟膏(polyethylene glycol ointment)之製備，以下列何種方法最適當？
(A) 介入粉碎法(pulverization by intervention)
(B) 藥刀法(spatulation)
(C) 研調法(levigation)
(D) 熔合法(fusion)

( ) 20. 依中華藥典，含親水軟石蠟之基劑，屬於下列何種軟膏基劑？
(A) 油質軟膏基劑
(B) 吸收性基劑
(C) 水和性基劑
(D) 水溶性基劑

( ) 21. 以可可脂為筆型尿道栓劑之基劑，下列敘述何者正確？
(A) 男用長約 70 mm、重約 2 公克
(B) 男用長約 140 mm、重約 4 公克
(C) 女用長約 70 mm、重約 4 公克
(D) 女用長約 140 mm、重約 4 公克

( ) 22. 在固定溫度下，圖列中 4 種軟膏何者黏度最大？

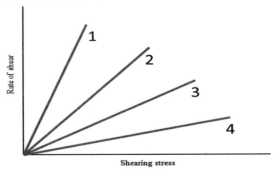

(A) 1
(B) 2
(C) 3
(D) 4

( ) 23. 有關膠囊劑之敘述，下列何者錯誤？
(A) 以機械製備時，總充填重量由膠囊體和帽子之重量總和控制
(B) 膠囊殼號數越大，其充填量越少
(C) 膠囊殼號數的選擇，主要依藥物量和安定性為考量
(D) 膠囊劑應該保存於適當濕度處，以避免沾黏

( ) 24. 何種測定粉末粒子大小之方法，其估算粒子平均大小之原理與重量有關？
① 過篩法(sieving)
② 光學顯微鏡法(optical microscope)
③ 電子感應區法(Coulter counter)
④ 沉降法(sedimentation)
(A) 僅①④
(B) 僅②③
(C) ①③④
(D) ②③④

(　) 25. 何者最不適合做為錠劑之腸溶包衣？

(A) shellac

(B) hydroxypropyl methylcellulose

(C) polyvinyl acetate phthalate

(D) cellulose acetate phthalate

(　) 26. 糖衣錠在裸錠和糖衣層間有一層防水固封包衣，最可能為何者？

(A) 蔗糖 　　　　　　　　　　(B) 蟲膠

(C) 硬脂酸鎂 　　　　　　　　(D) 滑石粉

(　) 27. 製備可掩蓋味覺之腸溶膜衣錠時，最推薦使用何種型式的流動床？

① 頂噴型 　　　　② 底噴型 　　　　③ 側噴型

(A) 僅① 　　　　　　　　　　(B) 僅②

(C) 僅③ 　　　　　　　　　　(D) ①②③

(　) 28. 以乾式法製備「發泡性顆粒劑」時，下列敘述何者錯誤？

(A) 通常以檸檬酸之結晶水為黏合劑

(B) 為得較均一之粒徑，檸檬酸粉末應先通過銅製篩網過篩

(C) 混合後之粉末宜置於 34～40℃烘箱加熱，並偶爾攪拌，以製備
軟塊

(D) 製得之軟塊通常含許多小氣孔，故其外觀常成海綿狀

(　) 29. 依中華藥典，有關溶離度試驗之敘述，下列何者錯誤？

(A) 不銹鋼網籃之網孔為 10 網目篩網

(B) 馬達之轉速範圍於 25 至 150 rpm

(C) 不銹鋼網籃底距試驗槽底應維持 2.5 cm

(D) 一般使用溶離媒液的溫度保持在 37±0.5℃

(　) 30. 哪一個賦形劑最有可能增加難溶性藥品之溶離速率(dissolution rate)？

(A) calcium sulfate 　　　　　(B) ethylcellulose

(C) lactose 　　　　　　　　　(D) magnesium stearate

(　) 31. 有關速溶錠(rapidly dissolving tablets)之敘述，下列何者最適當？

(A) 給藥後 3 分鐘內，能在口腔溶離達 80%

(B) 在口腔給藥後，其療效起始作用時間短於 15 分鐘

(C) 在口腔中能於 1 分鐘內崩散或溶解

(D) 在胃酸下至少能維持 1 小時安定性

( ) 32. 有關崩散度試驗之敘述，下列何者最不適當？
(A) 腸衣錠：於室溫以水漬浸 5 分鐘，以人工胃液進行試驗 1 小時，不得有破裂；再以人工腸液進行試驗，於正文規定時間，錠劑應完全崩散
(B) 丸劑：以人工胃液進行試驗 60 分鐘，應完全崩散，若沒有完全崩散時再延長 60 分鐘
(C) 口腔錠：以水進行試驗 4 小時，錠劑應完全崩散
(D) 舌下錠：以水進行試驗，於正文規定時間，錠劑應完全崩散

( ) 33. 何者為 IL-2 receptor antagonist，屬 chimeric 單株抗體？
(A) basiliximab　　　　　　　(B) bevacizumab
(C) ibritumomab　　　　　　　(D) imatinib

( ) 34. 有關生物技術及相關產品之敘述，下列何者錯誤？
(A) 對同一抗體而言，其 Sfv 片段通常都會比 Fab'片段小
(B) 重組 DNA(rDNA)技術可用來生產蛋白質藥物
(C) antisense 藥物之主要作用為使細胞無法產生所需之標的蛋白質
(D) 生物相似藥為與原開發的分子複製物(clone)相同

( ) 35. 腎上腺素注射液加入 sodium bisulfite 之主要目的為何？
(A) 防腐作用　　　　　　　　(B) 防止水解
(C) 防止氧化　　　　　　　　(D) 緩衝劑

( ) 36. FDA 強烈建議，應停止下列何者做為新生兒注射劑之防腐成分？
(A) benzyl alcohol　　　　　　(B) butylhydroxy anisole
(C) hypophosphorous acid　　　(D) sodium metabisulfite

( ) 37. 依中華藥典，除另有規定外，多劑量容器內貯存注射劑總容量為？
(A) 不得大於 10 個單劑量且總容量≦30 mL
(B) 不得大於 10 個單劑量且總容量≦50 mL
(C) 不得大於 5 個單劑量且總容量≦30 mL
(D) 不得大於 5 個單劑量且總容量≦50 mL

( ) 38. 依中華藥典，下列何者不符合藥典「無菌注射用水」之規格？
(A) 每毫升所含細菌內毒素不得超過 0.25 IU
(B) 得添加適當的抗菌劑以維持其安定性
(C) 應置於單劑量玻璃或塑膠容器中，且容量不得超過 1 L
(D) 若未經添加適當之成分調節為等滲透壓，不得供血管注射用

( ) 39. 有關熱原(pyrogens)及熱原試驗之敘述，下列何者錯誤？
(A) 熱原主要係由革蘭氏陰性菌之細胞壁內脂多醣而來
(B) 熱原試驗之目的為測試藥品於注射後使病人發熱之程度，以不超過規定最低限度為準則
(C) 熱原試驗中所使用之注射器、針頭及其他玻璃器皿等可置於250℃中乾熱30分鐘以去除熱原
(D) 依中華藥典規定，熱原試驗需以不超過 1 mL/kg 的用量，於10分鐘內經兔子耳靜脈注入

( ) 40. 有關眼用溶液劑微粒物質檢查法之敘述，下列何者正確？
(A) 大部分品項以鏡檢法檢查，即可符合規定，然而某些品項須以光阻法確認
(B) 除澄明度和黏度與水較為接近之純溶液外，任何樣品用光阻法進行計數所得結果可能錯誤
(C) 光阻法微粒物質限值之規定中，粒徑大於或等於 10 μm 之粒子數目，每毫升不得超過 10 個
(D) 鏡檢法微粒物質限值之規定中，粒徑大於或等於 50 μm 之粒子數目，每毫升不得超過 10 個

( ) 41. 具有何種性質之注射劑，適合以鏡檢方式來進行注射劑的微粒物質檢查？
(A) 澄明度高者
(B) 黏度較高者
(C) 抽檢時不易產生氣泡者
(D) 抽檢時不易產生氣體者

( ) 42. 依中華藥典規定，注射劑的注射用量超過若干 mL 時，對於附加物之選擇應予以特別的注意？
(A) 1
(B) 2
(C) 3
(D) 5

( ) 43. 哪一成分之 0.5%熱水溶液可用來清洗一般橡皮塞(rubber closures)？
(A) sodium chloride
(B) sodium acetate
(C) sodium pyrophosphate
(D) sodium lauryl sulfate

( ) 44. 依中華藥典滅菌法 III，耐熱藥物製成 25 mL 油溶液，並置於密閉容器中，其使用之滅菌溫度與時間何者正確？
(A) 115℃、25 分鐘
(B) 121℃、15 分鐘
(C) 150℃、60 分鐘
(D) 150℃、30 分鐘

( ) 45. 比較 elementary osmotic pump(EOP)和 push-pull osmotic pump(PPOP)
二種滲透壓控釋系統，下列敘述何者錯誤？
(A) PPOP 比 EOP 多了一層吸水膨脹的高分子層，使藥物能遵循
first order kinetics 釋放
(B) 在 PPOP 系統，藥物層及高分子層均會加入 osmotic agents，以
提高系統內滲透壓
(C) 和 EOP 相比，PPOP 所選用的高分子材質亦提高了水溶性不佳
藥物的遞送效率
(D) 在 PPOP 系統，不論是溶解狀態或懸浮的藥物均可自此系統釋放
出來

( ) 46. 具有何項特性之藥物，最適合發展為口服 extended-release 製劑？
(A) 用於治療急性疾病　　　　　(B) 從胃腸道均一吸收
(C) 半衰期約 1 小時　　　　　　(D) 治療指數狹窄

( ) 47. Chlorpheniramine polistirex suspension 為鹼性藥物，吸附於陰離子
交換樹脂圓粒後，包覆上一層控釋膜，所形成的可懸浮性包覆圓粒
的懸液劑；對此製劑，下列敘述何者錯誤？
(A) 藥物釋出會受到離子濃度影響
(B) 在腸道的釋出速率比胃部較快
(C) 溶液的酸鹼值可調整釋出速率
(D) 屬於液體型長效性劑型

( ) 48. Covera-HS 錠片屬滲透壓性劑型，其藥物 onset 時間約在服藥後 4～5
小時。請問啟動該藥物釋放之機制為何？
(A) 適量厭水性物質添加於核蕊
(B) 核蕊在包覆腸溶包衣後再包覆半透膜層
(C) 適量厭水性物質添加於半透膜內
(D) 包覆可緩慢溶解層於核蕊與半透膜層間

( ) 49. 林先生 65 歲、80 公斤，腎功能正常。已知某藥半衰期為 6 小時，
分布體積為體重的 25%，今以該藥治療欲達穩定濃度範圍 10～20
mg/L，若超過 25 mg/L 則出現副作用。則最適當的多次注射給藥
設計為何？($e^{-0.693} = 0.5$, $e^{-0.924} = 0.4$)
(A) 200 mg，Q6H　　　　　　　(B) 320 mg，Q6H
(C) 320 mg，Q8H　　　　　　　(D) 400 mg，Q8H

( ) 50. 已知某抗生素之口服生體可用率為 80%，排除半衰期為 1.38 hr，
吸收速率常數為 1.5 h^{-1}。經口服 100 mg 後，此抗生素到達體內最高
血中濃度的時間(t_{max})為若干小時？
(A) 0.21　　　　　　　　　　　(B) 1.10
(C) 0.53　　　　　　　　　　　(D) 1.45

( ) 51. 有關「lag time」之敘述，下列何者最正確？
(A) 影響藥物吸收程度之高低
(B) 影響藥物排除速率之大小
(C) 影響達到藥物療效起始濃度之高低
(D) 影響達到最高藥物血中濃度時間之快慢

( ) 52. 單次口服給藥後，得血中濃度與時間關係如下圖，其中虛線 A 與 B 之斜率值及二線交集處之 X 軸座標點 C，分別可得到哪些參數？

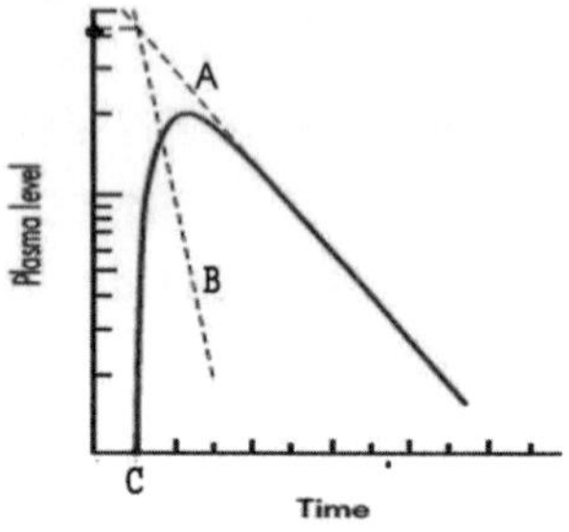

(A) k, ke, t_{max} (B) ka, k, t_{max}

(C) k, ka, t_{lag} (D) ke, k, t_{lag}

( ) 53. 某藥口服投與 50 mg 後之血中濃度變化為 $C=80(e^{-0.069\,t} - e^{-0.231t})$，此藥之生體可用率為 70%，則清除率約是若干 mL/h？
(t：hr；C：mg/L)

(A) 35   (B) 43

(C) 57   (D) 69

( ) 54. 王先生 43 歲，80 kg，接受抗生素靜脈輸注治療，此藥之排除半衰期為 2.3 小時，分布體積為 1.5 L/kg，有效治療濃度為 20 mg/L，若欲達到穩定狀態血中濃度為 20 mg/L，則其靜脈輸注速率為若干 mg/h？

(A) 770   (B) 720

(C) 820   (D) 670

( ) 55. Metformin 的腎清除主要是藉由腎小管主動分泌，假設不考慮腎絲球過濾，下列何圖可表示此藥排泄速率與血中濃度之相關性？

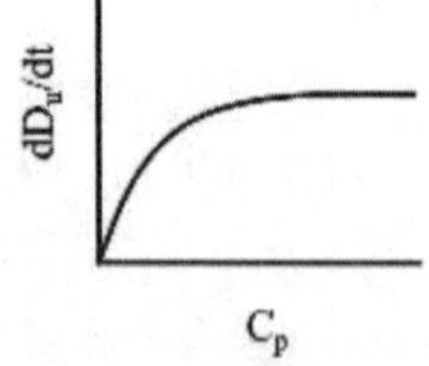

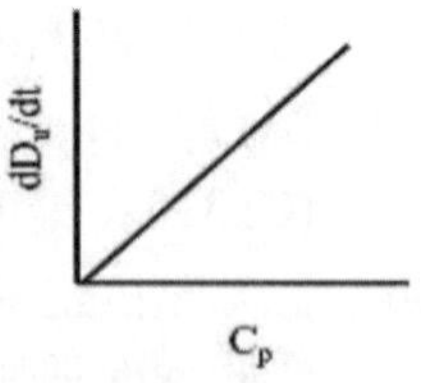

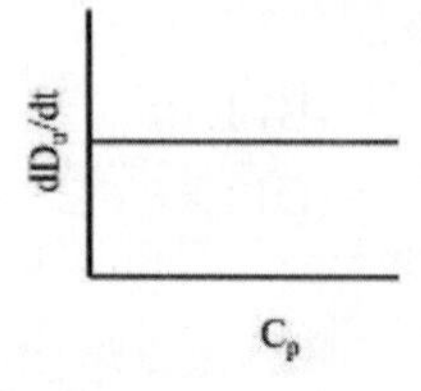

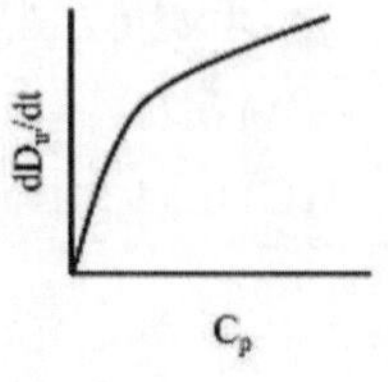

某藥口服生體可用率 50%，可經由肝臟代謝及腎臟排泄，今以
100 mg 口服給藥後血中濃度曲線下面積為 20 mg·h/L，已知此藥有
80% 經由腎臟排出體外，則肝清除率為若干 L/h？

(A) 0.5　　　　　　　　　　　　(B) 1

(C) 2　　　　　　　　　　　　　(D) 5

(　) 57. 某抗生素在體內遵循線性藥物動力學，當以靜脈單次注射 50 mg 後
之經時血中濃度(C_p)如下表。若處方為每 4 小時靜脈注射 150 mg，則
到達穩定狀態時最低血中濃度為多少 mg/L？

Time(hr)	0	2	4	8	12	16	24
C_p(mg/L)	10.0	7.1	5.0	2.5	1.25	1.625	0.156

(A) 19.5　　　　　　　　　　　(B) 20.0

(C) 26.6　　　　　　　　　　　(D) 30.0

(　) 58. 某降壓藥生體可用率為 0.7，擬似分布體積為 50 L，排除半衰期為
3 小時。若此藥以口服投藥 250 mg Q8H，經過 7 天後之平均穩定
血中濃度(C_{av})約為若干 mg/L？

(A) 1　　　　　　　　　　　　(B) 2

(C) 3　　　　　　　　　　　　(D) 4

(　) 59. 某藥品體內動態為一室模式，V_D=10 L，口服給與 100 mg(F=100%)
後得下表數據：

受試者	k_a(h^{-1})	k(h^{-1})
甲	0.2	0.1
乙	0.3	0.1
丙	0.3	0.2
丁	0.1	0.3

若根據理論推算，下列敘述何者正確？

① 乙丙之 AUC 相同　　　　　② 乙丁之 t_{max} 相同，C_{max} 不同

③ t_{max} 為甲＞乙＞丙

(A) 僅①②　　　　　　　　　　(B) ①②③

(C) 僅①③　　　　　　　　　　(D) 僅②③

(　) 60. 靜脈注射藥品組成中添加下列何種成分，最可能改變該藥品之腎臟
清除率？

(A) fructose　　　　　　　　　(B) glucose

(C) mannitol　　　　　　　　　(D) glycerol

( ) 61. 某藥在體內遵循一室線性動力學，吸收半衰期為 0.75hr、排除半衰期為 3hr，靜脈注射 100 mg，血中濃度曲線下面積$[AUC_{iv}]_0^\infty$為 10mg · h/L，今相同劑量口服給藥 6 小時後血中濃度為 0.231mg/L，6 小時前曲線下面積$[AUC_{ortal}]_0^6$為 2 mg · h/L，則此藥口服生體可用率為？
(A) 30%　　　　　　　　　　(B) 40%
(C) 50%　　　　　　　　　　(D) 80%

( ) 62. 下列哪些原因可能在溶離試驗中影響藥物的溶離度？
① 藥物的多晶型態　② 溶離槽的形狀　③ 賦形劑組成
④ 溶離液的體積　⑤ 製造方法及過程
(A) ①②③④⑤　　　　　　　(B) 僅①③④⑤
(C) 僅②③　　　　　　　　　(D) 僅①④⑤

( ) 63. 基於生物藥劑學設計藥物產品時，哪一項特性非屬優先考量項目？
(A) 粒子大小及多晶型　　　　(B) 油水分配係數
(C) 不純物　　　　　　　　　(D) 產品銷售地區

( ) 64. 下列哪些資料為建立 level A IVIVC 所需？
① fraction of drug absorbed　　② in vitro dissolution profile
③ AUC　　　　　　　　　　　④ mean dissolution time (MDT)
(A) ①②　　　　　　　　　　(B) ②③
(C) ①③　　　　　　　　　　(D) ③④

( ) 65. 下列何者是 pharmaceutical equivalents 之必要條件之一？
(A) 具相同賦形劑組成　　　　(B) 具相同藥物釋放機轉
(C) 具相同包裝　　　　　　　(D) 具相同活性成分劑量

( ) 66. 執行溶離及藥物釋放試驗，主要目的為檢測：
(A) 不純物之含量　　　　　　(B) 藥品間交互作用
(C) 藥品生產批次之釋放均一性　(D) 藥品之分解速率

( ) 67. 曾女士 50 歲、60 公斤，接受某藥物治療，已知其分布體積為 10L，口服吸收完全且完全經由腎臟過濾排泄。當腎功能正常之病人以 600 mg Q12H 口服給藥，其穩定治療濃度為 10 mg/L。曾女士之 serum creatinine = 2.0 mg/dL，若維持相同之治療濃度且分布體積維持不變，給藥間隔不變，其劑量應如何調整最適當？
(A) 300　　　　　　　　　　(B) 240
(C) 120　　　　　　　　　　(D) 100

( ) 68. 調整腎功能不全及尿毒症病人的劑量，下列何種方法不適當？
(A) 原型藥物排泄比例(fraction)法
(B) 一般清除率(general clearance)法
(C) The Wagner method
(D) Loo-Riegelman method

Doxycycline 用法為每 12 小時口服 100 mg，給藥後 40% 原型藥物由腎臟排泄，排除半衰期為 20 hr，腎功能正常下，肌酸酐清除率為 100 mL/min。若病人肌酸酐清除率為 25 mL/min，則應如何調整其 doxycycline 劑量最適當？

(A) 每 6 小時 28 mg (B) 每 24 小時 70 mg
(C) 每 12 小時 40 mg (D) 每 12 小時 70 mg

( ) 70. 陳先生體重 65 kg，醫師處方 propranolol 15 mg 以 IV bolus 給藥，同時併用 18 mg/h 之 IV infusion 以控制其高血壓。經測得其穩定血中藥物濃度為 45 µg/mL。若欲改為口服投與且維持相同之穩定血中濃度，應如何給藥最適當？(已知 propranolol 口服生體可用率為 30%)

(A) 240 mg，Q8H (B) 240 mg，QD
(C) 480 mg，Q8H (D) 480 mg，QD

( ) 71. Isoniazid 引起紅斑性狼瘡(lupus erythematosus)可能與何者最有關？

(A) CYP2C9 (B) CYP2D6
(C) thiopurine methyltransferase (D) N-acetyltransferase

( ) 72. 服用 codeine 止痛時發現其止痛效果差，此現象可能與何者最有關？

(A) CYP2C9 (B) CYP2D6
(C) CYP2C19 (D) thiopurine methyltransferase

( ) 73. 某生啤酒的濃度為 2%(v/v)，已知酒精可被完全吸收，其 K_M 為 0.01 g % (100 mg/L)，V_{max} 為 10 g/h(12.8 mL/h)。若當血液酒精濃度為 0.05g %，此時每小時約可代謝生啤酒多少體積(mL/h)？

(A) 530 (B) 415
(C) 10.6 (D) 8.3

( ) 74. 臨床上決定速效劑量(D_L)與維持劑量(D_M)最重要的藥動參數分別為？

(A) D_L：清除率—D_M：分佈體積
(B) D_L：排除相半衰期—D_M：分佈體積
(C) D_L：吸收相半衰期—D_M：排除相半衰期
(D) D_L：分佈體積—D_M：清除率

(   ) 75. 某藥品以靜脈快速注射單劑量 100 mg 於病人 G 和病人 H 後，兩者之血中濃度(C：mg/L)與時間(hr)關係圖如下。則有關此藥品在二位病人藥動學參數之敘述，下列何者最適當？

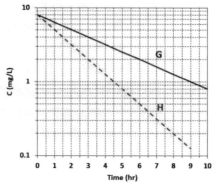

(A) 清除率 G > H；半衰期 G > H
(B) 分布體積 G < H；排除速率常數 G < H
(C) 清除率 G < H；排除速率常數 G < H
(D) 分布體積 G > H；半衰期 G > H

(   ) 76. 承上，若將此藥以相同輸注速率從靜脈持續給與病人 G 和病人 H 後，則此藥品在兩位病人的血中濃度(C)經時關係趨勢，何者最適當？

(A)
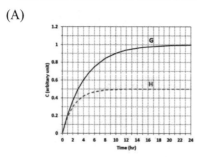

(B)
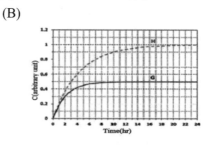

(C)
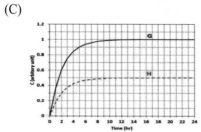

(D)
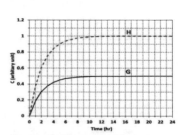

(   ) 77. 快速靜脈注射某藥品 500mg 於人體後，其血中濃度經時變化以 $C=5e^{-0.4t}$ 來描述。若以口服給與 500mg 速放錠劑後之血中濃度經時變化為 $C=0.5(e^{-0.1t}-e^{-0.4t})$。已知此藥品與血漿蛋白未結合率($f_u$)為 0.1，其原型藥由尿液排泄的分率($f_e$)為 0.05。則此藥品之清除率(L/h)約為多少？(C：mg/L；t：hr)

(A) 10   (B) 25
(C) 40   (D) 100

( ) 78. 承上，已知此速放錠劑於模擬胃腸道 pH 值(1.2～6.8)的媒液及水中進行常見的溶離率試驗時，在 60 分鐘時之溶離率皆約為 20～30%。若以生物藥劑學分類系統(Biopharmaceutics Classification System)來分類此藥品之特性，則屬何類型最適當？

(A) class 1   (B) class 2

(C) class 3   (D) class 4

( ) 79. 林先生每日服用 phenytoin 300 mg，其穩定狀態血中濃度為 25mg/L，若每日服用 phenytoin 200 mg 則其血中濃度為 10 mg/L，則其 V_{max} 為若干 mg/day？

(A) 450   (B) 200

(C) 330   (D) 625

( ) 80. 承上，若希望林先生 phenytoin 穩定狀態血中濃度能維持在 15 mg/L，則每日劑量應為若干 mg？

(A) 225   (B) 265

(C) 245   (D) 285

科目：藥劑學與生物藥劑學

( ) 1. 藥品的預配方研究(preformulation studies)不包含下列哪一項？
(A) 藥品溶解度   (B) 油水分配係數
(C) 安定性   (D) 生體可用率

( ) 2. 一般藥物當溶解度小於若干 mg/mL 時，其吸收較差？
(A) 200   (B) 100
(C) 50   (D) 10

( ) 3. 若藥物具非線性藥動學(non-linear pharmacokinetics)特性，當藥物劑量增加時，下列敘述何者正確？
(A) V_{max} 不成比例增加   (B) 半衰期不變
(C) AUC 不成比例增加   (D) 清除率成比例增加

( ) 4. 某抗生素於成人之半衰期為 0.5 hr，於新生兒為 6 hr，若成人劑量為 4 mg/kg Q4H，當此藥用於 5 kg 新生兒時，如何給藥最適當？
(A) 10 mg Q12H   (B) 20 mg Q36H
(C) 10 mg Q24H   (D) 20 mg Q24H

( ) 5. 已知某抗生素半衰期為 12 小時，當以 IV bolus 每 8 小時給與 96 mg 時，其穩定狀態最高與最低血中濃度之差值為 8 mg/L，若生理狀態沒改變，投藥改為 240mg Q12H，則其穩定狀態最高與最低血中濃度之差值為若干 mg/L？
(A) 12   (B) 14
(C) 18   (D) 20

( ) 6. 某病人每隔 12 小時口服投與 A 藥 300 mg，已知其半衰期為 5 小時，當其腎功能減退，半衰期延長為 10 小時，何者最適當？
(A) 生體可用率下降
(B) 如劑量不變，則投藥間隔為 6 小時
(C) 治療所需之血中藥物濃度應減半
(D) 若投藥間隔不變，則劑量為 150 mg

( ) 7. 林先生體重 60 kg，每 8 小時投與 60 mg 的 gentamicin 幾乎全由腎排除，當林先生腎功能出現異常，creatinine 清除率減為原來的 1/2，若須維持相同穩定狀態平均血中濃度，劑量調整方式以下列何者最適當？
(A) 45 mg Q12H   (B) 20 mg Q8H
(C) 60 mg QD   (D) 40 mg Q8H

( ) 8. 服用 codeine 為止痛劑時，有些人不易或無法達到止痛效果，主要因為具有下列何種代謝酶多型性？
(A) CYP2C9 之 extensive metabolizer
(B) CYP2D6 之 extensive metabolizer
(C) CYP2D6 之 poor metabolizer
(D) CYP2C9 之 poor metabolizer

( ) 9. 何者對於 dihydropyrimidine dehydrogenase poor metabolizer 病人，會使藥物血中濃度升高而易產生副作用？
(A) 5-flourouracil (B) sulfonamide
(C) warfarin (D) mercaptopurine

( ) 10. 何者最不受肝臟生理狀況之影響，而改變其藥動特性？
(A) antipyrine (B) erythromycin
(C) neomycin (D) chloramphenicol

( ) 11. 某藥品之 total clearance 與 creatinine clearance(CLcr)的關係如圖，依此數據該藥於腎功能正常時(CL$_{cr}$=100 mL/min)之腎臟排泄分率(fe)約為若干？

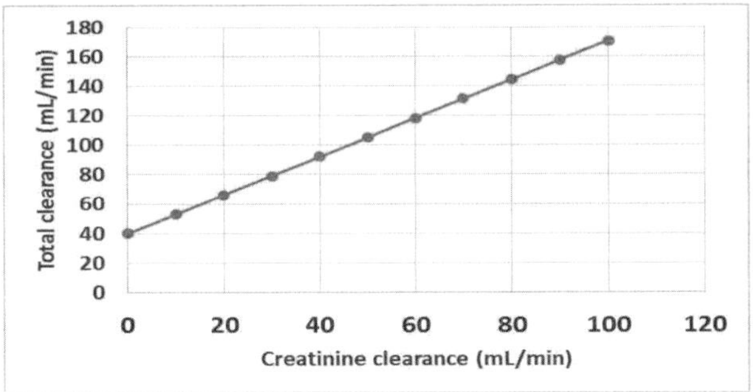

(A) 0.75 (B) 0.65
(C) 0.55 (D) 0.45

( ) 12. 承上題，由上圖可知該藥 renal clearance 與 creatinine clearance 的比值(CL$_R$/CL$_{cr}$)為何？
(A) 1.7 (B) 1.3
(C) 0.8 (D) 0.4

( ) 13. 有關醑劑、酏劑及酊劑之敘述，下列何者錯誤？
(A) 皆含有乙醇
(B) 醑劑應置於緊密容器貯藏於 8～15°C
(C) 新鮮生藥製成之酊劑，每 100 mL 代表生藥 50 g 之效能
(D) 劇藥之酊劑，每 100 mL 代表藥品 10 g 之效能

( ) 14. 何者可能含有八乙酸蔗糖酯(sucrose octaacetate)？
(A) 擦拭用酒精 (B) 水痘疫苗
(C) 日本腦炎疫苗 (D) 人類胰島素注射液

(　) 15. 何者較無法防止糖漿劑之蔗糖結晶析出？
(A) 甘油(glycerin)　　　　　　(B) 山梨醇(sorbitol)
(C) 酒精(ethanol)　　　　　　　(D) 甘露醇(mannitol)

(　) 16. 已知 aspirin 的 pKa 為 3.5，下列敘述何者最不適當？
(A) 在中性溶液中，aspirin 主要以非離子態存在
(B) aspirin 在中性溶液的溶解度比酸性溶液高
(C) 要提高 aspirin 溶解度，可以藉由提高反應溫度來達到
(D) 將 aspirin 放在 pH 2.5 的水溶液中，離子態所占比例約為 10%

(　) 17. 口服 simethicone 乳劑之主要用途為何？
(A) 瀉劑　　　　　　　　　　　(B) 殺菌劑
(C) 胃黏膜保護劑　　　　　　　(D) 抗起泡劑

(　) 18. 有關界面活性劑 HLB 值大小之比較，下列何者正確？
(A) Span 60＞Span 20　　　　　(B) Tween 80＞Tween 40
(C) Tween 20＞Span 80　　　　　(D) Span 20＞Tween 80

(　) 19. 何種流體之特性，最不常出現於一般乳劑？
(A) dilatant flow　　　　　　　(B) newtonian flow
(C) plastic flow　　　　　　　　(D) pseudoplastic flow

(　) 20. 於投藥肺部之噴霧劑，依中華藥典規定不包括哪一項特性分析
試驗？
(A) 原料藥投藥速率　　　　　　(B) 總原料藥投藥量
(C) 原料藥投藥體積　　　　　　(D) 氣體動力學評估

(　) 21. 某劑型品質檢測項目中，包括「投與劑量均一度」、「空氣動力學
粒徑分布」等，此劑型最有可能為下列何種劑型？
(A) 口服懸液劑　　　　　　　　(B) 注射劑
(C) 外用散劑　　　　　　　　　(D) 吸入粉劑

(　) 22. 有關 pseudoplastic substance 流變性質之敘述，下列何者正確？
(A) 製劑中分散相(dispersed phase)比例過高所造成
(B) 又稱為 shear-thinning systems
(C) 具此特性之懸液劑在振搖後總體積變大
(D) 又稱為 Bingham plastics

(　) 23. 有關乳劑分散系統之敘述，下列何者正確？
(A) 外觀澄明　　　　　　　　　(B) 為單相系統
(C) 其分散相須藉由外力分散　　(D) 分散相有飽和點

(　) 24. 分散系統遵循 Einstein viscosity equation，其理想之 reduced
viscosity 值應為何？
(A) 0　　　　　　　　　　　　　(B) 1.0
(C) 2.5　　　　　　　　　　　　(D) 5.0

( ) 25. 下列栓劑基劑中，何者熔點最高？
(A) cocoa butter (B) Polybase
(C) Wecobee W (D) Witepsol H15

( ) 26. 以 Higuchi 方程式描述藥物由軟膏之釋放速率時，此方程式中
不包括下列何者？
(A) 藥物之分配係數 (B) 藥物之擴散係數
(C) 藥物在軟膏中之溶解度 (D) 藥物在軟膏之總濃度

( ) 27. 下列水性製劑中，何者屬於單相系統(single-phase systems)？
(A) bentonite magma (B) milk of magnesia
(C) poloxamer gel (D) aluminum hydroxide gel

( ) 28. 以 5%中等黏度等級之 carboxymethylcellulose 製備凝膠劑時，加入
glycerin 之目的為何？
(A) 增加均一度 (B) 增加黏稠度
(C) 避免乾燥 (D) 避免分層

( ) 29. 以膠體二氧化矽(colloidal silicon dioxide)製備凝膠劑時，下列何者
最易達到調整黏度之目的？
(A) 酸鹼值 (B) 溫度
(C) 添加乙醇 (D) 無法改變黏度

( ) 30. 下列產品何者屬於吸收性基劑(absorption bases)？
① Aquabase ② Eucerin ③ Plastibase ④ Aquaphor
(A) 僅①④ (B) 僅②③
(C) ①②④ (D) ②③④

( ) 31. 依中華藥典，有關最低內容量試驗法，於初次選取檢品十件進行
測試之敘述，下列何者正確？
(A) 檢品平均內容量不得少於標誌量；如標誌量為 60 克或 60 毫升
以下，其單一內容量均不得少於 90%
(B) 檢品平均內容量不得少於標誌量；如標誌量為 60 克或 60 毫升
以上，但在 250 克或 250 毫升以下，其單一內容量均不得少於
85%
(C) 初次檢測不符合規定時，可另以三十件檢品重行試，在全部
四十件檢品中，平均內容量不得少於標誌量
(D) 適用於容器標誌內容量不超過 250 克之軟膏劑

( ) 32. 依中華藥典軟膏劑型之敘述，下列何者錯誤？
(A) 無水羊毛脂可與水質藥品混合，生成 w/o 乳劑
(B) 較容易水解的藥物，在含水基劑中比在烴類基劑中較不安定
(C) 石蠟為經常選用的眼用軟膏基劑
(D) 烴類基劑之效用在其滋潤作用，且較其他類型基劑不易被水
洗去

( ) 33. 有關球磨機之敘述，下列何者最不適當？
(A) 圓球重量和硬度要足夠
(B) 圓球大小可不同，以增加圓球間的研磨作用
(C) 圓球數量至少應為整體球罐體積之 60%
(D) 常見的圓球材質是鐵球和陶瓷

( ) 34. 有關混合操作要點，下列敘述何者最不適當？
(A) 各成分密度差較大時，先裝密度小的原料，再裝密度大的原料
(B) 成分比例量相差懸殊時，應採用幾何稀釋法混合
(C) 物理狀態和粉末粗細相近的等量藥物，較容易混合均勻
(D) 若藥物色澤差異大，先加色淺的再加色深的藥物混合，此方法
稱為「spatulation method」

( ) 35. 有關軟明膠膠囊劑之敘述，下列何者最適當？
(A) 囊殼因含水分，可添加防腐劑以阻止微生物孳生
(B) 軟膠囊內不宜充填液體類成分
(C) 囊殼之組成主要有明膠與水，不可添加甘油與多元醇
(D) 囊殼可添加二氧化鈦而使之成透明色澤

( ) 36. 製備糖衣錠時，依其步驟先後次序，下列何者正確？
① waterproffing and sealing coat   ② subcoating
③ smoothing   ④ coloring   ⑤ polishing
(A) ①②③④⑤   (B) ①③②④⑤
(C) ②①③⑤④   (D) ①③②⑤④

( ) 37. 依中華藥典，有關溶離度試驗法之規定，下列何者錯誤？
(A) 可以用水當媒液
(B) 溫度必須為 $37 \pm 0.5°C$
(C) 裝置 I 為 40 網目篩網
(D) 網籃與容器底之距離維持在 3.5 ± 0.5 公分

( ) 38. 相同大小之球狀粒子，於最緊密堆積時其空隙(voids)至多可約占
全部粉體體積之若干%？
(A) 15   (B) 26
(C) 47   (D) 55

( ) 39. 有關粒子密度大小，下列何者正確？
(A) bulk density＞granule density＞true density
(B) granule density＞bulk density＞true density
(C) true density＞bulk density＞granule density
(D) true density＞granule density＞bulk density

( ) 40. Aspirin 適於利用乾式造粒法來製備錠片之主要原因為何？
(A) 對水氣敏感易降解   (B) 顆粒的流動性不佳
(C) 乾燥過程晶型轉換   (D) 粉末易凝集不分散

( ) 41. 大多數咀嚼錠(chewable tablet)都含有何種成分作為主要填充劑？
(A) sorbitol (B) sucrose
(C) mannitol (D) glucose

( ) 42. 有關舌下錠(sublingual tablets)與口含錠(buccal tablets)之敘述，下列何者錯誤？
(A) 均可由黏膜進行吸收
(B) 均可適用於易受胃酸降解藥物
(C) 均為緩慢釋放速率模式
(D) 均可全身作用或局部作用

( ) 43. 下列 insulin 製劑，何者之 duration 最短？
(A) insulin lispro (B) regular insulin
(C) isophane insulin (D) insulin glargine

( ) 44. 現今幼兒所施打五合一疫苗，和過去的三合一疫苗相比較，增加下列哪二種疾病之預防？
① 小兒麻痺   ② 水痘   ③ b 型嗜血桿菌
④ 麻疹   ⑤ 肺炎鏈球菌
(A) ①③ (B) ②⑤
(C) ①④ (D) ④⑤

( ) 45. 下列何者可提供主動免疫力？
(A) 破傷風抗毒素 (B) 抗蛇毒素
(C) 類毒素 (D) 血清

( ) 46. 注射劑中添加 edetate disodium，其主要用途為何？
(A) solubilizing agent (B) chelating agent
(C) alkalinizing agent (D) antimicrobial preservative

( ) 47. 依中華藥典無菌試驗法，硫醇乙酸鹽培養基 II 最適合用來培養下列何菌種？
(A) 金黃色葡萄球菌 (B) 綠膿桿菌
(C) 產芽孢梭菌 (D) 枯草桿菌

( ) 48. 常用於藥品容器之 type I, II, III 等三類玻璃之特性，下列敘述何者最適當？
(A) type I 玻璃具最小的熱膨脹係數
(B) type I 和 type II 均屬於 soda-lime 玻璃
(C) type III 玻璃之重金屬氧化物游離現象最少
(D) type I 玻璃在生產過程中有添加 sulfur dioxide

( ) 49. 下列何種注射劑可以使用多劑量容器貯存？
(A) 脊椎管內注射 (B) 心內注射
(C) 皮下注射 (D) 硬膜外注射

( ) 50. 有關眼用製劑中常添加之防腐劑，下列敘述何者錯誤？
(A) benzalkonium chloride 是最常使用之防腐劑，但不可用在含有硝酸鹽之眼用溶液
(B) 水楊酸鹽類與 phenylmercuric nitrate 不可配伍，可選用 benzalkonium chloride 為防腐劑
(C) 含有 chlorobutanol 之眼用溶液不適合高壓蒸氣滅菌，也不適合製備成鹼性溶液，以免分解產生鹽酸
(D) methylparaben 與 propylparaben 常合併使用，但會吸附於特定塑膠容器，而降低防腐效果

( ) 51. 眼用溶液中「氯化苯甲烴銨」之添加濃度，下列何者最適當？
(A) 0.001%   (B) 0.01%
(C) 0.1%   (D) 1.0%

( ) 52. 有關眼用製劑之敘述，下列何者正確？
(A) 市售眼用溶液皆與 0.9%氯化鈉溶液等張
(B) 在產品安定性不受影響的前提下，最理想之滅菌方式為滅菌過濾法
(C) 眼用軟膏基劑主要以軟石蠟為主，且基劑必須對眼睛無刺激性
(D) 眼用溶液與 1.5%氯化鈉溶液等張時，會使眼部產生強烈不適感

( ) 53. 有關注射劑進行細菌類毒素(BET)試驗之敘述，下列何者錯誤？
(A) endotoxin 於人體會導致熱原性反應
(B) amebocyte lysate 對 G (+) endotoxin 之反應有足夠之靈敏度
(C) 可減少動物的使用以避免動物保護之爭議
(D) endotoxin 與 BET 試劑間之反應會因檢品之 endotoxin 含量升高而顯著增加

( ) 54. 依中華藥典以家兔進行熱原試驗，哪種結果可確認判定不合格？
(A) 3 隻，體溫分別上升 0.5°C、0.5°C、0.4°C
(B) 3 隻，體溫分別上升 0.4°C、0.4°C、0.6°C
(C) 8 隻，體溫分別上升 0.6°C、0.6°C、0.4°C、0.4°C、0.2°C、0.2°C、0.2°C、0.2°C
(D) 8 隻，體溫分別上升 0.6°C、0.6°C、0.4°C、0.4°C、0.4°C、0.4°C、0.2°C、0.2°C

( ) 55. 口服 omeprazole 設計成延遲釋放(delayed release)劑型的主要目的為何？
(A) 減少服藥時造成的胃腸不適感
(B) 在腸道有較好的吸收
(C) 避免被胃酸破壞
(D) 延長藥物的作用時間

( ) 56. 有關 Glucotrol XL ER 錠片，下列敘述何者最不適當？
(A) 屬滲透壓控釋輸藥系統
(B) 錠片的生物惰性成分，會在胃腸道中保持完整通過，且從糞便排除
(C) 其組成包含 hydroxypropyl cellulose
(D) 為一種 matrix system 的緩釋系統

( ) 57. 藥物具有下列何項特性，最適合開發為口服持續釋放錠劑？
(A) 半衰期小於 1 小時 　　　　(B) 治療濃度範圍較窄
(C) 劑量較大 　　　　　　　　(D) 在腸胃道各部位吸收均一

( ) 58. 有關 osmotic pump 錠劑之藥物釋放速率，最易受哪種因素影響？
(A) 腸胃中食物 　　　　　　　(B) 媒液 pH 值
(C) 錠劑之半透膜厚度 　　　　(D) 腸胃道蠕動

( ) 59. 何者不是確認藥物產生翻轉(flip-flop)現象的必要方法？
(A) 利用殘餘法得口服吸收速率常數
(B) 利用殘餘法得口服排除速率常數
(C) 取得藥物靜脈輸注時的穩定濃度
(D) 取得靜脈注射後的排除速率常數

( ) 60. 某藥經口服給藥，可完全吸收且無遲滯時間。今測得血中濃度為
C_p，尿液中藥物量為 D_u，則由 $Log \dfrac{dDu}{dt}$ 與 t 作圖得排除相線性的
Y 軸截距，組成截距之參數不包括下列何者？
(A) k_a 　　　　　　　　　　(B) k_e
(C) F 　　　　　　　　　　　(D) V_d

( ) 61. 受試者接受新藥試驗，以 4 mg/kg 單一劑量靜脈投與，其藥物血中
濃度經時變化之關係式為 $C = 80e^{-0.35t}$，則此藥之半衰期約為若干
小時？（C：μg/mL；t：hr）
(A) 1 　　　　　　　　　　　(B) 2
(C) 2.5 　　　　　　　　　　(D) 1.5

( ) 62. 某藥之排除速率常數為 0.1 h^{-1}，分布體積為 20 L。若以 4 mg/h
靜脈輸注投與，則其達到穩定狀態血中濃度為若干 mg/L？
(A) 2 　　　　　　　　　　　(B) 4
(C) 1 　　　　　　　　　　　(D) 3

( ) 63. 某藥物在體內以一階次動力學排除，其半衰期為 1 小時，今以
20 mg/h 靜脈恆定輸注，欲到達穩定態濃度 10 mg/L，則藥物排除
速率何時大於輸注速率？
(A) 僅輸注開始時 　　　　　　(B) 輸注開始後 3.32 小時
(C) 血中濃度到達 10 mg/L 時 　(D) 不可能大於輸注速率

( ) 64. 某藥在體內的動態變化依循二室開放模式及一階次排除，以靜脈注射給藥 50 mg 時，血中藥物濃度可表示為 $C = 4.5e^{-0.9t} + 0.5e^{-0.1t}$，則此藥之擬似分布體積$(V_D)_\beta$ 為若干 L？(C：mg/L；t：hr)

(A) 10   (B) 27.8

(C) 50   (D) 100

( ) 65. 一室藥動模式藥物半衰期為 3 小時，分布體積為 25 L；病人靜脈注射 500 mg Q6H，則可得穩定狀態平均血中濃度若干 mg/L？

(A) 6.1   (B) 14.4

(C) 18.2   (D) 34.6

( ) 66. 藥物產生雙峰血中濃度之可能原因，下列何者錯誤？

(A) 胃排空的變異   (B) 錠劑崩散不完全

(C) 腎臟經主動分泌排泄   (D) 經膽汁腸肝循環

( ) 67. 某抗生素在體內之血中濃度循一室模式，其分布體積為 10 L。單次靜脈注射 50 mg 後，經 6 小時的血中濃度為 1.5 mg/L。若改為靜脈輸注，且擬達穩定濃度 10 mg/L，其輸注速率應為若干 mg/h？(ln(1.5)=0.41 ; ln(5)=1.61)

(A) 6.7   (B) 10

(C) 15   (D) 20

( ) 68. 承上題，以靜脈輸注欲達 99%穩定狀態血中濃度，則所需輸注時間至少應為若干小時？

(A) 34   (B) 24

(C) 17   (D) 12

( ) 69. 某藥品以靜脈快速注射單劑量 160 mg 於體重 70 kg 的病人後，血中濃度(C：mg/L)與時間(hr)關係圖如下。則此藥品之清除率(L/h)約為若干？

(A) 2   (B) 4.6

(C) 6.9   (D) 20

( ) 70. 承上題，若將此藥以靜脈恆速輸注(14 mg/h)給與此病人，則其穩定狀態血中濃度(mg/L)約為多少？

(A) 15   (B) 12

(C) 5   (D) 3

( ) 71. 某抗生素以靜脈注射 400 mg 後，其血中濃度經時變化以 $C = 5e^{-0.4t}$ 描述。若以口服給與相同劑量後，其血中濃度經時為 $C = 0.5(e^{-0.1t} - e^{-0.4t})$。則此抗生素口服之生體可用率約為若干？

(C：mg/L；t：hr)

(A) 0.1   (B) 0.2

(C) 0.3   (D) 0.4

( ) 72. 承上題，已知此藥品在胃腸道內相當安定，當口服 400 mg 後約經過若干小時，胃腸道內將殘餘約 200 mg 藥物未吸收？

(A) 2   (B) 3

(C) 5   (D) 7

( ) 73. 某藥物以 360 mg 靜脈注射後，體內藥動學之經時濃度變化為 $C = 75e^{-1.5t} + 20e^{-0.2t} + 25e^{-0.05t}$ (C：μg/mL，t：hr)，則其 $AUC0-\infty$ 為若干 μg·h/mL？

(A) 120   (B) 450

(C) 550   (D) 650

( ) 74. 承上題，該藥之中央室分布體積(V_p)為若干 L？

(A) 0.3   (B) 1.2

(C) 3   (D) 5

( ) 75. 某藥以肌肉注射懸液劑給藥劑量為 2 mg/kg，24 小時 AUC 為 48 mg·h/L，當口服溶液劑與懸液劑分別給與 5 mg/kg 及 15 mg/kg 後，其 24 小時 AUC 分別為 135 mg·h/L 及 360 mg·h/L，若以口服溶液劑為對照組，有關相對生體可用率(F_{rel})之敘述，何者正確？

(A) 肌肉注射懸液劑與口服懸液劑之 F_{rel} 相同

(B) 肌肉注射懸液之 F_{rel} = 112%

(C) 口服懸液劑之 F_{rel} = 82.9%

(D) 口服懸液劑之 F_{rel} 大於肌肉注射懸液之 F_{rel}

( ) 76. 欲降低 erythromycin 口服錠劑在胃中 1 小時的溶離率，以提高藥物的生體可用率，下列何者最適當？

(A) 使用腸溶衣包覆   (B) 降低藥品粒徑

(C) 增加崩散劑   (D) 增加錠劑硬度

( ) 77. 疏水性藥品使用界面活性劑增加其口服吸收，其作為吸收促進劑之主要機轉為何？

(A) 增加溶解度   (B) 降低穿透阻力

(C) 產生電位差   (D) 具載體作用

(　) 78. 下列哪些為藥品設計考量中，影響生體可用率的因素？
①　藥物本身物化性質　　　　②　使用劑型及給藥途徑
③　賦形劑　　　　　　　　　④　製造方法及過程
(A) 僅①②④　　　　　　　　(B) 僅②③
(C) 僅③④　　　　　　　　　(D) ①②③④

(　) 79. 在 IVIVC 試驗中，以體外溶離試驗所獲得的平均溶離時間與藥物在體內的平均滯留時間作比較，是屬於何種層級的相關性？
(A) level A　　　　　　　　(B) level B
(C) level C　　　　　　　　(D) level S

(　) 80. 何者為設計口服固體製劑時，非首要考量之物理化學性質？
(A) 多晶型態　　　　　　　　(B) 分配係數
(C) 粒子大小　　　　　　　　(D) 分子量

科目：藥劑學與生物藥劑學

( ) 1. 天平之靈敏度需求(sensitivity requirement)為 5 mg，秤重時為避免誤差超過 5%，其最小秤取量(minimum weighable quantity)為若干 mg？
(A) 10 　　　　　　　　　　(B) 50
(C) 100 　　　　　　　　　(D) 200

( ) 2. 水的蒸氣壓為 23.76 mmHg 時，相同溫度下，1,000 mL 水加入 50 g 葡萄糖，其蒸氣壓為若干 mmHg？
(A) 20.31 　　　　　　　　(B) 23.64
(C) 23.76 　　　　　　　　(D) 24.51

( ) 3. 依中華藥典，有關軟塊狀與粉末「顛茄浸膏」製備過程之敘述，下列何者錯誤？
(A) 軟塊狀浸膏是以乙醇與水之混合液為浸溶劑，粉末浸膏是以乙醇為浸溶劑
(B) 依規定浸漬後，軟塊狀浸膏以中速度進行滲漉，粉末浸膏以慢速度進行滲漉
(C) 軟塊狀浸膏與粉末浸膏之滲漉液，均在 60 ℃以下減壓蒸發至軟塊狀
(D) 若須調整有效成分含量時，軟塊狀浸膏可用液狀葡萄糖稀釋，粉末浸膏可用乾燥氧化鎂稀釋

( ) 4. 依據中華藥典對酊劑濃度之規定標準，每 100 mL 代表劇藥、普通藥品及新鮮生藥之效能，分別為 a、b 及 c 克，則 (a，b，c) 為若干？
(A) (5，10，20) 　　　　　(B) (10，20，50)
(C) (20，10，5) 　　　　　(D) (50，20，10)

( ) 5. 依中華藥典，下列何者所表示之溶解度最低？
(A) 易溶 　　　　　　　　(B) 可溶
(C) 略溶 　　　　　　　　(D) 微溶

( ) 6. 將 0.4 mole 之 NaOH 加到體積為 1 L 之 0.2 M HCl 溶液後，pH 從 1.7 上升到 2.5，其緩衝容量(buffer capacity)為若干？
(A) 0.25 　　　　　　　　(B) 0.5
(C) 0.625 　　　　　　　(D) 1.25

( ) 7. 依據 Gibbs 自由能公式，表面積 100 cm² 的油要形成穩定 o/w 型
乳劑，乳劑中每個油滴表面積為 1×10^{-10} cm² 共 4×10^{12} 個，則界面
張力所須降低的倍數至少約為若干？
(A) 4 　　　　　　　　　　　(B) 40
(C) 400 　　　　　　　　　　(D) 4000

( ) 8. Sodium lauryl sulfate 使用時，為保有其離子特性最適合之酸鹼值
為何？
(A) 大於 8 　　　　　　　　　(B) 介於 6 至 7.9
(C) 介於 3 至 5.9 　　　　　　(D) 小於 2.9

( ) 9. 帶正電的藥品欲製備成 w/o 型穩定的乳劑時，選用何種乳化劑
最適當？
(A) Span 60 　　　　　　　　(B) Tween 60
(C) sodium lauryl sulfate 　　　(D) benzalkonium chloride

( ) 10. 乳劑安定性測試時，最常用的低溫條件為若干℃？
(A) -20 　　　　　　　　　　(B) 0
(C) 5 　　　　　　　　　　　(D) 25

( ) 11. 當乳劑產生 coalescence(A)與 flocculation(B)時，最主要差別在於？
(A) A 為可逆 　　　　　　　　(B) B 為可逆
(C) A 不會沉澱 　　　　　　　(D) B 不會沉澱

( ) 12. 依中華藥典，二相系統之氣化噴霧劑，可由下列何種成分組成？
① 有效成分之液化推動劑溶液　② 氣化推動劑
③ 有效成分助溶用共溶劑　　　④ 有效成分之懸液
⑤ 濕潤劑
(A) 僅②④ 　　　　　　　　　(B) ①②③
(C) ②③④ 　　　　　　　　　(D) ①⑤

( ) 13. 某氣化噴霧劑使用 propane(分子量 44.1)：isobutane(分子量 58.1)
＝40：60(w/w%)作為推動劑，若 propane 及 isobutane 在 21℃時之
蒸氣壓分別為 110 及 30.4 psig，若其為理想溶液，此混合推動劑所
產生之壓力為多少 psig？
(A) 62.2 　　　　　　　　　　(B) 67.7
(C) 70.2 　　　　　　　　　　(D) 131.4

( ) 14. 利用 liquid petrolatum：H_2O：acacia 調配乳劑初乳時，其比例為：
(A) 40：20：1 　　　　　　　(B) 20：20：1
(C) 4：2：1 　　　　　　　　(D) 2：2：1

( ) 15. 下列藥品與栓劑基劑組合，其藥物自栓劑釋放之速率何者最快？
(A) water-soluble drug + oily base
(B) water-miscible drug + water-miscible base
(C) oil-soluble drug + oily base
(D) oil-soluble drug + water-miscible base

( ) 16. 利用熔合法製作含 100 mg aminophylline(density factor for cocoa butter = 1.1)之聚乙二醇栓劑，若模具全部以聚乙二醇(density factor for cocoa butter = 1.25)製作時，栓劑重量為 1.75 g，此含 aminophylline 之聚乙二醇栓劑一個的重量為若干 g？
(A) 1.490   (B) 1.659
(C) 1.736   (D) 1.841

( ) 17. 依中華藥典，有關可可脂栓劑之敘述，下列何者錯誤？
(A) 適用於製備抑制刺激用之栓劑，如內痔治療製劑
(B) 於體溫可迅速融化與體液互溶，使脂溶性藥物快速釋出
(C) 其成分中若含有酚類藥品時，可加入適量鯨蠟調整其硬度
(D) 應置於密閉容器內，於 30oC 下貯之

( ) 18. 下列敘述何者正確？
(A) 在 carbomer 凝膠中加入酒精，可增加其黏稠度
(B) carboxymethylcellulose 製成之凝膠，在 pH > 10 時會增加其黏稠度
(C) alginic acid 添加鈣鹽，可因產生交聯而增加黏稠度
(D) 以 colloidal silicon dioxide 製成之凝膠，其黏稠度不受 pH 值影響

( ) 19. 依中華藥典，聚乙二醇軟膏中如需加入少量水溶液時，可加入下列何者以減少軟化現象？
(A) 親水軟石蠟   (B) 白軟石蠟
(C) 無水羊毛脂   (D) 十八醇

( ) 20. 有關 tragacanth gum 之敘述，下列何者正確？
(A) 以高溫高壓蒸氣滅菌處理會破壞 tragacanth gum 凝膠劑
(B) 製備 tragacanth gum 凝膠劑時，可加入甘油避免團塊產生
(C) 常利用 tragacanth gum 製備酸鹼值小於 3 之凝膠劑
(D) 製備 tragacanth gum 凝膠劑時，不可加入乙醇，以避免團塊產生

( ) 21. 依中華藥典對軟膏基劑之敘述，下列何者適用於白軟石蠟？
(A) 屬油質軟膏基劑，不可研入水質藥品
(B) 與多量水質藥品混合，可生成 w/o 型乳劑
(C) 效用主在滋潤，不易洗去
(D) 屬水溶性基劑，不油膩

( ) 22. Vanishing cream base 的組成中，以下列何者為乳化劑？
(A) glycerol
(B) lecithin
(C) sodium lauryl sulfate
(D) triethanolamine stearate

( ) 23. 針對高纖維中藥材進行細碎時，以什麼作用力最適合？
(A) 剪切力和研磨力
(B) 壓縮力和剪切力
(C) 衝擊力和壓縮力
(D) 衝擊力、壓縮力和研磨力

( ) 24. 芒硝不可使用水飛法研磨，其主要原因為何？
(A) 價格昂貴
(B) 毒性很高
(C) 污染性高
(D) 會溶於水

( ) 25. 當粉末藥品加入軟膏劑時，會先與少量液體研合後形成糊狀，此過程最主要目的為何？
(A) 增加溶解性
(B) 增加油潤性
(C) 降低平滑度
(D) 降低顆粒大小

( ) 26. 何者不是膠囊劑常用之崩散劑？
(A) povidone
(B) pregelatinized starch
(C) croscarmellose
(D) sodium starch glycolate

( ) 27. 有關軟明膠膠囊劑之敘述，下列何者最適當？
(A) 大多數的軟膠囊劑是經由旋轉模過程製備
(B) 軟膠囊殼之硬度，僅受其組成中明膠使用比率之影響
(C) 軟膠囊內不宜充填固體粉末或錠劑
(D) 軟膠囊殼中添加蔗糖之目的為增加其硬度，但以 5%為上限

( ) 28. 以物理化學的角度而言，下列三種劑型之安定性由大至小順序為何？
① 散劑　　　② 顆粒劑　　　③ 錠劑
(A) ③②①
(B) ③①②
(C) ②③①
(D) ①②③

( ) 29. 具有下列何種特質的藥品，最適合製備成腸溶錠？
(A) 對腸道有刺激性者
(B) 對胃黏膜有刺激性者
(C) 會被胃部吸收者
(D) 會被腸道吸收者

( ) 30. 將 25 g 玉米澱粉置於漏斗上，從 10 cm 高度以自由落體狀態至玻璃平台上，當粉體停止流動自然堆疊成一角錐狀時，經測量在平台底部直徑為 5.0 cm，其堆疊高度為 2.5 cm，則此檢品之安息角(angle of repose)約為：
(A) 10º
(B) 20º
(C) 30º
(D) 45º

( ) 31. 何種原因最易造成錠劑分層(lamination)？
(A) 顆粒含水量過多
(B) 潤滑劑過少
(C) 易辨識不會誤服
(D) 壓錠時壓入空氣

( ) 32. 錠片面上的割槽(score 或 groove)其最主要之目的為何？
(A) 易撥開部分服用 　　　　　(B) 易拿得穩不滑動
(C) 易拿得穩不滑動 　　　　　(D) 易排氣不致互黏

( ) 33. 何者為製備疫苗常使用之佐劑(adjuvants)？
(A) sodium bicarbonate 　　　　(B) potassium hydroxide
(C) aluminum hydroxide 　　　　(D) tricalcium phosphate

( ) 34. 有關單株抗體之敘述，下列何者錯誤？
(A) 許多市售的抗體藥品，多屬於免疫球蛋白 G(IgG)亞類
(B) 對同一抗體而言，其 Sfv 片段一般都會比 Fab'片段小
(C) 至今仍無法製造出完全人的單株抗體
(D) 字尾-ximab 表示嵌合的，有來自人的恆定區和鼠的可變區

( ) 35. 乾熱法滅菌法，最常使用何種微生物之芽胞作為滅菌指示劑？
(A) *Bacillus subtilis* 　　　　(B) *Escherichia coli*
(C) *Pseudomonas auruginosa* 　　　　(D) *Candida albican*

( ) 36. 何者為速效型(rapid acting)胰島素？
(A) isophane(NPH)insulin 　　　　(B) insulin glargine
(C) insulin lispro 　　　　(D) insulin-zinc

( ) 37. 有關全油性媒液作為注射劑(oleaginous injection)之敘述，下列何者錯誤？
(A) 可作為靜脈注射
(B) 可使用玉米油作為媒液
(C) 所使用之油類必須符合法定碘價和皂化價
(D) 冷卻至 10°C時必須為澄明

( ) 38. 何種方式無法降低藥物吸附在靜脈注射容器內襯、給藥裝置或導管之現象？
(A) 添加白蛋白 　　　　(B) 調整為等滲透壓
(C) 縮小輸注導管內徑 　　　　(D) 縮短輸注導管長度

( ) 39. 何者最不適合作為眼用溶液之增稠劑？
(A) polyvinyl alcohol
(B) microcrystalline cellulose
(C) hydroxypropyl methylcellulose
(D) hydroxyethyl cellulose

( ) 40. Pilocarpine Ocusert® 製劑中之 reservoir(貯藥庫)是由 pilocarpine 與下列何者所組成？
(A) methylcellulose 　　　　(B) gellan gum
(C) alginic acid 　　　　(D) Carbopol 940

( ) 41. 有關紫外光滅菌法之敘述，下列何者錯誤？
(A) 最常使用的波長為 2,537Å
(B) 細菌芽胞對紫外線的耐受力比黴菌芽胞強
(C) 可用於乾淨的室內及平行式層流櫃(laminar flow hood)
(D) 細胞內的核酸能夠吸收紫外光

( ) 42. 無菌試驗使用之硫醇乙酸鹽培養基 I，不適用於下列何菌株進行培養基適用試驗？
(A) 金黃色葡萄球菌　　　　　(B) 綠膿桿菌
(C) 白色念珠菌　　　　　　　(D) 產芽孢梭菌

( ) 43. 依中華藥典規定，注射劑貯存於多劑量容器中，除另有規定外，必須加入下列何種成分？
(A) 抗氧化劑　　　　　　　　(B) 緩衝劑
(C) 抑菌劑　　　　　　　　　(D) 等張劑

( ) 44. 何者不作為口服控釋藥物輸送系統常用命名代號？
(A) ER　　　　　　　　　　　(B) IR
(C) SR　　　　　　　　　　　(D) XL

( ) 45. 理想的口服延長釋放劑型設計(extended-release system)，其藥物釋放應遵循何種動力學型態？
(A) zero order kinetics　　　　　(B) first order kinetics
(C) pseudo-first order kinetics　　(D) second order kinetics

( ) 46. 關於重複作用錠(repeat-action tablet)之敘述，下列何者錯誤？
(A) 外殼為一速放劑量，核心為第二劑量，兩者之間以藥物能緩慢穿透的材質區隔開來
(B) 適用於急性症狀但須重複多次給藥之疾病治療
(C) 適用於低劑量且吸收及排除相對快速之藥物
(D) cellulose acetate phthalates 為常用於此類錠劑之膜衣材質

( ) 47. 有關離子交換藥物運輸系統，下列敘述何者最適當？
(A) 帶正電之樹脂可和帶正電之藥物形成複合物(complex)
(B) 腸胃道中藥物釋放速率穩定，不受食物與酸鹼值影響
(C) 可利用形成樹脂–藥物複合物特性以達到 extended-release 的效果
(D) 為延長控釋效果，可在交換樹脂藥物複合物外加上適當包衣

( ) 48. 有關藥物從固體劑型釋出速率之改良，下列敘述何者最不適當？
(A) 利用障壁性包衣控制藥物接觸體液，進而改變藥物本身的排除速率
(B) 控制藥物從劑型擴散之速率
(C) 利用藥物或其藥用特性，與特定部位體液間的化學反應或交互作用
(D) 藉由可溶性基質之溶蝕作用控制藥物釋出

( ) 49. 某藥排除速率常數為 0.115 h^{-1}，分布體積 10 L。現以靜脈注射 500 mg Q6H 給病人，經過 2 天後，其平均血中濃度約是第一次給藥初濃度(C_o)的若干倍？
(A) 2 　　　　　　　　　　 (B) 1.87
(C) 1.62 　　　　　　　　 (D) 1.45

( ) 50. 口服某藥後其血中濃度經時變化為 $C=4e^{-0.2t}-6e^{-1.2t}$。已知口服 250 mg 經 6 hr 後，有 90%以上藥量經由腸壁細胞吸收，且其生體可用率為 0.3，則此藥品之清除率(L/h)約為若干？(C：mg/L；t：hr)
(A) 2.5 　　　　　　　　 (B) 7.5
(C) 5.0 　　　　　　　　 (D) 12.5

( ) 51. 某支氣管擴張劑以口服投與，以殘值法先行推得排除速率常數為 0.72 h^{-1}、吸收速率常數為 1.72 h^{-1}。然可藉由下列何種後續方法證實此藥應為具 flip-flop 現象？
(A) 以靜脈注射給藥後，比對排除速率常數
(B) 以靜脈輸注給藥後，比對穩定藥效濃度
(C) 以多次靜脈給藥後，比對穩定尖峰濃度
(D) 不需後續方法，直接以半衰期判斷即可

( ) 52. 將某藥以快速靜脈注射 1 g 於人體後，其血中濃度經時變化以 $C=5e^{-0.2t}$ 來描述。口服給與相同劑量後之血中濃度經時變化關係式為 $C=0.5(e^{-0.2t}-e^{-0.4t})$。則此口服給藥 3.5 hr 後約有若干(%)可被吸收到體內？(C：mg/L；t：hr；F=1)
(A) 50 　　　　　　　　 (B) 75
(C) 87.5 　　　　　　　 (D) 93.8

( ) 53. 承上題，則此藥品之排除半衰期約為若干小時？
(A) 1.73 　　　　　　　 (B) 3.47
(C) 5.20 　　　　　　　 (D) 6.93

( ) 54. 某藥物之體內分布體積為 4L。以 4.6 mg/h 速率經由靜脈輸注方式給藥，達穩定狀態之血中濃度為 10 mg/L。若欲達 90%穩定狀態時，至少需若干小時？
(A) 10 　　　　　　　　 (B) 15
(C) 20 　　　　　　　　 (D) 30

( ) 55. 陳小姐同時接受某藥物單次 10 mg 靜脈注射及 2 mg/h 靜脈輸注，已知此藥物之半衰期為 3 小時，體內分布體積為 10 L。開始給藥後第 6 小時之血中濃度為若干 mg/L？

$(e^{-0.231} = 0.79$；$e^{-6} = 0.002$；$e^{-1.386} = 0.25$；$e^{1.386} = 4)$

(A) 0.90   (B) 0.65

(C) 0.25   (D) 1.12

( ) 56. 已知某藥物在體內動態依循三室模式，其血中濃度經時變化為 $C_p = 28\,e^{-0.56t} + 12\,e^{-0.48t} + 14\,e^{-0.14t}$，則此藥品在體內之血中濃度曲線下面積為若干 mg·h/L？(C_p：mg/L；t：hr)

(A) 175   (B) 253

(C) 330   (D) 124

( ) 57. 藥品具有下列何種特性時，其擬似分布體積較小？

① 高血漿蛋白質結合率   ② 低血漿蛋白質結合率

③ 分子量大而不易離開血管   ④ 分子量小且易離開血管

(A) ①③   (B) ②④

(C) ①④   (D) ②③

( ) 58. 張女士 50 歲，體重 60 kg，以 5 mg/kg 單一劑量靜脈投與某藥物，投藥後其藥物血中濃度變化為 $C_p = 80\,e^{-0.35t}$。若此藥之最低治療濃度為 2 μg/mL，於線性藥動範圍內，給藥劑量調整為 10 mg/kg 時，則最遲應於若干小時後再次投藥以維持其療效？

(C_p：μg/mL；t：hr；log 2 = 0.301)

(A) 12.5   (B) 8.5

(C) 20.5   (D) 10.5

( ) 59. 某藥物在體內的動態遵循一室模式及一階次排除，快速靜脈注射給藥後第 3 及第 5 小時的排除速率分別為 200 及 50 mg/h，此藥之半衰期為若干小時？(ln 2 = 0.693)

(A) 0.693   (B) 1

(C) 2   (D) 3

( ) 60. 某藥物在體內循一室模式並以一階次動力學排除，其半衰期為 3 hr，以 90 mg/h 靜脈輸注 10 hr 後血中藥物濃度為 9 μg/mL，則此藥在體內之清除率為若干 L/h？($e^{-2.3} = 0.1$)

(A) 9   (B) 9.5

(C) 10   (D) 11

( ) 61. 李先生體重 70 kg，以靜脈注射單劑量 4 mg/kg 之藥物，其血中濃度經時變化依 $C = 40\,e^{-0.23t}$，若經 10 小時後其血中藥物量(D_B)為多少 mg？(C：mg/L；t：hr；$e^{-2.3} = 0.1$)

(A) 28   (B) 49

(C) 65   (D) 70

( ) 62. 以原型藥物在尿中排泄量 D_u 及總排泄量 D_u^∞ 之關係，計算藥物排除速率常數 k 的方法稱為：
(A) excretion rate method (B) Loo-Riegelman method
(C) model-independent method (D) sigma-minus method

( ) 63. 某藥以 4 mg/kg 之劑量靜脈注射給與一位 70 公斤的病人後，在體內藥動學之經時濃度變化為 $C_p=46e^{-0.23t}$(C_p：μg/mL；t：hr)，則該藥物 $AUC_{0-\infty}$ 為若干 μg·h/mL？
(A) 46 (B) 200
(C) 280 (D) 400

( ) 64. 承上題，該藥之清除率(Cl)為若干 mL/min？
(A) 1.4 (B) 23.3
(C) 70 (D) 140

( ) 65. 某藥可經由肝臟代謝以及腎臟排泄，尿中藥物排泄速率(rate of urinary drug excretion)表示為 dD_u/dt，今以 100 mg 單次口服給藥，下列敘述何者正確？
(A) 藥物在體內的吸收與排除達成平衡時，dD_u/dt 為最大值
(B) dD_u/dt 的最小值僅出現在給藥開始瞬間
(C) 得知排除速率常數(k)即可計算此藥在尿中累積之最大量
(D) 體總清除率為 dD_u/dt 與藥物血中濃度的比值

( ) 66. 某藥進行生體可用率試驗後，可獲得各劑型之給藥後 24 小時平均之 AUC 值，如下所列：
① 靜脈注射溶液劑(劑量 1mg/kg)，AUC_0^{24}：$28\mu g \cdot$ h/L
② 口服懸液劑(劑量 15mg/kg)，AUC_0^{24}：$360\mu g \cdot$ h/L
③ 口服錠劑(劑量 20mg/kg)，AUC_0^{24}：$448\mu g \cdot$ h/L
則口服懸液劑之絕對生體可用率約為？
(A) 1.2 (B) 1
(C) 0.86 (D) 0.80

( ) 67. 已知某藥可經由腎臟以原型排泄，今以 A、B、C 三種不同製劑口服給藥，藥物血中濃度與時間相關性如下圖，則尿中藥物最大累積排泄量(D_u^∞)排列順序為何？

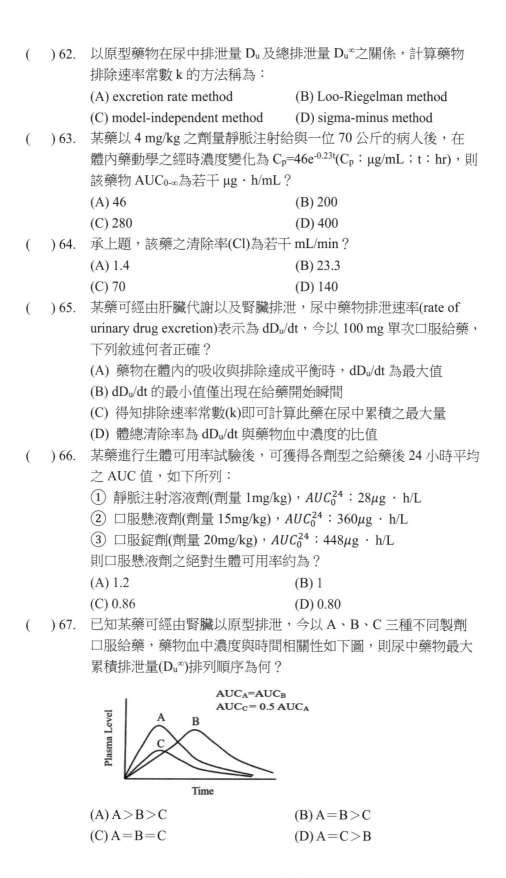

(A) A＞B＞C (B) A＝B＞C
(C) A＝B＝C (D) A＝C＞B

( ) 68. 下列 sorbitrate 口服製劑，何者可減少首渡效應增加生體可用率？

① sugar coated tablet ② chewable tablet ③ sublingual tablet

(A) 僅② (B) 僅③

(C) 僅②③ (D) ①②③

( ) 69. 藥品製程中添加賦形劑對於藥品特性的影響，下列何者錯誤？

(A) calcium carbonate 可促進 tetracycline 的吸收

(B) 添加 5% magnesium stearate 可減緩藥物的溶離

(C) sodium bicarbonate 可促進 aspirin 的溶解

(D) sodium starch glycolate 可促進 furosemide 的崩散

( ) 70. 何者不是進行溶離及藥物釋放試驗之主要目的？

(A) 檢測不純物之總量

(B) 預測體內藥物釋放表現

(C) 藥物配方篩選之參考依據

(D) 檢測藥物生產批次之釋放均一性

( ) 71. Phenytoin 在不同給藥速率下與穩定血中濃度作圖如下，針對此圖，下列敘述何者錯誤？

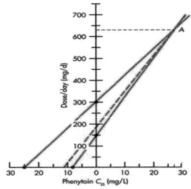

(A) A 點對應的 Y 軸值為 V_{max}

(B) A 點對應的 X 軸值為 K_M

(C) 每天劑量 200 mg 可得穩定血中濃度為 25 mg/L

(D) 每天劑量 150 mg 可得穩定血中濃度為 8 mg/L

( ) 72. 何種情況最有可能導致藥物發生非線性藥動學現象？

(A) 代謝酵素自體誘導(autoinduction)

(B) 完全經腎小球過濾排除

(C) 藥物吸收率佳

(D) 藥物溶解度佳

( ) 73. 謝女士 70 歲、50 公斤接受某藥治療，已知該藥之分布體積為 30 L，半衰期為 3.5 小時，在體內完全經由腎臟過濾排泄。若在腎功能正常之病人以 12 mg/h 速率給藥，可達穩定治療濃度。謝女士測得其 serum creatinine 為 3.0 mg/dL，在維持相同之治療濃度且分布體積維持不變，其最適當之輸注速率為若干 mg/h？

(A) 3.2   (B) 1.8

(C) 6.4   (D) 8.5

( ) 74. 一般而言，下列何者最需要進行血中濃度監測？

(A) digoxin   (B) acetaminophen

(C) ibuprofen   (D) omeprazole

( ) 75. 某氣喘病人 55 歲，78 kg，接受 aminophylline(S=0.85)30 mg/h 靜脈輸注治療，達到 theophylline 穩定血中濃度為 12 μg/mL。若換成 theophylline 口服劑型(F=1)應如何給藥最適當？

(A) 200 mg Q6H   (B) 300 mg Q12H

(C) 600 mg Q12H   (D) 150 mg Q8H

( ) 76. 王小姐每 6 小時服用 clindamycin 150 mg 治療感染症，其達穩定狀態血中濃度為若干 mg/L？

(clindamycin：k=0.25 h^{-1}；V_D = 44 L；F＝1)

(A) 3.5   (B) 2.3

(C) 2.8   (D) 3.0

( ) 77. 某藥清除率為 2 L/h，口服生體可用率為 0.6，若期望的治療濃度為 20 μg/mL，則最適當之口服給藥方式為何？

(A) 400 mg，Q6H   (B) 400 mg，QD

(C) 40 mg，Q8H   (D) 40 mg，Q12H

( ) 78. 有關 CYP2C19 基因多型性(genetic polymorphism)之敘述，下列何者錯誤？

(A) 與 clopidogrel 之藥物療效反應有關

(B) 與 warfarin 之藥物不良反應有關

(C) 與 diazepam 的延長鎮靜效果有關

(D) S-mephenytoin 可用來評估其活性及表現型(phenotype)

( ) 79. 若病人屬於 CYP2C19 poor metabolizer，服用下列何者時其藥物之療效較一般病人為佳？

(A) clopidogrel   (B) omeprazole

(C) isoniazid   (D) clozapine

( ) 80. Digoxin 給藥後通常測定 trough level 以作為劑量調整之依據，其主要考量為 digoxin 之何項藥動特性？

(A) 吸收速率慢   (B) 體內分布平衡慢

(C) 排除速率快   (D) 肝臟代謝屬非線性

藥劑學與生物藥劑歷屆試題答案(106年第一次~111年第二次)

■ **106年第一次專技高考藥師(一)階 藥劑學與生物藥劑學 答案**

1. B	11. D	21. C	31. D	41. D	51. B	61. D	71. C
2. D	12. D	22. D	32. C	42. B	52. D	62. B	72. C
3. B	13. A	23. A	33. B	43. C	53. D	63. C	73. A
4. C	14. D	24. C	34. D	44. D	54. B	64. D	74. B
5. D	15. A	25. #	35. C	45. C	55. A	65. C	75. A
6. B	16. C	26. C	36. C	46. D	56. B	66. B	76. B
7. C	17. D	27. D	37. #	47. D	57. A	67. D	77. A
8. C	18. B	28. B	38. C	48. A	58. A	68. B	78. B
9. A	19. B	29. #	39. D	49. D	59. C	69. B	79. C
10. C	20. A	30. B	40. #	50. A	60. B	70. C	80. A
註：25. D 給分；29. D 給分；37. C 給分；40. A、B 給分							

■ **106年第二次專技高考藥師(一)階 藥劑學與生物藥劑學 答案**

1. D	11. A	21. B	31. D	41. B	51. B	61. C	71. D
2. D	12. C	22. B	32. A	42. A	52. B	62. C	72. B
3. D	13. D	23. A	33. D	43. C	53. C	63. A	73. C
4. B	14. C	24. A	34. B	44. A	54. C	64. D	74. A
5. A	15. B	25. B	35. C	45. D	55. C	65. D	75. A
6. B	16. C	26. C	36. D	46. A	56. D	66. B	76. B
7. D	17. B	27. B	37. C	47. D	57. A	67. C	77. #
8. A	18. D	28. D	38. A	48. C	58. D	68. C	78. B
9. D	19. C	29. B	39. A	49. #	59. B	69. B	79. D
10. B	20. D	30. D	40. #	50. #	60. D	70. A	80. B
註：40. 一律給分；49. 一律給分；50. 一律給分；77. A、C 給分							

■ **107 年第一次專技高考藥師(一)階 藥劑學與生物藥劑學 答案**

1. #	11. B	21. A	31. D	41. B	51. A	61. B	71. B
2. C	12. A	22. B	32. B	42. B	52. B	62. A	72. B
3. B	13. D	23. D	33. C	43. A	53. B	63. B	73. C
4. A	14. A	24. C	34. B	44. C	54. C	64. B	74. B
5. #	15. D	25. B	35. B	45. A	55. B	65. D	75. B
6. A	16. B	26. D	36. A	46. C	56. B	66. D	76. B
7. A	17. D	27. A	37. D	47. B	57. A	67. B	77. C
8. A	18. A	28. C	38. C	48. B	58. C	68. D	78. C
9. B	19. C	29. B	39. B	49. B	59. D	69. B	79. C
10. D	20. B	30. A	40. C	50. C	60. D	70. B	80. A

註:1. 一律給分;5. 一律給分

■ **107 年第二次專技高考藥師(一)階 藥劑學與生物藥劑學 答案**

1. B	11. C	21. A	31. B	41. C	51. A	61. A	71. A
2. B	12. #	22. B	32. A	42. C	52. A	62. D	72. C
3. A	13. D	23. B	33. D	43. B	53. C	63. B	73. C
4. A	14. B	24. A	34. A	44. A	54. A	64. B	74. D
5. C	15. A	25. C	35. C	45. C	55. C	65. A	75. C
6. C	16. C	26. C	36. D	46. B	56. D	66. C	76. A
7. D	17. D	27. D	37. D	47. A	57. A	67. B	77. D
8. D	18. B	28. A	38. D	48. C	58. C	68. A	78. B
9. C	19. D	29. C	39. C	49. C	59. B	69. D	79. B
10. D	20. A	30. A	40. D	50. D	60. B	70. B	80. C

註:12. 一律給分

藥劑學與生物藥劑歷屆試題答案(106年第一次~111年第二次)

■ **108 年第一次專技高考藥師(一)階 藥劑學與生物藥劑學 答案**

1. B	11. B	21. A	31. C	41. A	51. C	61. D	71. B
2. B	12. B	22. C	32. D	42. B	52. D	62. A	72. B
3. B	13. D	23. B	33. D	43. B	53. D	63. B	73. B
4. D	14. D	24. A	34. A	44. B	54. B	64. #	74. C
5. C	15. A	25. D	35. B	45. C	55. D	65. C	75. A
6. #	16. B	26. D	36. B	46. B	56. D	66. B	76. D
7. A	17. D	27. B	37. C	47. D	57. A	67. C	77. C
8. C	18. C	28. C	38. C	48. D	58. A	68. C	78. B
9. A	19. C	29. C	39. B	49. B	59. B	69. D	79. C
10. D	20. B	30. C	40. D	50. D	60. B	70. A	80. B

註：6. C、D 給分；64. A、B 給分

■ **108 年第二次專技高考藥師(一)階 藥劑學與生物藥劑學 答案**

1. C	11. D	21. A	31. A	41. A	51. C	61. D	71. B
2. A	12. C	22. A	32. C	42. B	52. C	62. A	72. C
3. B	13. A	23. A	33. B	43. B	53. C	63. C	73. A
4. #	14. C	24. #	34. C	44. C	54. D	64. C	74. C
5. D	15. A	25. B	35. A	45. B	55. C	65. C	75. C
6. B	16. C	26. D	36. A	46. B	56. C	66. C	76. D
7. B	17. B	27. B	37. B	47. C	57. C	67. A	77. B
8. A	18. C	28. B	38. B	48. B	58. B	68. C	78. A
9. A	19. A	29. B	39. C	49. C	59. A	69. A	79. A
10. A	20. D	30. A	40. C	50. C	60. B	70. C	80. B

註：4. B、C 給分；24. 一律給分

■ **109 年第一次專技高考藥師(一)階 藥劑學與生物藥劑學 答案**

1. B	11. A	21. D	31. A	41. C	51. D	61. B	71. D
2. A	12. C	22. B	32. C	42. C	52. A	62. A	72. B
3. A	13. A	23. D	33. C	43. B	53. A	63. A	73. A
4. B	14. B	24. A	34. B	44. D	54. D	64. C	74. B
5. D	15. C	25. A	35. C	45. A	55. B	65. C	75. A
6. B	16. C	26. A	36. D	46. D	56. B	66. C	76. C
7. A	17. D	27. D	37. B	47. B	57. C	67. C	77. B
8. B	18. C	28. #	38. B	48. C	58. C	68. C	78. B
9. A	19. C	29. B	39. D	49. D	59. #	69. A	79. D
10. B	20. C	30. A	40. A	50. C	60. B	70. B	80. B
註：28. C、D 給分；59. 一律給分							

■ **109 年第二次專技高考藥師(一)階 藥劑學與生物藥劑學 答案**

1. #	11. A	21. B	31. A	41. B	51. D	61. A	71. A
2. C	12. B	22. C	32. D	42. A	52. D	62. B	72. D
3. D	13. A	23. B	33. D	43. C	53. C	63. A	73. B
4. C	14. A	24. C	34. A	44. C	54. B	64. D	74. #
5. C	15. D	25. A	35. C	45. D	55. B	65. B	75. C
6. D	16. B	26. A	36. C	46. A	56. C	66. D	76. D
7. C	17. B	27. B	37. C	47. D	57. B	67. B	77. B
8. B	18. A	28. C	38. C	48. C	58. B	68. A	78. C
9. D	19. B	29. A	39. C	49. A	59. A	69. A	79. B
10. C	20. D	30. C	40. A	50. B	60. A	70. B	80. C
註：1. 一律給分；74. 一律給分							

藥劑學與生物藥劑歷屆試題答案(106年第一次~111年第二次)

■ **110 年第一次專技高考藥師(一)階 藥劑學與生物藥劑學 答案**

1. C	11. B	21. C	31. D	41. A	51. A	61. D	71. A
2. C	12. D	22. B	32. D	42. A	52. #	62. C	72. D
3. D	13. A	23. C	33. C	43. C	53. D	63. A	73. D
4. B	14. C	24. C	34. D	44. C	54. C	64. D	74. B
5. A	15. C	25. D	35. D	45. A	55. A	65. A	75. A
6. C	16. A	26. B	36. A	46. C	56. C	66. C	76. D
7. D	17. B	27. D	37. B	47. D	57. B	67. A	77. A
8. B	18. D	28. A	38. A	48. C	58. C	68. A	78. D
9. B	19. A	29. B	39. D	49. C	59. B	69. B	79. C
10. D	20. C	30. B	40. A	50. B	60. D	70. B	80. B
註：52. 一律給分							

■ **110 年第二次專技高考藥師(一)階 藥劑學與生物藥劑學 答案**

1. C	11. D	21. B	31. C	41. B	51. D	61. A	71. D
2. B	12. D	22. D	32. B	42. D	52. C	62. A	72. B
3. C	13. A	23. A	33. A	43. C	53. B	63. D	73. A
4. B	14. C	24. A	34. D	44. C	54. B	64. A	74. D
5. D	15. #	25. B	35. C	45. A	55. A	65. D	75. C
6. D	16. D	26. B	36. A	46. B	56. A	66. C	76. A
7. #	17. C	27. A	37. A	47. B	57. D	67. B	77. C
8. C	18. C	28. B	38. B	48. D	58. B	68. D	78. B
9. D	19. D	29. A	39. D	49. A	59. D	69. D	79. A
10. A	20. B	30. C	40. B	50. B	60. C	70. C	80. C
註：7. B、C 給分；15. A、B 給分							

藥劑學與生物藥劑歷屆試題答案(106年第一次~111年第二次)

■ **111年第一次專技高考藥師(一)階 藥劑學與生物藥劑學 答案**

1. D	11. A	21. D	31. A	41. C	51. B	61. B	71. C
2. D	12. B	22. B	32. C	42. C	52. C	62. A	72. D
3. C	13. B	23. C	33. C	43. A	53. B	63. D	73. D
4. C	14. A	24. C	34. D	44. A	54. #	64. C	74. C
5. D	15. C	25. B	35. A	45. C	55. C	65. B	75. A
6. D	16. A	26. A	36. A	46. B	56. D	66. C	76. A
7. A	17. D	27. C	37. D	47. C	57. D	67. D	77. A
8. C	18. C	28. C	38. #	48. A	58. C	68. B	78. D
9. A	19. B	29. A	39. C	49. C	59. C	69. B	79. B
10. C	20. C	30. C	40. A	50. B	60. D	70. D	80. D

註：38. B、C 給分；54. 一律給分

■ **111年第二次專技高考藥師(一)階 藥劑學與生物藥劑學 答案**

1. C	11. B	21. C	31. D	41. B	51. A	61. A	71. C
2. B	12. B	22. D	32. A	42. C	52. B	62. D	72. A
3. D	13. B	23. A	33. C	43. C	53. B	63. B	73. B
4. B	14. D	24. D	34. C	44. B	54. C	64. B	74. A
5. D	15. A	25. D	35. A	45. A	55. A	65. A	75. B
6. B	16. C	26. A	36. C	46. B	56. A	66. C	76. B
7. A	17. B	27. A	37. A	47. #	57. A	67. B	77. A
8. A	18. C	28. A	38. B	48. A	58. A	68. #	78. B
9. A	19. D	29. B	39. B	49. D	59. B	69. A	79. B
10. C	20. B	30. D	40. C	50. C	60. A	70. A	80. B

註：47. C、D 給分；68. B 給分

實 力 檢 測 （一）

麒麟藥師 編授

(C) 1. 下列有關交感神經之敘述，何者有誤？
(A) phenylephrine 可散瞳，治 wide angle glaucoma
(B) epinephrine 可局部治療 primary open angle glaucoma
(C) salbutamol 會使 β1-effect 消失，完全呈現 β2-effect
(D) metaproterenol 結構含 resorcinol，在體內較不受 COMT 的代謝

【解析】 (C)應改為：salbutamol 有 β1-effect，具選擇性 β2-effect 可治療氣喘

(A) 2. 下列四種治骨鬆藥，哪一項不含氮？
(A) etidronate   (B) pamidronate
(C) ibandronate   (D) risedronate

【解析】

(A) (結構)

(B) 3. Lovastatin 為降血脂含 na–(CH$_2$)n–lactone 環，其中 n 為？
(A) 1   (B) 2
(C) 3   (D) 4

(C) 4. 以下藥品作用機轉，哪一項有誤？
(A) amantadine 會阻斷 glutamate NMDA(N-methyl-D-aspartate) 受體
(B) ketamine 能抑制 NMDA 受體，又稱為解離型麻醉
(C) ergoline 使 dopamine 2 受體興奮以及興奮 5-HT$_2$ 受體
(D) pramipexole 會興奮 D$_2$、D$_3$ 受體

【解析】 (C)應改為：ergoline 使 dopamine 2 受體興奮以及抑制 5-HT$_2$ 受體

(A) 5. 有關 Morphine 的特性，下列何者錯誤？
(A) 會與 μ 受體結合，活化鉀離子通道使 CM 電位產生再極化現象
(B) 禁用肺炎引發的急性肺水腫
(C) 最不易耐受性是縮瞳及便秘；而最容易出現耐受性是噁心、嘔吐
(D) 會產生尿滯留及抑制水分與電解質在腸腔內蓄積

【解析】 (A)應改為：會與 μ 受體結合，活化鉀離子通道使 CM 電位產生過極化現象

(C) 6. 下列對於痛的敘述，何者錯誤？
(A) 三環抗憂鬱是糖尿病病患神經痛首選藥
(B) Gabapentin 可治療原發性顫抖症、神經性疼痛，以及局部發作的輔助劑
(C) olanzapine 口溶錠最適合糖尿病又罹患神經分裂症之病人
(D) propranolol 可治療偏頭痛及心絞痛，也會遮蔽血糖過低的缺點

【解析】(C)應改為：olanzapine 口溶錠不適合糖尿病又罹患神經分裂之病人

(B) 7. 關於藥品 teriparatide 的敘述如下，何者錯誤？
(A) 為 iPTH-衍生物，含內生性 84AA
(B) 調節骨骼與血中鈣、磷之代謝
(C) 可治療骨鬆症
(D) 治療時，坐著或躺著避免產生姿勢性低血壓

【解析】(B)應改為：調解骨骼與腎臟中鈣、磷之代謝

(A) 8. 關於 bradykinin 的敘述，下列何者錯誤？
(A) 本品會使支氣管、子宮、胃腸道、血管平滑肌等收縮
(B) BK 阻斷β_2加重氣喘，釋放 catecholamine 及 PGF_2、NO、histamine
(C) BK 皮下給藥會疼痛，可局部調控腎臟功能
(D) BK 經由 ACE 酶在肺部代謝，每次去除兩個 Amino acid

【解析】(A)應改為：本品會使支氣管、子宮、胃腸道，具強力血管平滑肌擴張

(B) 9. 產生陣痛、脫癮、呼吸抑制、減少 GI 蠕動、便秘、縮瞳、增加膽內壓等，是哪一類藥品的共通性？
(A) 全麻劑類　　　　　　　　　(B) opium 類
(C) 固醇類　　　　　　　　　　(D) BZP 類

【解析】(A) 3.3 期開刀用
(C) 治療氣喘
(D) 鎮靜、安眠、骨骼肌鬆弛、抗痙攣、抗焦慮

(C) 10. 下列抗 H_1 何者不含 Benzimidazole 的結構？
(A) clemizole　　　　　　　　　(B) mizolastine
(C) acrivastine　　　　　　　　(D) astemizole

【解析】(C) acrivastine 含 pyrrolidine 以及 pyridine

(D) 11. 下列有關吸入性全麻劑在體內之敘述，何者有誤？

(A) 增加吸入氣體血中濃度，增加肺泡換氣速率，則誘導速率加速

(B) 血/氧分配係數小，起始快、誘導快

(C) 血/氧分配係數大，排除慢、效力(potency)越強

(D) 增加全麻劑氣體在血中溶解度，以及增加心輸量，則會增加誘導速率

【解析】 (D)應改為：增加全麻劑氣體在血中溶解度，以及增加心輸量，則會降低誘導速率

(A) 12. 麻醉藥品作用分期，何者有誤？

(A) ketamine 以及 halothane 皆具止痛期

(B) ethylene、nitrous oxide 為 3-1 期

(C) enflurane、isoflurane 皆可達 3-3 期

(D) 3-3 期為外科手術期，具骨骼肌鬆弛

【解析】 (A) ketamine 具止痛期，halothane 不具止痛期

(C) 13. 下列比較 levodopa 和 pramipexole 之藥理作用，何者錯誤？

(A) pramipexole 可以直接過血腦屏障；levodopa 需要經由 transporters 進入中樞神經系統

(B) pramipexole 直接作用在突觸後的 dopamine 受體；levodopa 需要有神經細胞的代謝為 dopamine

(C) pramipexole 選擇性作用在 D2 受體；levodopa 代謝為 dopamine，對不同 dopamine 受體無選擇性的差異

(D) pramipexole 大多以原型排出；levodopa 會產生 dopamine 和 dopamine 代謝產物

【解析】 (C) 應改為：pramipexole 興奮 D_2、D_3 受體；levodopa 代謝為 dopamine，對不同 dopamine 受體具選擇性的差異

實 力 檢 測 （二）

麒麟藥師 編授

（ A ）1. 交感神經含 catecholamine 的結構易被 COMT 代謝，故常在結構
上做成不同保護基團，下列何者沒有？
(A) terbutaline   (B) bitolterol
(C) isoproterenol   (D) epinephrine borate

【解析】(A) terbutaline 不含 Catechol，而是含 resorcinol，COMT 不會
代謝本藥，故不需加保護基團
(B) bitolterol 保護基團為 P-Toluic acid
(C) isoproterenol 可加 pivalic acid 或加 P-Toluic acid 當保護基
(D) epinephrine borate 保護基團為 borate

（ B ）2. 下列選項何者含 benzylisoquinoline？
(A) cilostazol   (B) papaverine
(C) dipyridamole   (D) sidenafil

【解析】(A) 含 Quinoline
(C) 含 pyrimidine
(D) 含 pyrazolopyrimidinone

（ B ）3. Lovastatin 與 Mevastatin 的區別是？
(A) 前者比後者多一個– OH
(B) 前者比後者多一個– CH_3
(C) 後者比前者多一個–OH
(D) 後者比前者多一個– CH_3

（ B ）4. 有關對輕症巴金森症的治療，下列何者不可用？
(A) selegiline   (B) cilostazol
(C) trihexyphenidyl   (D) ropinirole

【解析】(B) cilostazol 口服治療間歇性跛行，增加行走距離

（ C ）5. 下列藥品之副作用何者錯誤？
(A) felbamate：再生不良性貧血
(B) gabapentin：治療神經性疼痛
(C) lamotrigine：腎結石、體重下降
(D) vigabatrin：精神憂鬱症

【解析】(C) lamotrigine 副作用為：紅疹、嗜睡、複視

(C) 6. 下列有關 Morphine 的敘述，何者錯誤？
  (A) Morphine 的解癮既有 Methadone、clonidine、propranolol
  (B) 鑑定病人對 Morphine 是否有成癮，可加入 Naloxone 會使 Morphine 產生脫癮症狀來判斷
  (C) Diacetylmorphine 別名雪片、crack
  (D) Morphine 與 manthadone，或者 Heroin 與 Morphine 皆會產生交互依賴性(cross-dependence)

【解析】 (C) Diacetylmorphine 別名白麵(海洛因)，而 Cocaine(古柯鹼)別名雪片、Crack

(D) 7. 有關抗癲癇藥物之敘述如下，何者有誤？
  (A) 小發作亦稱為失神性發作(absence seizure)
  (B) 治療小發作藥，如：ethosuximide、levetiracetam、valproic acid
  (C) 治療連續癲癇，如：diazepine、phenytoin、lorazepam
  (D) phenytoin 會促使 $H^+–K^+$ ATP 活化

【解析】 (D) phenytoin 會促使 Na^+-K^+ ATP 活化

(A) 8. 對於 PG 及 LT(leukotrienes)之徑路，何項標示有誤？
  (A) Mepacrine、Glucocorticoid 會抑制 cycloxygenase-2
  (B) Zileuton 會抑制 L-lipoxygenase，使 LTC_4 及 LTD_4 等無法形成，其後繼 LTD_4 受體結合也抑制
  (C) Zafirlukast 會抑制 leukotriene D_4，可治療 Asthma
  (D) PGG_2 經過 prostacyclin synthetase 形成 PGX 使 C-AMP 上升

【解析】 (A) rofecoxib、celecoxib、valdecoxib 會抑制 cycloxygenase-2

(C) 9. 有關 PG 及 LT 藥品之敘述，下列何者錯誤？
  (A) $PGF_2\alpha$ 對子宮平滑肌具催產、流產作用，也使 GI 蠕動過快引起下痢
  (B) 引起發炎化學介質如：LT、Histamine、BK、Substance P
  (C) Arachidonic oxide 會產生 Leukotriene(SRSA)引發流產
  (D) capsaicin 會使血管舒張、血壓下降，產生利尿

【解析】 (C) Arachidonix oxide 會產生 Leukotriene(SRSA)引發氣喘

(C) 10. 關於 prolactin(泌乳素)之敘述，下列何者錯誤？
  (A) 由 TRH 所分泌
  (B) 需吸吮刺激而產生 prolactin
  (C) 可被 dopa 所拮抗
  (D) 本品血中濃度太高會導致不孕症

【解析】 (C) 可被 Dopamine 所拮抗

(B) 11. 右列 vit D、steroid、thyroid hormone 與受體結合後的 ligand-receptor complex 是直接作用在特定基團的 DNA 序列。其結合之受體為下列何者？
(A) NMDA 受體 (B) 細胞內細胞核(質)受體
(C) 間接細胞膜受體 (D) 直接作用在細胞膜受體

(D) 12. 下列藥品敘述何者錯誤？
(A) TGF-β為轉化生長因子，直接作用在 serine/threonine kinase receptor
(B) insulin 直接作用在細胞膜上的 tyrosin kinase receptor
(C) mepacrine 診斷下視丘及腦下垂體功能
(D) follitropin β：診斷不孕症

【解析】 (D) follitropin β：治療不孕症

(D) 13. 對於藥物 octreotide 的特性何者錯誤？
(A) 為 somatostatin 類似物
(B) 由八個胜肽所組成，必須片段結構為 phe-Trp-Lys-Thr
(C) 抑制 GH 之分泌治療肢端肥大症(acromagaly)
(D) 延遲胃排空，可治療糖尿病病人 diarrhea，副作用便秘

【解析】 (D) 延遲胃排空，可治療糖尿病病人 diarrhea，副作用大便鬆軟、膽結石、心跳變慢、胃腸脹氣

(D) 14. 哪一個前列腺素中含 cyclopenta、C9 含酮基、C11 含羥基？
(A) PGA$_2$ (B) PGF$_2\alpha$
(C) PGI$_2$ (D) PGE$_1$

實 力 檢 測 (三)

(C) 1. 何藥在水中、空氣中易被氧化成環形成紅色的 Adrenochrome？
   (A) ephedrine   (B) amphetamine
   (C) norepinephrine   (D) omeprazole

(C) 2. 威而鋼家族中，哪個藥含 3 個六五環結構？
   (A) sildenafil   (B) vardanafil
   (C) tadalafil   (D) cilostazol

【解析】

(C) 如 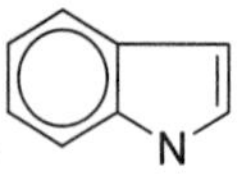 、 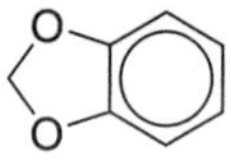 、 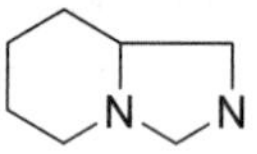 、

(B) 3. 下列哪個藥物含 1,3,4-thiadiazole？
   (A) quinethazone   (B) methazolamide
   (C) azosemide   (D) canrenone

【解析】

(B) methazolamide 為 CAI 利尿劑含

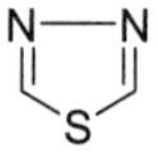

(A) 4. 下列何者不可治療老年癡呆症？
   ① tacrine   ② rivastigmine   ③ donepezil
   ④ ginkgo   ⑤ galantamine   ⑥ metoclopramide
   ⑦ misoprostol
   (A) ⑥⑦   (B) ①②
   (C) ④⑤   (D) ③⑥

(D) 5. 下列有關 lamotrigine 的敘述，何者有誤？
   (A) 抑制鈉離子通道
   (B) 治療小發作
   (C) 間接抑制 glutamate 釋放，作為輔助治療藥
   (D) 治療原發作性強直性癲癇、對局部猝發性癲癇無效

【解析】(D)應改為：治療原發作性強直性癲癇、對局部猝發性癲癇有效

高元 X 麒麟 434 藥學夜總會

（ B ）6. 下列有關麻醉性鎮痛劑的敘述，何者錯誤？
(A) Tramadol 屬於阿片類鎮痛劑，結構含 Morphine 的 A、C 環及三級氮
(B) Tramadol 為中樞性強效止痛作用，為 NSAID 無效時用之，可治療骨折痛、腫瘤痛，缺點：顆粒性白血球缺乏症 (Angranulocytosis)
(C) Tapentadol 含 phenylproparylamine 為 μ 受體興奮劑，也是 NE 重吸收抑制劑
(D) Zacopride 可抗 5-HT3 受體、抗嘔吐、抗焦慮；亦可興奮 5-HT4 受體

【解析】 (B)應改為：Tramadol 為中樞性強效止痛作用，為 NSAID 無效時用之，可治療骨折痛、腫瘤痛，缺點：癲癇、自殺傾向

（ B ）7. 哪一個藥品副作用可能產生便秘及齒齦增生？
(A) phenytoin   (B) nifedipine
(C) dipyridamole   (D) disopyramide

【解析】 (A) 齒齦增生、葉酸缺乏
(C) 平滑肌鬆弛劑，治療心絞痛
(D) 抗心律不整，0 期 Ia 類的藥

（ B ）8. 下列哪一個麻醉止痛劑，所含結構有 atropine 之部分環？
(A) ondansetron   (B) bemesetron
(C) tegaserod   (D) dezocine

【解析】 (A) ondansetron 含 indole 及 β-aminoketoes，止嘔吐劑
(B) bemesetron 及 Granisetron，止嘔吐劑
(C) tegaserod 含 indole，瀉下劑
(D) dezocine 含 Quinuclidine，止嘔吐劑

（ C ）9. 關於麻鎮藥品作用之敘述，下列何者錯誤？
(A) Nalmefene 作用時間很長，最適合治療 morphine 中毒之病人
(B) buprenorphine 中毒無法以 naloxone 來解毒
(C) ketoprolac 可代替 morphine 作為骨折止痛劑
(D) ethylmorphine 可治療眼睛結合膜水腫

【解析】 (C)應改為：Tramadol 可代替 morphine 作為骨折止痛劑；而 ketoprolac 止痛類似 Morphine

(B) 10. 下列 prostacyclin 的結構配對，何者有誤？
(A) TXA$_2$–其六環內又含 2 個氧，一個成四環另一個成六環
(B) PGI$_2$–含 2 個五元環，其中一個為 furan 衍生物、另一個為 pyrrole
(C) carboprost–C15 含 β-methyl 及 α-hydroxyl group
(D) PGH$_2$–其五環內再 C$_9$ 及 C$_{11}$ 位置接了過氧基團

【解析】 (B)應改為：PGI$_2$-含 2 個五元環，其中一個為 furan 衍生物、另一個為 cyclopentane

(A) 11. 前列腺素藥物作用如下，何者有誤？
(A) TXA$_2$ 抑制 C-AMP，使支氣管平滑肌收縮，抑制細胞內 calcium 的濃度
(B) 會刺激血管內皮細胞產生 PGI$_2$ 有：LTC$_4$、LTD$_4$、5-HT
(C) PGE 臨床用途是維持新生兒動脈導管的暢通
(D) laropiprant 為 PGD2 enzyme 的拮抗劑，使人有生髮效果

【解析】 (A)應改為：TXA$_2$ 抑制 C-AMP，使支氣管平滑肌收縮，增加細胞內 calcium 的濃度

(A) 12. 關於 eszopiclone 之敘述，何者錯誤？
(A) 為 barbital 藥是 z-hypnotics 長效類
(B) GABA 興奮劑
(C) 可治療失眠(insomnia)
(D) 可延長睡眠

【解析】 (A)應改為：非 barbital 藥是 z-hypnotics 長效類

(D) 13. 下列藥品作用何者有誤？
(A) triazolam：可作為調整旅行時差
(B) midazolam：手術前用的鎮靜安眠藥
(C) flurazepam：可用於鴉片類戒癮時之失眠症狀
(D) diazepam 對少數患者有夢遊現象

【解析】 (D)應改為：Zolpidem 對少數患者有夢遊現象

(D) 14. 有關 NSAID 的敘述，何者錯誤？
(A) ketoprolac 止痛類似 morphine
(B) indomethacin、ibuprofen 可治療急性 Gout 及主動脈導管閉鎖不全
(C) 緩衝型 aspirin 可促進患者動脈導管關閉，緩解新生兒與 CHF 有關症狀
(D) ibuprofen R(-)型消炎活性大於 S(+)型

【解析】 (D)應改為：ibuprofen S(+)型消炎活性大於 R(-)型

實 力 檢 測（四）

麒麟藥師 編授

(C) 1. 下列藥物中，哪一個生物活性非 S 型？
(A) carbidopa (B) carbinoxamine
(C) epinephrine (D) bethanechol

【解析】 (A) carbidopa：S(-)
(B) carbinoxamine：S(-)
(C) epinephrine：R(-)
(D) bethanechol：S(+)

(D) 2. 下列哪種結構含 stilbene？
(A) doisynolic acid (B) flutamide
(C) danazol (D) diethylstilbestrol

【解析】 (D) diethylstilbestrol 字中間有 stilbene

(B) 3. trisulfapyrimidine 不含下列哪個藥物？
(A) sulfamethazine (B) sulfamethoxydiazine
(C) sulfadiazine (D) sulfamerazine

(D) 4. 下列敘述何者錯誤？
(A) 動暈症(motion sickness)常見症狀為噁心(Nausea)可用
antihistamine 及 anticholinergic 來治療
(B) loratadine 對於慢性腎衰竭的病人需調整劑量
(C) astemizole 治療季節性過敏炎及慢性蕁麻疹有效
(D) fexofenadine 不易進入 CNS 故不易思睡，因會升壓，故
高血壓病人不用

【解析】 (D) 應改為：fexofenadine 不易進入 CNS 故不易嗜睡，因不會
升壓，故高血壓病人可用

(D) 5. 以下藥物作用何者有誤？
(A) riluzole：治療肌萎縮性脊髓側索硬化
(B) cilostazol：抑制 PDE 使細胞內 C-AMP 上升，治療間歇性
跛行，能增加行走距離
(C) 患急性間歇性紫質沉著之病人，若服用鎮靜安眠藥，會
誘發 aminolevulinic acid 合成酶
(D) botulinus toxin：抑制 CNS 末梢釋放 GABA 造成呼吸麻痺

【解析】 (D)應改為 botulinus toxin(肉毒桿菌毒素)：抑制 CN5 末梢釋放
ACh 造成吸呼麻痺

(B) 6. 下列哪一個藥品不具 5-HT4 受體興奮作用？
(A) Metoclopamide (B) loperamide
(C) tegaserod (D) prucalopride

【解析】 (A)Metoclopamide 治療胃潰瘍
(B)止瀉劑，不易進入 CNS，可被腦部 P-Glycoprotein 送出腦部
(C)與(D)皆為瀉下劑

(A) 7. 有關 NSAID 的敘述與副作用的配對，何者錯誤？
(A) Nabumetone：為酸性前驅藥，缺點高血壓
(B) acetaminophen：肝壞死
(C) aspirin：腦部損傷、肝炎毒性
(D) celecoxib：心臟血管疾病

【解析】 (A) 為中性前驅藥，缺點高血壓

(B) 8. 下列全麻 MAC 由大至小排列順序為何？
① isoflurane ② halothane
③ enflurane ④ methoxyflurane
(A) ①②③④ (B) ③①②④
(C) ④②③① (D) ②③④①

【解析】 ① isoflurane (1.15) ② halothane (0.75)
③ enflurane (1.68) ④ methoxyflurane (0.16)

(A) 9. 關於麻鎮藥的結構特性，以下敘述何者有誤？
(A) naltrindole–其 A 環含 indole 環
(B) nalmefene–其 C 環第 6 位接 methylene
(C) dezocine–含 6,6,8 環
(D) phenazocine–含 ABN 環

【解析】 (A)應改為：naltrindole-其 C 環接 indole 環

(C) 10. 下列有關 prostaglandins 之敘述，何者有誤？
(A) TP 受體、EP_1/EP_3 等受體興奮，會增加平滑肌細胞張力，
使平滑肌收縮，胃腸道蠕動上升
(B) TP 受體、EP_2/EP_4 受體興奮，會降低平滑肌細胞張力，使
平滑肌擴張，胃腸道蠕動下降
(C) 當 EDRF 產生大量的 prostacyclin 時，會抑制 Adenylate
cyclase 使 C-AMP 下降
(D) PGI_2 使血管舒張、支氣管擴張、強力抑制血小板凝集，對
末梢感覺神經持續痛覺

【解析】 (C)應改為：當 EDRF 產生大量的 prostacyclin (PGI_2)時，會活化
Adenylate cyclase 使 C-AMP 增加

(B) 11. 關於局麻藥作用強度(potency)，時間大小何者正確？
　　　　① bupivacaine 　　　　② dibucaine
　　　　③ mepivacaine 　　　　④ tetracaine
　　　　(A) ①>②>③>④ 　　　　(B) ②>①>④>③
　　　　(C) ②>①>③>④ 　　　　(D) ④>③>②>①

(C) 12. 關於全麻劑之敘述，何者錯誤？
　　　　(A) 吸入性全麻劑無特定接受器
　　　　(B) 吸入性麻醉藥需具高脂溶性及緩慢誘導
　　　　(C) 全麻劑中毒為惡性精神症(NMS)中毒，以 dantrolene sod.
　　　　　　 來急救
　　　　(D) 全麻劑效價與油溶性成正比

【解析】 (C)應改：全麻劑中毒為惡性熱症中毒，以 dantrolene sod.來急救

(A) 13. 有關 aspirin 的作用，下列何者錯誤？
　　　　(A) 可促進血小板的生合成，以及抑制 interleukin-1
　　　　(B) 會通過 BBB 使中樞經興奮，CNS 興奮過度易產生呼吸性
　　　　　　 鹼中毒
　　　　(C) 本品所引發氣喘是一種特異體質反應，與酸性 NSAID 之藥
　　　　　　 交叉所反應之故
　　　　(D) 少量 aspirin 可預防心臟血管疾病的復發，可由病人血尿
　　　　　　 上升檢測而知

【解析】 (A)應改為：可抑制血小板的生合成，以及抑制 interleukin-1
　　　　　　　　　　不可逆抑制 cyclooxyenase

(A) 14. 抗癲癇藥物機轉常有不同之處，下列何者不同？
　　　　(A) vigabatrin：不可逆抑制 GAGBA 轉胺酶(transferaminase)，
　　　　　　 使 GABA 下降
　　　　(B) felbamate：阻斷 NMDA 受體，用於難控制的小發作或次發
　　　　　　 性大發作
　　　　(C) tiagabine：是 GABA transporter 再吸收抑制劑(GTRI)，為
　　　　　　 局部抗癲癇輔助藥
　　　　(D) topiramate：阻斷 AMPA 型之 glutamate 受體，興奮 GABA
　　　　　　 受體

【解析】 (A)應改為：不可逆抑制 GAGBA 轉胺酶(transferaminase)，
　　　　　　　　　　使 GABA 濃度上升

實 力 檢 測 (五)

麒麟藥師　編授

(C) 1. 帕金森病治療藥如下，何者為治療中度症狀的首選？

(A) apomorphine　　　　　　　(B) pergolide

(C) atropine 加 levodopa　　　(D) benserazide 加 levodopa

【解析】 (A) 輕症；(B) 輕症；(C) 中症；(D) 重症

(D) 2. anastrozole 為抑制 aromatase 使 estrogen 無法合成，其結構不含下列哪一項？

(A) cyano　　　　　　　　　(B) phenyl

(C) triazole　　　　　　　　(D) hydroxy

【解析】 (A) cyano 結構為 CN 有 2 個

(B) phenyl 結構為

(C) triazole 結構為

(D) hydroxy 結構為-OH，anastrozole 藥學英文沒有 Hydroxyl (-OH)的縮寫

(C) 3. sulfamerazine 與 sulfamethazine 的區別是？

(A) 前者比後者多一個– OCH₃

(B) 前者比後者多一個– CH₃

(C) 前者比後者少一個– CH₃

(D) 後者比前者多一個– OCH₃

【解析】

(C) sulfamerazine 含　　　　　　sulfamethazine 含

(A) 4. 屬於第二代抗組織，會抑制 VIP(vasoactive intenstinal polypeptide)和 substance p 所產生的過敏反應，為以下何者？

(A) cetirizine　　　　　　　(B) acrivastine

(C) cromolyn sod.　　　　　(D) cyproheptadine

【解析】 (A) 沒有明顯 Atropine 及抗 5-HT 作用，對 CNS 無作用

(B) 第二代抗 H_1 不會嗜睡

(C) 與 LT, IgE 有關，抗過敏、預防氣喘

(D) 第一代抗 H_1，具抗 Ach，抗 5-HT_{2A}，增加食慾

（ B ）5. 有關 benzodiazepine 的敘述，下列何者錯誤？
(A) 長期使用 BZP 會因為 BZP 受體質負向調控(down regulation) 而產生 tolerance
(B) BZP 其中抗焦慮較易產生耐受性
(C) BZP 屬於正向異位性調節者(positive allosteric modulator; PAM)
(D) PAM 其本身不具備作用劑的功能，可以加強內生性作用劑之藥理作用

【解析】 (B) BZP 其中抗焦慮較不易產生耐受性

（ D ）6. 有關 Meperidine 的作用，下列何者錯誤？
(A) 具有組織胺 release 作用
(B) 療效短對癌痛不適用
(C) IV 注射，血壓會下降
(D) 具止咳止瀉作用；需注意副作用產生散瞳及心跳加快

【解析】 (D) 本品沒有具止咳止瀉作用

（ C ）7. 治療尿失禁(urinary in continence)也可作為鎮痙劑(urinary antispasmodic)藥品中，哪項含 tetrahydroisoquinoline 的母核？
(A) tolterodine　　　　　　　(B) oxybutynin
(C) solifenacin　　　　　　　(D) darifenacin

【解析】 (C) solifenacin 以藥學英文縮寫命名得知，本藥字前加上 i，
即為 isolifenacim 表含 iso 字頭，即符合問句的
tetrahydroisoquinoline，故選(C)

（ D ）8. 下列何藥不含 aniline？
(A) fentanyl　　　　　　　　(B) anileridine
(C) remifentanil　　　　　　(D) diphenoxylate

【解析】 (D) 本題由藥學英文命名(y=i)，(A)(B)(C)字中皆可以找出
any(或 ani)，而(D)沒有

（ C ）9. 下列何藥在全麻劑中會與 NMDA 結合產生迷幻，使心跳加速血壓上升？
(A) flumenizil　　　　　　　(B) sevoflurane
(C) ketamine　　　　　　　　(D) methoxyflurane

【解析】 (C) ketamine 是 Glutamate 受體中 NMDA 亞型拮抗劑，由藥學
英文命名法之標記處得 C

（ C ）10. 在治療阿茲海默症藥物中，何者含 azepine-furan 衍生物？
(A) rivastigmine　　　　　　(B) tacrine
(C) galantamine　　　　　　(D) donepezil

【解析】 (C) galantamine 本品分類上屬於可逆型 AchEl，由藥學英文從
azepine 七環知找 G 開頭的字根

（ C ）11. 下列何者含 benzo-furan der 可治療阿茲海默症？

(A) physostigmine   (B) edrophonium

(C) donepezil   (D) ambenonium

【解析】 (C) donepezil 兩支筆理論含 BF 結構

（ A ）12. 與副甲狀腺賀爾蒙(parathyroid hormone，i-PTH)相關之敘述，何者錯誤？

(A) 甲狀腺含 83AA，副甲狀腺含 35AA

(B) 可拮抗 i-PTH，如 calcitonin 含 32AA，可用 salmon 來提煉

(C) i-PTH 亢進時，血鈣會上升，血磷會下降

(D) 投予 i-PTH 可增加骨質密度，減少造骨細胞凋亡作用 (apoptosis)，但不能治療骨鬆症，原因 i-PTH 會促使鈣由骨頭中釋放出來

【解析】 (A)應改為：甲狀腺含 1AA，副甲狀腺含 83AA

（ C ）13. 關於 omeprazole 的敘述，下列何者有誤？

(A) 含 sulfoxide

(B) 亦稱 esomeprazole

(C) 為 R-(enantiomer)

(D) 屬於 sulfinyl benzimidazole der

【解析】 (C)應改為：S-(enantiomer)

（ C ）14. 下列何者不含 sulfin group？

(A) omeprazole   (B) rabeprazole

(C) misoprostol   (D) pantoprazole

【解析】 (C) misoprostol 由藥學英文字根命名法得知，(A)(B)(D)字皆一樣 SAR 一樣含 sulfin 基團

(C)字尾不同，故選(C)

實 力 檢 測（六）

麒麟藥師 編授

(C) 1. 下列哪一個抗巴金森藥含 beno-thiazole 衍生物的結構？
  (A) carbidopa   (B) selegiline
  (C) pramipexole   (D) ropinirole

【解析】 本題依藥學英文對照字根~ole 只有(C)(D)，再由 benzene(phen)
找出 ben↔p，得(C)

(B) 2. 下列固醇類中何項第一位含雙鍵、第九位含 F、第十六位含
  CH_3？
  (A) meprednisone   (B) dexamethasone
  (C) mometasone   (D) budesonide

【解析】 由固醇類 SAR 知字根有~am~，表位字在 1,9,16 皆有基團，
故選(B)

(A) 3. 下列何者包含 thiazolidinedione？
  (A) troglitazone   (B) repaglinide
  (C) miglitol   (D) saxagliptin

【解析】 本題由藥學英文字尾命名，一樣(~one)，故選(A)

(C) 4. 下列哪項藥物能抑制胃酸分泌可治療 peptic ulcer，可保護胃及
  十二指腸粘膜免遭胃酸及胃蛋白酶的侵襲，也會引起子宮強力
  收縮、易流產及腹瀉？
  (A) omeprazole   (B) sucralfate
  (C) dinoprostone   (D) cisapride

【解析】 本題由藥學英文 dino 得知與生孩子落地有關(流產)，故選(C)

(B) 5. 下列哪一藥物不能抗焦慮？
  (A) oxazolam   (B) flunitrazepam
  (C) lorazepam   (D) alprazolam

【解析】 (B) flunitrazepam 由命名法取得字頭字尾得 FM-2，即知藥理為
約會強暴藥

(C) 6. 常用下列麻醉止痛劑，何者敘述有誤？
  (A) Buprenorphine 為鴉片成癮治療劑，其結構 C 環形成二個
  六環皆含一個雙鍵
  (B) Butorphanol 結構缺少 E 環，也沒有第 6 位羥基、第 7 位
  雙鍵
  (C) Butorphanol 為 antagonist μ 及 κ receptor
  (D) Buprenorphine 為 thebaine 衍生物，也不會造成膽內壓增加

【解析】 (C)應改為：Butorphanol 為 antagonist μ 與 κ agonist

(D) 7. 有關 NSAID 的結構配對，何者錯誤？

(A) sulindac–含 F、indane、sulfin

(B) mefenamic acid 含 anilic acid

(C) rofecoxib 含 lactone

(D) azapropazone 含 triazine，治療急性 Gout 及 RA

【解析】 (D) azapropazone 含 trigine，抗發炎；治療急性 Gout 及 RA

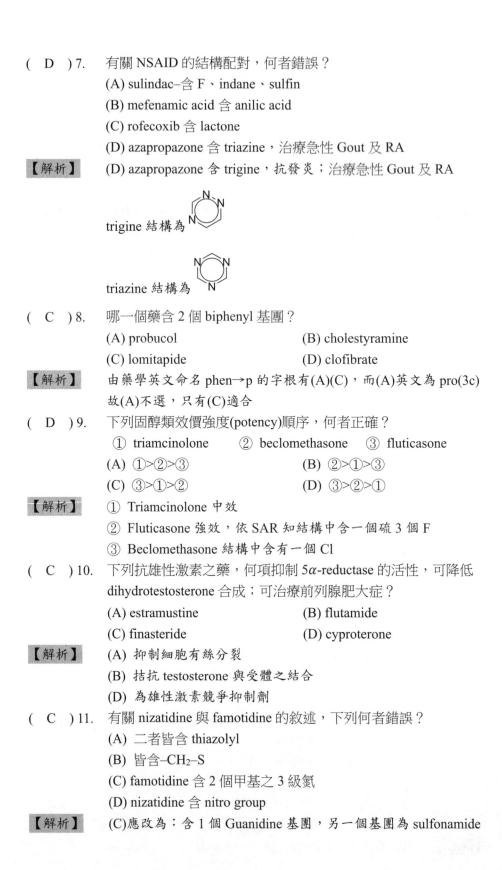

trigine 結構為

triazine 結構為

(C) 8. 哪一個藥含 2 個 biphenyl 基團？

(A) probucol   (B) cholestyramine

(C) lomitapide   (D) clofibrate

【解析】 由藥學英文命名 phen→p 的字根有(A)(C)，而(A)英文為 pro(3c)
故(A)不選，只有(C)適合

(D) 9. 下列固醇類效價強度(potency)順序，何者正確？

① triamcinolone   ② beclomethasone   ③ fluticasone

(A) ①>②>③   (B) ②>①>③

(C) ③>①>②   (D) ③>②>①

【解析】 ① Triamcinolone 中效

② Fluticasone 強效，依 SAR 知結構中含一個硫 3 個 F

③ Beclomethasone 結構中含有一個 Cl

(C) 10. 下列抗雄性激素之藥，何項抑制 5α-reductase 的活性，可降低 dihydrotestosterone 合成；可治療前列腺肥大症？

(A) estramustine   (B) flutamide

(C) finasteride   (D) cyproterone

【解析】 (A) 抑制細胞有絲分裂

(B) 拮抗 testosterone 與受體之結合

(D) 為雄性激素競爭抑制劑

(C) 11. 有關 nizatidine 與 famotidine 的敘述，下列何者錯誤？

(A) 二者皆含 thiazolyl

(B) 皆含–CH_2–S

(C) famotidine 含 2 個甲基之 3 級氮

(D) nizatidine 含 nitro group

【解析】 (C)應改為：含 1 個 Guanidine 基團，另一個基團為 sulfonamide

(B) 12. 有關 Nalorphine 的作用，下列何者錯誤？

(A) 會加重成癮病人的戒斷症狀

(B) 對μ受體有致效作用，對κ受體有拮抗作用，另外對δ受體有興奮作用

(C) 會抑制 Morphine 引起的中樞神經和腸道之作用

(D) 本品對從未鴉片中毒或成癮者而言為致效劑；具止痛、不安及呼吸抑制

【解析】 (B)應改為：對μ受體有拮抗作用，對κ抗體有致效作用，另外對受體有興奮作用。

本題依命名法則可知，字首有 Nal 表示有抗μ作用，字中有~orphine 表示對κ受體有興奮作用，對δ興奮產生幻覺欣快感

(B) 13. 下列藥物作用機轉之敘述，何者有誤？

(A) cannabis：使生物體腦內內生性的大麻物質興奮

(B) 鴉片興奮中樞中間邊緣路徑(mesolimbic pathway)產生催吐

(C) botulinus toxin 因抑制中樞神經末梢釋放 Ach 造成呼吸麻痺

(D) bicuculline 為 $GABA_A$ 型受體競爭拮抗劑

【解析】 (B)應改為：鴉片興奮延髓化學感受體激發區(CTZ)產生催吐

(C) 14. 下列 prostaglandin，何項含 PGE_1 der，可治療男性勃起不能？

(A) carboprost   (B) unoprostone

(C) alprostadil   (D) travoprost

【解析】 依命名法則 Al 使男性性器官勃起，~prosta~是 prostaglandin (前列腺素)的縮寫

(C) 15. 結構含 2 分子 SO_2，總共有 3 個硫，何者治療青光眼？

(A) brimonidine   (B) galantamine

(C) dorzolamide   (D) demecarium

【解析】 (C) dorzolamide 屬於 CAI 利尿劑，字根~zolamide 含有硫的結構

實 力 檢 測 （七）

麒麟藥師　編授

(C) 1. 下列何藥含 2,6-xanthine 的結構可治療巴金森症？
  (A) sarizotan　　　　　　　　　(B) memantin
  (C) istradefylline　　　　　　　(D) pergolide

【解析】 由 istradefylline 命名原則知 str 為結構縮寫，ade 為 adenosine
縮寫，fylline 為 phylline 縮字，指茶鹼 Theophylline
屬於 2.6 xanthine 類

(C) 2. 下列結構何者不含 morphinan？
  (A) levorphanol　　　　　　　　(B) levallorphan
  (C) nalorphine　　　　　　　　(D) dextromethorphan

【解析】 本題 morphinan 以後字根有 phan，而(C)沒有

(A) 3. thiamine HCl 在下列哪個情況會形成 thiochrome 可測螢光？
  (A) NaOH / $K_3Fe(CN)_6$　　　　(B) NaOH / $Na_2S_2O_3$
  (C) HCl / $Na_2S_4O_6$　　　　　(D) HCl / $FeCl_3$

【解析】 (A) NaOH / $K_3Fe(CN)_6$：形成 thiochrome 有成環的意思，以無機
而言只有(A)

(A) 4. 以下藥物的作用何者有誤？
  (A) ramelteon 是褪黑激素受體促進劑，對 $5\text{-}HT_1$ 及 $5\text{-}HT_2$ 受體
    有親和力
  (B) CNS 興奮劑可治療焦慮(anxiolytic)如：TCA、paroxetin、
    venlafaxine
  (C) CNS 抑制劑可治療焦慮，如：buspirone、BZP、thiagabine
  (D) 可治療恐慌性之藥，如：clomipramine(CNS⊕)、
    alprazolam(CNS⊖)

【解析】 (A)應改為：ramelteon 是褪黑激素受體促進劑，對 MT_1 及 MT_2
受體有親和力

(D) 5. 有關 BZP 長效及短效的區別，下列何者錯誤？
  (A) 短效 BZP 使用後，迅速停藥會產生反彈性失眠(rebound
    insonnia)
  (B) 短效 BZP 使用後，迅速停藥會產生反彈性憂鬱(rebound
    anxiety)
  (C) 長效藥如 flurazepam 易使老年人跌倒而骨折
  (D) 長效藥治療陣攣性經攣(myoclonic seizure)較有效

【解析】 (D)應改為：長效藥作為骨骼肌鬆弛及抗痙攣較有效

(C) 6. piroxicam 與 meloxicam，兩者 NSAID 結構差異處何者有誤？
(A) 皆含 sulfone
(B) 皆有 amide
(C) 前者含 thiazole
(D) 在 N_2 處含 CH_3

【解析】(C) 後者含 thiazole，前者含 pyridine

(C) 7. 哪一藥是 loratadine 代謝經過水解、脫羧可成活性的藥物？
(A) cyproheptadine
(B) olopatadine
(C) desloradine
(D) antazoline

【解析】(C) desloradine 跟題目字根一樣，字前有 Des(脫或去)的意思

(C) 8. 下列何者為 mizolastine 與 astemizole 的區別？
(A) 前者含 piperidine
(B) 後者含 piperazine
(C) 前者含 pyrimidine
(D) 後者含 pyrrolidine

【解析】

(C) 前者含 pyrimidine， ；後者含 imidozole，

以解字而言找~mi~即為答案

(A) 9. 關於 butyrophenone 之敘述，下列何者有誤？
(A) 為 atypical 抗精神病藥
(B) 會改善病人的幻覺等正性症狀(positive symptoms)
(C) 椎體外徑發生率高，具較小的鎮靜和低血壓作用
(D) 本類可和麻醉藥併用

【解析】(A) 為 typical(典型)抗精神病藥

(D) 10. 有關非典型抗精神分裂症的藥，下列敘述何者錯誤？
(A) 藥品有 aripiprazole、paliperidone、domoperidone
(B) 主要作用標的為 5-HT$_{2A}$，抑制 D_2 受體較小
(C) 對頑固型精神分裂症療效好，對負性改善佳
(D) 易產生椎體外徑及泌乳素升高

【解析】(D)應改為：不易產生椎體外徑及泌乳素升高，第二代主要標的
為 5-HT$_{2A}$

(C) 11. 有關 vesamicol 的敘述如下，何者錯誤？
(A) 抑制節前 n-ach 重吸收
(B) 減少 n-ach 釋放，間接使 m-ach 釋放產生致效
(C) 具選擇性興奮中樞 GABA 受體，使 CNS 抑制
(D) 抑制神經末梢 m-ach 在小泡(vesicle)內貯存

【解析】(C)應改為：為 ANS 副交感神經致效劑

(B) 12. 對於 NSAID，可抑制 cyclooyenase-2(COX-2)抑制劑敘述，下列何者錯誤？
　　　　(A) COX-2 抑制劑，抑制發炎組織 PG 之合成較多，$t_{1/2}$ 較長，不易產生 p.ulcer 及 asthma，副作用為腎毒性
　　　　(B) 抗發炎藥對 COX-2 選擇性抑制而言，celecoxib > rofecoxib
　　　　(C) 本類藥如 valdecoxib、rofecoxib、lumiracoxib、celecoxib、parecoxib、preferential
　　　　(D) nabumetone 在體內經代謝產物形成較強的 COX-2 抑制劑，藥效也會延長

【解析】 (B) 抗發炎藥對 COX-2 選擇性抑制而言，rofecoxib > celecoxib

(B) 13. 有關 fenfluramine 的敘述，下列何者錯誤？
　　　　(A) 為 CNS⊕劑，抑制 5-HT 再吸收，使中樞神經聯合處 5-HT 增加
　　　　(B) 可作為偏頭痛治療劑
　　　　(C) 可抑制食慾達到減肥目的
　　　　(D) 具抗高血壓及鎮靜作用

【解析】 (B) 不適合作為偏頭痛治療劑

(B) 14. 下列有關 NSAID 副作用之敘述，何者錯誤？
　　　　(A) salicylic acid：低血糖、呼吸性鹼中毒、組織釋放乳酸引起酸中毒
　　　　(B) aspirin：升高血管通透性
　　　　(C) antipyrine：顆粒性白血球缺乏症(agranulocytosis)
　　　　(D) phenylbutazone：骨髓抑制

【解析】 (B) aspirin：氣喘、耳鳴、血管性水腫、痛風、過敏反應、出血性潰瘍

(A) 15. 下列癲癇藥其作用或機轉何者錯誤？
　　　　(A) 癲癇是延腦灰質不正常連續放電
　　　　(B) 發作時細胞外鉀離子濃度上升
　　　　(C) 細胞內鈣離子濃度上升，而鈉離子 channel 活化時易生大發作
　　　　(D) 若 GABA 系統被抑制或 glutamate 系統被促進時皆有可能導致癲癇

【解析】 (A)應改為：癲癇是大腦灰質不正常連續放電

實 力 檢 測 (八)

麒麟藥師 編授

(C) 1. 何項治療巴金森藥含 amino-methyl-chroman，為選擇性 5-HT$_{1A}$ 受體興奮劑？
    (A) entacapone   (B) trihexyphenidyl
    (C) sarizotan   (D) apomorphine

【解析】 解 sarizotan 由字前命名 SAR(結構與活性關係)表示考結構，活性為 5HT$_{1A}$，5HT(serotorin)取字縮寫來命名

(B) 2. methadone 的結構中不含下列哪一項？
    (A) 有 2 個 phenyl   (B) 含 benzyl
    (C) 含 heptanone   (D) 3 級氮

【解析】
    (A) 有 2 個 phenyl

    (B) 含 benzyl

(A) 3. pyridoxine (Vit B6)第 C$_5$ 接–CH$_2$OH 做成有活性，需要接以下何者？
    (A) 一個 phosphate   (B) 焦磷酸(pyrophosphate)
    (C) 三個 phosphate   (D) ribose

(A) 4. 適合於老年人可用的 BZP 如：
    ① alprazolam   ② halazepam   ③ lorazepam
    ④ oxazepam   ⑤ triazolam
    (A) 以上皆是   (B) ①②③
    (C) ②③④   (D) ③④⑤

【解析】 (A) 適合老年人可用的 BZP 即為短效藥

(A) 5. 關於藥品作用點的敘述，下列何者有誤？
    (A) Azasetron 抗 5-HT3，治療瀉下
    (B) Aprepitant 為 substance p neurokinin I 受體拮抗劑，需與 steroid 合併之止吐劑(antiemetic)
    (C) Aripiprazole 為非典型抗精神病藥，結構含 piperazine
    (D) Nabinol 抑制大腦皮質，屬於大麻類止吐劑，可增加食慾

【解析】 (A) 應改為：Azasetron 抗 5-HT3，治療嘔吐。
Azasetron 依命名原則~setron 來自 serotonin(5-HT)，~tr~為 tri(3)，抗 5-HT3 止吐

（　B　）6.　以下哪種藥品可抗憂鬱、緩解廣場恐懼症(agaraphobia)、又是治療強烈驚懼焦慮首選藥？
(A) mirtazapine
(B) alprazolam
(C) fluvoxamine
(D) sibutamine

【解析】　(B) 找短效 BZP 之藥，可由命名法則 Alp~azolam 二段式判斷字根

（　C　）7.　哪一藥口含錠常含 aspartame，不適合 phenylketonuria(苯丙酮尿症)之病人？
(A) clozapine
(B) quetiapine
(C) olanzapine
(D) ziprasidone

【解析】　(C) 本品含阿巴斯糖(aspartame)甜度適蔗糖(sucrose)的 200 倍，故不適用於糖尿症(phenylketonuria)病人

（　D　）8.　下列藥品敘述何者錯誤？
(A) risperidone 抑制 D_2 及 5-HT_2 受體，對 cholinergic 受體無親和力
(B) ziprasidone 於體內代謝不具有活性，會造成 QT prolongation 之心臟毒性
(C) Li_2CO_3 減少 NE turnover，增加 NE 再吸回，減少細胞內 IP_3 及 DAG 之合成，可緩和 Manic
(D) buspirone 會興奮 D_2 受體，抑制 5-HT_{1A} 受體

【解析】　(D)應改為：buspirone 會抑制 D_2 受體，興奮 5-HT_{1A} 受體

（　C　）9.　常用 Benzodiazepine 藥的敘述，下列何者錯誤？
(A) flumazenil：專一性阻斷 BZP 受體，副作用加重癲癇，IV 給藥
(B) BZP 對正常睡眠週期可縮短進入睡眠所需時間，也會縮短第四期非眼球快動期睡眠的期間
(C) clonazepam：可抗憂鬱、緩解廣場恐懼症以及治療焦慮首選藥
(D) 妊娠前三個月(first trimester)處方避免使用 BZP

【解析】　(C)應改為：鎮靜強，TI 高安全，長期控制小發作；治療肌陣攣性發作(Myoclonic seizure)

（　C　）10.　以下 Ach 類似藥中，其結構敘述何者錯誤？
(A) arecoline 含脂基易水解
(B) cevimeline 含 quinuclidine
(C) muscarine 其 tetrafuran 與 onium 之間含–CH_2–CH_2–
(D) muscimol 含 isoxazole

【解析】　(C)應改為：muscarine 其 tetrafuran 與 onium 之間含–CH_2–

實 力 檢 測（九）

麒麟藥師 編授

(C) 1. 下列神經節競爭阻斷劑，何者含 pyrrolidine？
(A) trimethaphan　　　　　(B) pempidine
(C) pentolinium　　　　　(D) mecamylamine

【解析】 (C) 由字根縮寫命名法~oli~得知

(B) 2. 下列哪一個藥物含 phenylhexane？
(A) ondansetron　　　　　(B) tramadol
(C) loperamide　　　　　(D) tegaserod

【解析】
(B) 結構含

(C) 3. 下列 α–Glucosidase inhibitor 之藥，何項含 piperidine？
(A) acarbose　　　　　(B) voglibase
(C) miglitol　　　　　(D) sitagliptin

【解析】

(A) acarbose 含 及

(B) voglibase 含

(C) miglitol 含

(D) sitagliptin 含

(D) 4. 對於單胺氧化酶抑制劑(MAOI)，下列敘述何者錯誤？
(A) MAOI 服用後需幾天之後才會有抗憂鬱作用
(B) 常屬於不可逆，單獨用常會降血壓
(C) selegyline 屬於 MOIBI 可抗巴金森症
(D) paragyline 屬於 MAOI 主要為抗憂鬱

【解析】 (D) paragyline 屬於 MAOI 主要為降血壓、治療中度～嚴重高血壓

(B) 5. 有關 Fentanyl 類的藥品，下列敘述何者錯誤？
(A) Fentanyl 結構含 phenylethypiperidine 衍生物為 2 級管制藥品
(B) Fentanyl 併用 droperidol 稱為 innover 作為解離型麻醉劑
(C) Fentanyl 止痛效果小於 lofentanil
(D) remifentanil 為短效藥，不易堆積於體內，常附加在全麻劑中

【解析】 (B) Fentanyl 併用 droperidol 稱為 innover 作為妄想型麻醉劑

(C) 6. 有關 NSAID 的結構特徵，何者錯誤？
(A) celecoxib 含 pyrazole
(B) lumiracoxib 含 phenyl–(X)–phenyl，其中 X=N
(C) ketoprolac 含兩個 pyrrole 環
(D) parecoxib 含 isoxazole 環

【解析】 (C) ketoprolac 含一個 pyrrole 環，另一個 pyrrolidine 及一個
phenyl 環

(D) 7. 治療狂躁症如
① lithium salts ② carbamazepine ③ divalproex sod.
④ valproic acid ⑤ lamotrigine
(A) ①②③ (B) ②③④
(C) ①②③④ (D) ①②③④⑤

(B) 8. 何項有抑制 T_4 周邊去碘化(peripheral deiodination)作用？
(A) propylthiouracil (B) methimazole
(C) iopanoic acid (D) amiodarone

【解析】 (B) 本品為 PTU 代謝產物，機轉為抑制 thyroid peroxidase 治療
甲狀腺機能亢進

(C) 9. 哪種藥品會刺激中樞神經的邊緣多巴胺系統(mesolimbic
dopamine system)，為膜衣錠可當戒菸輔助劑，其副作用如緊張
、焦慮、乖僻行為、自殺念頭？
(A) bupropion (B) venlafaxine
(C) varenicline (D) buspirone

【解析】 (C) varenicline 是戒必適(champix)主成分，可抑制 Nicotine 活化
α_4、β_2 受體，故選(C)
下列選項應為：
(A) 為戒菸藥(zyban)主成分 Bupropion
(B) 為 CNS 興奮藥，屬於 SNRI 選擇性抑制 NE，5-HT 再回收
抗憂鬱、抗焦慮
(D) CNS 抑制藥，興奮 5-HT$_{1A}$ 抑制 D_2 受體，抗焦慮第一線藥

(B) 10. 關於甲狀腺作用藥之敘述，何者有誤？
(A) Hashimoto's thyroiditis–慢性甲狀腺炎，會引起甲狀腺低下
(B) 當 T_3、T_4 在血中，其中以 T_3 在血中與蛋白質結合率較大，
半衰期較長
(C) 甲狀腺可自動調節其對碘離子的回收
(D) T_3 的效價是 T_4 的 4 倍

【解析】 (B) 應改：當 T_3、T_4 在血中，其中以 T_4 在血中與蛋白質結合率
較大，半衰期較長

實 力 檢 測 （十）

麒麟藥師 編授

(C) 1. 抗 H_1 藥品中何項含 8-chlorotheophylline 的結構？

 (A) doxylamine   (B) chlerpheniramine

 (C) dimenhydrinate   (D) clemastine

【解析】(C) 本品 Di-men 表示抗 H_1 藥中比較不會嗜睡，因含二種藥品
   一個 Diphenhydramine(會嗜睡)，另一個為題目的藥(中樞
   興奮)不會嗜睡

(A) 2. 下列哪一個藥物含 phenylalkyl-amine？

 (A) tapentadol   (B) zacopride

 (C) bemesetron   (D) azasetron

【解析】(A) 興奮 μ 受體及 NE 重吸收抑制劑，

含 ⬡—CH_2-CH_2-CH_2-N$\big<^{CH_3}_{CH_3}$

(B) 3. 下列哪一個藥物其藥理可作用在 GIP、GLP 又使 insulin 上升？

 (A) becaplermin   (B) sitagliptin

 (C) exenatide   (D) muraglitazar

【解析】(B) 治療 DM 之藥，由字根命名法:一個為 GIP、另一個為
   GLP，合起來~glip~，故選(B)

(B) 4. 三環抗憂鬱藥(antidepressant)分為不同單元，其代表藥何者
 錯誤？

 (A) TCA 類：imipramine   (B) SNRI 類：sertraline

 (C) SSRI 類：fluvoxamine   (D) NDRI 類：mazindol

【解析】SSRI 藥有 sertraline、Fluoxetine、Atomoxetine、paroxetine、
citalopram、fluvoxamine

(D) 5. 有關 zolpiden 的敘述如下，何者錯誤？

 (A) 間接使 GABGA$_A$ 受體活化

 (B) 非 BZP 衍生物，只有鎮靜安眠

 (C) 對不易入睡之病人可快速誘導(加速)睡眠

 (D) 無法延長睡眠時間，缺點：失憶、腸胃不適

【解析】(D) 可延長睡眠時間，缺點：失憶、腸胃不適、頭痛、暈眩

(C) 6. 下列全麻劑之敘述，何者錯誤？

(A) ketamine 口服會產生迷幻作用，會刺激交感神經、心跳、血壓皆會上升

(B) etomidate 會抑制 steroid 之生成，TI 大作用類似 GABA$_A$ 受體

(C) propofol 會抑制支氣管，副作用打嗝、手腳抽動

(D) fentanyl 併用 droperidol 稱為 innovar

【解析】 (C) propofol 會抑制心臟收縮，IV 短效作為手術短暫鎮靜，可降壓及止吐作用。

(A) 7. 下列肌神經節阻斷劑藥品論述何者錯誤？

(A) 非毀極化神經節阻斷劑中毒可用 AchEI 來解毒，如 methacholine

(B) 非毀極化神經節阻斷劑含四級氮正電子，不能通過 BBB

(C) d-tubocurarine 使血管擴張降壓以及組織胺釋放降壓

(D) 會使 d-tu 作用增強，如：當體內電解質(K$^+$)過低、體溫急升、重症肌無力、嚴重腎疾病、酸中毒等

【解析】 (A) 非毀極化神經節阻斷劑中毒可用 AchEI 來解毒，如 physostigmine、neostigmine

(A) 8. 有關 opium 的敘述，何者錯誤？

(A) 鴉片產生便秘、縮瞳等因不作用在受體，故不易產生耐藥性

(B) 欣快感、成癮性、生理上依賴，由 μ 受體表現最明顯

(C) 鴉片噁心、嘔吐作用在 CTZ 區

(D) 鴉片止咳是抑制咳嗽中樞，不在鴉片四種受體內

【解析】 (A) 鴉片產生便秘作用在 μ 受體、縮瞳作用在 κ 受體，故不易產生耐藥性

(A) 9. desmopressin 的敘述如下，何者錯誤？

(A) 本品主要活化腎組織 Aquaporin I 水孔，使水分在腎臟吸收量增加，治療尿崩症

(B) 本品興奮 V$_2$ 受體產生抗利尿作用，會有升壓作用

(C) 本品使 Von Willebrand factor 釋放治療 VW 症(類血友病因子，是一種蛋白質)，使凝血因子 VIII 釋放

(D) 而 V$_2$ 受體拮抗劑會改善肝硬化，使腎病病人血鈉過低症

【解析】 (A) 本品主要活化腎組織 Aquaporin II 水孔，使水分在腎臟吸收量增加，治療尿崩症

(C) 10. 下列有關甲狀腺亢進之敘述，何者錯誤？

(A) 突眼症–原因 thyroid stimulating immunoglobulin 所造成

(B) 孕婦初期亢進–原因 human chronionic gonadotropin 體內不正常所分泌

(C) 使 BMR 上升–對細胞氧消耗量減少，食慾增加、體重減輕

(D) 新生兒甲狀腺亢進–原因 thyroxine stimulating antibodies 經由胎盤輸送到胎兒體內所造成

【解析】 (C) 使 BMR 上升–對細胞氧消耗量增加，食慾增加、體重減輕

(D) 11. 下列藥物所含結構，何者有誤？

(A) Azasetron–含 quinuclidine　　(B) Nefopan–含 oxazepine

(C) prucaloprida–含 benzofuran　　(D) Zacopride–含 quinoline

【解析】 (D) Zacopride——含 Quinuclidine 本品抗 5-HT$_3$ 受體，興奮 5-HT$_4$ 受體(此點與 Cisapride 消化利膽藥一樣抗焦慮、抗嘔吐)

(A) 12. 下列對於下視丘及腦前葉的藥，何者有誤？

(A) thyrotropic hormone 是下視丘所分泌與 thyroxine T$_4$ 為回饋抑制

(B) gonadotropin releasing hormone 是下視丘產生，會刺激 FSH、LH 之分泌，可治療攝護癌

(C) goserelin 可讓 GnRH 受體去敏感化，可作為去勢作用，當作子宮內膜異位的治療劑

(D) nafarelin 為 GnRH 類似藥，由鼻黏膜給藥，治療子宮內膜異位，缺點會產生戒斷性月經來潮

【解析】 (A) thyrotropic hormone 是腦下垂體前葉所分泌的 TSH 與 thyroxine T$_4$ 為回饋抑制

實 力 檢 測 (十一)

麒麟藥師 編授

(C) 1. 關於藥物代謝之敘述，以下何者錯誤？
(A) CYP 酵素主要分布在內質網
(B) CYP 酵素進行氧化反應時需要氧氣
(C) 基因多型性只發生在 phase I 反應
(D) 水解反應屬於 phase I 反應

【解析】 (C)應改為：基因多型性發生在 phase I 及 phase II 反應

(D) 2. 有關生物技術及相關產品之敘述，下列何者有誤？
(A) 對同一抗體而言，其 Sfv 片段通常會比 Fab' 片段小
(B) 重組 DNA(rDNA)技術可用來生產蛋白質藥物
(C) antisense 藥物之主要作用為：使細胞無法產生所需之標的蛋白質
(D) 生物相似藥為與原開發的分子複製物(clone)相同

【解析】 (D)應改為：生物相似藥與原開發的分子複製物(clone)不相同

(B) 3. 有關 biosimilar 與 innovator 之蛋白質藥物的敘述，何者正確？
(A) biosimilar 比起 innovator 更適合人體使用
(B) biosimilar 與 innovator 在體外、體內活性及臨床效果具可比性(comparability)
(C) biosimilar 與 innovator 若活性相同，最多允許有兩個不同胺基酸殘基
(D) biosimilar 之製程放大與小分子原料藥相近，只要不超過10 倍，批次差異不大

【解析】 (B) biosimilar(生物蛋白藥物相似藥)與 innovator(創新蛋白藥物)在體外、體內活性及臨床效果具可比性(comparability)

(A) 4. 下列何者為前驅藥轉換為原型藥過程中，最常見參與反應的官能基團？
(A) ester   (B) amide
(C) carbamate   (D) urea

【解析】 (A) ester 一般作為 ester 為前驅藥在水中水解為酸，另一個為原型藥

(A) 5. 有關藥物清除率(clearance)的敘述，何者錯誤？

(A) 藥物以靜脈注射時，清除率較其他給藥路徑高

(B) 可以由藥物的吸收量除以 AUC(area under the curve)，得知清除率

(C) 清除率會依病情的嚴重度而改變

(D) 清除率會受藥物合用的影響

【解析】 (A)應改為：藥物以靜脈注射時，清除率較其他給藥路一樣

(C) 6. 下列何者是藥物作用強度(potency)的指標？

(A) Kd(equilibrium dissociation constant)

(B) intrinsic activity

(C) EC_{50}

(D) efficacy

(D) 7. 何者不是經由 cAMP 之訊息傳遞途徑？

(A) vasopressin 在腎臟中保持水分

(B) 副甲狀腺荷爾蒙調控鈣離子之平衡

(C) β-交感神經致效劑調控心肌收縮

(D) α_1-交感神經致效劑之血管收縮作用

【解析】 (D) α_1-交感神經致效劑之血管收縮作用，是突觸後細胞膜 α_1 受體興奮所造成

(D) 8. 下列受體的訊息傳遞，何者是活化 Gq 蛋白？

(A) alpha$_2$-adrenoceptor

(B) beta$_2$-adrenoceptor

(C) mu-opioid receptor

(D) $5HT_2$ serotonin receptor

(C) 9. 擬交感神經作用劑 phenylephrine 投與後，可因為活化血管壁上 alpha$_1$ 受體誘發血壓上升和接續之反射性心跳下降現象，前述現象會因為前處理神經節拮抗劑 trimethaphan 而有何變化？

(A) phenylephrine 誘發之血壓上升消失，反射性心跳下降也消失

(B) phenylephrine 誘發之血壓上升程度一樣，反射性心跳下降程度一樣

(C) phenylephrine 誘發之血壓上升顯著加劇，但反射性心跳下降消失

(D) phenylephrine 誘發之血壓上升消失，但反射性心跳下降程度一樣

【解析】 Phenylephrine α_1 興奮，瞳孔放大治療廣角性青光眼，減少 β_1 受體作用

（ A ）10. 何者最適合治療急性氣喘發作？
(A) terbutaline　　　　　　　(B) cromolyn
(C) salmeterol　　　　　　　(D) propranolol

【解析】 (A) terbutaline 有吸入型 DPI
(B) cromolyn 吸入性抗組織胺，預防氣喘
(C) salmeterol 長效型 B_2 興奮劑，不適用在急性氣喘
(D) propranolol 為 B_1 及 B_2 阻斷

（ B ）11. 有關治療青光眼用藥之敘述，何者錯誤？
(A) betaxolol 減少眼房水產生，減少眼內壓
(B) isoproterenol 減少眼房水產生，減少眼內壓
(C) apraclonidine 減少眼房水產生，減少眼內壓
(D) carbachol 增加眼房水外流，減少眼內壓

【解析】 (B) isoproterenol 非選擇性 B_2 agonist 治療氣喘

（ B ）12. 擬膽鹼作用劑(cholinomimetics)包含膽鹼受體激活作用劑與乙醯膽鹼酯酶抑制劑，但不可應用在何種疾病的治療？
(A) 眼疾，例如青光眼(glaucoma)
(B) 神經退化性疾病，例如帕金森氏症(Parkinson's disease)
(C) 腸胃道或泌尿道異常，例如手術後腸胃道或膀胱弛緩 (postoperative atony)
(D) 神經肌肉聯會障礙，例如重症肌無力(myasthenia gravis)

【解析】 一般帕金森氏常以中樞 Dopamine 來治療

實 力 檢 測 （十二）

(B) 1. 下列 antimuscarinic drug 之點眼劑，何者之散瞳作用時間最短？
    (A) scopolamine   (B) tropicamide
    (C) atropine   (D) homatropine

【解析】 (B) tropicamide 最適合眼底檢查，因為本品 str 不含 tropine 之故

(C) 2. 搭乘飛機進行長途旅程時，為避免嚴重暈機導致身體不適，
下列藥物何者可緩解暈機症狀？
    (A) propantheline   (B) glycopyrrolate
    (C) scopolamine   (D) mecamylamine

【解析】 (C) scopolamine 在治療劑量之下，有 CNS 抑制作用

(A) 3. 1995 年發生東京地鐵沙林(sarin)毒氣事件，沙林是有機磷類
神經毒氣，在沙林中毒病患身上預期可以看到的臨床病症為？
    (A) 瞳孔收縮   (B) 心搏過速
    (C) 口乾舌燥   (D) 尿滯留

【解析】 (A) Sarin 是農藥，也稱為有機磷，其中毒是不可逆的 AchEI

(C) 4. 依安定性試驗基準，在一般儲存條件下，並未建議使用哪一種
相對濕度範圍(RH%)？
    (A) 60±5   (B) 65±5
    (C) 70±5   (D) 75±5

【解析】 40±2℃ / 75±5% RH…可儲存 6 個月
30±2℃ / 65±5% RH…可儲存 9 個月
25±2℃ / 60±5% RH…可儲存 12 個月

(B) 5. 對於將酚(phenol)與水相混合之敘述，以下何者最適當？
    (A) 兩者互不相溶，因此會分層
    (B) 將混合物加熱至攝氏 70 度時，可形成均勻溶液
    (C) 當酚所佔重量百分比小於 60%時，可形成均勻溶液
    (D) 當水所佔重量百分比大於 60%時，可形成均勻溶液

(D) 6. 一般藥物當溶解度小於若干 mg/mL 時，其吸收較差？
    (A) 200   (B) 100
    (C) 50   (D) 10

【解析】 10mg/ml (0.01g/ml，g/100ml)是微溶的定義，故選(D)

(A) 7. 已知 aspirin 的 pKa 為 3.5，下列敘述何者有誤？
(A) 在中性溶液中，aspirin 主要以非離子態存在
(B) aspirin 在中性溶液的溶解度比酸性溶液高
(C) 要提高 aspirin 溶解度，可以藉由提高反應溫度來達到
(D) 將 aspirin 放在 pH 2.5 的水溶液中，離子態所佔比例約為 10%

【解析】 (A)應改為：在中性溶液中，aspirin 主要以離子態存在

(B) 8. 有關眼用製劑中常添加之防腐劑，下列敘述何者錯誤？
(A) benzalkonium chloride 是最常使用之防腐劑，但不可用在含有硝酸鹽之眼用溶液
(B) 水楊酸鹽類與 phenylmercuric nitrate 不可配伍，可選用 benzalkonium chloride 為防腐劑
(C) 含有 chlorobutamol 之眼用溶液不適合高壓蒸氣滅菌，也不適合製備成鹼性溶液，以免分解產生鹽酸
(D) methylparaben 與 propylparaben 常合併使用，但會吸附於特定塑膠容器，而降低防腐效果

【解析】 (B)應改為：水楊酸鹽類與 phenylmercuric nitrate 可配伍，不可選用 benzalkonium chloride 為防腐劑，因為會陰陽離子產生沉澱而失效

(C) 9. 有關眼用製劑之敘述，下列何者正確？
(A) 市售眼用溶液皆與 0.9%氯化鈉溶液等張
(B) 在產品安定性不受影響的前提下，最理想之滅菌方式為滅菌過濾法
(C) 眼用軟膏基劑主要以軟石蠟為主，且基劑必須對眼睛無刺激性
(D) 眼用溶液與 1.5%氯化鈉溶液等張時，會使眼部產生強烈不適感

【解析】 下列選項應更正為：
(A) 市售眼用溶液皆與 0.6~2%氯化鈉溶液等張
(B) 在產品安定性不受影響的前提下，最理想的之滅菌方式為 Autoclaving 高壓蒸氣滅菌
(D) 眼用溶液與 1.5%氯化鈉溶液等張時，才不會使眼部產生強烈不適感

(C) 10. 依中華藥典「眼用軟膏金屬粒子檢查法」，下列敘述何者正確？
　　　　(A) 初次檢查時，檢品數量為六支
　　　　(B) 係利用金屬粒子導電性進行檢查
　　　　(C) 若初檢結果，$\geq 50\mu m$ 之粒子總數在八粒以上之檢品數為 0
　　　　　　，且所有檢品粒子總數為三十，即符合規定
　　　　(D) 如初次檢查不符規定，則再取檢品十支檢查

【解析】　下列選項應更正為：
　　　　(A) 初次檢查時，檢品數量為 10 支
　　　　(B) 係利用金屬粒子鏡檢法徐徐加熱保持 2 小時
　　　　(D) 如初次檢查不符規定，則再取檢品 20 支檢查

(B) 11. 有關眼用溶液劑微粒物質檢查法之敘述，下列何者正確？
　　　　(A) 大部分品項以鏡檢法檢查，即可符合規定，然而某些品項
　　　　　　須以光阻法確認
　　　　(B) 除澄明度和黏度與水較為接近之純溶液外，任何樣品用
　　　　　　光阻法進行技術所得結果可能錯誤
　　　　(C) 光阻法微粒物質限值之規定中，粒徑大於或等於 $10\mu m$ 之
　　　　　　粒子數目，每毫升不得超過 10 個
　　　　(D) 鏡檢法微粒物質限值之規定中，粒徑大於或等於 $50\mu m$ 之
　　　　　　粒子數目，每毫升不得超過 10 個

【解析】　下列選項應更正為：
　　　　(A) 大部分品項以鏡檢法檢查，即可符合規定，然而某些品項
　　　　　　若以光阻法確認，結果可能錯誤
　　　　(C) 光阻法微粒物質限值之規定中，粒徑大於或等於 $10\mu m$ 之
　　　　　　粒子數目，每毫升不得超過 25 個
　　　　(D) 鏡檢法微粒物質限值之規定中，粒徑大於或等於 $25\mu m$ 之
　　　　　　粒子數目，每毫升不得超過 2 個

實 力 檢 測 (十三)

(B) 1. 依中華藥典，下列何者不符合藥典「無菌注射用水」之規格？
- (A) 每毫升所含細菌內毒素不得超過 0.25 IU
- (B) 得添加適當的抗菌劑以維持其安定性
- (C) 應置於單劑量玻璃或塑膠容器中，且容量不得超過 1L
- (D) 若未經添加適當之成分調節為等滲透壓，不得供血管注射用

【解析】 (B)應改為：不得添加適當的抗菌劑以維持其安定性

(B) 2. 具有哪種性質之注射劑，適合以鏡檢方式來進行注射劑的微粒物質檢查？
- (A) 澄明度高者
- (B) 黏度較高者
- (C) 抽檢時不易產生氣泡者
- (D) 抽檢時不易產生氣體者

(D) 3. 依中華藥典規定，注射劑的注射用量超過若干 mL 時，對於附加物之選擇應予以特別的注意？
- (A) 1
- (B) 2
- (C) 3
- (D) 5

(C) 4. 腎上腺素注射液加入 sodium bisulfite 之主要目的為何？
- (A) 防腐作用
- (B) 防止水解
- (C) 防止氧化
- (D) 緩衝劑

(B) 5. 注射劑中添加 edetate disodium，其主要用途為？
- (A) solubilizing agent
- (B) chelating agent
- (C) alkalinizing agent
- (D) antimicrobial preservative

(A) 6. FDA 強烈建議，應停止何者作為新生兒注射劑之防腐成分？
- (A) benzyl alcohol
- (B) butylhydroxy anisole
- (C) hypophorous acid
- (D) sodium metabisulfite

(C) 7. N-methylpyrrolinium ion 是 nicotine 生合成之重要中間產物，其前驅物(precursor)為何？
- (A) lysine
- (B) glycine
- (C) ornithine
- (D) phenylalanine

【解析】 (C) ornithine 生藥合成判斷原則，請看麒麟生藥課本 P.24

(D) 8. 有關「De materia medica libri cinque」一書之資料，下列何者錯誤？
- (A) 作者為 P. Dioscorides
- (B) 共有五卷
- (C) 含有 600 個植物性藥物
- (D) 於 1815 年出版

【解析】 (D) 於西元 28 年出版

(C) 9. 容量分析器皿依其用途可分為轉移(deliver)或裝載(contain)定量液體之容器,下列何項容器非屬轉移用器皿?
(A) 滴定管(burette)
(B) 球型吸管(bulb pipette)
(C) 容量瓶(volumetric flask)
(D) 刻度吸管(graduated pipette)

【解析】 (C) 容量瓶(volumetric flask)是裝液體體積用之瓶子

(A) 10. 一個分析方法適用之檢品濃度範圍與下列何者有關?
(A) 靈敏度(sensitivity)   (B) 選擇性(selectivity)
(C) 重覆性(repeatability)   (D) 再現性(reproducibility)

【解析】 (A) 靈敏性(sensitivity)例如螢光測定法

(B) 11. 以甲苯蒸餾法測定生藥中水分含量,下列敘述何者錯誤?
(A) 低於 100°C時水與甲苯會共沸蒸出
(B) 蒸餾液收集於水分管(moisture tube),由刻度讀取上層水之體積
(C) 一般而言,檢品取量以能蒸餾出 2~4mL 的水為度
(D) 甲苯可以用二甲苯(xylene)取代

【解析】 (B) 蒸餾出的水分與甲苯分層,蒸餾液收集於接受管,由刻度讀取上層水之體積

(D) 12. 費氏(Karl Fischer)水分測定法在反應終了時,係因下列何者生成過量而使電位急遽下降?
(A) 二氧化硫   (B) 甲醇
(C) 吡啶   (D) 碘

【解析】 (D) 費氏測水分反應式:$I_2+SO_2+H_2O \rightarrow 2HI+SO_3$

(A) 13. I_2、SO_2、C_2H_5N、CH_3OH 為 X 測定法的試劑,主要用來測定 Y 的含量,X 與 Y 依序應為下列何者?
(A) Karl Fischer;水   (B) Kjeldahl;氮
(C) Fehling;糖   (D) Volhard;氯

(A) 14. 關於比重之敘述,下列何者錯誤?
(A) 不受溫度影響
(B) 氣體、固體亦可測定
(C) 在 25°C下,乙醇之比重小於水
(D) pycnometer 可用於比重測定

【解析】 (A)應改為:受溫度影響

實 力 檢 測 （十四）

麒麟藥師 編授

(C) 1. 何者是 magnesium hydroxide 治療酸性消化性疾病的副作用？
- (A) 打嗝
- (B) 代謝性鹼中毒
- (C) 滲透性腹瀉
- (D) 水腫

【解析】(C) 解制酸劑的藥，含鎂會瀉下，含鋁會便秘

(D) 2. 安非他命(amphetamine)是間接作用型擬交感神經藥物，造成突觸間隙生物胺神經傳導物質正腎上腺素或多巴胺濃度上升，增強其效應。下列作用機轉何者有誤？
- (A) 安非他命抑制正腎上腺素或多巴胺代謝酵素 monoamine oxidase
- (B) 安非他命可藉由細胞膜上之正腎上腺素轉運體 (norepinephrine transporter, NET)進入突觸前神經末梢，促使突觸前神經末梢內生物胺神經傳導物質排空
- (C) 安非他命在突觸前神經末梢內，可藉由抑制突觸小囊之單胺類轉運體(vesicular monoamine transporter, VMAT)，導致生物胺類神經傳導物不易進入突觸小囊
- (D) 安非他命藉由抑制細胞膜上之正腎上腺素轉運體 (norepinephrine transporter, NET)，抑制突觸間隙之正腎上腺素被突觸前神經末梢再回收

(A) 3. 醫師處方抗憂鬱藥物治療憂鬱症患者，特別叮嚀患者服藥期間，飲食中若缺乏 tryptophan，容易復發憂鬱症。則此處方之抗憂鬱藥物最不可能是下列哪種藥品？
- (A) bupropion
- (B) fluoxetine
- (C) sertraline
- (D) citalopram

【解析】bupropion 為非典型抗憂鬱又做為戒菸輔助劑，治療數周後才達到完全抗憂鬱作用，副作用癲癇(seizure)

(D) 4. 以下比較鎮靜安眠劑 ramelteon 和 suvorexant 之敘述何者正確？
- (A) melatonin receptor antagonist；orexin receptor antagonist
- (B) melatonin 作用在腦下垂體(pituitary gland)；suvorexant 作用在下視丘(hypothalamus)
- (C) melatonin 脂溶性高；suvorexant 脂溶性低
- (D) 兩者皆是針對治療「入睡困難」的疾病

【解析】
- (A) 應改為：ramelteon melatonin receptor agonist
- (B) 應改為：melatonin 作用下視丘前葉的視叉上核
- (C) 應改為：melatonin 脂溶性低，suvorexant 脂溶性高

(A) 5. 下列哪一藥物不是作用在 GABA_A 受體？
(A) ramelteon　　　　　　(B) zolpidem
(C) triazolam　　　　　　(D) carisoprodol

(A) 作用在下視丘前葉的視叉上核，是退黑激素受體促進劑，對 MT_1 及 MT_2 受體有高親和力，為中樞食慾激素(orexin)受體拮抗劑，治療入睡困難

(B) 6. 關於肉毒桿菌毒素(botulinum toxin)的敘述，何者錯誤？
(A) 是一種蛋白質水解酵素
(B) 局部注射可以治療腦性麻痺(cerebral palsy)，急性偏頭痛 (acute migraine)
(C) 可以治療膀胱過度活性之尿失禁(incontinence due to overactive bladder)
(D) 可能的副作用為肌肉無力、疼痛

(C) 7. Zafirlukast 結構中，何種基團可產生陰離子與 cysteinyl leukotriene 受體之陽離子結合？
(A) indole　　　　　　(B) tetrazole
(C) sulfonamide　　　　(D) carbamate

(B) 8. Carvedilol 結構中具有下列何種雜環？
(A) indole　　　　　　(B) carbazole
(C) quinoline　　　　　(D) quinazoline

(B) carbazole

(C) 9. 有關 carvedilol 之敘述，何者錯誤？
(A) 屬於混合型 α/β 受體阻斷劑
(B) S-(-)異構物主要具 β-受體拮抗作用
(C) 去甲基代謝物不具作用活性
(D) 可治療心衰竭

(C) 應改為：去甲基代謝物具作用活性

(B) 10. 何者是屬於 $PGF_2\alpha$ 衍生物，用於懷孕中期之流產(induce second-trimester abortion)？
(A) alprostadil　　　　　　(B) carboprost tromethamine
(C) dinoprostone　　　　　(D) epoprostenol

(A) 治療勃起不能
(C) 誘導流產

(B) 11. 哪種抗憂鬱藥具 oxime ether 結構，其溶液製劑經光照後易失去活性，故須避光保存？

(A) sertraline

(B) fluvoxamine

(C) trazodone

(D) citalopram

【解析】 (B) 含 $H_2N–CH_2–CH_2–O–$ 之故

(B) 12. 鉛檢查法可利用與何種試劑之呈色反應來檢查？

(A) 四乙酸以二胺(EDTA)

(B) 二苯硫腙(diphenylcarbazone)

(C) 二乙胺基二硫甲酸銀(silver diethyldithiocarbamate)

(D) 氰化鉀(KCN)

【解析】 (B) 二苯硫腙(diphenylcarbazone)在 pH8.5 之下顏色由綠變紅

(B) 13. 中華藥典中規定之比合液係用於下列何項雜質檢查？

(A) 重金屬

(B) 易碳化物

(C) 殘留溶劑

(D) 氯化物

【解析】 (B) 比合液由氯化亞鈷、氯化鐵、硫酸銅三種配成，由 A→T 共 20 個顏色，由淡黃到紫色

實 力 檢 測 （十五）

麒麟藥師 編授

(A) 1. 鹿角菜(carrageenan)和瓊脂(agar)化學構造上之最大差異為何？
- (A) 前者有較高的硫酸酯基
- (B) 單醣組成，後者以半乳糖為主，前者以葡萄糖為主
- (C) 單醣間之鍵結，前者以 1,3 鍵結為主，後者以 1,6 鍵結為主
- (D) 後者具 3,6-anhydro 之架構，前者則否

(A) 2. 何者不是阿拉伯膠(acacia)的用途？
- (A) 膨脹性瀉劑(bulk laxative)
- (B) 乳化劑(emulsifying agent)
- (C) 緩和劑(demulcent)
- (D) 懸浮劑(suspending agent)

(D) 3. 下列生藥之主要醣苷成分，何者不具 C-glycoside 結構？
- (A) cascara sagrada
- (B) aloe
- (C) cochineal
- (D) senna

【解析】
- (A) 美鼠李皮
- (B) 蘆薈
- (C) 胭脂蟲
- (D) 第八位接 –O–Glycoside

(A) 4. Curacao aloe 之基原植物為：
- (A) *Aloe barbadensis*
- (B) *Aloe ferox*
- (C) *Aloe africana*
- (D) *Aloe spicata*

【解析】
(A) 蘆薈

(B) 5. 生藥 frangula 所含的醣苷屬於下列何種 glycoside？
- (A) *C*-
- (B) *O*-
- (C) *S*-
- (D) *C*-及 *O*-

【解析】
(B) 第 6 位接-O-Glycoside

(C) 6. Frangulin A 酶解後可得到：
- (A) glucose+rhein
- (B) glucose+emodin
- (C) rhamnose+emodin
- (D) rhamnose+chrysophanol

【解析】
由 Frangulin 命名知-ra-為 rhamnose 縮字，另一個為瀉下成分

(B) 7. 以下強心苷之苷元(aglycon)，何者屬於 bufadienolide 架構？
- (A) ouabain
- (B) scillaren A
- (C) K-strophanthoside
- (D) digitoxin

【解析】
(B) scillaren A 海蔥，另一個為蟾酥(Bufonis Venenum)

(B) 8. 下列生藥之活性成分，何者不屬於強心苷(cardiac glycoside)？

(A) strophanthus   (B) centella

(C) squill   (D) convallaria

【解析】 本題考生藥分類

(A) 毒毛旋花子

(B) 老虎草、積雪草

(C) 海蔥

(D) 鈴蘭

(A) 9. 關於生藥成分紫蘇(forskolin)之敘述，何者錯誤？

(A) 屬於 sesquiterpenoid 類成分

(B) 基原植物為 *Coleus forskohlii*

(C) 得自基原植物之根部

(D) 具治療青光眼及高血壓之潛力

【解析】 (A) 應改為：屬於 diterpenoid 類成分

(C) 10. 哪種皂苷之苷元不屬於固醇類？

(A) sarsaponin   (B) digitonin

(C) saikosaponin A   (D) dioscin

【解析】 固醇類(Steroidal 為 27C)

(C) 柴胡皂苷為 30C 為 Triterpenoid

(D) 11. 於測定某橄欖油的碘價時，若每公克檢品可吸收 0.8 公克的碘，下列有關此油的敘述，何者正確？

(A) 碘價為 0.8，屬於乾性油   (B) 碘價為 0.8，屬於非乾性油

(C) 碘價為 80，屬於乾性油   (D) 碘價為 80，屬於非乾性油

【解析】 碘價

(1) 乾性油碘價 120-140

(2) 半乾性油碘價 100-120

(3) 不乾性油碘價 100 以下

(B) 12. 關於丁香油(clove oil)的含量測定敘述，下列何者錯誤？

(A) 係分析主成份丁香酚(eugenol)

(B) 用貝氏瓶(Babcock bottle)測定

(C) 檢品與氫氧化鉀振搖後，體機會減少

(D) 需加熱使乙酸丁香酯(eugenyl acetate)皂化

(D) 13. 何者不具 mu 受體之拮抗作用？

(A) naloxegol   (B) butorphanol

(C) nalbuphine   (D) levorphanol

【解析】 (D) 一般 morphine 拮抗劑字前有 Nal-(表對 mu 受體拮抗)，而 (B)是例外。(B)抗 μ 受體，興奮 κ 受體，止痛為 morphine 5 倍

實 力 檢 測 （十六）

麒麟藥師 編授

(B) 1. 有關 butyrophenone 類抗精神疾症藥之結構敘述，何者錯誤？
   (A) 在碳鏈上的含三級氮環狀結構是主要活性來源
   (B) 三個碳的碳鏈長度改變成二個碳的碳鏈，對活性影響不大
   (C) 其 keto 基團經還原後，活性降低
   (D) 其苯環之對位導入氟原子，可提升活性

【解析】 (B) 應改：三個碳的碳鏈長度改變成二個碳的碳鏈，活性下降

(B) 2. 有關 hydroxyzine 的敘述，何者錯誤？
   (A) 結構具 Cl 原子
   (B) 結構具 carboxylic acid
   (C) 結構具 piperazine 環
   (D) 可用於治療搔癢症(pruritus)

【解析】 (B) 由命名字根無 acid 知此選項錯誤

(C) 3. 下列哪一鎮靜安眠藥可治療癲癇(epilepsy)？
   (A) amorbarbital   (B) butabarbital
   (C) phenobarbital   (D) secobarbital

【解析】 (C) 治療大發作

(C) 4. 有關抗癲癇藥 gabapentin 特性之敘述，何者錯誤？
   (A) 其胺基之 pKa 約為 10.7
   (B) 屬於電雙性(zwitterionic)化合物
   (C) 透過被動運輸穿入血腦障壁
   (D) 水溶解度可達 10 mg/mL

【解析】 (C) 抑制 GABA 之重吸收

(D) 5. 何者為局部麻醉劑 tetracaine 活性明顯高於 procaine 之主因？
   (A) pKa 不同
   (B) 酯與烷胺間碳鏈長度不同
   (C) 烷胺上取代基不同
   (D) 芳香胺上取代基不同

【解析】 芳香胺上取代基不同，Tetracaine 在結構 A 部分比 procaine
   多了 4 個碳之故

(A) 6. 選擇性 5-HT3 拮抗劑 bemesetron 的核心結構，源自下列何者？
   (A) cocaine   (B) aspirin
   (C) quinine   (D) serotonin

【解析】 (A) 核心結構為 tropine

(D) 7. 何者不是神經病變疼痛(neuropathic pain)的第一線用藥？
(A) gabapentin　　　　　　(B) duloxetine
(C) desipramine　　　　　　(D) lidocaine

【解析】 (D) 為局部麻醉劑及治療心律不整

(C) 8. 下列何者於外科手術時，可作為全身麻醉劑之輔助藥？
(A) propofol　　　　　　(B) etomidate
(C) pancuronium　　　　　　(D) enflurane

【解析】 其他選項為全身麻醉劑，(C)為肌神經節阻斷劑，故(C)在手術時可當肌肉鬆弛輔助劑，達 3.3 開刀期

(B) 9. 下列全身麻醉劑中，何者在 37℃的 blood/gas 分配係數最大？
(A) enflurane　　　　　　(B) nitrous oxide
(C) isoflurane　　　　　　(D) sevoflurane

(D) 10. 基於生物藥劑學設計藥物產品時，下列何項特性非屬優先考量項目？
(A) 粒子大小及多晶型　　　　　　(B) 油水分配係數
(C) 不純物　　　　　　(D) 產品銷售地區

【解析】 其他選項是指藥物，(D)是藥品行銷

(D) 11. 哪些為藥品設計考量中，影響生體可用率的因素？
① 藥物本身物化性質　　　　　　② 使用劑型及給藥途徑
③ 賦形劑　　　　　　④ 製造方法及過程
(A) 僅①②④　　　　　　(B) 僅②③
(C) 僅③④　　　　　　(D) 以上皆是

(A) 12. 某藥以肌肉注射懸液劑給藥劑量為 2mg/kg，24 小時 AUC 為 48mg·h/L，當口服溶液劑與懸液劑分別給與 5mg/kg 及 15mg/kg 後，其 24 小時 AUC 分別為 120 mg·h/L 及 360 mg·h/L，若以口服溶液劑為對照組，有關相對生體可用率(F_{rei})之敘述，以下何者正確？
(A) 肌肉注射懸液劑與口服懸液劑之 F_{rei} 相同
(B) 肌肉注射懸液之 F_{rei}=112%
(C) 口服懸液劑之 F_{rei}=82.9%
(D) 口服懸液劑之 F_{rei} 大於肌肉注射懸液之 F_{rei}

(D) 13. 何者是 pharmaceutical equivalents 之必要條件之一？
(A) 具相同賦形劑組成　　　　　　(B) 具相同藥物釋放幾轉
(C) 具相同包裝　　　　　　(D) 具相同活性成分劑量

實 力 檢 測（十七）

麒麟藥師 編授

(D) 1. 中藥三七具有止血作用之成分為：
- (A) oleuropein
- (B) morroniside
- (C) echinacoside
- (D) dencihine

【解析】 (D) 含氮生物鹼字尾~ine

(A) 2. Prunasin 與 sambunigrin 在化學結構上互為：
- (A) 非鏡像異構物
- (B) 鏡像異構物
- (C) 順式異構物
- (D) 反式異構物

【解析】 sambucus nigra 含(s)–Mandelonitrile glucoside 被水解為 L-mandelonitril(又稱 Benzaldehyde-cyanohydrin)

(D) 3. 下列何者與 prunasin 生合成之過程無關？
- (A) phenylalanine
- (B) phenylacetaldoxime
- (C) uridine diphosphate
- (D) prunasin hydrolase

【解析】 (D) 含 hydrolase 為水解代謝之 ase，不是合成酶

(C) 4. 何者非 sinigrin 經 myrosinase 水解後的產物？
- (A) glucose
- (B) allyl isothiocyanate
- (C) rhamnose
- (D) potassium hydrogen sulfate

【解析】 (A) glucose 葡萄糖；(C) rhamnose 鼠李糖

(D) 5. 中藥陳皮之成分 hesperidin 又稱為：
- (A) vitamin A
- (B) vitamin D
- (C) vitamin E
- (D) vitamin P

【解析】 (D) 依命名原則 hesp~即 He-is-p 來源

(D) 6. 下列化合物，何者之完全水解產物不含鼠李糖(rhamnose)？
- (A) rutin
- (B) naringin
- (C) hesperidin
- (D) hyperoside

【解析】 (D) 金絲桃苷

(D) 7. 下列生藥何者之藥用部位不是葉部？
- (A) lobelia
- (B) coca
- (C) khat
- (D) areca

【解析】 (D) 檳榔種子

(A) 8. Salicin 由柳樹皮製備過程中，需加入乙酸鉛以除去單寧，過剩之鉛離子如何去除？
- (A) 加入硫化氫
- (B) 加入鉻酸
- (C) 加入硫酸
- (D) 加入氫氧化鈉

【解析】 (A) PbS 黑色沉澱

(C) 9. 有關 psoralens 之敘述，何者錯誤？
(A) 化學結構屬於 furocoumarin 類
(B) 有光敏感性(photosensitizing)
(C) 可用於治療白內障
(D) Apiaceae 及 Rutaceae 植物含有此類成分

【解析】 (C) 可用於治療白癬、牛皮癬

(B) 10. 下列植物油與其基原之配對，何者錯誤？
(A) sesame oil–*Sesamum indicum* (Pedaliaceae)
(B) safflower oil–*Helianthus annuus* (Asteraceae)
(C) cottonseed oil–*Gossypium hirsutum* (Malvaceae)
(D) almond oil–*Prunus amygdalus* (Rosaceae)

【解析】 (B) safflower oil – 紅花子油 Carthamus tinctorius (Asteraceae)

(C) 11. 下列何者非生物鹼之檢測試劑？
(A) Dragendorff's 試劑   (B) Mayer's 試劑
(C) Fehling's 試劑   (D) Wagner's 試劑

【解析】 (C) 測還原糖，呈紅色(Cu_2O)

(A) 12. 何種生藥之使用部位為種子？
(A) areca   (B) sanguinaria
(C) ipecac   (D) ergot

【解析】 (B) sanguinaria 血根，用部根
(C) ipecac 吐根，用部根
(D) ergot 菌核

(A) 13. 關於非水滴定法的敘述，下列何者錯誤？
(A) 無法以電位滴定法進行終點檢測
(B) 典型的滴定劑之一是 lithium methoxide 的甲醇溶液
(C) 滴定劑之配製可使用無質子溶劑(aprotic solvent)
(D) 瑞香草藍(thymol blue)可作為滴定終點的指示劑

【解析】 (A) 應改為：常以電位滴定法進行終點檢測

(D) 14. 有關生藥成分 khellin 的敘述，何者錯誤？
(A) 結構屬於 furochromone type
(B) 具有抗尿道痙攣(urethral spasm)與腎絞痛(renal colic)作用
(C) 具有擴張冠狀動脈及氣管作用
(D) 主要由 *Ammi visnaga* 的根部得到

【解析】 (D) 主要由 *Ammi Visnage* 的種子得到

實 力 檢 測 （十八）

麒麟藥師 編授

(B) 1. 在無水乙酸中，下列四種酸所呈現的酸性強度由大至小的順序，何者正確？

① HCl   ② HBr

③ HNO_3 ④ $HClO_4$

(A) ①③②④   (B) ④②①③

(C) ④③①②   (D) ①②③④

(B) 2. 在非水滴定時，何者最常用於配置 0.1N 的過氯酸試劑？

(A) 98%過氯酸   (B) 70%過氯酸水溶液

(C) 1N 過氯酸水溶液   (D) 1N 過氯酸甲醇溶液

(A) 3. 何種指示劑常用於弱酸的非水滴定分析？

(A) 偶氮紫(azo violet)   (B) 孔雀石綠(malachite green)

(C) 結晶紫(crystal violet)   (D) 喹呐啶紅(quinaldine red)

【解析】 (A) 弱酸性指示劑。

判斷方法：被測藥品與指示劑同性質

(C) 4. 以酸鹼滴定分析順丁烯二酸(pKa 1.85, 6.05)和反丁烯二酸(pKa 3.03, 4.44)，其滴定曲線依序各有多少個明顯彎曲？

(A) 1；1   (B) 1；2

(C) 2；1   (D) 2；2

【解析】 (C) 依 pH=pKa±1 判斷

(A) 5. 常用於藥品容器之 type I, II, III 等三類玻璃之特性，何者正確？

(A) type I 玻璃具最小的熱膨脹係數

(B) type I 和 type II 均屬於 soda-lime 玻璃

(C) typeIII 玻璃之重金屬氧化物游離現象最少

(D) type I 玻璃在生產過程中有添加 sulfur dioxide

【解析】 (B) 應改為：Type II 屬於 soda-lime 玻璃

(C) 應改為：Type III 玻璃之重金屬氧化物游離現象最多

(D) 應改為：Type I 玻璃在生產過程中沒有添加 sulfur dioxide

(SO_2)；而是含 SiO_2 二氧化矽

(A) 6. 依中華藥典，除另有規定外，多劑量容器內貯存注射劑之總容量應為何？

(A) 不得大於 10 個單劑量且總容量≤30mL

(B) 不得大於 10 個單劑量且總容量≤50mL

(C) 不得大於 5 個單劑量且總容量≤30mL

(D) 不得大於 5 個單劑量且總容量≤50mL

(C) 7. 何種注射劑可以使用多劑量容器貯存？
(A) 脊椎管內注射　　　　　　(B) 心內注射
(C) 皮下注射　　　　　　　　(D) 硬膜外注射

(C) 可分次打
(A)、(B)、(D)為一次打完

(C) 8. 依中華藥典滅菌法 III，耐熱藥物製成 25mL 油溶液，並置於密閉容器中，其使用之滅菌溫度與時間何者正確？
(A) 115℃、25 分鐘　　　　　(B) 121℃、15 分鐘
(C) 150℃、60 分鐘　　　　　(D) 150℃、30 分鐘

(C) 9. 依中華藥典無菌試驗法，硫醇乙酸鹽培養基 II 最適合用來培養下列何菌種？
(A) 金黃色葡萄球菌　　　　　(B) 綠膿桿菌
(C) 產芽孢梭菌　　　　　　　(D) 枯草桿菌

(B) 10. 有關注射劑進行細菌類毒素(BET)試驗之敘述，何者錯誤？
(A) endotoxin 於人體會導致熱源性反應
(B) amebocyte lysate 對 G(+) endotoxin 之反應有足夠之靈敏度
(C) 可減少動物的使用以避免動物保護之爭議
(D) endotoxin 與 BET 試劑間之反應會因檢品之 endotoxin 含量升高而顯著增加

(B) 應改為：amebocyte lysate 對 G(-) endotoxin 之反應有足夠之靈敏度

(D) 11. 有關熱原(pyrogens)及熱源試驗之敘述，下列何者錯誤？
(A) 熱原主要係由革蘭氏陰性菌之細胞壁內脂多醣而來
(B) 熱原試驗之目的為測試藥品於注射後使病人發熱之程度以不超過規定最低限度為準則
(C) 熱原試驗中所使用之注射器、針頭及其他玻璃器皿等可置於 250℃中乾熱 30 分鐘以去除熱原
(D) 依中華藥典規定，熱原試驗須以不超過 1mL/kg 的用量，於 10 分鐘內經兔子耳靜脈注入

(D) 依中華藥典規定，熱原試驗須以不超過 10ml/kg 的用量，於 10 分鐘內經兔子耳靜脈注入

(A) 12. 何者可靜脈注射投藥，用於阿片類止痛劑過量之解毒劑？
(A) naloxone　　　　　　　　(B) methadone
(C) buprenorphine　　　　　　(D) naltrexone

(A) 抗字頭命名有 Nal-從(A)(D)二者選出(A)，因為(A)是純的 100%解毒劑

實 力 檢 測（十九）

麒麟藥師 編授

(A) 1. 依中華藥典，有關六次鉀四胺(hexamine, 分子量：140.2 g/mol)
之含量測定，以下敘述何者錯誤？
(A) 為鹼滴定法，利用 1N 氫氧化鈉為滴定液
(B) 加入過量 1N 硫酸，煮沸後之產物為甲醛及硫酸銨
(C) 必要時可用變色酸(chromotropic acid)溶液測試六次鉀四胺
是否分解完全
(D) 此含量測定法中，六次鉀四胺之 1 當量重為 35.05 g

【解析】 (A) 為酸殘餘滴定法，再以 1N 氫氧化鈉為反滴定液

(C) 2. 以滴定法進行顛茄鹼(atropine)的含量測定時，應於待測溶液中
加入下列何者？
(A) Mayer 試劑　　　　　　　(B) Wagner 試劑
(C) methyl red　　　　　　　(D) phenolphthalein

【解析】 (C) 為指示劑

(C) 3. 有關以澱粉作為指示劑之敘述，下列何者錯誤？
(A) 於微酸性環境中靈敏度較大
(B) 強電解質溶液會使其靈敏度降低
(C) 可用於高濃度碘之滴定，於滴定前加入
(D) 因澱粉液易變質，須每日新鮮配製

【解析】 (C) 可用於稀濃度碘之滴定，於滴定前加入

(C) 4. 有關 benzodiazepine 之敘述，以下何者正確？
(A) 增加 $GABA_A$ 接受器氯離子通道開啟的時間(duration)
(B) 半衰期較短的 benzodiazepine 較不易產生藥物依賴性
(C) 長期使用會造成耐藥性(tolerance)，與 benzodiazepine 受體
數量降低(down regulation)有關
(D) flurazepam 是 benzodiazepine 受體拮抗劑，能快速地反轉
benzodiazepine 藥物的作用

【解析】 下列選項應更正為：
(A) 間接增加 $GABA_A$ 接受活化器氯離子通道開啟穿透力增強
產生過極化而中樞抑制
(B) 半衰期較短的 benzodiazepine 較不易產生藥物耐藥性
(D) Flumazenil 是 benzodiazepine 受體拮抗劑，能快速地反轉
benzodiazepine

(C) 5. 關於 benzodiazepine 類藥物其適應症敘述，下列何者正確？
(A) 阿茲海默症 　　　　　　　(B) 帕金森氏症
(C) 抗癲癇、抗焦慮 　　　　　(D) 舞蹈症
【解析】 肌肉鬆弛、鎮靜安眠

(B) 6. 有關 triazolam 之敘述，何者錯誤？
(A) 代謝途徑為 α-hydroxylation 和 conjugation
(B) 主要活性代謝物是 desmethyldiazepam
(C) 作用快，藥效短
(D) 較常作為安眠劑
【解析】 (B) 應改為：代謝物是 α-hydroxylation 和 conjugation

(C) 7. 關於鎮靜安眠藥物，何者用於治療難以入睡型的失眠患者？
(A) diazepam 　　　　　　　　(B) estazolam
(C) zolpidem 　　　　　　　　(D)temazepam

(D) 8. 有患者來到急診室，主訴是服用過量的鎮靜安眠藥物，醫師的處方是給 flumazenil，患者可能服用過量的鎮靜安眠藥為何？
(A) zolmitriptan 或 diazepam 　　(B) pentobarbital 或 triazolam
(C) remelteon 或 buspirone 　　　(D) zolpidem 或 midazolam

(C) 9. 嚴重燒傷的病人服用非去極化神經肌肉阻斷劑(nondepolarizing neuromuscular blocking agent)，需要如何調整劑量，原因是？
(A) 增加藥物劑量，因為 extrajunctional Ach 受體退化
(B) 減少藥物劑量，因為 extrajunctional Ach 受體過度增生
(C) 增加藥物劑量，因為 extrajunctional Ach 受體過度增生
(D) 減少藥物劑量，因為 extrajunctional Ach 受體退化
【解析】 (C) 增加藥物劑量，因為 extrajunctional (外接)Ach 受體過度增生

(C) 10. 手術結束後，使用 sugammadex 的藥理作用與目的，下列何者正確？
(A) 中樞興奮劑，減少全身麻醉的中樞抑制作用，使病人早點恢復意識
(B) 中樞鎮痛劑，減少手術後的疼痛
(C) 抑制非去極化神經肌肉阻斷劑，恢復正常呼吸
(D) 抑制去極化神經肌肉阻斷劑，恢復正常呼吸，減少低氧狀態
【解析】 (C) 為選擇性肌肉鬆弛劑

(C) 11. 下列藥品在健康人的血液中，何者的解離態比例最高？
(A) acetaminophen 　　　　　　(B) carbamazepine
(C) aspirin 　　　　　　　　　(D) warfarin
【解析】 (C) 強；(A)、(B)及(D)為弱

(C) 12. 有關 indomethacin 之敘述，何者錯誤？
(A) 具有止痛及抗發炎作用
(B) 非選擇性抑制 COX
(C) 不會有中樞神經系統之副作用
(D) 使用後具腸胃不適之副作用

【解析】 (C) 應改為：會有中樞神經系統之副作用

(D) 13. 阿斯匹靈(aspirin)可抑制血小板的活化，其作用機制為何？
(A) 甲基化 cyclooxygenases，產生不可逆抑制
(B) 甲基化 prostaglandin synthase-1，產生不可逆抑制
(C) 乙醯化 thromboxane-A2 receptor，產生不可逆抑制
(D) 乙醯化 cyclooxygenase，產生不可逆抑制

(A) 14. Ibuprofen 是屬於下列哪個分類之止痛藥物？
(A) propionic acid derivative   (B) fenamates
(C) indole derivative   (D) oxicam

實 力 檢 測（二十）

麒麟藥師 編授

(D) 1. 何種藥物不具有 sulfonamide 基團？
    (A) acetazolamide   (B) probenecid
    (C) prontosil   (D) rofecoxib

【解析】 (D) rofecoxib 含 lactone 及 SO_2

(B) 2. 選擇性 COX-2 抑制劑之藥物設計，是利用 COX-1 與 COX-2 活性中心何種胺基酸的差異？
    (A) leucine 與 valine   (B) isoleucine 與 valine
    (C) serine 與 valine   (D) threonine 與 valine

(C) 3. 何種藥物之類固醇結構骨架中，不具 9α-氟取代基？
    (A) betamethasone   (B) dexamethasone
    (C) methylprednisolone   (D) triamcinolone

【解析】 (C) 命名原則知有~am~才有 9α-氟，故(C)沒有

(B) 4. 5α-Androstane 之 A/B，B/C，C/D 環之立體結構為何？
    (A) all cis   (B) all trans
    (C) cis，trans，cis   (D) trans，cis，trans

(A) 5. Risedronate 結構中，含有下列何種雜環？
    (A) pyridine   (B) pyrimidine
    (C) pyrazole   (D) pyrrole

【解析】 由命名原則 Risedronate，其中 Ri~為 pyridine 之縮寫，所以不能選(B)

(D) 6. 下列雙膦酸鹽(bisphosphonates)，何者結構中含硫原子？
    (A) risedronate   (B) ibandronate
    (C) pamidronate   (D) tiludronate

【解析】 (D) 英文字有 thi(S)縮寫

(C) 7. 藥物產生雙峰血中濃度之可能原因，下列何者錯誤？
    (A) 胃排空的變異   (B) 錠劑崩散不完全
    (C) 腎臟經主動分泌排泄   (D) 經膽汁腸肝循環

【解析】 (A)、(B)及(D)有再吸收才有雙峰

(C) 8. 何者最不受肝臟生理狀況之影響，而改變其藥動特性？
    (A) antipyrine   (B) erythromycin
    (C) neomycin   (D) chloramphenicol

【解析】 (C) 腎、耳毒性

(D) 9. 有關前驅藥與原型藥的敘述，何者最不可能發生？
(A) 前驅藥分子量小於原型藥分子量
(B) 前驅藥分子量大於原型藥分子量
(C) 前驅藥與生物標的結合力小於原型藥
(D) 前驅藥與生物標的結合力大於原型藥

(B) 10. 中藥黃連(Coptidis Rhizoma)藥效成分 berberine 屬於下列哪一種
生物鹼？
(A) quinoline   (B) isoquinoline
(C) pyridine-piperidine   (D) purine

【解析】 (B) 考生藥分類

(C) 11. 何者為具有γ-lactone 環之生物鹼？
(A) berberine   (B) sanguinarine
(C) hydrastine   (D) emetine

(A) 12. 何者為 phthalideisoquinoline 類生物鹼？
(A) hydrastine   (B) physostigmine
(C) brucine   (D) physovenine

(D) 13. 何種成分因具有骨骼肌鬆弛作用，可用兔子垂頭試驗(head-drop)
作為效價測定？
(A) reserpine   (B) hydrastine
(C) sanguinarine   (D) tubocurarine chloride

(A) 14. 何者為血根(bloodroot)的基原植物？
(A) *Sanguinaria canadensis*   (B) *Cephaelis ipecacuanha*
(C) *Hydrastis candensis*   (D) *Strychnos castelnaei*

(B) 15. Δ⁹-THC 之化學結構具有下列何種官能基？
(A) 酯基   (B) 醚基
(C) 醛基   (D) 羧基

【解析】 (B) 為印度大麻結構

實 力 檢 測 (二十一)

麒麟藥師 編授

(B) 1. 下列生藥與基原植物科別之配對，何者正確？
(A) catharanthus–Loganiaceae　　(B) pilocarpus–Rutaceae
(C) peyote–Rubiaceae　　(D) kola–Celastraceae

【解析】 下列選項應更正為：
(A) catharanthus-Apocynaceae
(C) peyote-cactaceae
(D) kola-sterculiaceae

(#) 2. 下列生藥所含成分與其治療用途之配對，何者正確？
(A) vinca：vinblastine，anti-neoplasm
(B) cinchona：quinine，anti-malaria
(C) pilocarpus：physostigmine，anti-glaucoma
(D) ergot：ergotamine，anti-migraine

【解析】 以上皆是

(D) 3. 何種電子躍遷之莫耳吸光度(molar absorptivity)最大？
(A) $\sigma \rightarrow \sigma^*$　　(B) $n \rightarrow \sigma^*$
(C) $n \rightarrow \pi^*$　　(D) $\pi \rightarrow \pi^*$

(C) 4. 有關紫外光/可見光光譜法之敘述，何者錯誤？
(A) 檢品容槽應以固定面向置入儀器
(B) 檢品溶於有機溶媒進行測定時，應防止溶媒揮發
(C) 檢品溶液內含懸浮顆粒時將導致吸光值減少
(D) 檢品溶液使用之溶媒，在測定波段應儘量不具吸光性

【解析】 (C)應改為：檢品溶液內含懸浮顆粒時將導致透光值減少

(B) 5. 在紫外光光譜中，中藥麻黃主成份 ephedrine 的最大吸收波長約
為 250nm，其來自於何種電子能階躍升？
(A) $n \rightarrow \pi^*$　　(B) $\pi \rightarrow \pi^*$
(C) $\sigma \rightarrow \pi^*$　　(D) $\sigma \rightarrow \sigma^*$

【解析】 由字命名含 phenyl 結構，具備共振，故選(B)

(A) 6. 有關莫耳吸光度(molar absorptivity, ε)值之敘述，何者錯誤？
(A) 與測定之波長無關
(B) 與測定之溶媒有關
(C) 與檢品之結構有關
(D) 值愈大，愈可進行微量分析

【解析】 (A) 與測定之波長有關

（　D　）7.　取一顆標稱含量為 20.0mg 之 warfarin sodium 錠劑，配成之檢品溶液稀釋 10 倍至最終體積 100mL，在 307nm 測量溶液之吸收值為 0.760，溶液之吸光係數(A：1%，1cm)為 400。錠劑實際含量與標稱含量的比值為何？

(A) 1.05
(B) 1.01
(C) 0.98
(D) 0.95

【解析】　依公式 $A = E_{1\,an}^{1\%}$,bc

(1) 0.76 = 400×1×C

C = 0.0019 克 = 1.9 mg

(2) 20 mg ÷ 10 = 2 mg

(3) 1.9 mg / 2 mg = 0.95

（　C　）8.　何成分之 0.5%熱水溶液，可以用來清洗一般橡皮塞(rubber closures)？

(A) sodium chloride
(B) sodium acetate
(C) sodium pyrophosphate
(D) sodium lauryl sulfate

（　A　）9.　下列 insulin 製劑，何者之 duration 最短？

(A) insulin lispro
(B) regular insulin
(C) isophane insulin
(D) insulin glargine

【解析】　(A) 找藥名有 AA 命名者

（　C　）10.　何者較無法防止糖漿劑之蔗糖結晶析出？

(A) 甘油(glycerin)
(B) 山梨醇(sorbitol)
(C) 酒精(ethanol)
(D) 甘露醇(mannitol)

【解析】　(C) 25%以上酒精就會使蔗糖沉澱析出

（　B　）11.　有關醑劑、酏劑及酊劑之敘述，何者有誤？

(A) 皆含有乙醇
(B) 醑劑應置於緊密容器貯藏於 8～15℃
(C) 新鮮生藥製成之酊劑，每 100mL 代表生藥 50g 之效能
(D) 劇藥之酊劑，每 100mL 代表生藥 10g 之效能

【解析】　(B) 應改為：醑劑應置於緊密容器貯藏於冷處(8℃以下)

（　D　）12.　利用滲漉法抽提生藥 1000g，以每分鐘滲出 3.5mL 滲漉液的速率製備流浸膏，此為何種滲漉速率製備法？

(A) 慢速率
(B) 低速率
(C) 中速率
(D) 快速率

【解析】　(A) 1ml/min

(C) 1~3 ml/min

(D) 3~5ml/min

（　C　）13. 有關「碘酊」與「複方安息香酊」之敘述，何者正確？
  (A) 均含有乙醇與水做為媒液
  (B) 皆以簡單溶解法製備
  (C) 皆為局部外用酊劑
  (D) 皆添加甘油以增加溶解度

【解析】 下列選項應更正為：
  (A) 乙醇與水作為媒液，複方安息香酊不含水
  (B) 簡單溶解法製備，複方安息香酊用浸漬法
  (D) 皆不添加甘油以增加溶解度
  複方安息香酊組成：乙醇浸溶劑(不含水)qs
  蘆薈 20g；蘇合香 80g；妥路香膠 40mg，共製 1000ml

（　C　）14. 有關界面活性劑 HLB 值大小之比較，以下何者正確？
  (A) Span 60 > Span 20   (B) Tween 80 > Tween 40
  (C) Tween 20 > Span 80   (D) Span 20 > Tween 80

【解析】 HLB 值越大代表 O/W 愈親水，而 80 代表油酸 18 個碳，40
  代表棕櫚酸 16 個碳，40 水性較大。所以(B)不對

（　A　）15. Etoposide 為何種生藥成分之衍生物且用於治療何種疾病？
  (A) podophyllotoxin；癌症   (B) guaiacol；感冒
  (C) coumarin；血栓   (D) methoxsalen；白斑症

【解析】 15. (A) 以後同類字根~poside

實力檢測（二十二）

(C) 1. CYP2D6 基因型為 CYP2D6*4 等位基因(allele)者，對於使用 tamoxifen 或 tolterodine 治療的影響，分別為何？
(A) tamoxifen 療效增加、tolterodine 副作用增加
(B) tamoxifen 療效增加、tolterodine 副作用降低
(C) tamoxifen 療效減弱、tolterodine 副作用增加
(D) tamoxifen 療效減弱、tolterodine 副作用降低

【解析】 CYP2D6 會抑制 tolterodine 之代謝，且會促進 tamoxifen 的代謝，故選(C)

(D) 2. 有關 PDE5 抑制劑之敘述，何者正確？
(A) sildenafil 與 vardenafil 均具 pyrazolopyrimidinone 結構
(B) tadalafil 具活性代謝物
(C) 藥效最長者為 sildenafil
(D) 活性依序為 vardenafil > sildenafil > tadalafil

【解析】 以下選項應更正為：
(A) sildenafil 具 pyrazolopyrimidinone 結構，且 N-demethyl 代謝有活性
(B) tadalafil 不具活性代謝物
(C) 藥效最長者為 Vardenafil

(D) 3. 下列藥物，何者具有 3,4-dimethoxyphenyl 結構？
(A) valsartan (B) venetoclax
(C) velpatasvir (D) verapamil

【解析】 (A) 降血壓
(B) 細胞淋巴瘤抑制劑
(C) ⊖病毒複製⊖NS5A 病毒 RNA 複製

(B) 4. 抗心律不整藥物中，何者屬 bis-methanesulfonamide 衍生物？
(A) sotalol (B) dofetilide
(C) ibutilide (D) procainamide

【解析】 由命名知 Bis-即 D(i)，故選(B)

(A) 5. 何種 HMG-CoA 還原酶抑制劑具活性代謝物？
(A) atorvastatin (B) pravastatin
(C) fluvastatin (D) pitavastatin

【解析】 (A)半衰期長，強度大
(B)、(C)及(D)代謝不具活性

(D) 6. Δ^9-Tetrahydrocannabinol 主要分佈在 *Cannabis sativa* 之何種
部位？
(A) 莖部　　　　　　　　　(B) 皮部
(C) 根部　　　　　　　　　(D) 雌花

(C) 7. 有關對 ezetimibe 結構與活性之敘述，何者錯誤？
(A) 具有 β-lactam 結構
(B) phenolic 基團改成 *p*-methoxyphenyl 仍有活性
(C) aliphatic hydroxyl 改成 aliphatic methoxy 則活性提高
(D) *p*-fluorophenyl 之 fluoro 取代，可延長作用時間

【解析】 (C) 應更正為：aliphatic hydroxy 改成 aliphatic methoxy 則活性
下降

(D) 8. 下列生藥，何者不富含 caffeine？
(A) coffee bean　　　　　　(B) guarana
(C) mate　　　　　　　　　(D) tonka bean

【解析】 考分類，(D)不同類
(B) 瓜拉那
(C) 馬黛茶(巴拿圭茶，冬青科)
(D) 香豆(內脂環配糖體)

(D) 9. 何種生物鹼的基本骨架與其他三種不同？
(A) mescaline　　　　　　　(B) cathinone
(C) ephedrine　　　　　　　(D) theophylline

【解析】 (D) 考分類，(A)(B)(C)為生物鹼胺類，(D)為 purine 類生物鹼

(B) 10. 關於 proanthocyanidin 之敘述，何者錯誤？
(A) 為 condensed tannin
(B) 加熱處理後單體間之 C-C 鍵結易斷裂
(C) 其單體大部分為 flavan-3-ol
(D) 具抗氧化作用

【解析】 (B) 應為：加熱處理後單體間知 C-C 鍵不易斷裂

(C) 11. 生藥與其所含樹脂類型之配對，下列何者錯誤？
(A) rosin – resin　　　　　　(B) turpentine – oleoresin
(C) storax – oleo-gum-resin　(D) benzoin – balsam

【解析】 (C) 應改為：storax—香膠 Balsam

(C) 12. 何種生藥可作為牙齒塗料(dental varnish)？
(A) eriodictyon　　　　　　(B) colophony
(C) mastic　　　　　　　　(D) myrrh

【解析】 (A) 北美聖草、(B) 松香、(C) 乳香、(D) 沒藥

實 力 檢 測（二十三）

麒麟藥師 編授

(A) 1. 關於紅外光光譜測定法在結構鑑定的應用敘述，何者有誤？
(A) 600～950cm⁻¹ 間廣泛用於解析化合物的詳細結構
(B) C≡N 的 stretching band 約在 2200～2300 cm⁻¹
(C) 醯胺基之 N-H stretching band 約在 3100～3400 cm⁻¹
(D) 芳香環之 C=C 的 stretching band 約在 1500～1600 cm⁻¹

【解析】 (A) 應改為：800~3700 cm⁻¹ 間廣泛用於解析化合物的詳細結構

(B) 2. 有關紅外光光譜法中官能基團吸收波數之敘述，何者正確？
(A) C–H：1500～1700 cm⁻¹　　(B) O–H：3200～3600 cm⁻¹
(C) C=O：1050～1300 cm⁻¹　　(D) C=C：2100～2260 cm⁻¹

【解析】 下列選項應更正為：
(A) C–H：2500~3700 cm⁻¹
(C) C=O：1500~1900 cm⁻¹
(D) C=C：1500~1900 cm⁻¹

(A) 3. 何者非傅立葉轉換紅外線光譜儀之組件？
(A) 光電倍增管(electrophotomultiplier)
(B) 光束分岐鏡(beam splitter)
(C) 熱電偶偵測器(thermocouple detector)
(D) 紅熱棒(globar)

(A) 4. 關於利用紅外光光譜測定樣品的敘述，何者錯誤？
(A) 一般固態檢品常以氟化鉀作為介質
(B) 一般固態檢品經壓製成片後進行測定
(C) 一般可用聚苯乙烯薄膜進行波數校正
(D) 固態檢品須與對照標準品具相同晶形

【解析】 (A) 應改為：一般固態檢品常以溴化鉀錠片作為介質

(C) 5. 關於比旋光度值計算式：$[\alpha]_D=100\alpha/1c$ 之敘述，何者錯誤？
(A) 貯液槽之長度為 10 cm　　(B) 使用光源之波長為 589 nm
(C) 檢品濃度 c 之單位為 g/mL　(D) 水可作為溶媒

【解析】 (C) 檢品濃度 c 之單位為 g/100ml

(D) 6. 於原子放射光譜中，鈉原子由激發態回至基態時放出波長 589nm 的光，是由下列哪種電子遷移產生？
(A) 3p→3d　　　　　　　　(B) 4s→4p
(C) 3s→3p　　　　　　　　(D) 3p→3s

(C) 7. 有關折光率測定之敘述，何者正確？
(A) Laurent half-shadow polarimeter 為折光率測定儀
(B) 中華藥典中所規定使用之光源為氖燈
(C) 可測量乙醇水溶液中之乙醇濃度
(D) 測定波長與折光率大小無關

【解析】 下列選項應更正為：
(A) Laurent half-shadow polarimeter 為旋光度測定儀
(B) 中華藥典中所規定使用之光源為鈉燈
(D) 測定波長與折光率大小有關

(B) 8. 關於螢光度分析法影響因子之敘述，何者正確？
(A) 樣品中含有重金屬，可增加放射光的強度
(B) 樣品可使用低於 UV 測試之濃度
(C) 可直接使用本法分析樟腦(camphor)
(D) 提高溫度會增加螢光強度

【解析】 下列選項應更正為：
(A) 測樣品中結構含雙鍵共振
(C) 不可直接使用本法分析樟腦(camphor)
(D) 提高溫度會降低螢光強度

(A) 9. 以下關於原子放射光譜分析的敘述，何者正確？
(A) 用於檢測製劑中特定鹼金族元素，如鈉、鉀與鋰
(B) 原理是偵測原子吸收所提供之能量
(C) 主要用於定性分析
(D) 不適用於檢測製劑中鈣與鋇之含量

【解析】 下列選項應更正為：
(B) 原理是偵測原子放射所提供之能量
(C) 主要用於定量分析
(D) 適用於檢測製劑中鈣與鋇之含量

(B) 10. 在硼酸鹽的過程中，取硼酸鹽溶液加鹽酸使成酸性，能使哪種試紙變成棕色，若放置乾燥後，顏色即變深，若用氨試液濕潤，則變成墨綠色？
(A) 廣用試紙　　　　　　　(B) 薑黃試紙
(C) 殘氯試紙　　　　　　　(D) 氯化亞鈷試紙

(C) 11. 下列 LC/MS 分析檢測流程何者正確？
① 離子化　　② 離子分離　　③ 離子檢測　　④ LC 分離
(A) ①②③④　　　　　　　(B) ①③②④
(C) ④①②③　　　　　　　(D) ④②①③

(D) 12. 有關質譜法中各種離子分離器(analyzer)之原理描述何者錯誤？
(A) 磁場式(magnetic sector)：利用靜電場裝置將離子動能侷限在較小範圍
(B) 四極柱(quadrupole)：利用控制直流電場及無線電波頻率電場以選擇特定質荷比離子
(C) 飛行時間(time of flight)：利用離子通過相同飛行區域所需時間作為質荷比之計算依據
(D) 離子阱(ion trap)：利用直流電場將離子留置在阱內

【解析】 (D) 應改為：離子阱(ion trap)：利用環形電極內捕捉離子，將離子留置在阱內

(D) 13. 質譜分析中，何種離子化方式最有助於蛋白質結構解析？
(A) electron impact ionization
(B) negative ion chemical ionization
(C) positive ion chemical ionization
(D) matrix-assisted laser desorption ionization

【解析】 (D) 基質輔助雷射脫附，具飛行時間

(A) 14. 某化合物經質譜分析其[M]$^+$為奇數，除含碳、氫、氧之外，最可能含有下列何種元素？
(A) N   (B) S
(C) P   (D) K

【解析】 (A) 主要同位素為 ^{14}N，其他同位素(找只有一個的)為 ^{15}N

實 力 檢 測（二十四）

麒麟藥師 編授

(B) 1. GC-MS 不適用於下列何者分析？
   (A) 揮發油之成分
   (B) 抗體藥物之不純物
   (C) 小分子藥物製程之中間產物
   (D) 尿液中之管制藥品及其代謝物

(C) 2. 何者不適當充當 matrix-assisted laser desorption ionization (MALDI)法之介質？
   (A) 2,5-dihydroxy benzoic acid　　(B) nicotinic acid
   (C) butyric acid　　　　　　　　(D) ferulic acid

【解析】 (C) 因為小結構
   題目解析：基質輔助雷射脫附，具飛行時間，有助於蛋白質結構解析

(D) 3. 有關質譜分析的敘述，何者正確？
   (A) 化學游離法(CI)適用於蛋白質的分子量測定
   (B) 測定蛋白質的分子量時，可用電子撞擊離子法(EI)
   (C) 常壓下的離子化技術尚未被開發
   (D) 質譜圖通常以 m/z 為橫軸，各離子的相對強度為縱軸

【解析】 以下選項應更正為：
   (A) 化學游離法(CI)適用於甲烷、異丁烷、NH_3
   (B) 測定高極性高分子量，例如抗體藥物之品管，可用電子撞擊離子法(EI)
   (C) 常壓下的離子化技術已被開發

(D) 4. 以下何種方法無助於懸液劑分散相之 flocculation？
   (A) 調整製劑 pH 值　　　　　　(B) 加入電解質
   (C) 加入非離子性界面活性劑　　(D) 降低顆粒大小

【解析】 (D) 本題考懸浮劑外圍三 e 法之原則

(B) 5. 有關骨質疏鬆治療用藥 denosumab 之敘述，何者錯誤？
   (A) 為人類單株抗體製劑
   (B) 主要是藉由拮抗 calcineurin 而產生藥效
   (C) 以皮下注射方式給藥
   (D) 抑制噬骨細胞活性

【解析】 (B) 應改為：主要是藉由拮抗抑制噬骨細胞活性而產生藥效

(D) 6. 下列 corticosteroids 製劑中，何者抗發炎的能力最強，最常用於急需產生強效抗發炎效果時使用？

(A) cortisol   (B) triamcinolone

(C) fludrocortisone   (D) dexamethasone

【解析】 依命名法，先找~am~，有(C)(D)；再從中找主要命名(D)

(B) 7. Clomiphene 主要透過下列何種機轉而促使卵巢排卵？

(A) 活化下視丘之 progesterone 受體

(B) 拮抗下視丘之 estrogen 受體

(C) 拮抗卵巢細胞之 androgen 受體

(D) 活化卵巢細胞之 luteinizing hormone(LH)受體

(B) 8. 下列性荷爾蒙製劑中，何者可和 ethinyl estradiol 合併使用作為口服避孕藥，而且最不易產生雄性素作用(androgenic effect)？

(A) clomiphene   (B) desogestrel

(C) fluoxymesterone   (D) norethindrone

【解析】 常用口服避孕藥組成為雌性激素(題目有)，另一個為(B)黃體類(字根~gestrel)

(C) 9. Organic nitrates 用於治療心絞痛主要的藥理機制為何？

(A) 經由抑制平滑肌細胞內 cGMP 代謝，擴張冠狀動脈以增加血流量

(B) 擴張動脈血管，減少心臟後負荷，降低心臟壓力

(C) 經由減少心臟前負荷，降低心輸出量，使心肌需氧量降低

(D) 抑制血小板凝集，避免粥狀硬化區更加狹窄

(A&B) 10. Renin-angiotensin system 作用藥物，用於心衰竭(CHF)治療的機制，何者正確？

(A) angiotensin receptor blocker 以及 ACEI 皆可以減少 preload 及 afterload

(B) angiotensin converting enzyme inhibitors 不會影響交感神經釋放神經傳遞物質

(C) losartan 會增加血中 angiotensin II，反而會增加心臟纖維化

(D) captopril 不會減少 aldosterone 產生，所以不會影響 prelod

【解析】 (C) 應改：losartan 會增加血中 aldosterone II，副作用高血鉀

(D) 應改：captopril 會減少 aldosterone 產生，所以會影響 prelod

(B) 11. Amiodarone 能有效地治療嚴重心室心律不整或上心室心律不整，何者不是長期使用 amiodarone 會產生的副作用？

(A) thyroid dysfunction   (B) osteoporosis

(C) pulmonary fibrosis   (D) gray-blue skin discoloration

【解析】 (B) 骨質疏鬆

(A) 甲狀腺功能障礙 (C) 肺部纖維化 (D) 變色

(C) 12. 治療妥瑞氏症(Tourette syndrome)藥物及作用機制敘述如下，
何者有誤？
(A) pimozide – dopamine receptor antagonist
(B) haloperidol – dopamine receptor antagonist
(C) guanfacine – β_2 agonist
(D) botulinum toxin A – 神經肌肉阻斷

【解析】 (C) 應改為：guanfacine – 降血壓
註：妥瑞氏症(Tourette syndrome)好發於 3~18 歲之間，屬於
神經性的疾病，對一個單一個動作或聲音會反覆抽動，
會持續一年以上。

(B) 13. Methyldopa 可用於治療妊娠高血壓，其藥物作用機轉為何？
(A) 可直接活化α_2-adrenergic receptor 產生降壓作用
(B) 代謝物α-methylnorepinephrine 可活化α_2-adrenergic receptors
產生降壓作用
(C) 代謝物α-methylnorepinephrine 可抑制 DOPA decarboxylase
減少 norepinephrine 生成，產生降壓作用
(D) 可直接活化 dopamine β-hydroxylase，減少 norepinephrine
生成，產生降壓作用

實 力 檢 測 （二十五）

麒麟藥師 編授

(B) 1. 下列藥物治療用途，何者錯誤？
(A) midodrine 可用於治療姿態性低血壓
(B) moxonidine 可用於治療氣喘
(C) clonidine 可用於治療高血壓
(D) oxymetazoline 局部使用可治療鼻塞

【解析】 (B) 應改為：moxonidine 可用於治療高血壓

(B) 2. 降血脂藥 fenofibrate 可運用於治療高 VLDL 之三酸甘油酯症
(hypertriglyceridemias)。此藥可增加 lipoprotein lipase(LPL)及
apo A-I/II 含量，也提升肝臟及骨骼肌肉脂肪之氧化。何者為其
作用標的？
(A) AMP-activted protein kinase (AMPK)
(B) peroxisome proliferator-activated receptor-alpha (PPAR-alpha)
(C) transport protein NPC1L1
(D) HMG-CoA reductase

【解析】 由命名法知，字根~fibrate 的藥皆作用在 PPAR α

(C) 3. 何種藥物不僅能降 lipoprotein level，經由抑制 isoprenoids 合成
，也能降低 Rho 及 Rab 蛋白等的 prenylation，對減少冠狀動脈
疾病發生、甚至對減少 Aβ 蛋白在神經堆積均有幫助？
(A) fibrates   (B) nicotinic acid
(C) statins   (D) CETP inhibition

(C) 4. 降血脂藥 ezetimibe 主要是減少小腸回收多種固醇類(phytosterols
及 cholesterol)，且具有輔助 statin 藥物降低 LDL 療效。何者為
其作用標的？
(A) microsomal triglyceride transfer protein (MTP)
(B) HMG-CoA reductase
(C) transport protein NPC1L1
(D) peroxisome proliferator-activated receptor

【解析】 依解題班所教的解題法，如刪去法，容易找出(C)

(A) 5. 下列何類升糖素肽-1 受體促效劑(GLP-1 agonists)，結構中具有
長鏈脂肪酸？
(A) semaglutide   (B) lixisenatide
(C) exenatide   (D) dulaglutide

(B) 6. 利尿劑之作用機制依腎小管不同區域而有所差異，下列配對何者錯誤？

(A) acetazolamide–近曲小管(proximal convoluted tubule)

(B) furosemide–降支小管(thin descending tubule)

(C) thiazide–遠曲小管(distal convoluted tubule)

(D) spironolactone–集尿小管(collecting tubule)

【解析】 (B) furosemide–亨利氏上行攀(ascending limb of Henle)

(C) 7. 下列何種利尿劑不具 sulfonamide 結構？

(A) indapamide   (B) metolazone

(C) ethacrynic acid   (D) torsemide

【解析】 依字根命名法，先去除(A)(D)，再由(B)(C)二選一。

因(C)具備~acry 之結構，不符合題意

(C) 8. β-Carotene 為生合成 vitamin A 之重要中間物，如過度使用易造成何種副作用？

(A) 貧血   (B) 高血壓

(C) 皮膚色素沉積   (D) 高血脂

(C) 9. 何者為抗病毒藥 ganciclovir 之主要副作用？

(A) 心毒性   (B) 神經毒性

(C) 血液毒性   (D) 腎毒性

【解析】 (C) 血液毒性及視網膜炎

(A) 10. 下列藥物何者口服吸收效果差？

(A) nafcillin   (B) amoxicillin

(C) methicillin   (D) carbenicillin

【解析】 依 penicillin 支鍵命名法

(D) 11. 在 caftaroline fosamil 結構中，不具下列何種雜環？

(A) thiazole   (B) thiadiazole

(C) pyridine   (D) pyrrolidine

【解析】 pyrrolidine 為第四線 cephalosporin 之藥。＜藥學上唯一命名有誤之藥，本品字尾有~roline 應選 pyrrolidine 結果沒有此結構＞

(C) 12. 有關 fidaxomicin 的敘述，何者有誤？

(A) 屬於巨內酯(macrolides)抗生素

(B) 結構中含有糖基

(C) 口服吸收良好

(D) 用於治療困難梭狀芽孢桿菌(*C. difficile*)感染

(D) 13. 下列胺糖苷類(aminoglycosides)抗生素，何者結構中具有 D-ribose 基團？

(A) kanamycin   (B) gentamicin

(C) tobramycin   (D) neomycin

【解析】 (A)(B)(C)由三大巨環所組成，而(D)為四大巨環組成的，因為多了題目 D-ribose

(A) 14. 服用 codeine 止痛時，若病人屬於 CYP2D6 ultrarapid metabolizer，基於藥動學觀點，有關其臨床結果(clinical outcome)之敘述，何者最適當？

(A) 快速代謝成 morphine，造成呼吸抑制作用機率較 CYP2D6 extensive metabolizer 大

(B) 快速代謝成 morphine，造成呼吸抑制作用機率較 CYP2D6 extensive metabolizer 小

(C) 代謝快慢均不會造成呼吸抑制作用

(D) 無法得知對呼吸抑制作用之影響

【解析】 CYP2D6 可對–OCH$_3$代謝，依 Codeine 命名含之，代謝後成為 morphine，呼吸抑制作用(μ 受體)變大

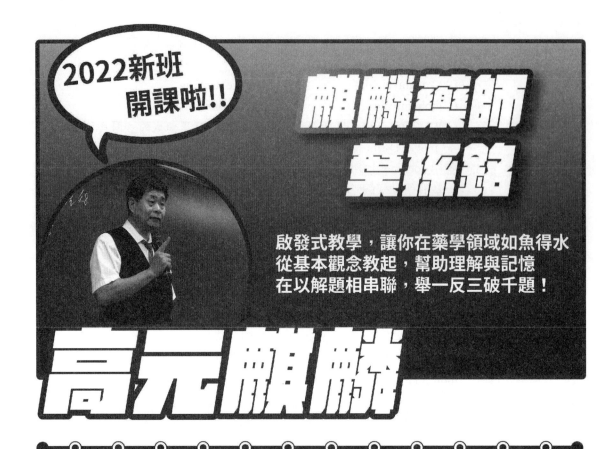
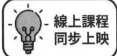

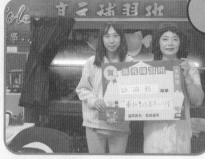

胡珮甄

原就讀
嘉藥 藥學系

考取
110藥師國考一階

掃碼觀看
上榜分享

老師在基礎班幫我奠定良好的基礎，讓我藥化藥分受用無窮。

一下時有先上藥理藥化基礎班，很喜歡老師的教法，將藥名與結構的關聯性講的非常清楚、很好記憶，讓我在學校的藥化取得很好的成績，就這樣繼續選擇麒麟。當初想要補習是因為想要節省唸書的時間(少走一些冤枉路)，把剩下的時間做更有效率的運用。

選擇面授的原因是我喜歡大家一起努力的感覺，畢竟國考是條漫漫長路，孤軍奮戰太痛苦了！加上面授有什麼問題也可以馬上詢問老師，對我而言學習更有效率。

解題班的時候老師有再把常考的結構幫我們做整理，我覺得用來準備考試非常足夠，因為每個單元常考的藥物就那幾個，熟記那些就可以了！

感謝當初老師在基礎班的時候幫我奠定良好的雜環基礎，讓我藥化與藥分的受用無窮。

謝謝老師、師母、君君，補習班是一個很溫暖的地方，還有訂便當這種貼心的服務。送給學弟妹一段我很喜歡的話：努力的意義是放眼望去都是自己喜歡的人和事，祝福學弟妹們都能早日上岸，我們高處見！

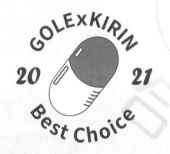

鄭曜德

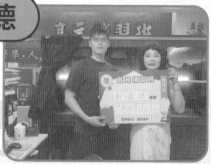

原就讀
嘉藥 藥學系

考取
110藥師國考一階

在補習之前，我對於藥化的概念一知半解比較多，聽說麒麟老師對於藥化有特別厲害的教法，所以才選擇去高元補習班補習麒麟老師的課程。

雖然考第一次國考的時候沒有考過，部分的原因是同時在醫院實習，所以造成沒有辦法專心在國考上。第二次考試就有遵循麒麟老師的讀書方式以及他對於藥化的一些特殊的結構在上課的時候都有跟我們特別叮嚀，而且上課一定要把筆記作好、作齊。這樣才不會在之後要回去複習或是在翻課本的時候發現：課本都是白的、完全不記得老師當時講的什麼東西。特別是我覺得最近生藥的結構越考越多，對於麒麟老師的學生去參加國考會比較有利！

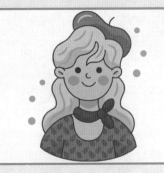

黃鈺珊

原就讀
大仁 藥學系
考取
110藥師國考一階

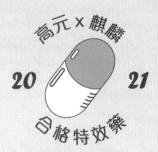

高元 X 麒麟
20 21
合格特效藥

本來放棄藥化的我，因為老師清楚分析字中的結構讓我愛上藥化

當初麒麟老師有線上課程很吸引我，本來我是很排斥補習的人，靠自己考了三次都不是很理想，試聽完麒麟老師的藥理藥化就決定是麒麟老師了。

線上課程非常方便我在家自學跟安排時間，本來放棄藥化的我因為麒麟老師清楚分析字中的結構讓我愛上藥化，藥化根本不是死背的科目而是一個可以理解的科目。

藥學要背的東西太多了！靠死背根本沒辦法記太久，老師的講義薄薄的一本但都是重點中的重點。

好好上課，課後好好複習，短時間內會進步很多！好險當初選擇麒麟老師讓我這次順利考過，感謝老師！

周伯倫

掃碼觀看
上榜分享

原就讀
嘉藥 藥學系
考取
110藥師國考一階

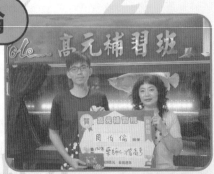

只要抱持著正向的心態，我相信你也離終點不遠了！

起初是學校在教藥化時，看到成千上萬的藥化結構，我就覺得完蛋了，幸好在學長姐的介紹下，我來到了麒麟，老師藥化厲害的地方在於，都會從藥的學名下手，再聯想結構長怎麼樣，有點像是右腦圖像733學習法，不僅記得久，也能在考試當下透過聯想的方式馬上想起來答案，要忘記都很難！

我是補老師的一階國考班，我覺得補完之後再去學校上課，會比較聽得懂老師在說甚麼，跟著老師的進度，在念書時也會比較安心。藥理藥化放心交給老師準沒錯！

考試本身並不困難，困難的是等待下一次考試的煎熬以及自己的抗壓性，所以我覺得接近考試時，更要告訴自己，已經這麼努力了，不管這次會不會通過，我都不會對不起自己！只要抱持著這樣正向的心態，我相信你也離終點不遠了！

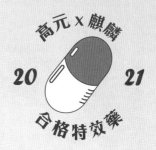

孫竺靖

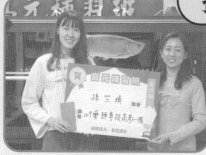

原就讀
嘉藥 藥學系
考取
109藥師國考一階

讀最少書也能通過藥師國考！

會選擇補習是因為學校教得藥裡藥化不夠熟悉，覺得很難下手、茫然。

之所以選擇來高元上麒麟老師的面授班是因為獨門效率的教學還有輕薄的講義。雖然要念的東西很多，上過老師的藥理藥化之後，進度變得很好掌控，有一定的規則可以依循，只要搞懂大標題與大方向，讀起來事半功倍；不需要花很多時間地毯式的讀書，也能從大原則推敲出正確答案。

一階班上完之後，接著上解題班，讓我對國考的解題增加許多信心。以前看到題目都很茫然，覺得自己沒有背到這個地方。跟著老師的進度重新學習、觀察題目，猜出題老師想考的觀念，進而去猜答案。有些看起來很難的題目，其實用簡單的猜題技巧就可以猜出正確答案。

各位學弟妹一定要來聽看看老師的解題衝刺班怎麼解題，一定會增加許多考試信心，除此之外，還可以學到許多解題技巧！

程名豪

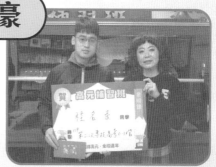

掃碼觀看
上榜分享

原就讀
嘉藥 藥學系
考取
109藥師國考一階

一開始試聽，就被老師的教學理念所吸引，不執著補充知識，講求的是有效率的讀書方法。這對於接近考試時期的我，有非常大的幫助。

在補習的這段期間，感受到老師的教學觀念所帶給我的好處，包括：化繁為簡的讀書觀念及藥名拆字的讀書技巧。身為藥學系的學生，平常要念的書、要記憶的知識非常龐大，假設念錯方向或一昧地追求滿滿的筆記，會造成自己很大的負擔，與考試背道而馳。老師的教學方式與上課講義都是歷年國考題所修改出的精要重點，沒有過多的冗言贅字。只要認真上課，回家重複讀熟，在考場上也能用同樣的觀念以少擊多。藥名拆字是一套非常有意思的學習方法，除了將龐大的藥物資訊與藥名結合，甚至是藥化結構、藥理機轉，就連死板的藥劑也能在藥名上看得仔細。這樣的讀書方法對自己的記憶與效率有非常大的改善，希望學弟妹可以跟著老師將這套方法好好熟練。當初選擇補習班，就告訴自己，不需要依靠補習班得到精美的筆記，而是要學到更多、更有效率的讀書方式。現在看來，我做了一個明智的決定！

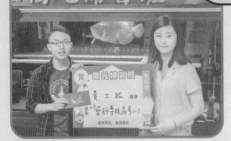

黃士絋

原就讀
嘉藥 藥學系

考取
109藥師國考一階

高元 x 麒麟
20 21
合格特效藥

大二時的藥化基礎極差，藥化課輔班把我從被當邊緣救了起來

六堂的藥理藥化基礎班一定要上！它可以將藥理藥化深厚打底。其實藥理藥化沒有想像中那麼難，只要跟著老師的腳步學習，要拿到70分不是問題，所以千萬不要放棄藥理藥化。老師上藥化的方法是拆字解字的，可以把結構變不見；看英文單字就能知道是什麼結構。世界上的藥有上千上百種，不可能完全記得住，一定要學。

生藥考了很多結構，幸好老師在上生藥的時候，也是用結構的方式授課。只要看到生藥名就能看出結構。

補習與學校課業相輔相成，所以不要覺得補習是一種負擔。一~五專心複習學校課業；假日的時間都留給補習班。只要努力跟著學校進度、補習班不翹課就可以一次通過國考。

- -

方靖雯

原就讀
嘉藥 藥學系

考取
109藥師國考一階

掃碼觀看
上榜分享

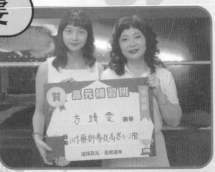

學校藥化被當的我，只有麒麟老師的藥化能讓我聽得懂

藥劑有很多小數字，如果在歷屆試題考過的話，就一定要記熟！

生物藥劑的計算題一定要好好把握！學習理解後，藉由老師的解題衝刺班更可以學到速解法，多算幾次就沒問題了。

老師在上藥理藥化的時候，就會提到幾個重要的考點，以及如何看字猜結構。

準備藥分很簡單，只要把相似的分析拿出來做比較，並釐清考古題就可以了。老師在解題班會提到許多生藥口訣，除此之外，平時就要多背多看。

考前30天，刷補習班提供的13回考古題。從103-1~109-1。拿空白紙把每一題的題目與選項搞清楚並寫下不熟的地方，就會發現有些觀念會在同一年或隔年考出來，所以考古題很重要。

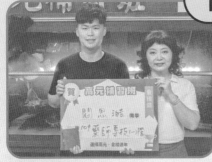

閻思澔

原就讀
嘉藥 藥學系

考取
109藥師國考一階

掃碼觀看
上榜分享

一本書為原則、歷屆考古題都要熟練90分以上

我覺得書是越薄越好，麒麟的藥化課本最薄、一攤開全部都是結構，一目了然不會太瑣碎。大家都覺得藥化很可怕，想要放棄！但我要說的是「雞蛋不要放在同一個籃子裡」，與其去念很難的藥理，不如好好把握簡單的藥化！

以近期考古題來說，「108-2藥理藥化較難、109-1藥劑學較難。我考的是109-2，生藥與藥分比較難」，每一次考試科目的難度都不一樣，所以千萬不要有「靠著某一科拉高分數」的想法。

考古題的題幹與選項都要弄懂，這次出現在選項的有可能成為下次的題幹。將常錯的觀念寫在筆記本裡，利用零碎時間，有空就翻閱。考前一週，跟戰友集思廣益、互相猜題，可以猜到不少題目。

高元補習班的讀書氣氛很好，藉由在補習班自修，進而認識了許多考後中後西的學長姊，他們也會督促我念書，是一個很棒的經驗。

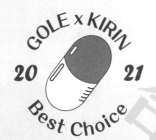

GOLE x KIRIN
20 21
Best Choice

蔡仁杰

原就讀
嘉藥 藥學系

考取
109藥師國考一階

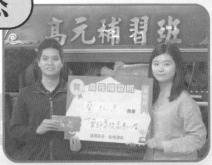

麒麟在解題衝刺班所教的刪去法能減省許多作答時間！

麒麟的藥理藥化基礎班能帶你進入藥的世界，把每個藥名一一拆給你看，讓藥化結構變得淺顯易懂，同時搭配藥理分類再套入題目，直接解國考題並不困難。

相信很多人對藥化都很頭痛，不過，只要願意相信老師「從藥名到SAR連貫式教學」，這些煩人的結構式將成為我們拿分的關鍵。其他科目只要按照老師的進度，就有一定的底子。

解題衝刺班教我們如何猜題，讓我們從4個選項用刪去法，變成2選1，甚至從題目看出答案。只要按部就班，不隨便翹課，就可以一次通過！

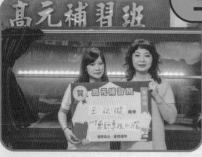

王玟璇

原就讀
嘉藥 藥學系
考取
109藥師國考一階

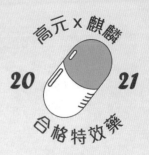

高元 x 麒麟
2021
合格特效藥

我補的是麒麟藥師的線上課程，在不懂的地方可以按下暫停，等理解之後再接續下去，有時候在寫題目時會忘記原理，也可以再重新聽一次。線上課程的優點就是很彈性，但是也很考驗自己的自制能力。

藥理藥化的部分老師一直強調要記好每個藥物的分類，像今年藥理考了生物製劑，其中一個選項和另外三個是不同分類的藥物，那個比較特別的通常就會是答案！這也是老師一直強調的解題技巧。而課本的編排除了將同類藥放在一起之外，還會畫出每一個藥的結構，這樣藉由老師在講解結構再加上自己複習的次數來加深印象，可以較容易記起哪些藥物是同一個家族的。

藥分和藥劑有很多需要背的地方，例如測灰份的溫度以及檢品的克數多少、光譜的波長、錠劑的重量差異值等等，老師不會要我們一直背口訣，而是讓我們能夠從標題就找到答案，這些東西如果可以記起來了在做題目也能比較得心應手，不用再浪費時間回想。

而生物藥劑是我覺得最容易拿分的科目，老師也有自己獨特的解題方法，如果可以跟上老師的步調，準備這一科就不需要花費太多的時間。

林宜璇

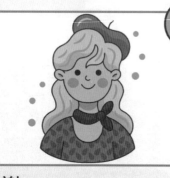

原就讀
嘉藥 藥學系
考取
109藥師國考一階

掃碼觀看
上榜分享

謝謝基礎班讓我慢慢知道藥化真正在講什麼，很多口訣也在基礎班就記住了。從結構判斷藥理的部分，在這次考試中也有用到！雖然整本藥化看過一次，但有些地方還是不熟，可是在考試的時候，突然就能想到麒麟老師曾講過的觀念，於是題目就解開了！只要上課認真聽，很多藥理藥化觀念都能直接印在腦海裡，藥化真的不能放棄，在忘記藥理的時候還能用老師教的結構觀念來解題。

我的建議是用麒麟的講義搭配學校老師上課，一定要認真上學校的課，不要覺得翹課上圖書館很好，有時學校上課老師一句話再加上麒麟的一句話都是勝利的關鍵！在課本一定要補上自己的筆記，但不用花太多時間在製作精美的筆記，專注在同一本書中才能讓你在考試時、突然忘記時卻還記得他在書的哪個位置而找到答案！

學弟妹不用太緊張，半年的時間其實足夠準備，只要有一次上的決心與努力，一定可以。先寫國考題或許可以讓你找到讀書的方向，一開始分數低沒關係，慢慢地讀再慢慢的寫會越來越有成就感！自己也要安排讀書進度，不要急。

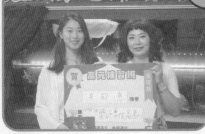

洪郁惠

原就讀
嘉藥 藥學系

考取
109藥師國考一階

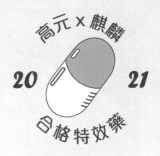

高元X麒麟
20 **21**
合格特效藥

原來藥化可以變得這麼好理解！

在國考的補習班當中，我選擇高元X麒麟的面授課程。聽說麒麟的藥化教得很好而報名。果然聽了第一堂課就讓我覺得很驚豔！原來藥化可以利用拆字去推敲出結構還有藥物特點，甚至最後訓練成用藥化的觀念去讀藥理，會輕鬆很多，自己在念書時也能事半功倍，加深印象！

老師的生物藥劑教法也很特別，不是公式解題派的，而是教你如何去思考題目邏輯，然後用最簡單的算式解出答案。就算考場上太緊張忘記公式也不用害怕，這點跟一般老師很不一樣！

老師也會不時提供一些背誦小口訣，幫助我們不用死記，就能輕鬆的把考點進到腦海裡，在考場時真的能救不少題。課本很薄這個優點就不用多說了，精華都在課本裡面。

很慶幸我當初選擇高元補習班的麒麟老師，讓我可以一次就順利通過藥師國考第一階段。相信學弟妹們好好跟著麒麟老師的腳步學習，穩扎穩打、盡量不要翹課，你也可以跟我一樣快樂的走出考場～

掃碼觀看
上榜分享

葉柔均

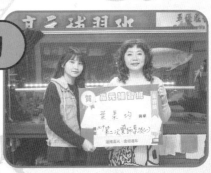

原就讀
嘉藥 藥學系

考取
109藥師國考一階

在剛進入藥學系沒多久，就開始跟學長姐打聽關於補習的資訊。問了好幾個學長姐，他們都一致推薦麒麟老師的藥物化學課程。學長姐說，老師會針對整個藥物結構及學名做講解，只要認真上課、回去好好複習筆記，保證一路牢記到國考。

老師從學名延伸出藥物結構，如同說文解字，原本要死記的雜環直接一一破解，甚至連藥理機轉也可以由學名一網打盡。一旦聽老師講解過，至今，已考完國考半年之久，那些結構和機轉都還是牢記在腦海中。

很慶幸自己有聽學長姐的建議來上麒麟老師的課程，看見同學還在拼命地死背，我已經從學名直接破解結構與機轉。

想不到原本成績平平的自己，竟然一次就通過一階大魔王，相信學弟妹只要跟我一樣，來上麒麟老師的課程並認真聽講解，將筆記做好回家再複習，也能一次順利通過國考。

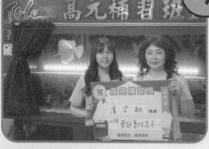

潘姿融

原就讀
嘉藥 藥學系
考取
109藥師國考一階

掃碼觀看
上榜分享

在校所學藥化並不好，慶幸有遇見麒麟老師

麒麟老師教我們怎麼記雜環的字根，也會編一些幫助記憶的口訣。之前因為不喜歡化學，所以看到藥物的化學結構都想跳過，自然記不了哪些藥物有哪些雜環，偏偏這又是國考藥化的大重點之一，學了老師的方式之後讓我輕鬆從藥物名稱了解它的結構，幫助很大。

試聽的時候，覺得老師上課步調比較快，怕自己稍微恍神就會lose掉重要的內容，所以我選擇線上上課，這樣就能避免這個問題；重要的是，上課時間可以自己分配，非常方便。

我只有上過老師六堂藥理藥化基礎班，老師的藥化真的超級厲害！在學校所學的藥化不是很好，幸虧自己有補麒麟的藥化。

我自己的準備方式是著重在藥理藥化，這兩個科目在讀書的過程中，非常有興趣，也記得比較熟。國考只要考180分就可以了，比較有把握的科目一定要拉高分數。在考前幾個月，狂背藥分、生藥跟藥劑這三個偏記憶型的科目。

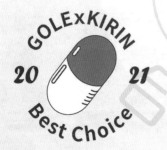

GOLExKIRIN
20 21
Best Choice

謝 芹

原就讀
嘉藥 藥學系
考取
109藥師國考一階

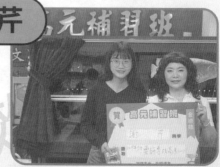

第一次來上麒麟的課是藥化課輔班，聽過老師的課對藥化才有準備方向。

老師最厲害的地方是教我們拆藥名，再和結構做聯想，很容易就能把藥名背起來；還有同一機轉不同結構做比較，更容易記住！除此之外，也會利用簡單的口訣加深我們的印象。至今，老師教的內容，我都還記得很清楚，實習、或考二階也可以用到，受益良多。

我上過藥化課輔班以及一階國考班(含藥理藥化基礎班)，在學校就能輕鬆弄懂藥化這科，而且更貼近國考方向。

上課真的很重要，不過必須自己閱讀、消化，才可以真正讀懂。歷屆試題也是重要的環節之一，每一道題目的四個選項都必須搞清楚，畢竟會常常出現類似的題目。

國考只要按部就班，慢慢累積知識，不要放棄任何一科，找到適合自己的讀書方式，就能夠輕鬆通過一階。

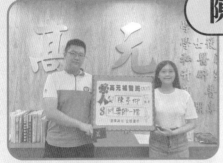

陳亭仰

原就讀
中國醫藥大學 藥學系
考取
109藥師國考一階

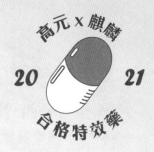

高元 X 麒麟
2021
合格特效藥

已經畢業多年的學長、從舊制到新制，如何突破重重關卡？

服替代役的過程中，利用下班時間使用高元X麒麟藥師的線上課程準備藥師國考(一)階。
高元的線上系統真的很完善與方便，不僅電腦可以看，連手機平板都可以使用。課程的分割也
很彈性，每一小節的影音課程只有50分鐘，輕鬆學習無負擔。
老師的課程特色是把很複雜的東西簡化，讓我們非常好吸收。收到補習班寄來的書籍，令我驚
訝不已：「真的有那麼少嗎？」後來才發現，老師把課程的重點與考試的精華濃縮在課本裡，
在老師的引導下，可以很迅速地了解。
相較其他補習班老師的講義，太過龐雜的資料反倒讓人不知從何著手。
以往藥理藥化的成績都是落在50分，上麒麟老師的藥化後，原來真的沒有我想像中那麼複雜，
每個結構都是有跡可循的。這次的考試足足進步了10分。
學弟妹千萬不要放棄考試，持續下去就有希望。我從研究所考到服役，相信只要維持與堅持，
這個機會就是你的!

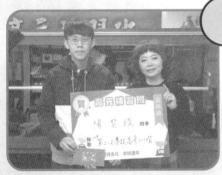

楊智竣

原就讀
嘉藥 藥學系
考取
109藥師國考一階

掃碼觀看
上榜分享

一開始試聽，覺得老師上課十分有趣，不只是單純的劃線而已，而是讓你在課程的當下快樂
學習並吸收知識。
對於剛拿到一階班講義的我來說，課本真的很少，也不禁開始懷疑，這樣準備國考足夠嗎？隨
著老師的課程開始，我才發現，課本的內容是精華中的精華，求精不求多，熟讀就可以了。
學校所教的藥化，讓我非常不能理解，經過麒麟的教導之後，讓我對藥化有更多的了解，這對
於之後其他課目的學習有更多的幫助。
解題衝刺班一定要參加，考前三個月是黃金衝刺期，只要在考試前把老師所提供的題目搞懂、
弄熟，一次通過國考就不是問題。

高元　學士後中、西醫

後醫系大軍來了，醫學系錄取名額將提昇到11%

學士後西醫

主辦學校	高雄醫學大學	清華大學	中興大學	中山大學
報考資格	大學畢業　（男需役畢或免役）			
名　額	自費生60名	公費生23名	公費生23名	公費生23名
考試科目	◆物化組(至少55人) 英文100分(含英檢10分) 生物和生化150分 物理和化學150分 ◆計概組(至多5人) 英文100分(含英檢10分) 生物和生化150分 程設和計概150分 (含大學程式能力檢定50分)	◆自然科學組(至少16人) 英文100分(含英檢10分) 生物和生化150分 物理和化學150分 ◆智慧資訊組(至多7人) 英文100分 生物和生化150分 資訊科學150分	◆甲組(21人) ◆乙組(2人)(限原住民學生) 英文100分(含英檢10分) 生物和生化150分 物理100分 化學100分	◆一般醫學組(至少18人) 英文100分 生物和生化150分 物理和化學150分 ◆智慧醫療組(至多5人) 英文100分 生物和生化150分 計概和程設150分
成績計算	筆試 60% 面試 40%	筆試 50% 書審 20% 面試 30%	筆試 60% 書審 10% 面試 30%	筆試 60% 面試 40%
考試日期	111年4月23日	111年4月30日	111年4月24日	111年5月1日
口試流程	1.分為7個人關+2綜合關（看影片寫心得.綜合自我評量　考同學EQ、IQ及邏輯能力） 2.進口試後,補習班會提供口試歷屆資料以及請考上的學長姐來幫助同學模擬口試,讓同學順利拿高分。			
書審	無	有	有	無

學士後中醫　錄取率約10%

主辦學校	中國醫藥大學	義守大學	慈濟大學
資格	大學畢業　（男需役畢或免役）		
名額	100名	50名	45名
考試時間	111年4月24日	111年4月17日	111年4月30日
報名人數	2000人經筆試取150名進口試 筆試成績60%、口試成績40% 最終取100名	1700人經筆試錄取50人 往年備取到70人左右	1500人經筆試錄取45人 往年備取到70人左右
筆試科目	國文、英文、生物、化學（含有機）		
備　註	國文、英文(沒有作文) 中文出題(選擇題)、有倒扣(0.7分) 口試關7關,一關3分鐘 提供資料並請學長姐模擬口試 ◉進口試分數為250-260分左右	國文、化學、生物學為選擇題, 英文為選擇題及作文。 有倒扣(0.5分) 各科考試題型及配分標準均以 試卷上實際所載為準。 ◉正取分數為330-340分左右	110年國文、英文(沒有作文) 中文出題(選擇題)、有倒扣(0.7分) 111年未定 ◉正取分數為290-300分左右

🔲 高雄班 高雄市三民區建國三路111號11樓之1 (高雄中學對面) 07-2877111
🔲 台南班 台南市中西區民族路二段67號5樓 （新光三越對面） 06-2225399
🔲 嘉義班 嘉義市垂楊路400號6樓之2 （嘉義女中對面） 05-2250258
🔲 台中班 台中市中區中山路27號4樓 （宮原眼科斜對面） 04-22271111

高元 最專業的師資團隊 ●

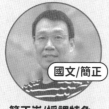

國文/簡正

簡正崇/授課特色

上課內容豐富，收集主流考試題目讓同學，準備國文事半功倍，有限時間得到最大功效。

英文/張文忠

張文忠/授課特色

教學經驗豐富，單字、文法、克漏字到閱讀、作文一脈相承，打通同學觀念取高分。

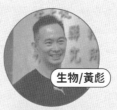

生物/黃彪

黃凱彬/授課特色

正統生物背景，建立同學全面性生物架構，整合各大生物課本精華，以圖像幫助同學理解。

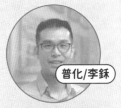

普化/李鈺

李庠權/授課特色

教材按考試趨勢每年改版，理論根基札實，講解深入核心，配合題目練習加強同學印象。

生化/于傳

葉傳山/授課特色

台大生化博士，上課內容清晰，瞭解考試趨勢，考試試題全命中，讓同學輕鬆取得高分。

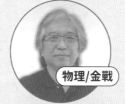

物理/金戰

林煒富/授課特色

國立大學物理博士，理論與實務兼具，口語表達最優質，掌握考情脈動。講義採條列式編寫，讓同學複習時更能掌握重點。

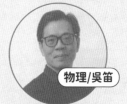

物理/吳笛

吳志忠/授課特色

物理業界最強名師，教學淺顯易懂，加強基礎觀念、解題技巧，讓同學拿高分。

有機/方智

方朝正/授課特色

教學經驗豐富，對考情分析和方向深入了解，快狠準的剖析考題。

有機/林智

林生財/授課特色

將化學與有機觀念全面性整合讓有機觀念由深入淺，由點連成面，整合觀念，理解題目來龍去脈。

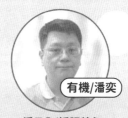

有機/潘奕

潘己全/授課特色

經驗豐富，以圖像記憶及理解為主，教學由淺入深。

加入LINE 優惠立即送

高元 學士後中/西醫

加入高元 選擇未來

為您量身打造專業醫師平台

🏆 王者榮耀 🏆
111年 學士後西醫 高元再創佳績

★ 111年高醫 後西醫 金榜 ★

後西招考60名，本班考取25名，
每2位就有1位來自高元並囊括計概組(榜首)
暨有4名準備一年就考取

林達人 (成大/生科) 一年考取雙榜	楊日恆 (北醫/藥學)	蔡育凌 (台大/化學) 三榜	蔡佳妤 (高醫/呼吸)
謝承恩 (清大/生技所) 雙榜	劉博期 (成大/職治) 一年考取雙榜	莊新源 (高醫/藥學)	洪梓恆 (中國醫/藥學)
陳0瑩 (北醫/醫技) 三榜	劉明叡 (高醫/呼吸) 雙榜	楊東宜 (成大/土木) 非本科	盧孟展 (成大/臨藥所)
簡同學 (大學畢業)	黃珮瑜 (台師大/華文) 非本科	張耕嘉 (交大/生科)	計概組
魏成光 (高醫/醫檢) 雙榜	黃同學 (大學畢業)	鄭琨元 (高醫/運醫)	計概程設組 榜首
鄭育佳 (北醫/醫檢) 一年考取	葉品岑 (成大/臨藥所)	陳楷新 (高醫/藥學)	陳加頎 (台大/資工)
趙崧傑 (台大/化工)	吳奇龍 (台大/護理)	劉川齊 (中國醫/醫技) -備2	李宥箴 (高醫/醫管)
宋孟樺 (成大/生科) -備4	吳瑋倫 (成大/化學) -備7	賴仕杰 (成大/臨藥所) -備10	高醫/計概組招生4名
陳冠宇 (高醫/呼吸) -備5	陳宛琳 (清大/生科) -備	陳維婕 (長庚/醫放) -備11	高元正取2名並勇奪榜首

★ 111年中興 後西醫(公費生) 金榜 ★

蔡育凌 (台大/化學)	宋孟樺 (成大/生科)	劉川齊 (中國醫/醫技) -備	蔡雙璘 (大學畢業) -備
陳0瑩 (北醫/醫技)	鄭琨元 (高醫/運醫)	徐如怡 (北醫畢業) -備	黃湘湉 (北醫/藥學) -備
劉博期 (成大/職治)	梁淳閔 (大學畢業)	吳瑋倫 (成大/化學) -備	黃英傑 (成大/職治) -備
陳采彤 (北醫/藥學)	林裕智 (高醫/藥學)	鐘其修 (高醫/藥學) -備	張敏良 (清大/生科所) -備
鐘昀憲 (台大/生科所)	魏成光 (高醫/醫檢)	張恩冕 (台大/藥學) -備	林瑞慈 (早稻田國際教養) -備
柯嘉瑋 (台大/外文) 非本科	陳冠宇 (高醫/呼吸)	許瑞珊 (中國醫/營養) -備	涂智強 (中山/機械) -備
洪煜 (中興/生科)	陳宛琳 (清大/生科)	蔡佳妤 (高醫/呼吸) -備	馮士昕 (彰師大/生物) -備
劉明叡 (高醫/呼吸)	項品安 (中興/森林)	黃昱詠 (中華/生資) -備	傅于晏 (台大/毒理所) -備
莊新源 (高醫/藥學)	黃昱衡 (高醫/醫化)	楊東宜 (成大/土木) -備	許癒能 (中山/經濟所) -備
黃珮瑜 (台師大/華語文)	張譽娟 (中國醫/藥學) -備	張芳瑜 (北醫/護理) -備	陳奕安 (台大/藥學) -備
楊佳穎 (中山/生科)	解元戎 (高醫/藥學) -備	羅紹瑋 (成大/護理) -備	張嘉洳 (中國醫/醫放) -備
吳柏緯 (中國醫/藥學)	蔡昀庭 (大學畢業) -備	謝毓珉 (高醫/藥學) -備	吳詢依 (文藻/英文) -備
林君彥 (北醫/藥學)	陳維婕 (長庚/醫放) -備	鄭宇軒 (大學畢業) -備	

★ 111年中山 後西醫(公費生) 金榜 ★

魏成光 (高醫/醫檢) 雙榜	鐘昀憲 (台大/生科所)	劉川齊 (中國醫/醫技)	計概組
陳0瑩 (北醫/醫技)	傅于晏 (台大/毒理所)	張弘政 (大學/化學系)	李宥箴 (高醫/醫管) 榜首
謝承恩 (清大/生技所)	鐘楚昀 (成大/心理)	鐘其修 (高醫/藥學)	劉津秀 (大學畢業)
陳冠宇 (大學畢業)	梁淳閔 (大學畢業)	項品安 (中興/森林)	陳維婕 (長庚/醫放) -備
蔡育凌 (台大/化學)	楊子萱 (長庚/醫技)	陳采彤 (北醫/藥學) -備	郭崇廷 (高醫/生科) -備
涂智強 (中山/機電) 非本科	柯嘉瑋 (台大/外文)	宋孟樺 (成大/生科) -備	解元戎 (高醫/藥學) -備
羅紹瑋 (成大/護理)	蔡佳妤 (高醫/呼吸)	吳柏緯 (中國醫/藥學) -備	陳冠文 (高醫/藥學) -備
黃昱詠 (中華/生資)	張耕嘉 (交大/生科)	盧孟展 (成大/臨藥所) -備	黃婉婷 (中國醫/心理) -備
林裕智 (高醫/藥學)	葉品岑 (成大/臨藥所)	王盈心 (北醫/藥學) -備	張嘉洳 (交大/生科) -備
黃昱衡 (高醫/醫化)	劉明叡 (高醫/呼吸)	劉博期 (成大/職治) -備	鐘婕瑜 (中國醫/藥學) -備
鄭琨元 (高醫/運醫)	張譽娟 (中國醫/藥學) -備	洪煜 (中興/生科) -備	吳瑋倫 (成大/化學) -備
楊東宜 (成大/土木) -備	陳宛琳 (清大/生科) -備	徐如怡 (北醫畢業) -備	林君彥 (北醫/藥學) -備
			吳詢依 (文藻/英文) -備

★ 111年清大 後西醫(公費生) 金榜 ★

林達人 (成大/生科)	陳采彤 (北醫/藥學)	史紋嫣 (長庚/職治) -備	蔡佳妤 (高醫/呼治) -備
陳0瑩 (北醫/醫技)	鄭琨元 (高醫/運醫) -備	王盈心 (北醫/藥學) -備	鍾楚昀 (成大/心理) -備
陳采彤 (北醫/藥學)	林裕智 (高醫/藥學) -備	陳維婕 (長庚/醫放) -備	張耕嘉 (交大/生科) -備
楊子萱 (長庚/醫技)	楊東宜 (成大/土木) -備	謝毓珉 (高醫/藥學) -備	劉川齊 (中國醫/醫技) -備
劉明叡 (高醫/呼吸)	魏成光 (高醫/醫檢) -備	黃昱衡 (高醫/醫化) -備	羅紹瑋 (成大/護理) -備口試
洪煜 (中興/生科)	林家伃 (台大/外文) -備	吳瑋倫 (成大/化學) -備	榜單持續更新中.....

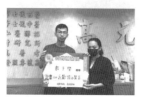
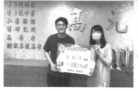
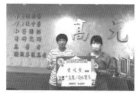
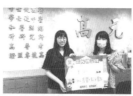
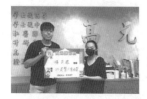
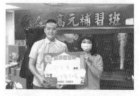
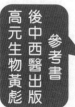
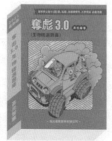
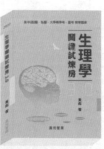
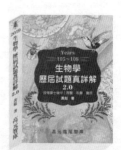

高元 110年學士後中、西醫 金榜

創造後中.後西醫考取100人次,佔總錄取人數45%

無人能敵 獨占鰲頭

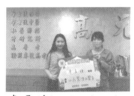
詹孟婕(台科大/材料)
錄取 高醫/後西醫

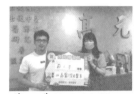
蘇人豐(高醫/藥學)
錄取 高醫/後西醫

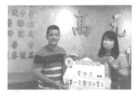
蔡侑霖(高醫/藥學)
錄取 高醫/後西醫

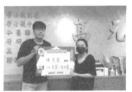
楊昇霖(高醫/醫化)
錄取 高醫/後西醫

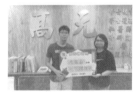
沈庭蔚(成大/航太)
錄取 中國醫/後中醫
義守+慈濟/後中醫
連中三榜　一年考取

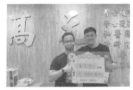
賀先御(中正/資工)
錄取 中國醫/後中醫
義守/後中醫
非本科系　連中雙榜

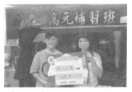
陳廷陽(交大/材料所)
錄取 中國醫/後中醫
一年考取

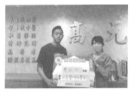
廖啟佑(中國醫/藥學)
錄取 高醫/後西醫

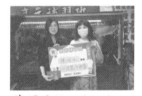
陳垣元(成大/統計)
錄取 中國醫/後中醫
非本科系

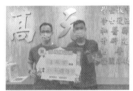
王振宇(中國醫/醫技)
錄取 中國醫+慈濟/後中
連中雙榜

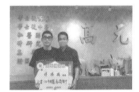
傅勝騰(高醫/醫技)
錄取 中國醫+慈濟/後中
連中雙榜

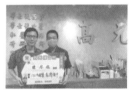
陳啟銘(嘉藥/藥學)
錄取 中國醫+慈濟/後中
連中雙榜

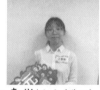
江惠彬(長庚/護理)
錄取 高醫/後西醫
非本科系

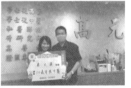
蔡文穎(高醫/護理)
錄取 義守+慈濟/後中
連中雙榜

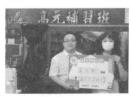
黃光毅(嘉藥/藥學)
錄取 義守+慈濟/後中
連中雙榜

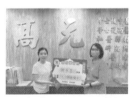
謝采恩(中國醫/藥學)
錄取 中國醫/後中醫

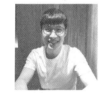
賴雋儒(台大/心理)
錄取 慈濟/後中醫
【全國第三名】

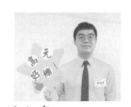
宋柏憲(台大/醫工所)
錄取 高醫/後西醫

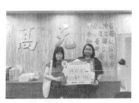
陳明暄(中山醫/物治)
錄取 義守/後中醫
一年考取

因疫情關係
110年沒有舉辦
後中西醫謝師宴
僅刊載部份考取學員

110年 高元 學士後中·後西醫 再次
創造了 100人次考取 後中·後西醫

◆中國醫第2名 劉子睿　◆高醫第3名 林侑央315.75分

◆並攘括 義守後中 榜首/探花/第5名
　　　　 慈濟後中 榜首/探花/第4名

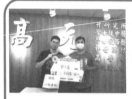

劉子睿 (中國醫藥學)

錄取
中國醫/後中醫 **榜眼**
＋
義守/後中醫 **榜首**
一年考取

[國文] 簡正老師：補充的國學常識非常充足，搭配大學國文選+三十課綱可以鞏固國文的基本分。

英文(張文忠老師)：文法教學詳細、課堂上補充的同義字受益良多。

普化(李鈺老師)：掌握老師教的每個章節教完，搭配百分百2.0考題詳解中文練習題本的複習步驟，加上各個章節必背的公式，可以輕鬆拿到高分。

[有機] 林智老師：教學非常詳細，考場上有機會出現一模一樣的題目喔。

[生物] 黃彪老師：老師教學很有趣，補充的筆記也非常詳細，講義非常精美！

邱鈺翔 (雲科企管)

錄取
中國醫/後中醫
慈濟/後中醫 **第四名**
義守/後中醫
非本科系 **連中三榜**

【國文】：老師的上課內容非常全面，基礎的小學字音字形、艱澀古文、字意辨認都面面俱到，不得不佩服老師的猜作文題目能力，義守完全無偏差的命中了！

【化學】：李鈺老師我都戲稱他是考試機器兼整理神人，老師的筆記就是普化精華重點，這份筆記可以直接當作考前複習帶著去考場。

【英文】：英文這科絕對不能放棄，張文忠老師的文法課非常扎實。

【生物】：在生物這科，毫無疑問的一定選擇彪哥黃彪老師啦！老師上課的筆記還有口述教課都是考試的重點，再加上6本全彩圖片精美排版的生物課本，一定會讓你愛上生物！

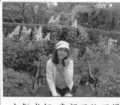

陳亮穎 (高醫藥學)

錄取
中國醫/後中醫
慈濟/後中醫 **榜首**
義守/後中醫 **探花**
連中三榜

方智老師：步調不快不慢剛剛好，前面會花比較長的時間打基礎，有了穩固的基礎後，後面章節就會比較容易上手。

高元對線上學生真的很好，對於同學的問題都能快速解決！

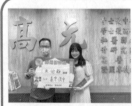

朱怡靜 (高醫藥學)

錄取
義守/後中醫
[全國第五名]

【國文】跟著簡正老師的課，可以找回語感。國文很可能是會被拉開分數的一科。

【英文】我很喜歡張文忠老師的作文教學，都是考試高頻出現的。

【化學】我跟著李鈺老師的課程，按部就班地念與寫題目。透過李鈺老師的教學，可以有效率學習普化！

【有機】我是上方智老師的課，老師去蕪存菁的教學，可以讓我學會解題技巧，迅速掌握有機的重點。

【生物】老師上課很扎實，主要是抄筆記以及帶課本的內容，搭配前面彩色的課本內容，可以讓學習生物很有效率！

學士後中(西)醫 新班開課

年度學年班

4大課程規劃+線上課業輔導

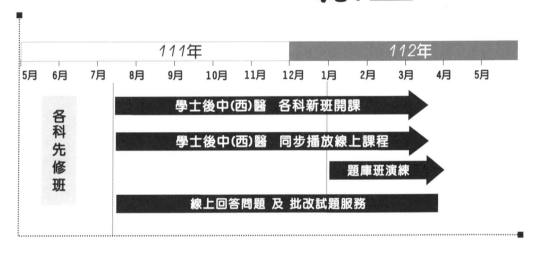

	111年							112年				
5月	6月	7月	8月	9月	10月	11月	12月	1月	2月	3月	4月	5月

各科先修班

學士後中(西)醫 各科新班開課

學士後中(西)醫 同步播放線上課程

題庫班演練

線上回答問題 及 批改試題服務

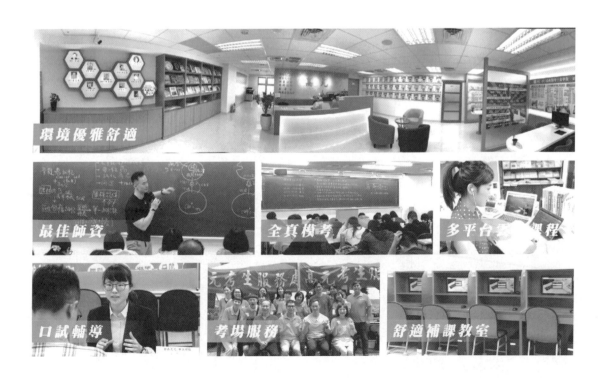

環境優雅舒適

最佳師資

全真模考

多平台雲端課程

口試輔導

考場服務

舒適補課教室

-高元各類課程選擇-

秋季新班 受理預約報名
秋季正規班　9-4月
題庫密集班12-4月

一年菁英班
課程循序漸進，觀念運用
打通各章節主幹，加重常考範圍
隨堂測驗、全頁模擬考

二年菁英班
二年課程雙效合一
第一年-上課打好基礎
第二年-加強實力衝刺
完全掌握課程進度，
拉長時間準備

二年保證班
全國唯一考證考取！
第二年末考取退以已
繳學費15％！
給你最強師資，且最
超值課程

精華題庫班
下學期連續4個月
完全追蹤歷屆考題
名師挑選精華題庫
扎實做課前解析、
複習、保證得高分

考前模衝班
考前最後衝刺，連四
周綿密課程，老師現
場試題解析讓學生面
對考題，完全掌握試
題方向。

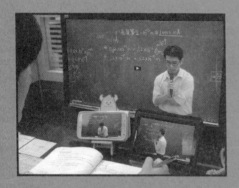

高元線上課程
支援手機、平板、電腦，皆可上課
HD高畫質、專人錄影、上榜率高
線上影音皆採當年「最新課程」！

現場面授　　線上教學

電腦I手機I平板　皆可使用
www.gole.com.tw

選擇高元·翻轉人生

原：嘉藥藥學

錄取　中國醫後中醫

黃資淨

在高元的這些日子，不經意就過去了，上榜的那一瞬間，你會忘記許多曾經的壓力和自責。而記得許多人的陪伴與幫助，是我努力不懈的動力，我是今年（109）上榜中國醫後中系的資淨，以下來跟大家說我這幾年來的讀書經驗談。

國文 - 簡正老師

老師上課的時候，會讓人感覺到滿滿的用心，他在閒暇時刻不斷地在思索要如何加深補齊我們的資料庫，而他對國文的熟稔與熱忱也是給我一個能力，上課抄完筆記和現場小考後，回家不需要對國文操心，因為那些芬芳和瑰寶，通通蘊藏在簡正老師的麥克風和板書內了。

普化 - 李鈺老師

老師對過去的考題十分熟悉，所以能給我們方向去準備，其實普化非常好拿分數，有準備通常不會很為難學生。老師的題庫班也網羅許多經典的題目，讓我們在考前充分的訓練出燒燙燙的手感讓現場考試時，計算幾乎是用反射動作完成的。

生物 - 黃彪老師

老師將生物鉅細靡遺的用圖和文字輸出，讓我們真切使用基礎實力去作答，我一直以為生物是用死背的，後來才發現是需要完整理解，因為每個學校的方向和重點都不同，而生物是有範圍的又佔了100分，我覺得大家可以好好的投資這科，謝謝老師把生物教得仔細又有趣，讓我快快樂樂的吸收知識。

有機 - 方智老師

方智老師有自己的系統，我都沒有去聽其他老師的課。方智的優點是教得很完整又剛好，在不多不少的狀況下，可以好好的應付後中的考試。我是從零開始讀有機，我發現有機變成是最輕鬆的一科，謝謝方智老師讓我們省下很多時間，也不再覺得有機的世界那麼遙不可及。

英文 - 張文忠老師

老師的資源非常豐富，讓無垠的英文海中有個依靠，後中的決勝點在英文這科，因為後中的英文從107年開始就變得非常難，會有點寫不完，建議學弟妹一開始要穩固自己的實力，考試的時候不至於徬徨，謝謝老師幫我們準備那麼多資料，讓我們可以不用害怕，努力的背單字就對了！

感謝高元！

謝謝高元總是關心學生，也很體恤考生的心情。像是回到學校學習，工作人員也像是我的朋友一樣總是給我加油打氣，當考生非常痛苦，但在高元的日子讓我很安心又溫馨。今年從高元畢業，上榜很開心，補習班的功勞功不可沒。希望未來學弟妹也選擇高元來考後中/西醫。
不僅如此，我當『藥學生』的時候，『考藥師』也在這邊補；高元陪著我成長，也讓我從一個『藥學生變成醫學生』，謝謝大家。

鄭曜德 嘉藥藥學
錄取：慈濟大學 學士後中

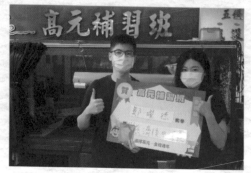

國文　　　一年考取！

簡正老師帶給我最大的幫助就是：提醒我基本功的重要性，用清晰的筆記幫助我們建立大綱，並經常在課堂中反覆提問，與老師的問答中，重要的大綱會不知不覺建立起來。老師提醒的重點一定要熟記，尤其是國文筆記書中提及的重點絕對是必拿分數，如果熟讀筆記書，做起題目來就會踏實很多。

英文

張文忠老師對文法的拆解非常簡單易懂，再複雜的句子都能變簡單，任何不懂的部分，老師都能再換個方法解釋到學生懂為止。對於文法題的整理非常清晰，讓我答對率上升很多！老師風趣的教學方式讓我對英文課不再不喜歡，而是滿滿的期待。同義字及字根幫助我快速而且大量記憶單字的基礎，老師在課堂上提及的同義字框框多次的反覆回憶能夠幫助快速記憶。

生物

生物是一個需要大量記憶的科目，黃彪老師總能在龐大的知識中聚焦考點，並且精美的板書和補充去統整起來，讓記憶變得比較輕鬆。而且上課的教材是全彩的，在閱讀時使圖像更為清晰好懂，在學習生物時更事半功倍。彪哥上課時也會把之前的課程做連結，對於內容量相當龐大繁多的生物來說，無疑是幫助學生複習先前上過的內容，並且加深印象的好方法。

普化

李鈝老師對於考題的走向把握非常精準，能在短時間內幫助我鎖定常考的模式。老師解題的模式都是快、狠、準，快速地去切入題目的核心觀念，對於解題速度有非常大的幫助，而且老師都會將這些熱門考題的觀念整理在補充講義中，讓學生省去很多整理的時間！此外，老師還會分享考試心法以及上榜學長姐的讀書方式，對我而言很受用。

有機

方智老師的教學方式淺顯易懂，而且整理的資料非常清楚明白。老師課堂中會提問非常重要的考題，並且反覆地問，雖然被問會有些緊張，但其實每次的提問都是一次複習的機會，盡量去回答老師的題目，對於記憶非常有幫助！若有答不出來的題目可以用一張紙記錄下來，下課後向老師提問，老師都會很有耐心的處理課後每個學生的提問。

謝謝我的家人支持我來補習。很慶幸來高元補習，能遇到優秀的老師，讓我在畢業後不到一年的時間就上岸，這都多虧老師們的教導。不僅如此，櫃檯工作人員對我們都很照顧，讓我能全力以赴在課業上。而且台南高元氣氛很好，讀書風氣也不錯，能遇到許多同學以及學長姊的幫助；大學考藥師國考也是在台南高元輔導取得執照，從藥學到醫學生，都是高元做我最堅強的後盾，最後也感謝一路上幫助我的人，謝謝大家！

高元線上 www.gole.com.tw

高元 課程數位化
售後服務溫暖你的心

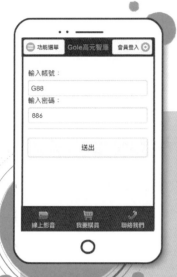

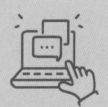

-行動裝置-

無論手機、平板、筆電

最新消息與活動資訊都在

www.gole.com.tw

隨時上課

無論您身在何處

只要有網路都能上課。

自有媒體

考情資訊、考前猜題

考後解析皆在高元線上。

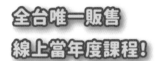

全台唯一販售
線上當年度課程!

線上門市

立即滿足快速的購物體驗, 搜尋高元線上即可。　🔍 高元線上

PChome 商店街　YAHOO!奇摩 超級商城

🛒 蝦皮商城

🛍️ 高元網路門市

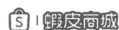

免運宅配服務

凡購買線上課程所有教材書籍皆免

費寄送;知識不漏接, 學習好方便!

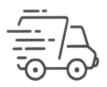

專屬客服

每週作業進度安排, 隨堂檢測第一

手消息, 師生Q&A好迅速!

LINE

藥學夜總會
［藥師一階國考歷屆試題、106年~111年+試題精選］

著　　作：麒麟 藥師

總 企 劃：楊思敏、陳如美、吳正昌

電腦排版：李立君、陳庭鈺、薛淳澤

封面設計：薛淳澤

出版者：高元進階智庫有限公司

地　　址：台南市中西區公正里民族路二段67號3樓

郵政劃撥：31600721

劃撥戶名：高元進階智庫有限公司

網　　址：http://www.gole.com.tw

電子信箱：gole.group@msa.hinet.net

電　　話：06-2225399

傳　　真：06-2226871

統一編號：53032678

法律顧問：錢政銘律師事務所

出版日期：2022 年 11 月　　　　ISBN 978-626-95281-7-2

定價：550 元(平裝)